최소주의 치아 사용법의 극치

100세 치아 매뉴얼

최 소 주 의 치 아 사 용 법 의 극 치

100세 치아 매뉴얼

강 동 호 · 황 인 성

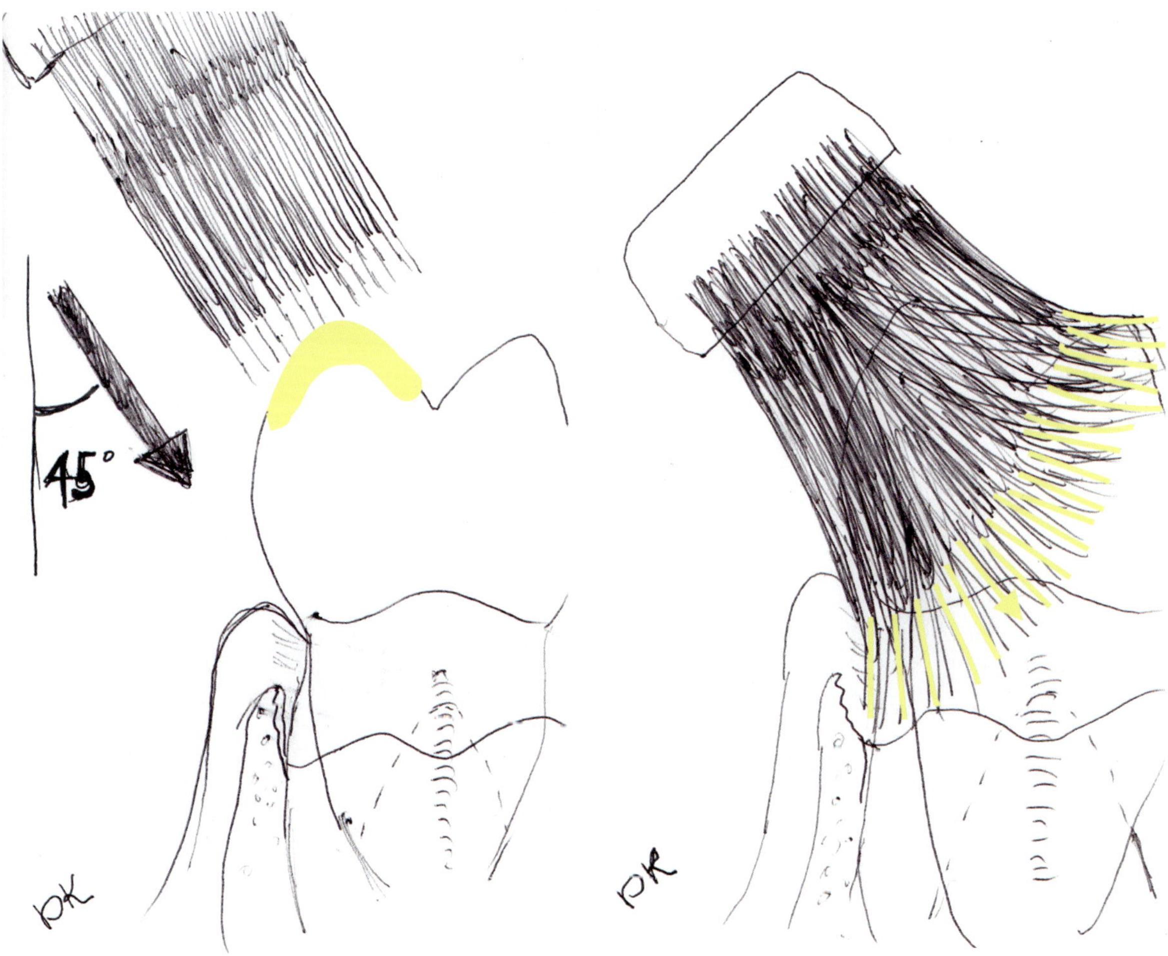

대한나래출판사

DaehanNarae Publishing, Inc.

SK V1 Tower 1507
Younmujang 5 gagil 25, Sungdong-gu,
Seoul 04782, Korea
TEL: +82-2-922-7080
FAX: +82-2-922-0841
E-mail: nrpub@naver.com
Website: www.nrbooks.kr

100세 치아 매뉴얼

발행일 2023년 5월 5일
저자 강동호, 황인성
발행인 최용원
편집디자인 김다현
표지디자인 김다현
교정·교열 윤수현
발행처 **대한나래출판사** (등록 제2012-000051호/1994.6.10)
주소 서울시 성동구 연무장 5가길 25, 성수역 SK V1 Tower 1507호 (성수동 2가 315-61)
전화 (02) 922-7080
팩스 (02) 922-0841
이메일 nrpub@naver.com
홈페이지 www.nrbooks.kr

ISBN 978-89-5741-943-4

정가 40,000원

Printed in Korea

서문

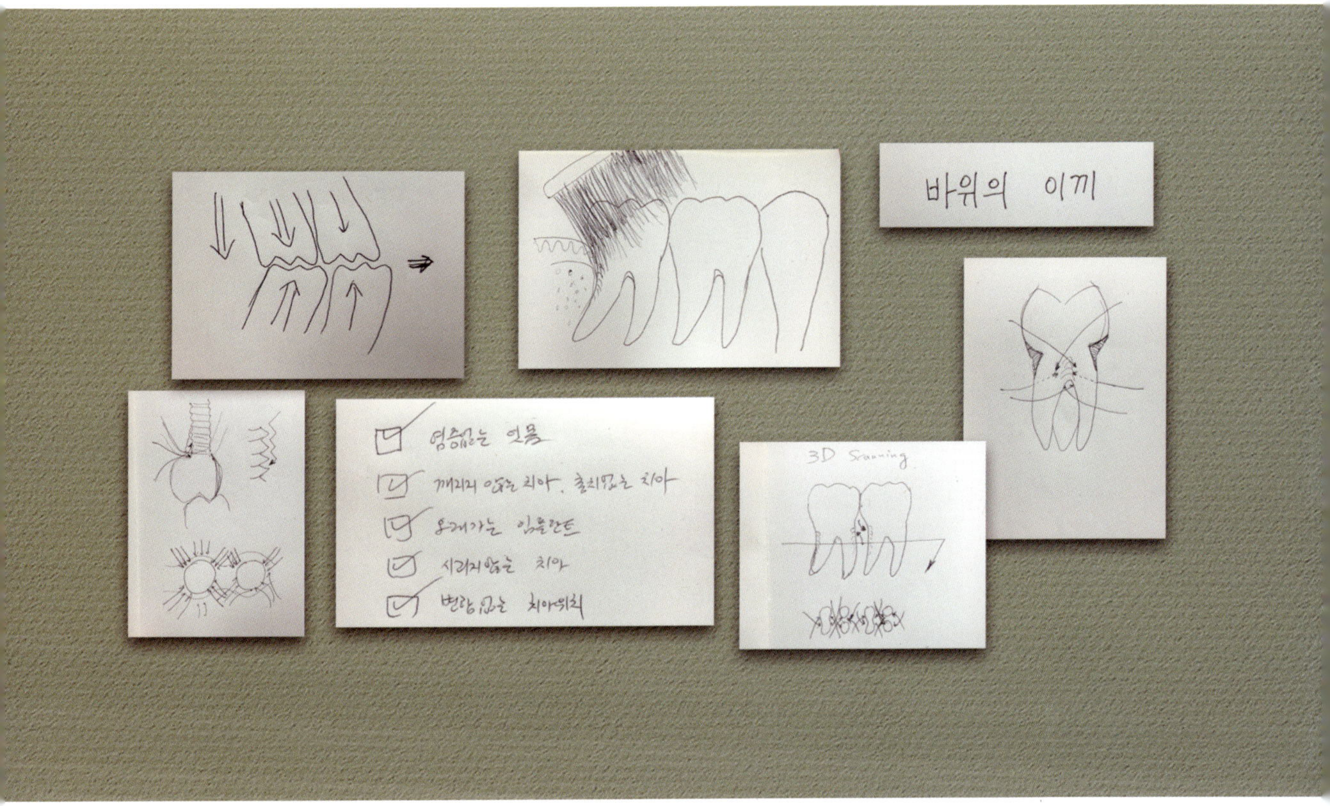

치과에서 오래 일하다 보니 목디스크 증세가 생겨서 치료를 받은 적이 있었다. 물리치료를 받으면서 자세 교정이나 운동에 대한 교육도 받았는데, 필자의 이해와 노력의 부족으로 집에서 해야 할 숙제를 제대로 하지 못하였다. 치료를 받으면 하루 정도는 통증이 적었지만, 증세가 나아지지 않아 불안감이 커졌다. 방문할 때마다 치료 술자가 바뀌기도 했고 교육내용도 조금씩 바뀌었던 상황이라 호전이 어려웠던 것 같다. 필자는 결국 평소에 자세 습관을 개선하고 운동 습관을 만들어 근본 원인부터 해결하지 않으면 나쁜 상태로 되돌아간다는 결론을 내리게 되었다. 그 상황을 그대로 치과에 대입해 환자의 입장을 생각하면서 치과에서 어떤 교육을 어떻게 하면 환자의 습관이 바뀔 수 있을지를 연구해 보기로 했다.

필자가 두 나라, 두 문화권에서 받은 치과대학 교육이 수준 낮은 교육은 아니었다고 자부했는데, 어찌 된 일인지 머릿속에 예방에 관한 실제적이고도 근본적인 방법에 대해 정확히 떠오르는 것이 없었다. 고민 끝에 기존 방식의 문밖을 나서는 한이 있어도 어떤 제한을 두지 말고 찾아보자는 생각으로 다양한 방법을 시도하게 되었다. 첨단기술의 21세기를 시작하는 시점에서 '구강관리에 관해 알려지지 않은 뭔가가 있을까'하는 의문이 들기도 했던 반면 상당한 수준의 현대 치과의료기술에 의지하는 마음도 있어서 '문제가 생기면 고치면 되지….'라며 귀찮게 뭘 또 찾으러 나서나 생각하기도 했지만, 무엇보다 확고한 철학에 바탕을 둔 일관성 있는 교육내용을 환자에게 제시하지 못하는 것은 치과의사로서 부끄러운 일이라는 생각이 들었다. 전동칫솔이나 센소다인 같은 치약이나 잇몸에 좋다는 약을 권하는 정도로는 100세 치아를 목표하기에는 턱없이 부족하기 때문이다. 그래서 단순히 시도하고 관찰하기를 반복하였다. 시간이 걸리는, 거의 표도 나지 않는 작업이었다.

혼자의 실험과 시도만으로는 여기까지 오지 못했을 것이다. 매일 보는 환자와의 관찰, 질문, 대화를 통해 아주 더디게 진보가 있었고, 그다음 환자 방문 시 변화를 보며 다시 함께 관찰, 질문, 대화…. 이것을 반복해 가면서 서서히 뭔가가 보이기 시작했다. 상태가 좋아져서 왔을 때도 같이 배웠고, 상태가 나아지지 않은 채로 왔을 때도 같이 배웠다. 최적의 상태를 유지한 환자에게는 어떻게 했는지 물어서 배웠다. 그렇게 배운 것들을 다른 모든 환자와 나누었다. 여러 환자의 사이클이 동시에 진행되면서, 공명은 점점 확실하게 그리고 강하게 일어났다. (일반적으로 치과에서 알려 주는 방식이 아닌 특이한 내용을 듣고도 끊임없이 방문해 주신 분들께 감사드린다!)

처음에는 모든 방향으로 열심히 교육하고 모든 수단이 다 시도되었다. 마치 눈을 가린 채 어디서 올지 모르는 상대를 향해 마구 펀치를 날리는 것과도 같은 시도였다. 안전을 확보하기 위해서 조금은 넉넉한 공격과 방어를 하는 개념이었다. 처음에는 많은 것을 하면 더 안전할 거라 생각했었다. 그러나 나타난 결과는 정반대를 가리키고 있었다.

구강관리의 효과는 즉각적으로 나타나지 않고 짧게는 1주, 길게는 수년에서 평생에 걸쳐 서서히 나타나고, 하나의 방법을 꾸준히 한 결과가 해로울 수도 있기에 오랜 기간을 두고 평가하기란 쉽지 않았다(실제 효과, 위험부담). 또한 개개인이 배운 대로 매일 동일한 방법을 사용하지 않는 상황도 많았을 것이며(일관성), 집에서 구강관리를 할 때 트레이너나 환자 본인이 지켜볼 수 없는 맹점이 있어서 실제로 어떤 행위가 누적되어 나타난 결과인지 인과관계를 결정하기 어려운 점도 있었다(행동의 정확도, 인과관계). 그럼에도 불구하고 이 공명이 가리키는 방향은 시간이 흐르면서 서서히 선명해졌다. 그것은 다음과 같이 압축할 수 있다.

① 어렸을 때부터 적절한 훈련이 된다면 100년 치아 보존에 넉넉히 근접할 수 있겠다는 결론
② 방법은 상식적 관리, 미니멀리즘, 최소주의 원리
③ 충분하지 않은 청소 느낌에도 인내, 인내, 또 인내

이 결론까지 오는 과정에서 사용된 방법은 임상에서 관찰로 얻은 방법이라는 점을 다시금 알린다. 필자는 지금도 배울 부분이 많고, 매일 새로운 것을 배우고 있다.

환자 대부분은 점차 상태가 호전되었다. 그러지 못한 그룹은 필자가 제시한 개념을 받아들이는 것에 어려움이 있는 소수의 인원이었다. 그들은 필자가 제시하고 설명해 준 방법이 '충분하지 않다'는 느낌을 떨치지 못해 자신의 '충분하고 넉넉한' 방식, 즉 대중에게 알려진 대세의 구강관리법을 고수하여 본인에게 이 낯선 방법을 체험할 기회를 주지 않았다. 그들 중에는 몇 년 후에 상황이 더 나빠져서 다시 병원을 찾아온 환자도 간혹 있었다. 아쉽긴 했지만 그때부터 새로이 시작했다. 이것이 위 압축내용 ③(인내)을 포함한 이유이다.

'구강관리'라는 말은 조금은 전문성을 느끼게 하는 단어이고, 일반인들은 이러한 단어를 만나면 일상의 맥락에서 벗어난 특별한 방법을 찾게 된다. 그럴 때는 생각의 유연성이 얼어붙게 된다. 그러면 스스로 생각할 수 있을 만한 부분도 치과의사나 위생사, 구강관리 제품회사, 제약회사 등 전문가들의 의견을 좇게 되고 스스로 생각하기를 포기할 수 있다. 마치 최면에 걸린 듯 자신의 상식적 판단력을 접는 모드에 들어가는 것이다. 필자는 이런 최면상태로부터 환자를 흔들어 깨우고 싶어서 이 책을 썼다.

어려서 부모로부터 배운 구강관리법은 한 개인의 구강관리 습관으로 굳어지고 이것은 사회적 통념으로 정착되어 다음 세대로 흘러간다. 그러므로 필자는 과거의 습관에서 새로운 습관으로의

재교육 과정에서 한 사람, 한 사람 자립할 수 있도록, 각자 가정에서 스스로 관리를 검사하고 판단하고 개선할 수 있도록 교육내용이 최대한 쉽게 전달되도록 노력한다. 즉, 항상 일반인 또는 환자의 입장을 염두에 두고, 일상적인 비유와 예를 사용함으로써 상식적인 관리를 지속해 갈 수 있도록 돕고 있다. 다음 내원 시의 결과가 통상적인 방법보다 훨씬 나은 결과를 만드는 것을 환자가 확인함으로써 상식적이고 쉬운 방법이 더 효과적임을 경험하게 하는 것이 목적이다. 책으로 만나는 독자들과는 같이 확인할 수 없어 아쉽지만, 최대한 평이한 표현으로 쉽게 전달되도록 노력했고, 마치 가끔씩 환자가 내원해서 함께 리뷰하듯 책의 곳곳에 반복적인 내용을 흩어 놓았다. 이로써 앞에서 읽었던 기억을 되살릴 뿐만 아니라, 결국은 모든 내용이 하나로 연결된다는 것을 보게 되었으면 한다. 또한 이 책의 궁극 목표는 지식을 쌓는 것을 지나서 '습관 형성'이다. 조금씩 연습하면서 천천히 읽기를 권한다.

끝으로 감사한 분들에 대한 인사로 서문을 마무리할까 한다.

제18장 '구강세균과 전신건강'에서는 특별한 분의 글을 실었다. 황인성 박사는 연구 결과를 중심으로 구강세균이 전신에 미치는 영향력에 대해 소개함으로써 구강관리의 중요성을 강조하였다. 황 박사는 실제 이 분야의 연구 개발에 집중하고 있는 (주)닥스메디의 연구소장과 대표이사를 겸하고 있다.

님버스 칫솔(Nimbus® Dental)은 필자의 구강 교육 여정에서 빠뜨릴 수 없는 동반자와도 같다. 필자는 10대 때인 1980년대에 처음 접하게 된 일본 라이온사(Lion Corporation)의 미세모 칫솔과 그 후 많은 한국제품의 미세모 칫솔로 오랫동안 구강관리를 해 오다가 필자의 목표에 가장 부합되는 디자인과 품질의 초미세모 칫솔을 미국에서 발견하게 되었는데, 그것이 님버스 칫솔이다. 이것은 15년 넘게 많은 환자의 구강관리 증진에 큰 도움이 되었고, 필자의 구강관리법 효과를 발전시키고 세련되게 하는 데에 크게 기여하였다. 반드시 님버스 칫솔이어야 하는 것은 아니지만, 필자의 교육기준에 맞고 이것에 필적할 만한 제품을 아직 보지 못했다. (필자가 생각하는 미세모 칫솔의 요건에 대한 내용은 본문에서 자세히 나누겠다.) 교육내용이 더욱 잘 알려질 수 있게 격려하고 지원해 주신 님버스덴탈의 대표이신 치주과 전문의, 스탠 클라인 박사(Dr. Stan Klein)께 감사드린다.

마지막으로, 환자 교육에 사용되는 똑같은 내용을 하루에 수십 번 들으면서도 묵묵하게, 즐겁게 그리고 환자에게 봉사하는 마음으로 한 팀이 되어 일하는 나투라치과의 모든 직원에게 깊은 감사를 드린다. 이들 덕분에 필자는 오늘도 환자 교육에 전념할 수 있다.

치아관리가 늘 어려웠던 분들에게 쉽고 효과적인 내용이 되기를 바라며…!

나투라치과 원장 **강 동 호**
미국 버지니아주, 페어팩스
Naturadent in Fairfax, VA, USA

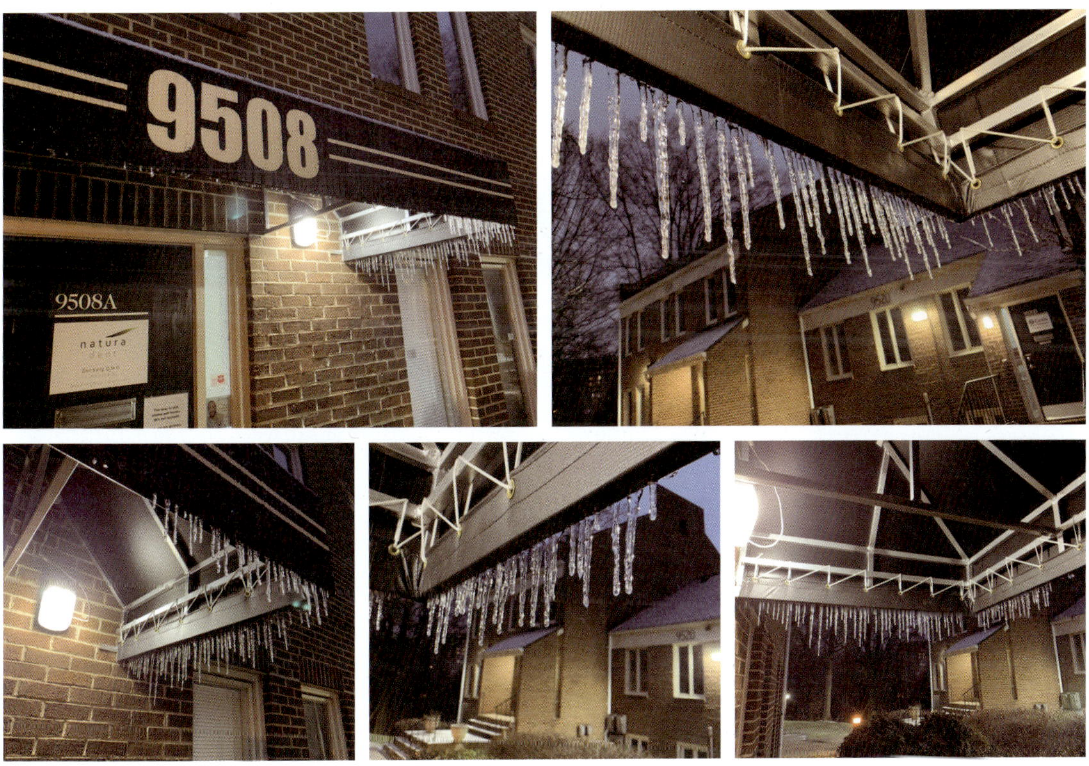

저자약력

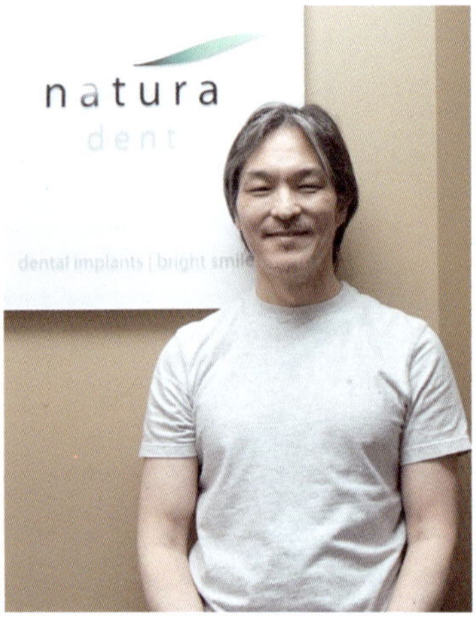

강 동 호

강동호 원장은 1998년 서울대학교 치과대학을 졸업하고, 2001년 University of Pennsylvania(펜실베니아대학교)에서 미국 밖의 치과의사를 위한 PASS(Program for Advanced Standing Students)를 통해 치의학전문의 과정을 수료했다. 그 후 필라델피아 지역에서 환자들을 대하면서 현존의 치아관리법에 의구심이 생겼고 조금 더 나은 치아관리를 연구하게 되었다. 2008년 버지니아주 페어팩스(Fairfax, VA)에 나투라치과(Naturadent)를 개원하면서 최소한의 치료를 목표로 하는 '100세 치아' 관리법을 만들고 교육하기 시작했다. 저자는 이후 15년간 교육내용을 점차 압축하고 단순화하여 일반인의 눈높이에 맞추어 전달하고 있으며, 나투라치과 환자로 하여금 치아관리 습관을 형성하고 100세 치아를 이루도록 돕고 있다.

youtube.com/@teeth100years

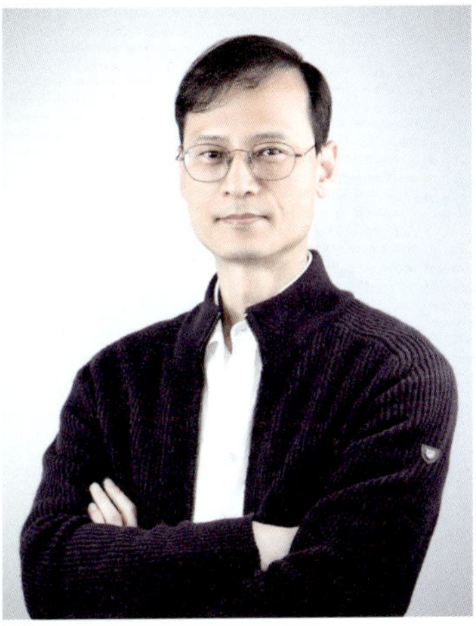

황 인 성

황인성 박사는 2002년 서울대학교에서 박사 학위를 취득하고 이후 University of Pennsylvania에서 Research Scholar, University at Buffalo, SUNY(The State University of New York)에서 Research Scientist, 서울대학교 기초과학연구원에서 책임연구원으로서 연구 활동을 지속하는 동안 화학, 생화학, 단백질공학에 대한 전문지식을 축적해 왔다. (주)닥스메디에 합류하기 전에는 전염성 박테리아 및 바이러스로 인한 감염성 질환의 구강 기반 면역 및 분자 진단 연구 개발을 위한 국제공동 프로젝트와 여러 정부 프로젝트를 주도하기도 했다. 현재 (주)닥스메디에서 연구소장과 대표이사직을 맡고 있으며, 구강 마이크로바이옴과 전신질환의 연관 연구와 구강 유래 유산균을 이용한 파마바이오틱스 연구에 집중하고 있다.

목 차

* : 막 청소에 관한 장

*표지 그림과 내용의 이해를 돕기 위한 본문 내 그림은 강동호 저자의 작업물입니다.

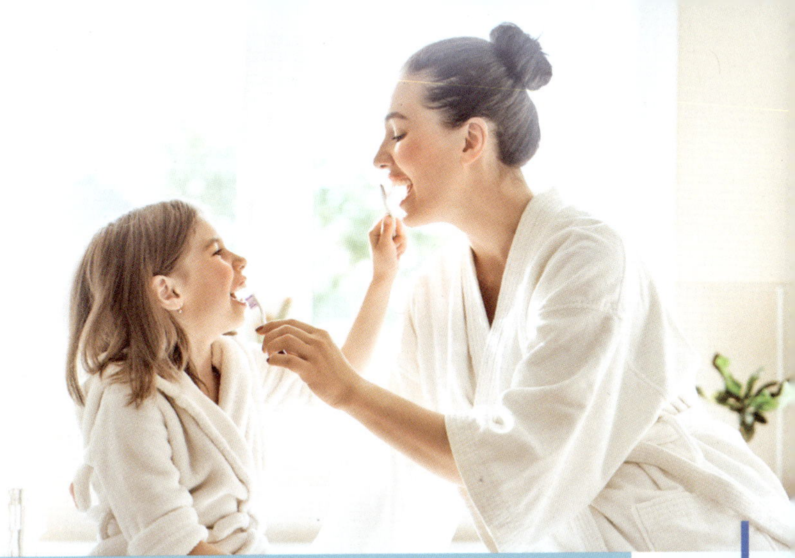

제 1 장

우리의 치아관리 습관에는 뭔가가 빠져 있다: 2가지 큰 영역 중 쉽게 간과되는 한 영역

일반적으로 구강관리라고 하면 청소 문제로만 인식된다. 머리글에서 칫솔질에 대해 잠시 언급하였듯이 실제로 필자가 진료한 환자들의 구강 상태 호전이 이 부분에서 확연히 나타난 것도 사실이다. 그러나 이 책의 첫 장에서는 2가지 구강관리 영역 중 나머지 한 영역의 내용을 다룸으로써 100세 치아 유지에 균형을 부여하고 싶다. 이 영역은 다름 아닌 수면 중에 일어나는 치아 손상에 관한 것이다.

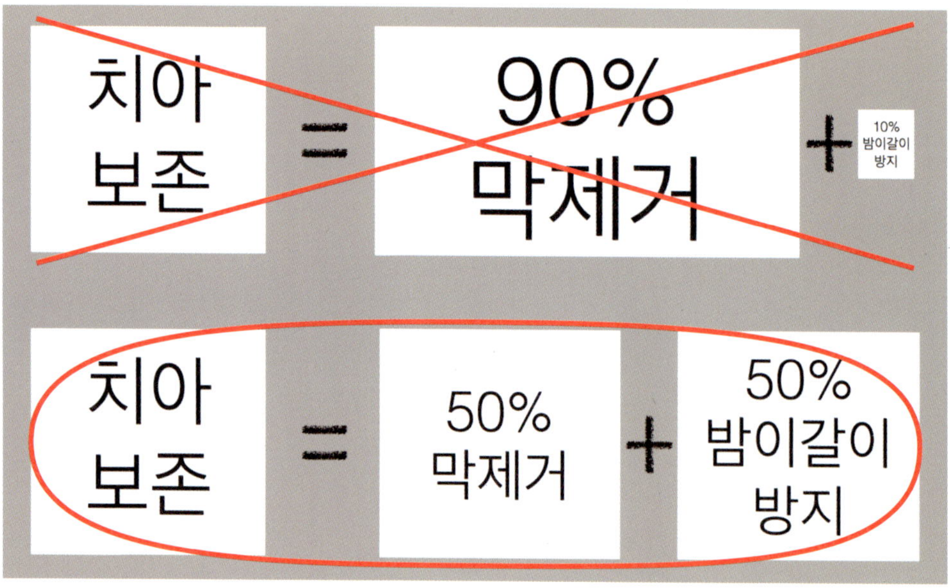

초미세모 칫솔을 적절히 사용하면서 충치 예방과 잇몸질환 예방의 결실을 거두고 있는 상황인데도 불구하고, 치아 손상으로 크라운을 하거나 치아뿌리까지 쪼개져 발치 및 임플란트를 하게 되는 경우는 크게 줄지 않았다. 과연 치아의 손상은 피할 수 없는 문제일지에 대한 답을 찾고 싶었다.

평생에 걸친 치아 사용과 관리에서 경험하는 것은 그 큰 흐름이 내리막길이라는 점이다. 평균 12세 전·후로 사랑니를 제외한 평생 써야 할 영구치 세트가 완성된다. 우리는 아쉽게도 이 한 세트를 잘 사용하면서 평생을 먹고 살아야 하며, 이때를 정점으로 70~80년 내리막길이다. 내리막의 가파른 정도, 즉 기울기를 최대한 완만하게만 한다면 100년 치아 보존을 향해 좀 더 가까이 갈 것이다. 그러면 그 기울기를 결정하는 것들이 무엇인지, 어떤 훈련을 통해서 기울기를 완만하게 조절할 수 있을지를 알고 실천한다면 적어도 지금까지의 기울기로 계속 갈 때 치아를 잃는 시점, 치료가 필요한 시점을 조금 더 연기할 수 있지 않을까? 개인, 연령에 따라 정도의 차이는 있지만, 처음 치과를 방문한 환자의 구강 상태에서 발견하는 문제들은 놀라울 정도로 유사해서 환자가 느끼는 문제점들에 대한 예상도 어떻게 보면 당연하게도 쉽다.

엑스레이(X-ray)상에서 관찰되는 전체 흐름 또한 유사하다. 전체적으로 위·아래 치아는 닳아 있고, 가장 편히 씹는 위치에서 대부분의 치아들이 정확히 맞는다.

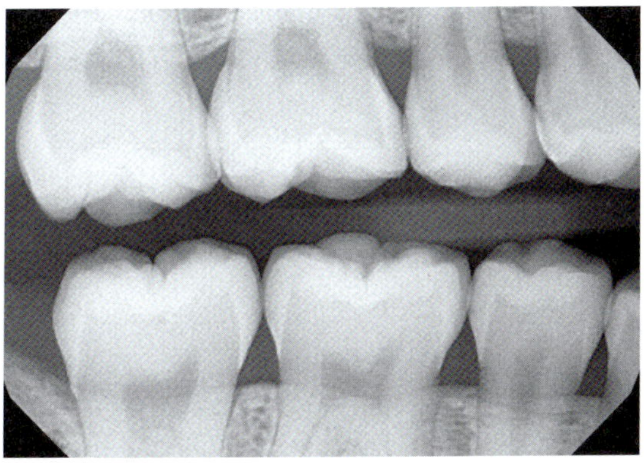

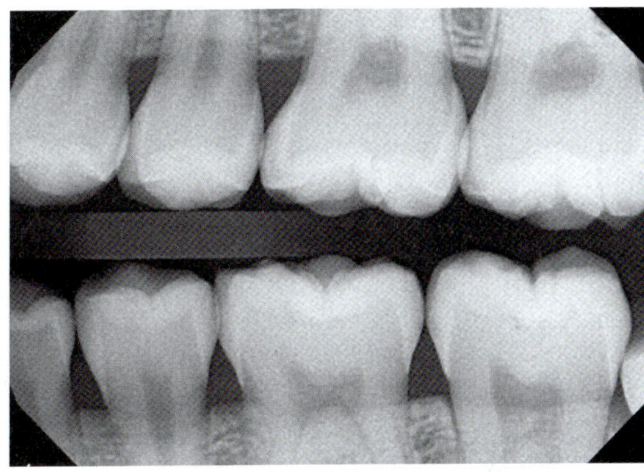

위 엑스레이. 양 끝에서 2번째 치아는 제1대구치인데, 평균 6세에 나온다. 양 끝에 있는 치아는 제2대구치이고 평균 12세에 나온다. 이 환자는 10대 후반이고 큰 차이를 보이지는 않지만, 6~12세 사이에 이미 닳고 있던 제1대구치가 12세에 나온 제2대구치보다 약간 더 닳았다. 수십 년이 지나면 입 안에서 가장 안쪽에 위치하는 제2대구치는 씹는 근육의 가장 큰 힘을 받는 위치이기에 파괴 속도가 더 빠르다. 아래 엑스레이에서는 양 끝의 제2대구치가 제1대구치보다 더 손상되어 있음을 볼 수 있다. 50대의 치아인데, 손상 속도에서 한 치아 정도를 빼고는 역전되었다. 정도와 속도는 다르지만 모든 사람이 겪는 일반적인 과정이자 방향성을 볼 수 있다.

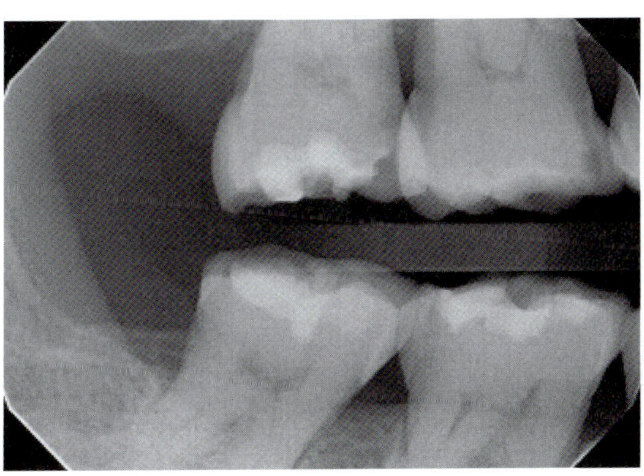

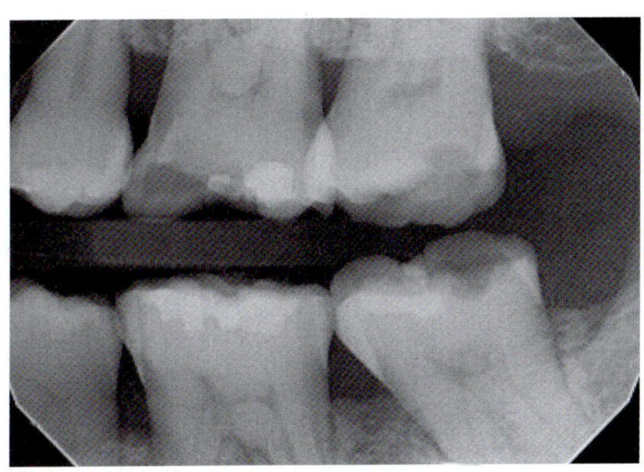

처음 내원하여 치과 의자에 막 앉은 환자에게 마치 전에 검사라도 한 듯이 밤에 이를 가는 흔적을 보여 주겠다고 하며 손거울을 건넨다. 독자도 지금 손거울을 보거나 스마트폰 사진을 찍어서 확인해 볼 수 있겠다<유튜브 나투라치과: 밤 이갈이의 흔적>. 거의 모든 방향으로 치아를 갈면서 턱을 밀 때 위·아래 치아들이 그룹으로 정확히 맞닿는 것을 함께 관찰한다. 정확히 맞아떨어지는 면들은 상당히 오랫동안 갈려서 맞게 된 결과이다. 편하게 씹는 위치가 아닌 위치에서 치아가 닿는 경우는 의식이 없고 기억이 없는, 즉 잠을 잘 때 일어나는 경우이다. 의식이 있을 때 이 어정쩡한 위치에서 이를 습관적으로 가는 사람은 거의 없다. 단, 손톱을 물어뜯는 습관이 있는 경우는 낮에도 갈릴 수 있다.

최근에 치아 모양이 크게 바뀐 치료를 받았거나, 인비절라인(Invisalign®, 투명교정기)과 같이 치아를 다 덮어서 갈리는 현상이 줄게 되는 등의 예외적인 상황이 아니라면, 처음 내원한 환자는 위·아래가 정확히 맞는 갈린 흔적을 보인다. 필자는 그것을 환자에게 보여 주고 설명해 준다. 처음 본 치과의사가 족집게 명의가 되는 순간이다. 만일 밤에 진행되는 이갈이를 어떻게든지 막을 수만 있다면, 30년 후에도 치아의 모양은 거의 변함이 없을 거라고 설명해 준다. 이 과정을 통해 치아의 모양도 변하지만 위치도 꾸준히 바뀐다(제13, 14장 참고).

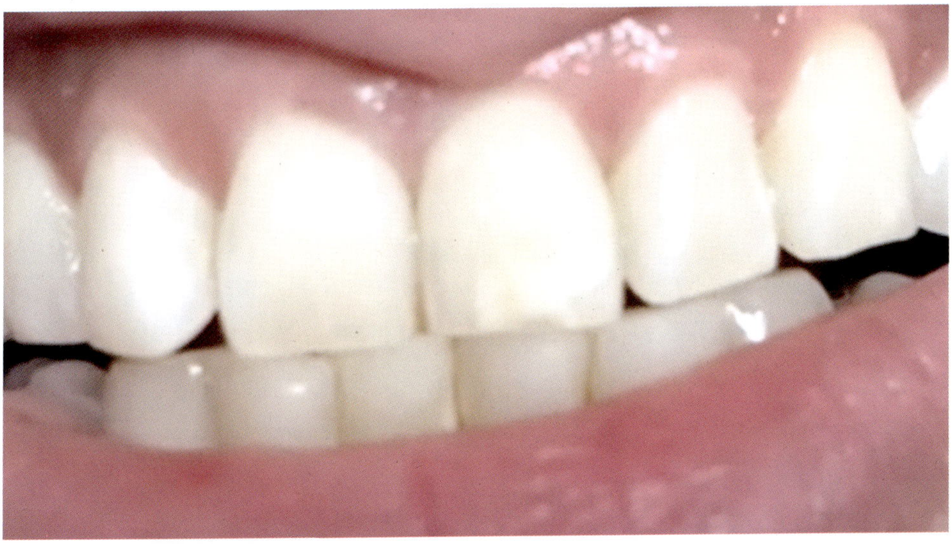

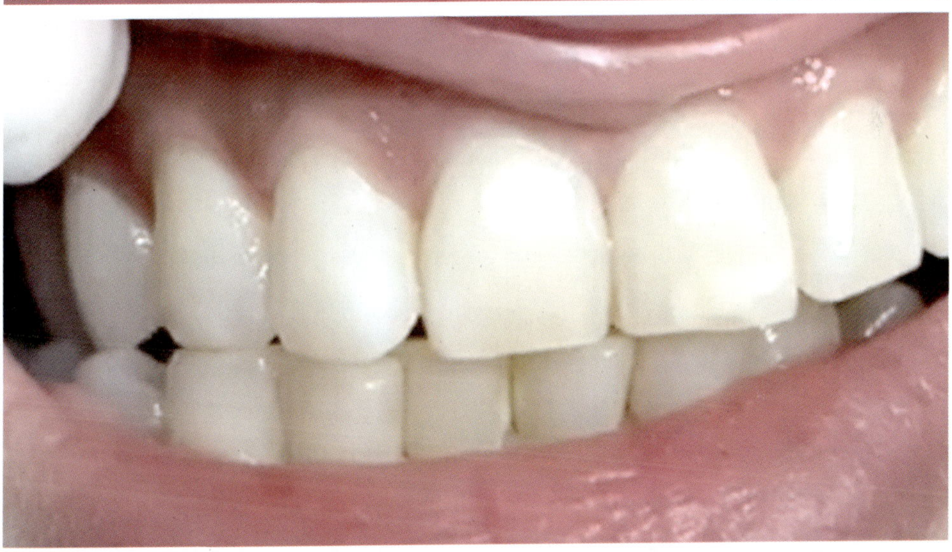

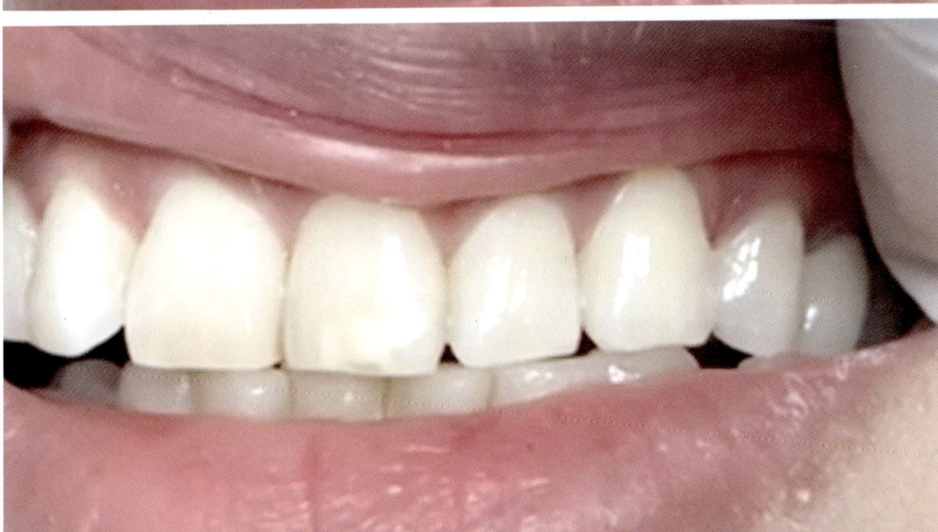

수면 중 이갈이의 힘은 소름이 돋는 소리를 낼 정도로 강하고 지속적이어서 깨어 있을 때는 도저히 그 소리를 낼 수 없다. 이를 심하게 가는 소리를 녹음한 뒤 그 동일인에게 들려주고 그 소리를 한번 내 보라고 한다면, 의식이 있는 상태에서 재현할 사람은 없을 듯하다. 이 부분은 환자와 함께 관찰하고 반복 교육해서 파괴의 속도, 변화의 기울기를 완만케 함으로써 예방의 효과를 크게 본 영역이다.

이 첫 번째 영역이 존재함을 이해하는 것은 문제 해결, 제대로 된 예방의 시작이다. 예를 들어, 두 과목 시험을 봐서 각 과목에서 50점씩 얻어야 100점 만점을 이루는데, 대부분의 사람들은 한 과목 — 여기서는 구강 청결 과목 — 만을 충분히 열심히 하면 100점을 받을 것으로 생각하며 한 과목만 준비한다. 흔히들 구강관리라고 하면 칫솔질 또는 박테리아 청소에 관한 생각을 주로 한다. 그것도 아주 열심히 한다. 그렇게 하고서 치과에서 혹시나 문제를 발견하고 치료를 받게 되면, 지금까지 한 것이 부족했다는 결론을 내리고는 더 열심히 청소하게 된다. 그것은 상식적 관리의 차원을 넘어서게 되고 미니멀리즘(minimalism), 즉 최소주의와는 정반대 방향인 최대주의, 최다주의 방향으로 간다. 이로써 80년 후에는 엄청난 파괴와 상실로 치닫는다. 그래서 결국 50점도 제대로 못 받는 결과가 된다. 나머지 한 과목은 존재하는지도 몰랐던 거다. 왜냐하면 그 문제를 스스로 제대로 목격한 적이 없기 때문이다.

의식이 없을 때 진행되는 이 파괴에 대한 문제의식은, 대부분의 사람에게 존재하지 않는다. 머릿속에 존재하지 않는 문제는 해결해야 할 필요성도 못 느끼게 되므로, 처음 내원한 환자에게 이 부분을 보여 주고 이해시키는 것이 전체 훈련에서 가장 중요한 첫걸음이다. 이것은 내리막의 기울기를 반 정도는 완만하게 한다고 생각한다. 편히 음식을 씹을 때의 정상저작 범위를 벗어난 위치에서 갈린 흔적이 없는 사람은 없었다. 다시 말하면, **필자가 만난 모든 환자는 밤에 이를 갈고 있었다.**

개인차가 있지만, 대체로 50대를 전·후해서 가장 안쪽에 위치하는 어금니에 상당한 손상이 발견된다. 다음 페이지 사진에서는 양쪽 끝의 어금니 마모가 더 심한 상태임을 볼 수 있다. 모든 치아에 걸쳐 주로 표면의 법랑질(enamel)이 닳는데, 특히 어금니들은 법랑질이 다 닳아 속의 상아질(dentin)이 노출되는 방향으로 진행된다. 법랑질은 아주 단단하고 반질반질 윤기가 있고 색이 밝고 약간 반투명하다. 상아질은 법랑질보다는 덜 단단하고 충격흡수에 적합하며 덜 매끄럽고 누런색 계통으로 덜 밝다. 눈으로 관찰하거나 사진, 엑스레이를 찍어 관찰하면 치아 법랑질이 어느 정도 남았는지 확인할 수 있다. 이를 좌·우, 앞·뒤로 갈 때 U자 모양 치열의 코너에 있는 송곳니 또한 닳아서 상아질 노출이 흔하게 보인다. 힘을 가장 많이 받는 안쪽 어금니들부터 머리에서 뿌리 방향으로 깨지는 크랙(crack) 현상이 진행된다.

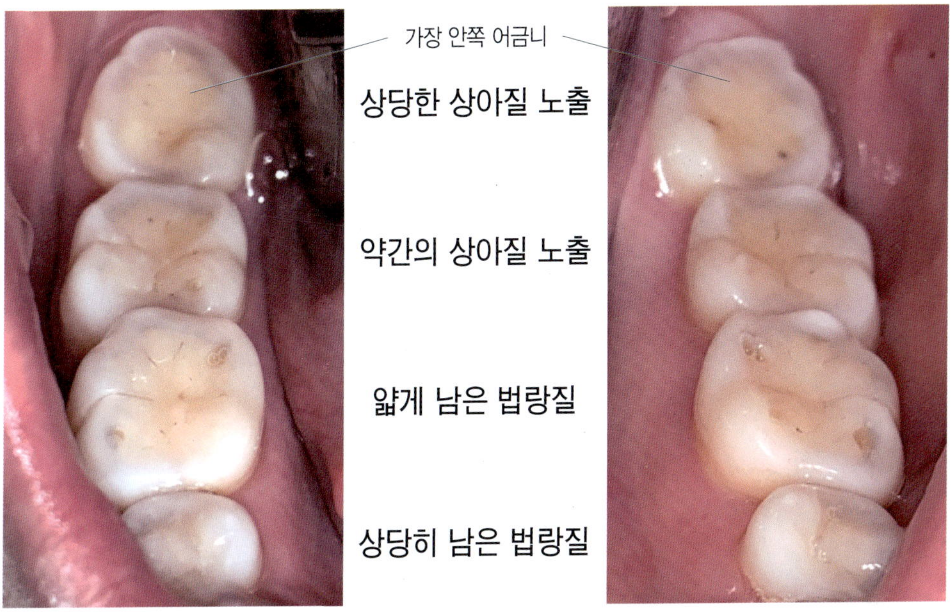

대체로 50세 이후 환자의 가장 안쪽 어금니들은 '상당한 손상 → 크라운 → 뿌리 크랙으로 인한 치아 상실 → 임플란트'의 순으로 진행됨을 흔하게 발견한다. 평생을 통해서 이런 손상을 쉬지 않고 일으키는 몸의 부위는 턱근육들이다. 다른 장들에서 다루겠지만, 씹는 데에 쓰이는 저작근육의 위치는 치열에서 안쪽과 귀 앞에 주로 모여 있다. 턱근육의 가장 큰 힘은 입안의 안쪽에 있는 어금니에 집중되므로, 불균형적인 스트레스를 받고 가장 빨리 소모되며 치료가 자주 필요한 치아가 안쪽 어금니이다. 의식 중의 근육 훈련과 무의식중의 치아보호를 통해서 치아 손상을 막는다면, 내려가는 기울기를 상당한 수준으로 수평에 가깝게 할 수 있겠다(제14장 참고).

수면 이갈이 시에는 앞서 언급한 바와 같이 평상시에 듣기 힘든 소름 돋는 소리를 내는데, 이것이 수면 중에 계속되는 것은 아니다. 뇌파에 따라 수면의 깊이가 달라지고 몸의 움직임도 바뀐다. 깊은 수면 시에는 온몸의 근육이 이완되어 있다가, REM(rapid eye movement) 수면 상태가 되면 눈동자가 움직이면서 몸도 뒤척이고 턱근육도 활발해지는 상태가 하룻밤 사이 몇 차례 일어난다. 하룻밤에 치아에 가하는 충격과 스트레스는 크지 않겠지만, 수십 년의 반복된 스트레스는 재생능력이 없는 치아에 돌이킬 수 없는 손상을 누적시킨다. 손상의 정도는 어느 때까지는 나타나지 않다가 임계점을 지나면서 여기저기서 동시다발적으로 나타난다. 손상 곡선은 대체로 50대부터 기하급수적으로 증가를 나타낸다(제15장 참고).

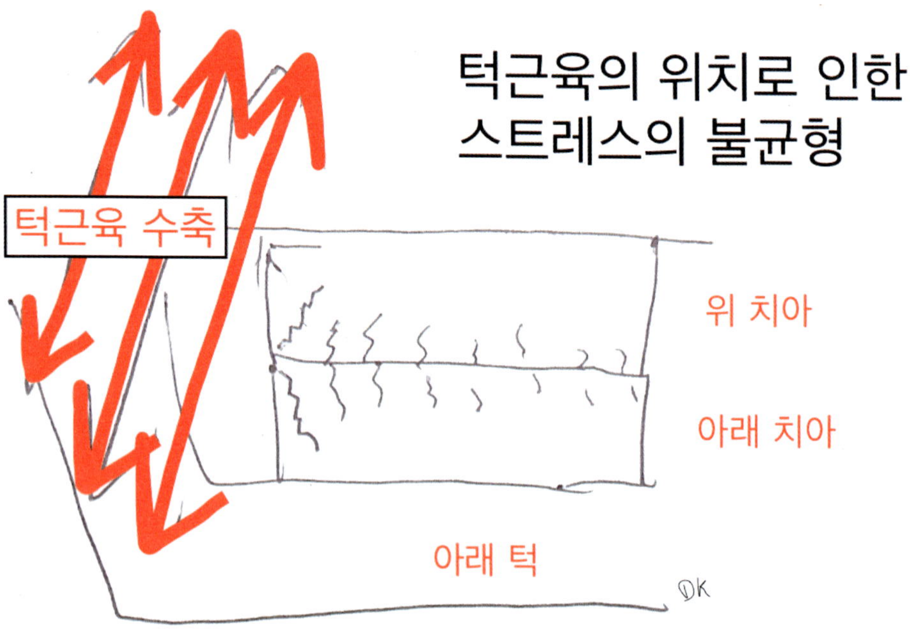

(제13, 14장 참고)

아래 그래프에는 훈련 없이, 나이트 가드나 투명 리테이너를 사용하지 않았을 경우, 50대 전·후부터 치료가 많아지는 경향을 간단하게 시각화해 보았다. 필자의 임상경험의 표현이고 정확한 통계는 아니다(제15장 참고).

치아는 우리 몸에서 가장 단단한 부분이다. 그러나 재생능력이 없다(제8장 참고).

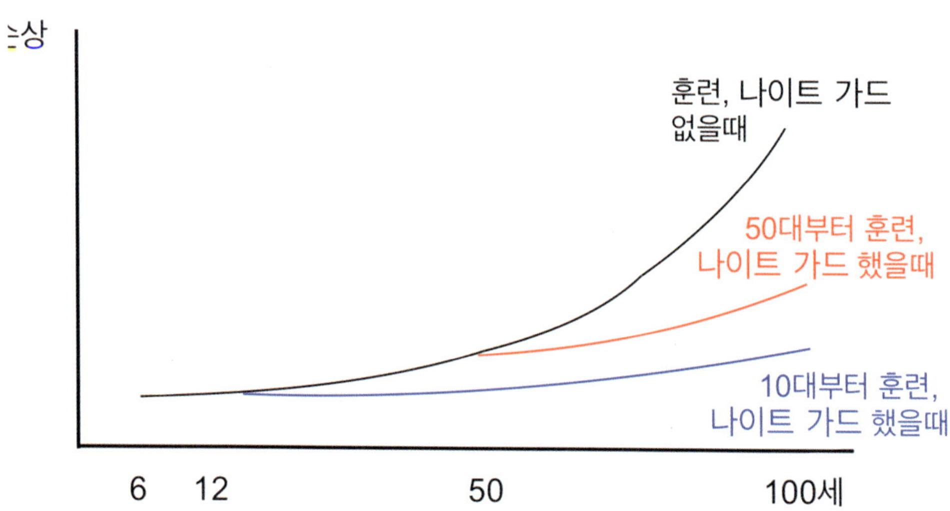

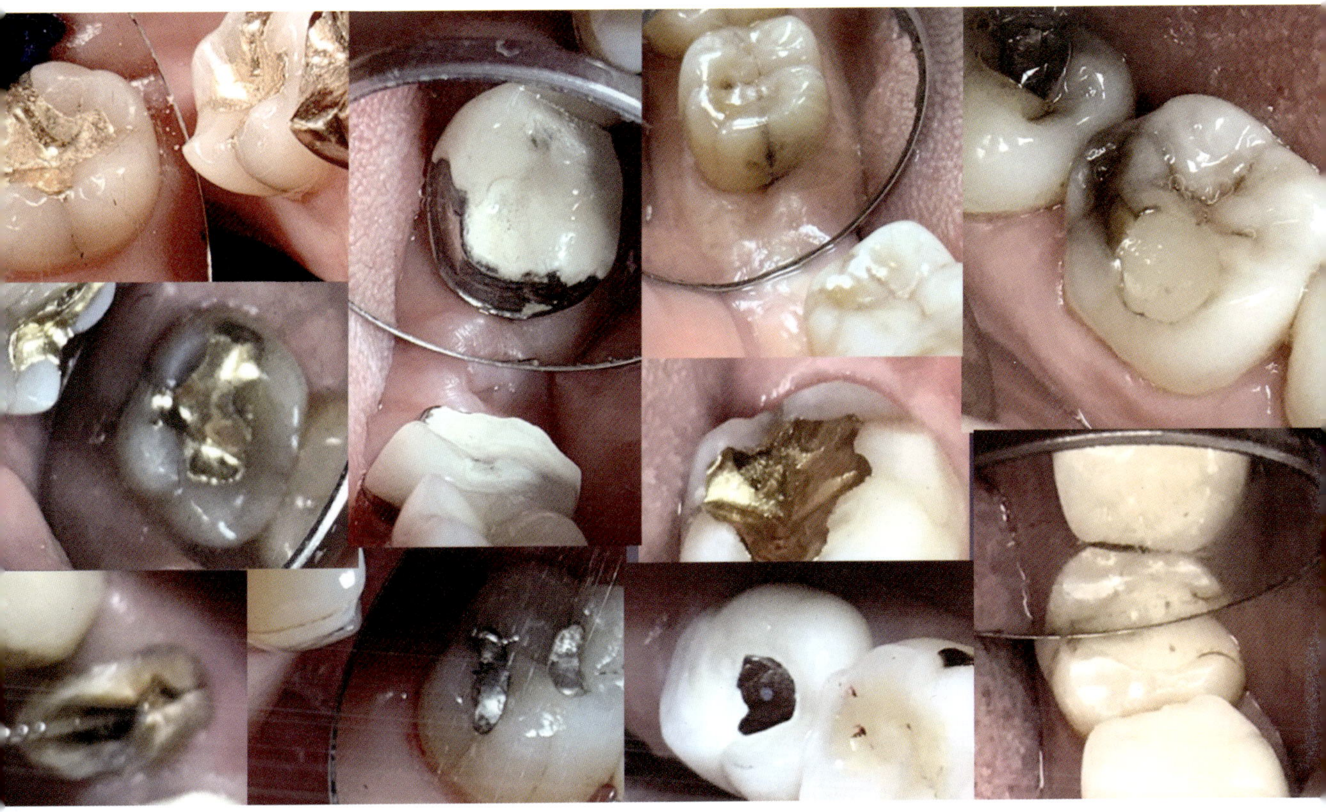

환자들은 내원할 때마다 교육받을 기회가 있다. 지난번의 숙제를 얼마나 했는지 함께 보고, 교육내용을 상기하고 다시 심기일전해서 조금씩 훈련해 진보를 보일 기회가 있다. 독자들은 그럴 여건이 안 되는 관계로 책의 여러 장에 분산 배치해서 복습할 기회를 만들어 두었다.

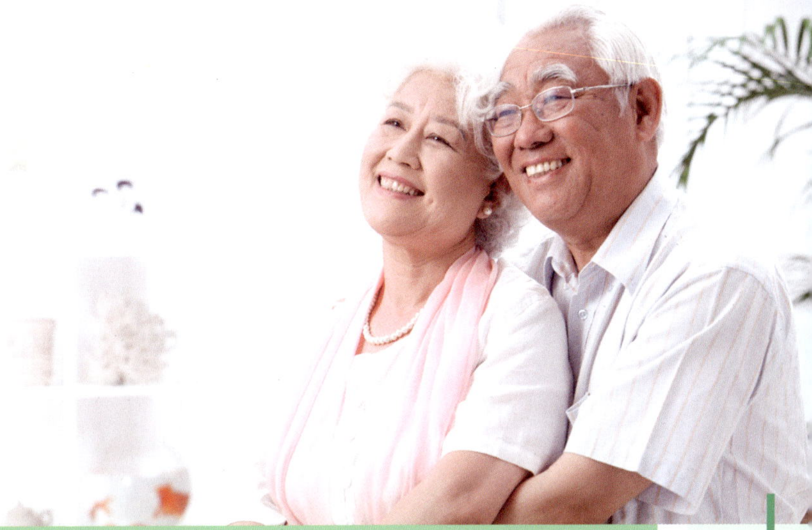

제 2 장*

매일의 치아 청소, 목표를 알면 쉬워진다: 두 영역 중 두 번째

새로운 환자를 만난 치과의사 DK: "집에서 치아 청소하실 때 무엇을 청소하는 건가요?"
- 환자 1: "치석이요…."
- 환자 2: "세균요…."
- 환자 3: "잘 청소해서 매끄러울 때까지…?"
- 환자 4: "시원한 느낌 나도록요."

처음 만난 치과의사가 예상치 못한 질문을 할 줄이야. 약간 주춤하며 답변하는 환자들의 표정에서 잠시 심란함을 본다. 모든 것을 다 해야 한다는 높은 목표설정 때문일 수도 있지만, 그들의 뉘앙스에서 짐작되는 더 중요한 이유는 정확히 뭘 하는 건지도 모르고 해 온 것에 대한 자각에서 비롯되었음을 알 수 있다.

치아 청소에 관해 설명할 때는 일반인의 눈높이에 최대한 맞추려고 한다. 표현도, 예도, 최대한 일상용어를 사용해서 쉽게 이해되도록 노력한다. 이때 단어의 선택은 생각의 틀을 정한다. 지금까지 해 온 구강관리의 패러다임에서 빠져나온다면, 본질에 좀 더 쉽게 가까이 갈 수 있을 듯하다.

일단 매일 치아 청소를 하는 것은 다들 알고 있듯이 세균을 없애서 충치나 잇몸염증을 막으려는 것이 궁극적인 목표다. 이런 목표는 확실한 듯한데, 환자의 구강 현실을 보면 목표와는 거리가 먼 어떤 공통점들을 발견한다.

① 치아와 잇몸이 볼록 튀어나온 부분에서는 계속 마모되고, 잇몸은 뿌리 방향으로 깎여 뿌리가 길게 드러나고 매끄럽고 시리다는 점
② 열심히 하는데도 불구하고 치아 사이 잇몸에서 쉽게 피가 나고, 충치도 지속적으로 발견되는 점

목표가 있지만 그 목표에 도달하기 위해 하는 행위의 결과와는 괴리가 있다. 그리고 그 괴리는 사람에 따라 차이가 크다. 각자 머릿속에 있는 목표, 그 목표에 도달하려는 방법이 저마다 조금씩 다르다. 하지만 전체적인 흐름은 비슷하다.

박테리아, 바이러스 등의 세균을 상상하면서 균 청소 또는 멸균을 생각한다면, 치아 청소는 제대로 하기에 상당히 험난한 작업이 될 것이다. 치과 기구의 소독은 121℃를 넘는 30psi의 고온압력 소독기(autoclave)를 사용한다. 고온·고압을 견디지 못하는 재활용기구들은 화학약품을 사용(cold sterilization)하기도 한다. 이런 방식으로 매일 치아 청소를 한다고 하면… 해법이 안 보인다.

환자들의 이해를 돕기 위해 즐겨 쓰는 비교는 '비누로 손을 씻고 샤워할 때의 목표가 멸균은 아니라는 것'이다. 비누로는 멸균이 불가능하다. 일정 수준 미만으로 떨어뜨리는 정도의 목표인데, 이 수준으로 관리할 때 웬만해서는 피부에 세균감염이 생기지 않는다. 세균을 최대한으로 줄이는 것이 목표라면 락스(Clorox)에 30분 들어가 있다가 나와도 완벽하지 못할 것이다.

또 다른 예이다. 음식 자체에 문제가 있지 않다면, 잘 씻은 손으로 음식을 먹고 배탈이 나는 경우는 드물다. 식당에서 식기세척을 위생 표준에 맞추어 한 경우 배탈이 나거나 다른 전염병이 발생하는 경우도 드문데, 이 표준은 고온 · 고압의 의료기구 소독에 비하면 훨씬 못 미치는 수준이다.

일상의 위생은 멸균을 기준으로 하고 있지 않다. 우리는 경험적으로 식당에서 식기구를 재사용하는 데에 거부감이 없다. 안전하다는 것을 매번 경험한 경험치인 것이다. 예외적으로 독성이 강한 세균은 그에 따라 음식물을 폐기하고 방역소독액을 뿌리는 방식으로 처리할 것이니, 여기서는 일상 수준의 관리에 초점을 맞추겠다. 즉, 일상 수준의 관리로 구강 상태는 점차 향상된다는 것이 요점이다.

이렇듯 매일 생각하고 있지 않을 뿐이지 우리는 생활 공간에서 늘 일정 수준의 세균과 공존한다. 어느 수준 미만으로 조절하여 밸런스를 이루는 것이 목표인 듯하다. 안전한 범위의 밸런스가 깨지고, 깨진 밸런스 상태로 상당한 시간이 지나면서 잇몸질환도 생기고 충치도 진행된다.

임플란트 수술을 할 때 균 관리를 잘 해야 한다. 그러나 막상 입안을 무균상태로 만들 방법이 없다. 다만 어느 정도의 수준 미만으로 유지하려는 노력을 기울인다. 무균상태는 실생활에서는 거의 경험하지 못하는 극히 예외적인 상황이다. 수개월에서 수년간 보관이 가능한 무균 진공상태의 포장 용기 뚜껑을 열 때 일상 세계의 공기와 균들과 접촉하는 순간이다. 일상에서는 이 정도 외엔 무균상태를 찾아보기 힘들다. 이런 상태에서 세제로 피부를 세척할 때 세균은 세균 자체로 있기보다는 막(film)의 형태로 엉겨 있고, 비누 거품은 기름때의 끈적거리고 미끄러운 부착력과 구조를 약화시키는 방식으로 씻어내리게 된다. 이 일상적이고 상식적인 방식이 멸균이라는 비일상적인 방식보다 훨씬 쉽고 효과 면에서도 뛰어나다.

그리고 또 하나의 핵심적인 사항으로, 청소를 하려다가 원래 표면을 손상시킨다면 관리라는 근본 취지에 어긋난다는 것이다. 치아 청소에서 늘 일어나는 일이 바로 이 상황이다.

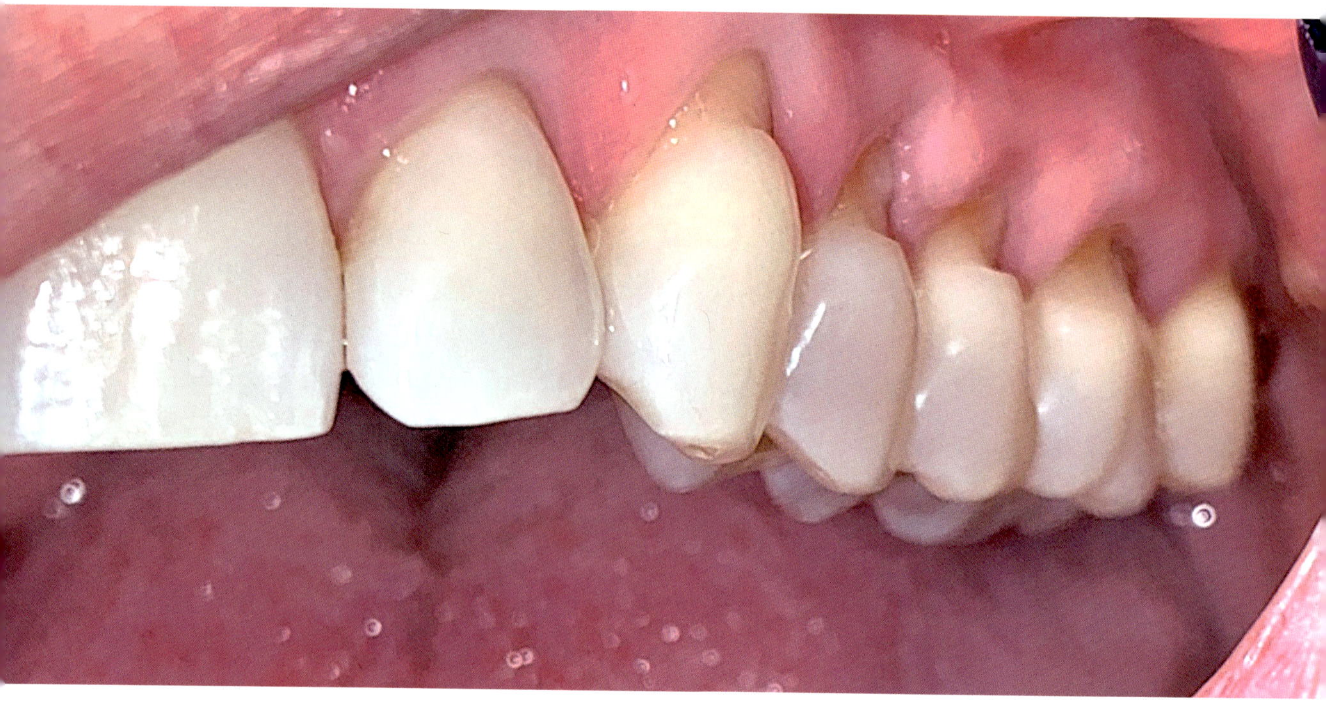

치아에 비하면, 피부 감염은 기본적인 관리의 면에서 매우 쉽게 평생 잘 예방하는 편이다. 피부와 입안의 여건이 정확히 일치하지는 않지만, 완벽한 세균 제거는 가능하지도 유익하지도 않다는 것은 이제 서서히 이해가 될 것으로 생각한다.

① 박테리아 박멸은 불가능함을 인정하고 그것이 목표가 아닌 관리
② 충분한 치약 거품과 함께, 터치하지 않고 넘어가는 치아면 없이 구석구석 요령껏 닿아 막을 제대로 청소하는 관리
③ 그러면서도 표면을 상하지 않게 하는 관리

위의 설명은 설거지 요령과 정확히 일치하는 묘사이다. 그러고 보니 치아, 잇몸에 대한 우리의 태도는 일상적인 표면 청소와는 사뭇 다르다. 피부관리에는 갖지 않는 태도 — 열심히, 세게, 최대로, 자주, 빡빡, 세균 죽이기. 특이하게도 솔로 긁고, 세제 개념이 아닌 박테리아 억제제 물약인 가글도 쓰고…. 그런데 왜 치아 100년 유지는 쉽지 않은 것일까? 잇몸질환, 충치는 왜 예방이 쉽지 않은 것일까? 뭔가가 부족한 것일까?

치아와 잇몸을 유지하기 위한 구강관리 자체가 오히려 문제의 원인이라는 것이 오랜 관찰을 통한 필자의 개인적인 결론이다.

예전 어떤 치약 광고에서 플라그, 플라크(plaque)라고 해서 그때부터 전 국민에게 교육된 기억이 난다. 그걸 보면 광고의 교육 효과는 어마어마하다. 치태, 요즘은 바이오필름(biofilm)이라는 차별화된 이름으로도 쓰이는데, 어쨌든 본질은 박테리아가 섞인 막이다. 막의 본질상 치태는 대부분 단단한 면, 여기서는 치아면이나 임플란트면에 잘 쌓인다. 잇몸은 피부의 진피에 해당하는 속부터 재생되면서 바깥 부분(표피)은 떨어져 나가는 변화가 쉼 없이 계속되는 것이 특성이기에 막이 잇몸에 고착화되기는 상대적으로 어렵다. 일단 치태가 치아 표면에 늘 존재하는 것을 받아들이면, 조금은 마음이 편해진다. 하루짜리 치태는 허용한다고 생각하자. 하루짜리 치태는 독성이 없고 흐물흐물 약해서 아주 쉽게 제거된다.

막 제거 방법에 대해서는 다른 장에서 다루겠지만 막은 하루에 2번 정도 구석구석 놓치지 않고 잘 터치해서 청소한다면, 그래서 평균 12시간 정도 된 막만 늘 존재한다면 염증을 일으킬 능력이 전혀 없다. 하루 3번을 청소하면 평균 8시간짜리, 4번을 하면 평균 6시간짜리 막일 텐데, 6시간이든 8시간이든 이런 새로운 막은 염증을 일으킬 수 없다. 마모를 일으키는 방법을 사용한다면 2회에서 3회로 1번을 더 할 경우 마모 속도는 50% 증가하게 된다. 잇몸을 생각한다면 하루 1번 제대로만 하면 독성이 없겠고, 충치 억제도 고려해서 하루 2번 정도면 건강과 구조를 유지하는 데에 충분하겠지만, 공식처럼 기계적으로 받아들이기보다는 원리를 이해하는 것이 중요하다.

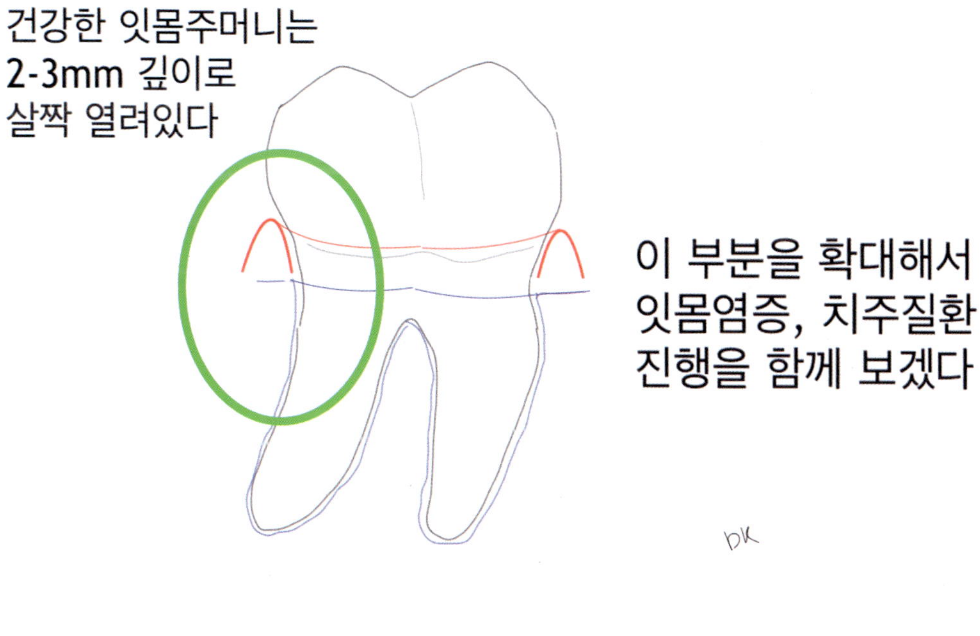

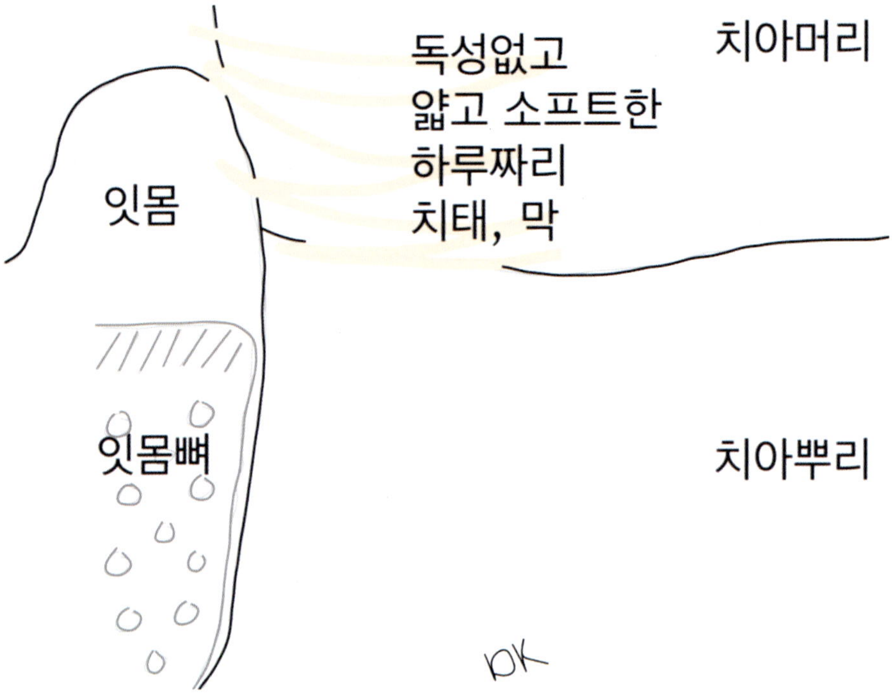

구강관리의 홀로서기는 기본을 탄탄히 하는 것에서 시작된다. 습관과 몸 상태는 사람에 따라 상당한 차이가 있다. 입안이 어느 정도 마른지, 얼마나 자주 음료나 음식을 섭취하는지, 물을 얼마나 자주 마시는지, 설탕이나 산(acid), 탄산에 치아가 얼마나 자주 노출되는지에 따라 충치나 치아녹음에 영향이 있으니, 결국은 원리를 이해하고 적절히 조절하면서 밸런스를 유지하는 습관을 만드는 것이 핵심이겠다. 먹고 마시는 것을 어느 정도 자유롭게 하면서도 지혜롭게 하면 문제를 피해갈 수 있다. 충치에 관해서는 제10장에서 좀 더 다룰 예정이다.

어느 정도의 기간, 예를 들면 경험적으로 1주 정도의 막이 잇몸 깊숙한 치아면에 서서히 형성되면 잇몸염증을 일으키기 시작한다. 오래된 막이 형성되는 이유는 매일 닿지 못해서이다. 이곳의 막은 서서히 독성을 띠고 더 두꺼워지며 끈적거리는 성질을 갖게 된다. 깊은 부분까지 하루 1번이라도 닿는다면 그런 기회는 안 생길 텐데 말이다. 다시 매일 닿으면 잇몸은 약간의 염증을 보이고 붉어지고 피가 살짝 나다가 1주 정도 후면 염증이 없어지고 피가 안 나는 건강한 상태가 된다**<유튜브 나투라치과: #17 잇몸질환 진행 과정을 보면 잇몸질환 회복이 보인다>**. 몸의 상태는 시간과 조건에 따라 조금씩 좋아졌다 나빠졌다 하는 사이클을 반복한다. 다음 페이지 그림에서 보듯이 솔이 잘 닿는 잇몸 위쪽, 치아의 겉면은 하루짜리 막이 있지만, 솔이 잘 안 닿는 부분인 잇몸 속, 치아 사이의 깊은 부위는 오래된 막이 지속적으로 존재하기 쉽다.

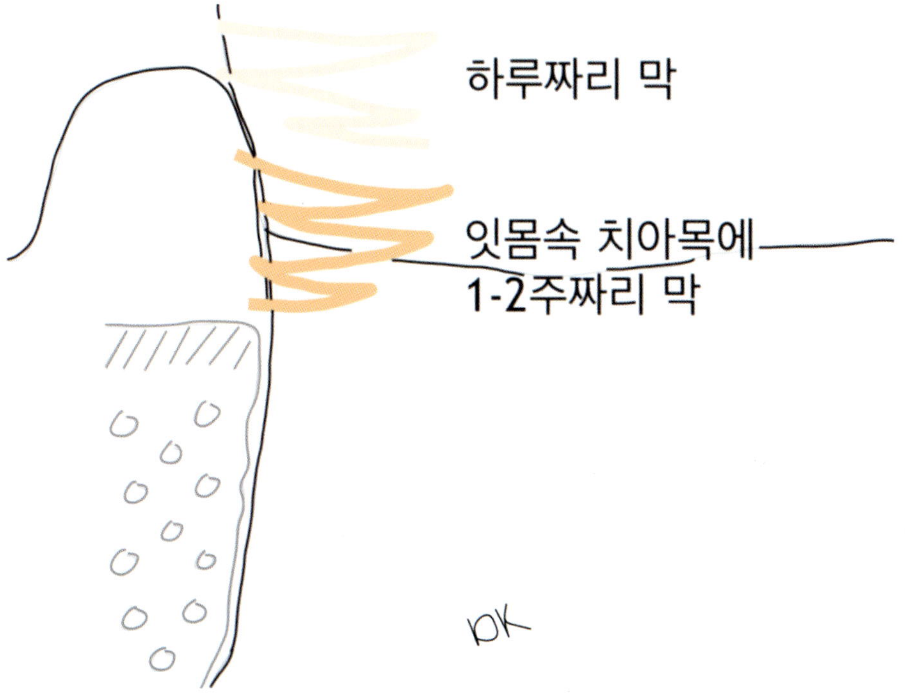
하루짜리 막
잇몸속 치아목에
1-2주짜리 막
DK

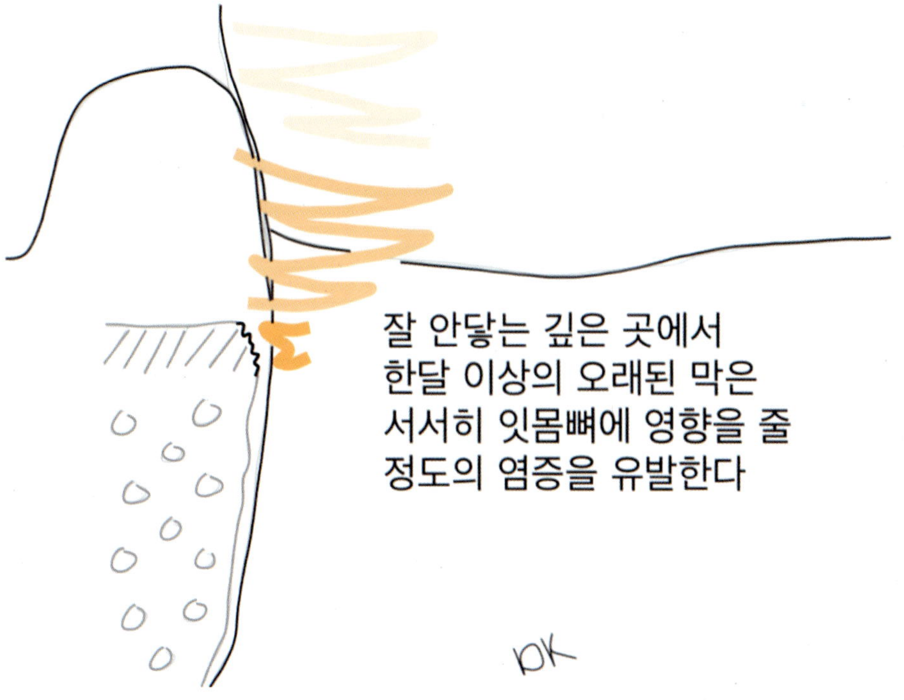
잘 안닿는 깊은 곳에서
한달 이상의 오래된 막은
서서히 잇몸뼈에 영향을 줄
정도의 염증을 유발한다
DK

혼자 하는 관리에서의 핵심은 막 제거라는 것까지 얘기가 됐다. 잇몸질환이 오래 진행된 상황에서는 항상 치석이 같이 발견된다. 오래되고 특히 깊은 곳에서 발견되는 치석은 잇몸질환이 심화되는 데 기여하는 바가 매우 크다. 그렇다고 치석이 잇몸질환의 직접적인 원인인 건 아니다. 이 부분을 잘 이해하면 구강관리가 쉬워진다. 여기서 요약해서 설명하는 과정은 실제로 아주 서서히 일어나는 과정이라는 것을 기억하고 다음을 읽기 바란다.

먼저, 오래된 치태가 치아면 깊이 붙어 있으면 뼈가 녹고 후퇴한다. 더 깊은 곳은 자연히 터칭이 더 어려워져 당연히 치태 제거는 더 어렵게 되고, 치석은 이제 서서히 잇몸 속의 치아뿌리면에 쌓인다. 그것을 중심으로 더 깊은 곳에 치태가 또 쌓인다. 아래 사진은 치주질환이 갈 때까지 가서 회복이 불가능한 상태에 있는 치아에 치석이 붙어 있는 모습을 보여 준다. 뿌리 전체가 다 치석으로 덮여 있지는 않지만 그 주변에 치태를 잘 숨겨 주기에 충분한 정도이고, 특히나 움푹 들어간 뿌리 사이의 깊은 골(furcation)에 숨어 있는 치석은 잇몸뼈를 급속히 파괴하는 데에 공이 크다. 닿기가 어려우니 청소도 어렵겠고. 따라서 여기까지 가지 않게 적당한 주기에 한 번씩 치과에 가서 치석 제거를 쉽게 하고, 매일 치태막 제거를 요령껏 해 나가면 이런 사태가 오는 것을 충분히 막을 수 있다. 치태와 치석이 서로서로 돕는 방식으로 잇몸뼈를 파괴해 가지만, 그 시작과 원인은 치태에 있다. 꼭 기억하자. 애초에 막이 원인이다.

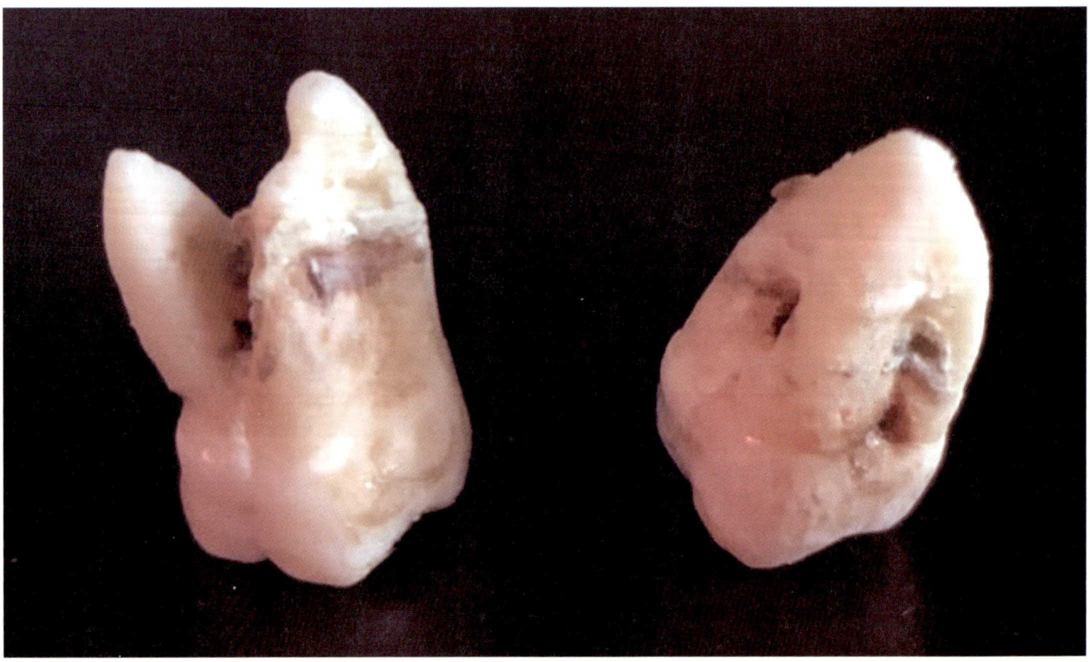

Nimbus® Toothbrush. 마트에서 찾을 수 있는 미세모 칫솔 중에 끝이 최대한 부드럽고 촘촘한 것이면 님버스 칫솔에 가까울 것이다.

잇몸주머니가 깊지 않은 건강한 상태에서 치과에서 치석 제거를 했다면, 초미세모 칫솔로 좁게 열려 있는 잇몸주머니 속으로 살짝 들어가는 건 쉽다. 님버스 초미세모의 끝은 가늘고 부드러워 깊이 터치할 수 있고, 긁지 않을 정도로 부드럽게 디자인돼 있다(제4, 5, 6, 9장 참고).

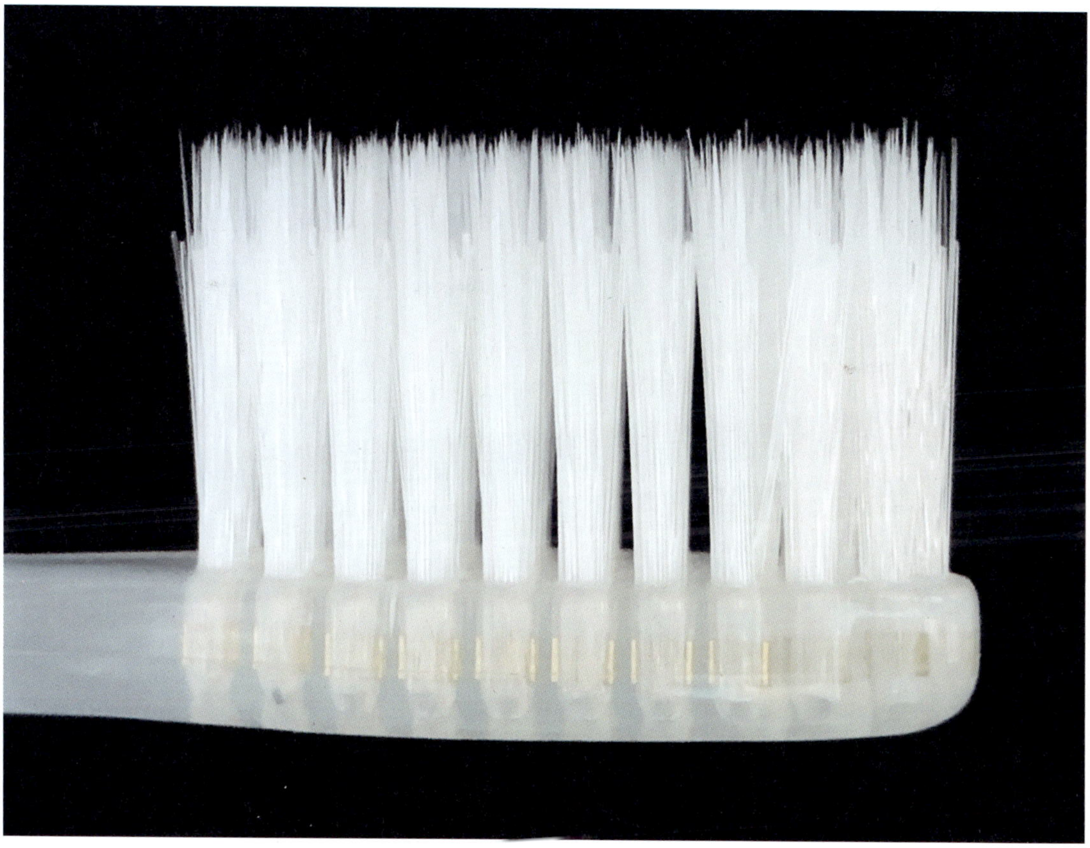

주의! 치아에서도 임플란트에서도 '터치' 목표로 손목으로 살짝 누르고 그림처럼 잠시 유지하는 것으로 끝난다. 연필로 작은 글씨를 쓰는 방법과 매우 유사하다. '청소' 목표를 가지고 누르기 동작을 반복하거나 긁어내는 동작은 잇몸에 상처를 내므로 이 책에서 권하는 방법과는 무관하다. 치실에도 똑같이 적용되는 원칙이다. 터칭 후 잇몸이 불편하다면 청소를 한 결과이다. 잇몸을 덮으면 잇몸에 걸려서 깊이 들어가지 않고 잇몸을 누르는 현상이 생기므로 잇몸은 전혀 덮지 않는다. 치아의 가장 뾰족한 부위를 덮고 살짝 누르기다. 치약의 양은 부족하지 않게 사용한다.

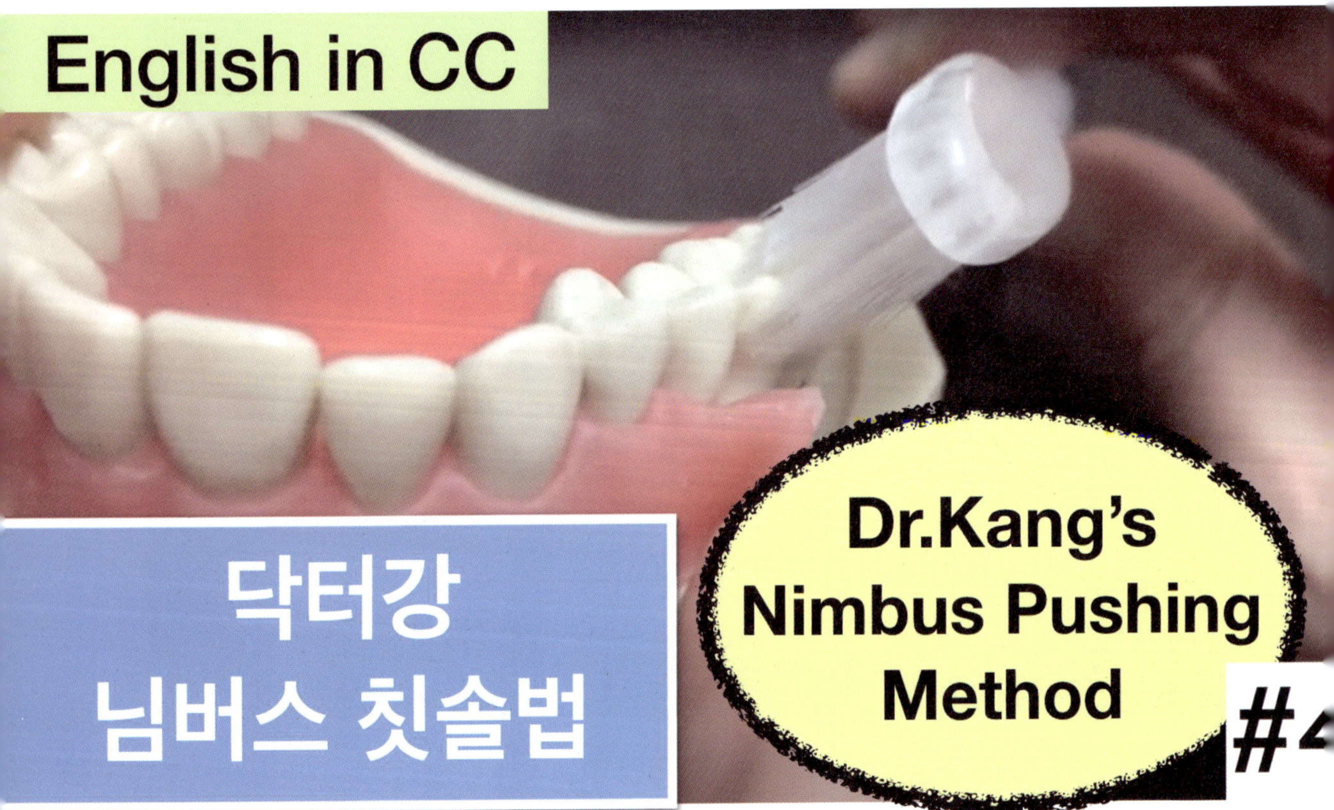

아래 그림으로 설명해 보겠다<유튜브 나투라치과: #4 님버스 칫솔 천천히 누르기>.

① 왼쪽 그림과 같이 충분한 양의 치약과 함께, 님버스 칫솔 같은 최대한 부드럽고 가는 칫솔모로 2~3개 치아의 모서리 또는 뿔을 45°로 비스듬히 덮는다. 가장 흔한 실수는 잇몸경계부나 치아의 옆면을 덮는 것이다.

② 작은 글씨를 섬세하게 쓰는 동작처럼 팔을 움직이지 않고 오직 손목으로만 살짝 누른다. 목표는 청소가 아니라 구석구석의 터칭이다.

③ 오른쪽 그림과 같이 가장 깊은 곳에 닿은 느낌을 잇몸으로 느끼면서 천천히 누르고 1~2초 유지한다. 솔질은 하지 않는다.

환자들이 자주 되묻는다. "솔질을 하지 말라고요?" — "네, 솔질은 전혀 하지 않습니다."

④ 기상 후, 취침 전 — 하루 2번 꼼꼼하게 한다.

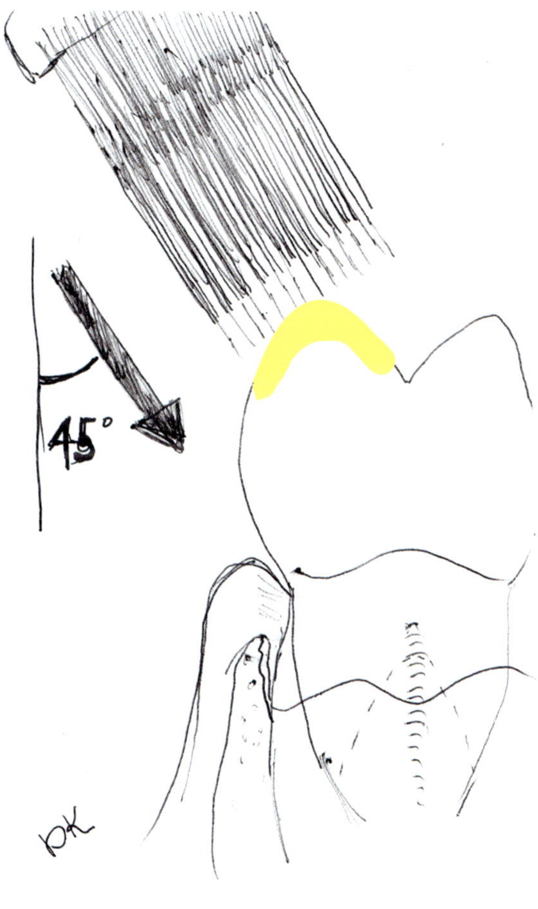

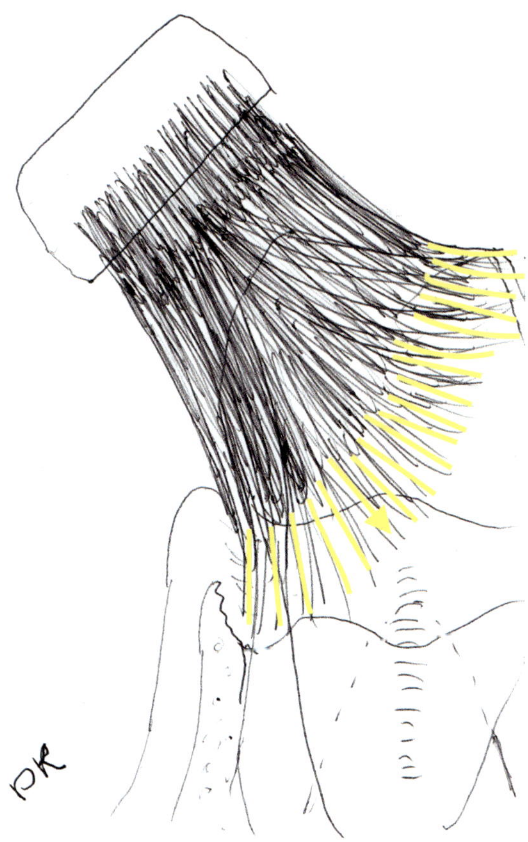

이 내용은 책의 다른 부분에서 또 다룰 것이다. 그 사이 독자는 최대한 부드러운 칫솔을 구해서 재미 삼아 살살 해 보면 1~2주 지나서 예상과 조금 다른 변화가 천천히 일어나는 것을 눈치챌 것이다. 관찰이 함께 되면 교육 효과가 엄청날 텐데, 이 부분이 없어서 좀 아쉽긴 하다. 단번에 알아차려서 습관을 바꾸는 상황은 흔치 않다. 반복해서 교육-연습-관찰-교육으로 흐르면서 서서히 습관이 치환된다.

잇몸질환 진행을 계속 이어 가겠다. 초기 치석은 잇몸 라인 위주로 서서히 쌓이는데, 그 속도는 개인차가 있고 또 부위별로 다르다. 그래서 여기서도 공식 같은 숫자를 줄 수는 없지만, 대체로 3~6개월에 1번 치과에서 치석 제거를 하고 열어 둔다면, 잇몸주머니의 가장 깊은 부분을 터치하는 데는 문제가 없을 것이다. 매일 터칭만 되면 오래된 막 형성을 막을 수 있다. 치석이 과도하게 쌓여서 잇몸주머니로 들어가는 입구를 완전히 막아 버린다면, 그 속은 오래된 막이 상존하고 염증 진행도 상당히 빨라진다.

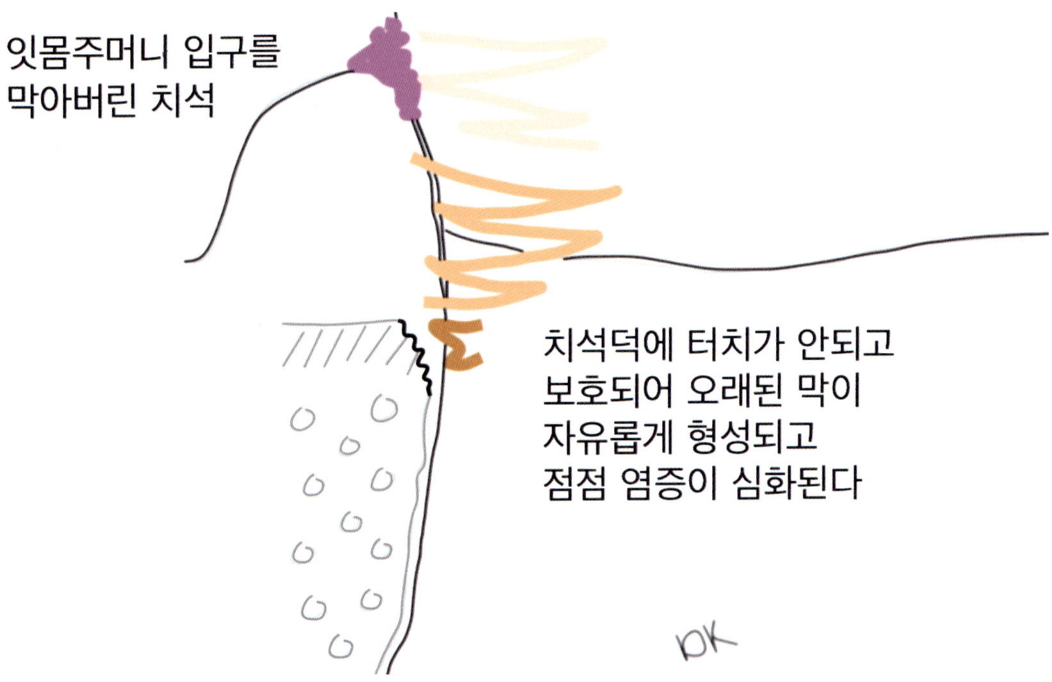

여기서 '어차피 치과에서 제거해야 할 치석이라면 집에서 치석 제거를 하는 것도 나쁠 건 없지 않을까?'라고 독자는 생각할 수 있겠다. 치석이 잇몸질환을 직접 일으키는 것은 아닐지라도 아주 훌륭한 보조역할을 하는 존재라는데…. 그러나 여기에는 다음과 같은 2가지 문제가 있다.

① 치석 제거를 집에 있는 도구로 하면 치석이 제거되기도 전에 근처의 잇몸과 치아에 무분별한 손상을 남기게 된다. 치석이 쉽게 제거된다면 치과에서 왜 치석 제거를 따로 하겠나. 치과에서 사용하는 도구는 안전하게 치석만 제거할 수 있는 반면, 칫솔, 치실, 아니면 힘이 있는 어떤 도구든, 선택적 치석 제거를 못하는 도구로 제거를 시도하면 치아나 잇몸의 보존 자체가 불가능하다. 생각할 것이 있다. 가끔 하는 청소가 아니라, 80년 동안 매일 2번 한다면 같은 면에 5~6만 번 하는 청소이다.

② 솔질로 치석 제거에 약간이라도 도움이 되려면 솔로 긁는 액션, 즉 팔을 움직이는 큰 액션이 된다. 미세모 칫솔 끝이 잇몸주머니 속으로 들어가는 터칭은 팔 동작을 멈춘 채 손목으로 살살 천천히 눌러야 가능한데, 긁는 액션은 깊은 곳을 터치하는 방식과는 거리가 멀어진다. 그래서 정작 해야 할 일을 못하게 된다. (그러므로 솔질은 하지 않는다. 살짝 누르는 것밖에 없다.)

아래 사진은 손상에다 치아들 사이에 염증이 상존하는 상황이다. 따라서 매끄럽지 않게 되더라도 막을 제거하는 것으로 끝내는 것이 할 일이다. 이 상황을 쉽게 해결하고 잇몸이 재생되어 내려오며 쉽게 유지하는 원리와 방법에 대해서는 다음 장들에서 나누겠다(제4, 6, 9장 참고).

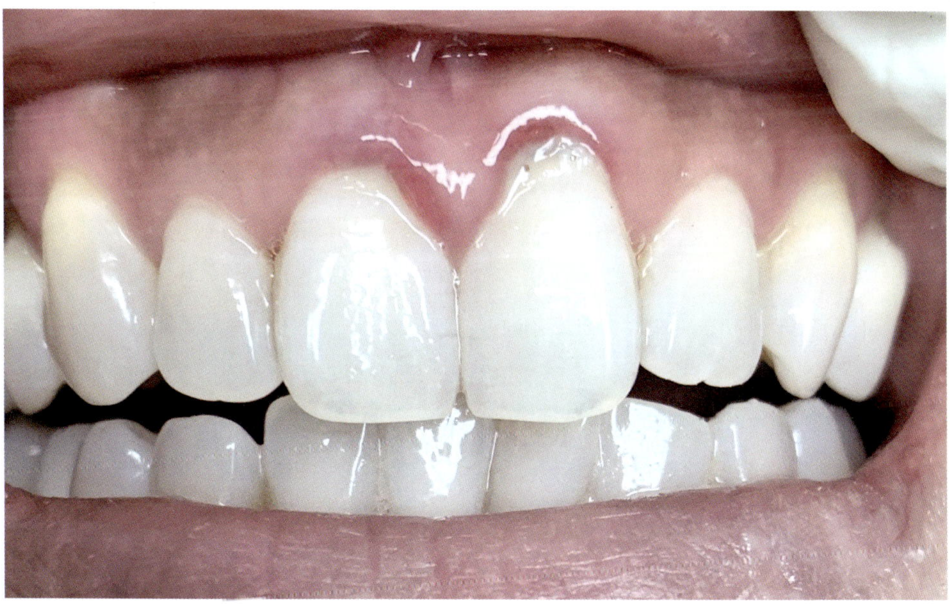

이 사진은 제9장에서 계속된다.

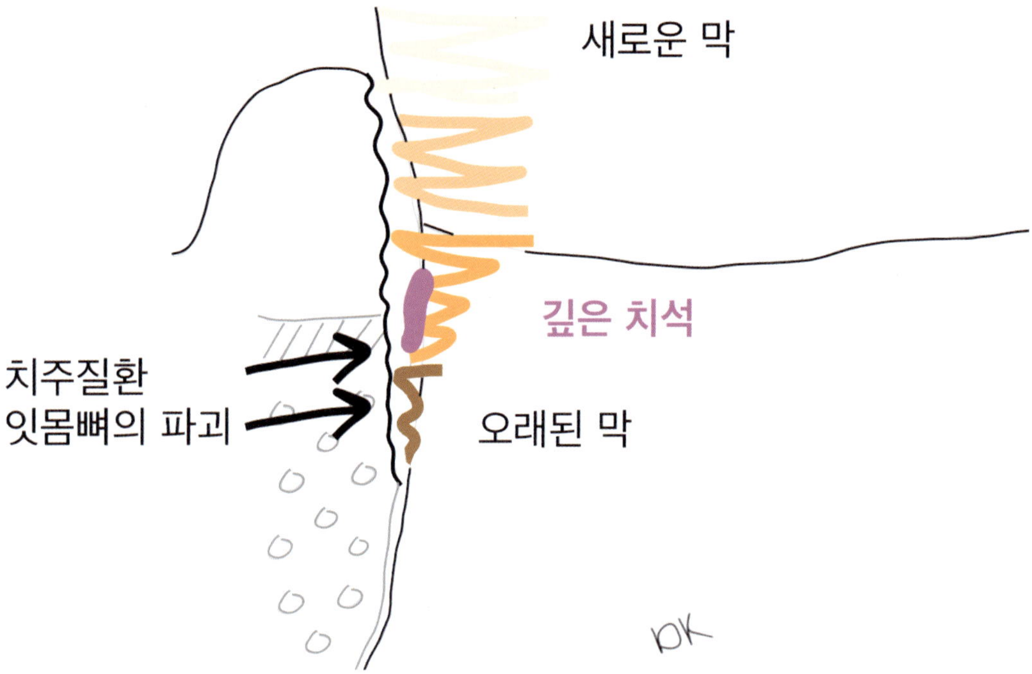

초미세모의 사용 목표는 '닦기'가 아닌, 오직 '닿기'이다. 막의 에너지를 약화시켜 표면에서 분리하는 것(막 청소)은 솔 끝의 힘이 아니라 세제 거품의 용해력, 흡착력이다. 그래서 치약과 물의 충분한 양이 중요한 요소다. 솔 끝이 잇몸을 덮으면 잇몸에 걸려서 깊이 들어가지 않고 잇몸밀림(퇴축)의 원인이 되므로 치아 덮기에만 집중한다.

청소시간, 즉 솔 끝으로 닿는 시간은 개인마다 그리고 부위마다 다르다. 처음 배우는 경우와 오래 훈련되어 능숙한 경우는 시간에 있어 차이가 날 수 있다. 빠뜨리지 않고 잘 닿았으면 다음 치과 방문에서 염증이 없을 것이다. 염증은 없지만 잇몸퇴축이나 시린 치아가 있다면 필요 이상의 시간과 힘, 동작을 행한 것을 의미한다. 더 줄여 나가면서 다음 번 치과 방문에서 재확인해 보자. 청소 후 입안에 남은 치약 세제는 물로 적절히 잘 린스한다.

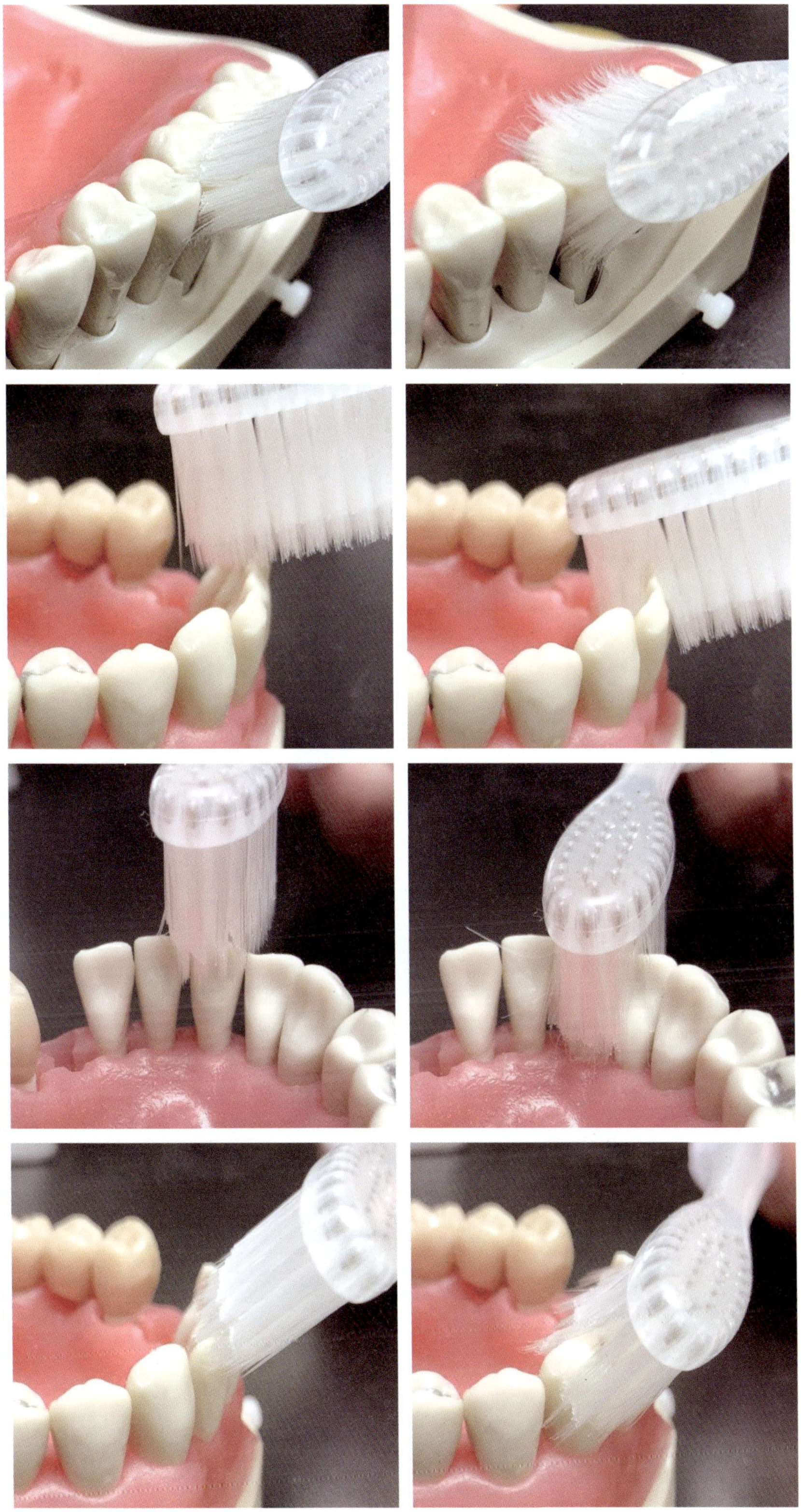

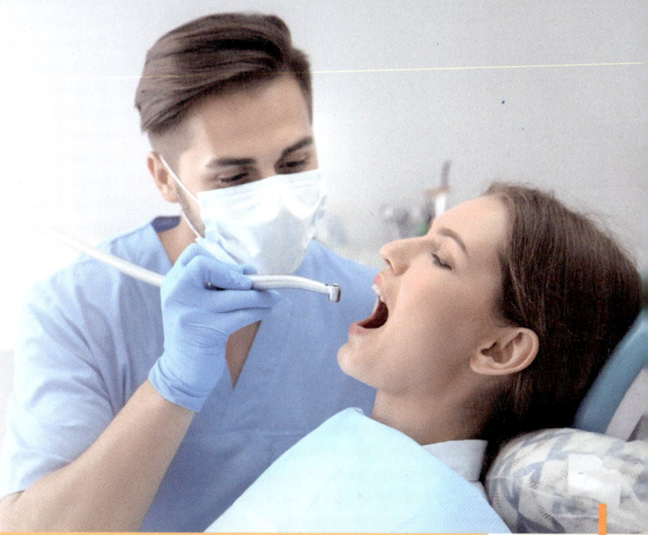

제 3 장

턱근육은 다른 근육과 어떻게 다를까?

심장과 내장의 근육처럼 우리의 의지와 상관없이 자율신경계에 의해 평생 알아서 움직이는 근육들이 있다. 이들을 불수의근(involuntary muscles)이라고 한다. 신경을 쓰지 않아도 알아서 움직인다. 이와 달리 일반적으로 근육이라고 할 때의 골격근들은 우리가 원할 때 움직이는 근육들이어서 수의근(voluntary muscles)이라고 부른다. 신생아는 성장하면서 시간을 두고 수의근을 훈련한다. 목 가누기, 뒤집기, 배밀이, 기기, 앉기, 일어서기, 걷기…. 시간이 지나면서 조금씩 배워 나가는데 근육과 신경 훈련의 결과이다.

그런데 수의근들 중에 예외적인 부류가 있다. 생존과 직결되는 근육들인 턱근육, 혀근육, 입술근육, 눈꺼풀근육 등이다. 이들은 태어나면서 거의 바로 쓸 수 있게 이미 프로그램된(pre-programmed) 상태다. 젖을 빠는 훈련에 한 달이 걸린다면 생존에 문제가 될 테다. 그렇다고 얼굴의 모든 근육이 다 여기에 해당되는 것도 아니다. 웃는 표정은 나중에 발달되는 부분이다. 섬세하고 다양하고 풍부한 감정을 배우게 되고, 그런 감정에 따라 적절한 표정을 하기까지는 시간이 좀 걸린다. 생존에 당장 급한 기능은 아니다. 그런데 울 때는 얼굴, 턱, 혀, 목, 목청, 배, 팔 등 모두를 함께 사용한다. 배고프고 불편하고 힘들다고 주변에 알리는 하나의 응급상황이니까 그런 게 아닌가 한다. 이것은 생존과 연관이 있는 기능들이다. 이렇게 미리 프로그램된 것 덕분에 우리는 지금 살아 있다. 고마운 일이다.

이 장의 관심사는 수의근이면서도 알아서 움직여 주는 불수의적 성격의 이중성을 가진 근육인 여러 그룹의 턱근육들인데, 간단히 단수로 '턱근육'이라 부르겠다. 대부분의 사람들은 턱근육이 마치 한 근육인 것처럼 구분 없이 쓴다. 음식을 씹을 때는 본능적으로 다 같이 통합하여 쓰는 근육들이지만, 사실은 개개의 기능과 쓰임새가 달라서 한 근육은 쉬면서도 바로 옆에 있는 근육은 힘이 들어가고 수축할 수 있을 정도로 구분이 되는 근육들이다. 그만큼 무의식중에 쓰는 근육 그룹이다.

갓난아이였을 때 어떻게 젖을 먹었는지 기억이 안 나지만, 어쨌든 저절로 알아서 먹게 해 준 고마운 턱근육은 우리 삶을 관통하면서 습관적으로 켜져 있게 된다. 나도 모르게 위·아래 이가 맞닿아 있거나 물고 있기도 한다. 다른 대부분의 근육들은 수면 중에 쉬지만, 턱근육은 잘 때도 몇 번씩 소름 끼치는 소리를 내며 이를 가느라 심하게 작동한다. 아마도 수의근들 중에서 가장 긴 시간 '켜져' 있는 근육이 아닐까 한다. 앉아 있거나 서 있을 때 중력에 완전히 맡기고 턱 힘을 빼 버리면 입이 벌어지고 침이 흐르는 상태가 되는데, 버스에 앉아서 잘 때가 바로 그 상태이다. 그래서 일단 깨어 있는 동안은 입 벌어진 맹한 모습 보이지 않기 위해 끊임없이 켜져 있어야 하는 근육이 턱근육이다. 그런데도 우리는 켜져 있음을 의식하지 못한다. 그렇게 살아왔기 때문이다. 습관이다.

턱근육 스위치를 ON(켜짐)에서 OFF(꺼짐) 상태로 딸깍하고 꺼 둔다고 생각하자. 수면 시간을 제외한 시간, 인생의 2/3 정도는 이런 상태로 있도록 노력하자. (더 정확히 말하면 완전히 꺼진 상태로 있을 수는 없다. 턱이 벌어지지 않게 중력을 거스르려면 약간의 긴장이 들어갈 수밖에 없다. 이 스위치를 꺼 놓는 것과 같이 최대한 힘을 빼는 느낌이라고 생각하자. 이후의 그림 설명을 보고 최대한 힘을 빼는 방법을 연습해 보자.) 스위치가 꺼지면 앉아 있거나 서 있거나 어떤 자세에 있든지 상관없이 중력에 의해 아래턱은 느슨해진다. 필자는 위·아래 치아는 맞닿지 않는 범위에서 아래턱이 매달려 있는 상태를 환자의 훈련에 있어서 턱의 기본자세로 정했다.

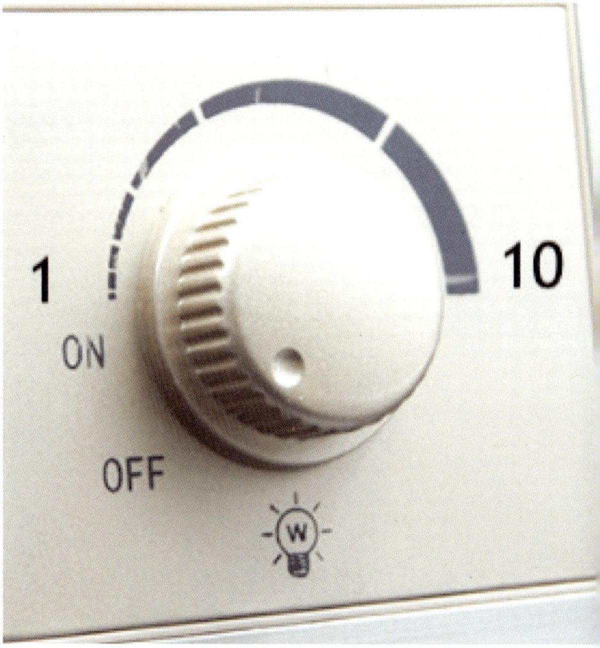

"입을 벌리고 있으란 말이에요?"

처음으로 설명을 듣고서 보이는 가장 흔한 반응이다. 입을 벌리는 근육들은 따로 있다고 설명한다. 턱에 힘을 뺀다는 의미를 처음에 못 알아듣는 건 힘을 늘 주고 있고, 위·아래 치아들이 맞닿아 있는 것이 너무나 자연스럽기 때문이 아닐까 생각된다.

"어? 치아가 원래 맞닿아 있어야 하는 거 아니에요?"

두 번째로 자주 듣는 반응이다. 매일 밤 이갈이의 결과로 이를 물면 아주 편하고 잘 맞물린다 (제7장 참고). 그래서 맞닿아 있는 것이 정상이라는 확신을 매 순간 받는다. 자는 동안 치아를 갈고 치아를 눌러 찌그러뜨려서 그렇게 된 줄도 모르고, 맞닿으면 항상 잘 맞았던 범위 내에서 살아왔기에 이상할 것이 없다. 그래서 이런 총합으로 힘을 빼기가 힘들다. 처음에는 그렇다. 물론 원래 맞닿아 있어야 하거나 원래 안 닿아 있어야 한다는 규칙은 없다. 단지 필자의 치과에서 치아를 보존하는 훈련을 받는 환자들에게 치아를 변함없이 쓴다는 목표하에서 필자가 제시하는 턱의 기본자세다.

아래 그림은 턱의 기본자세에 대한 설명이다. 입술은 편하게 다문다. 혀끝은 위 앞니에 닿고 혀를 입천장에 살짝 붙이고 입안을 거의 진공상태로 만들면, 편하게 턱에 힘을 빼고도 입이 벌어지지 않는 상태가 된다. 기회 될 때마다 치아가 맞닿는지 확인하고, 맞닿는 걸 알아채는 순간 턱근육 스위치를 OFF로 하여 치아가 맞닿지 않도록 해 보자. 이 훈련을 무한 반복하면, 치아가 떨어져 있는 시간이 점차 늘어나면서 휴식 시의 새로운 턱자세(resting jaw position)가 형성된다. 제7장에서는 근육 이완을 스스로 확인하는 몇 가지 방법도 살펴보겠다.

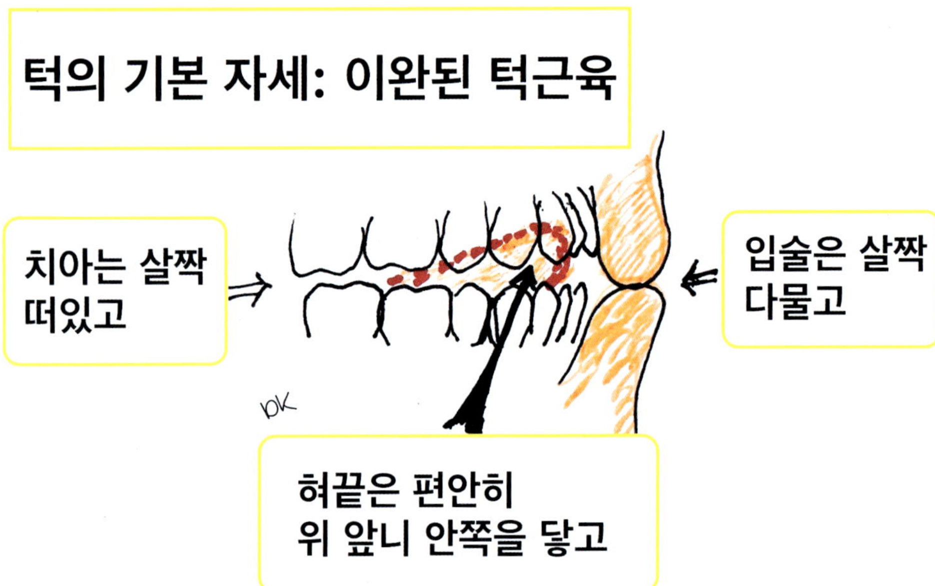

이번 장에서 일단 씹는 근육의 특성을 보고 어떻게 다루는지 아는 것만 해도 큰 진전이다. 시작이 반이다. 환자들 대부분은 "이런 얘기는 처음 들어요."라고 반응한다. 그만큼 본인의 턱근육 사용, 치아의 손상에 대해 모르고 있었다. 알게 되는 순간, 그 이전과 이후는 완전히 다른 인식의 세계다. 다음에 볼 때 환자에게 지난번 훈련내용을 상기시키고 함께 관찰한다. 반복되는 리뷰는 서서히 환자로 하여금 턱근육 이완 습관에 젖어들게 한다. 첫 번째 방문 때 보였던 근육긴장과 치아의 갈림 속도, 양쪽 볼의 물린 자국 등은 서서히 줄어든다. 환자 스스로가 느끼고 볼 수 있게 도와준다. 그 리뷰를 집에서 스스로 할 수 있게 된다. 교육의 효과를 서서히 이끌어 낸다. 그다음 내원할 때는 습관 형성의 완성도가 점차 향상된다.

이 훈련은 의식이 있을 때만 할 수 있다. 수면 중에 물지 않으려는 노력과 스트레스는 숙면을 방해하여 오히려 이를 더 갈게 될 수도 있다. 대신 밤에 보호장치(나이트 가드 또는 투명 리테이너)

를 쓰는데, 이들은 보호장치뿐 아니라 자는 동안에 이를 얼마나 갈았는지 보여 주는 기록장치로도 쓰인다(제11장 참고).

제대로 턱근육에 힘을 쓰는 경우는 스위치를 켜서 3, 4, 5…로 돌리는 상황이다. 다양한 음식을 씹는 경우이고 이때는 당연히 힘을 써야 한다. 다음의 예를 볼 때 어떻게 씹는지 상상해 보자.

- 요거트, 바나나를 씹을 때. 치아가 살짝 맞닿는 정도
- 밥이나 빵을 씹을 때. 맞닿는 세기나 가는 범위가 크지 않아도 씹히고 맛을 느낀다.
- 사과나 채소를 잘게 씹는 경우
- 부드러운 미디엄 레어 안심스테이크를 씹는 경우
- 견과류를 잘게 씹는 경우
- 멸치조림을 씹는 경우
- 단단한 콩 요리를 씹는 경우
- 질긴 골막, 인대 등을 씹는 경우
- 게 껍질을 깨어 부수는 경우

위와 같이 턱근육을 다양하게 사용할 수 있겠다(제15장 참고). 이렇게 음식을 씹기 위해 치아를 쓰지만 깨어 있는 상황에서 쓸 때는 적절히 봐 가면서 치아를 사용하므로 치아 가는 소리를 낼 정도로는 쓰지 않는다. 아주 가끔은 무리하게 강도 7~8까지 사용할 수 있겠지만, 얼얼하게 치아에 불편감이 오고 시큰해져서 며칠 아픈 경험을 하거나 치아가 깨진다면 이후에는 더욱 조심하게 된다. 그러나 무의식의 상태인 밤에는 조심이라는 말이 해당되지 않는다.

삶의 초기에 우리를 살렸던 근육들이 50년을 넘어서면서 치아를 하나둘 깨뜨리는, 그래서 서서히 음식섭취를 곤란하게 하는 원인이 되는 역설적인 상황을 만든다(제1장 참고). 그 고마웠던 근육이 갈수록 문제의 원인, 골칫덩어리가 돼 간다. 나이가 들수록 치과 치료가 점점 많아진다. 개인차가 있지만 필자가 진료한 모든 사람은 이 방향성에서 예외가 없었다. 하지만 이 방향을 늦추거나 멈추는 것에 가까이 갈 수 있다. 이것은 필자를 포함하여 나투라치과 모든 환자의 교육과 훈련에 의한 결론이다(제7, 11장 참고). 턱근육은 훈련하기 전에는 야생마 같지만, 훈련되면 길들여진 명마같이 될 수 있다. 훈련이 잘 된 턱근육은 대부분의 시간에 OFF 상태이다. 인생의 초기에 우리를 살렸던 턱근육과 저작근은 인생의 후반으로 가면서도 여전히 고마운 존재로 남을 수 있다. 훈련이 안 된다면 처음에 구원자였던 턱근육이, 나중에는 우리의 적이 되어 버릴지도 모른다.

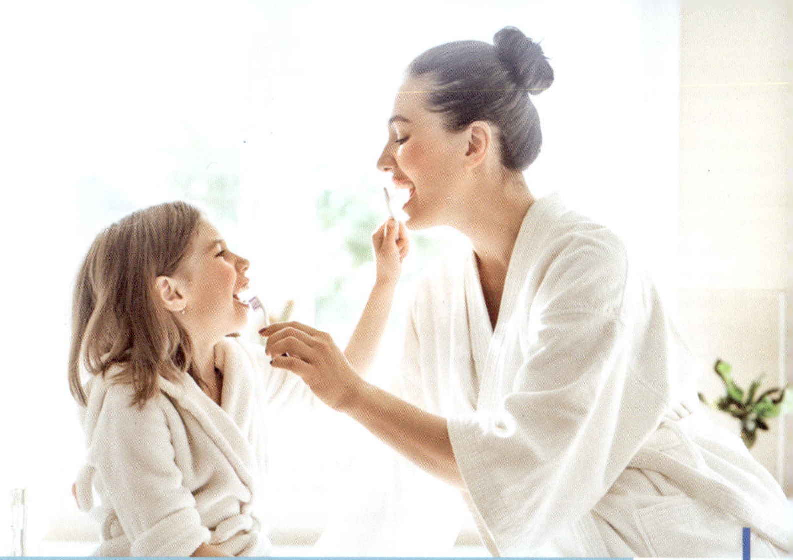

제 4 장

막 청소의 기본, 치태 청소에 응용하기

치과대학에서 배우고 치과의사로 환자들의 구강 문제해결을 도우면서도 치아면을 칫솔질하는 것이 이상하게 여겨지지 않았는데, 환자들의 잇몸 상태나 치아 상태를 관찰하면 할수록, 데이터가 점점 많아질수록 '쉽고도 더 좋은 결과를 낼 수 있는 치아 유지 방법은 없는 걸까?'라는 의문이 생겼다. 치과 전문분야의 정보 중에 예방과 유지에 있어서 필자가 만족하고 환자들에게 확신 있게 줄 해답이 없었다. 환자들의 구강 상태는 밑 빠진 독의 구멍이 점점 커져서 온다. 채운 게 빠지면 다시 채우기 바빴다. 치료할 상황에서는 자신 있는 목소리로 이러이러한 치료를 받으시라고 했지만, 치료를 마치면 그때부터 은근히 걱정이 생겼다. '내가 치료한 게 오래가야 할 텐데….' 이런 걱정이 안 생기려면 치료도 잘 해야겠지만 관리방법도 알려 줘야 하는 거 아닐까 하는 고민이 생겼다.

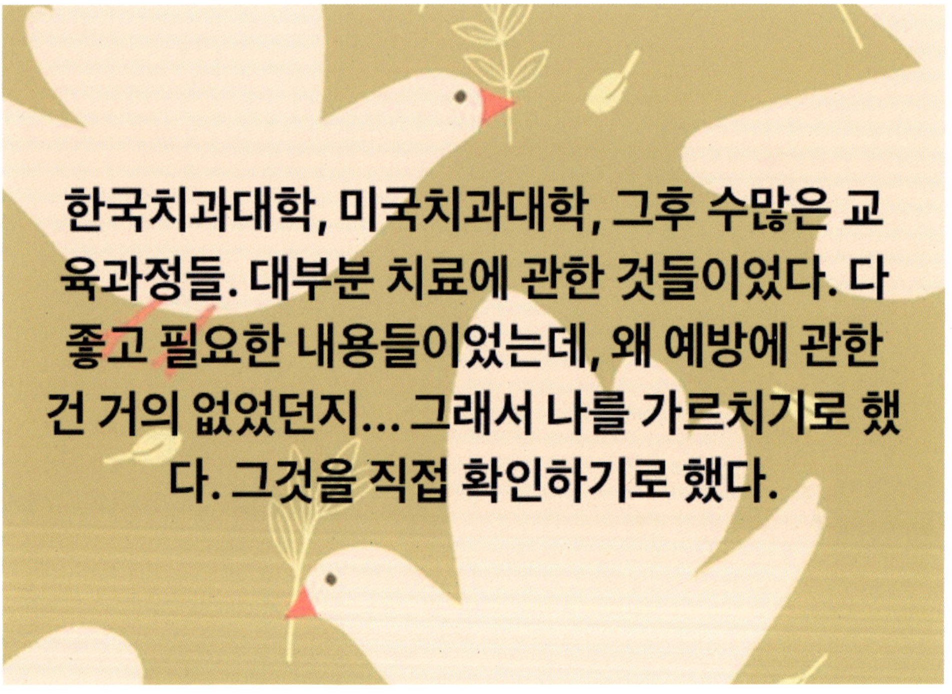

다음의 내용은 처음 온 환자에게 치태 제거의 이해를 돕기 위해 사용하는 예이다.

① 비 오는 날, 자동차 표면을 손가락으로 살살 문질러 본다. 먼지+흙+기름 막이 차 표면에서 쉽게 떨어지고 계속 내리는 빗물에 씻겨 나간다. 소나기가 내려 굵은 빗줄기가 차 표면을 때리고 나서도 표면이 마른 후 자세히 관찰하면 막이 남아 있다. 손가락으로 살살, 그러면서도 샅샅이 잘 터치했을 때와 빗물만 때렸을 때는 무슨 차이가 있길래 막 제거의 결과에 이런 차이가 있을까?

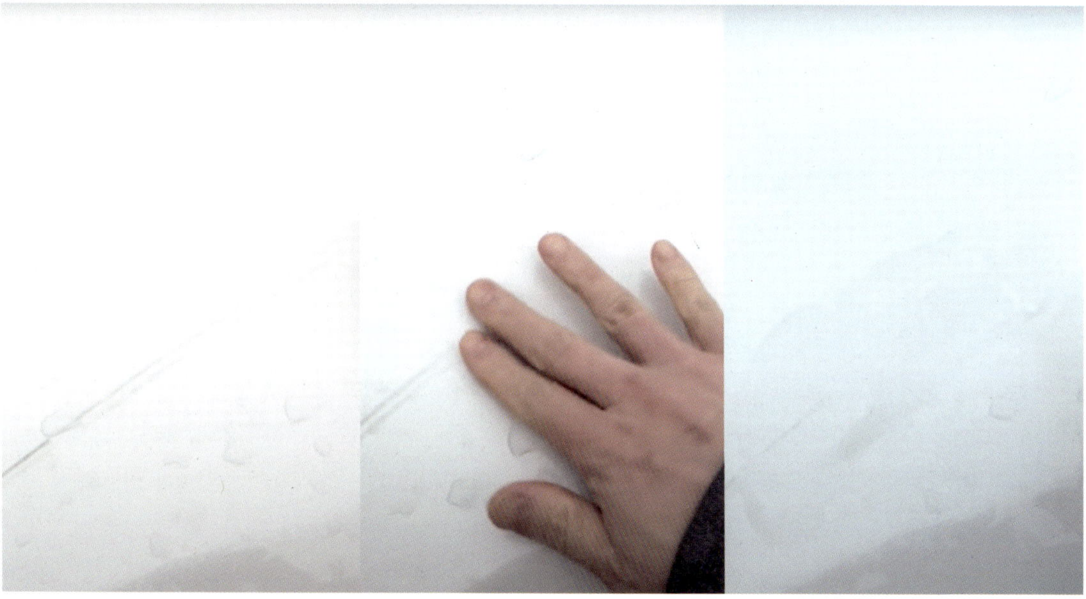

<유튜브 나투라치과: Plaque Film Removal, 일상의 막 제거>

② 남은 음식을 버리고 물로 씻은 접시는 기름 막 제거라는 마지막 과정이 남는다. 기름기가 남은 접시는 설거지가 안 된 것으로 간주한다. 접시에 단단한 것들이 붙어 있으면 일단 물속에 어느 정도 담가 뒀다가 진행하면 쉽다. 물과 충분한 세제 거품을 머금은 부드러운 스펀지로 접시의 표면을 놓치지 않고 다 터치한다. 막을 제거하기 위해 긁을 이유도 없으며, 표면을 유지하기 위해서는 긁어서도 안 된다. 그릇의 앞과 뒤, 안과 밖을 꼼꼼히 터치하고서 물로 씻어 낸다. 표면을 유지하고 기름 막을 잘 제거하는 것이 목표다. 쉽게 그리고 최상의 결과를 내는 효율 극대화의 작업이다.

③ 물이 차 있는 어항 속은 2~3주쯤 되면 벽이나 자갈, 조형물 표면에 갈색 이끼가 보인다. 물은 계속 필터가 걸러 주므로 물속의 막은 소량이며, 대부분의 막은 단단하고 고정된 면에 쌓인다. 이런 막을 일반적으로 플라그, 플라크(plaque)라고 한다. 오래된 하수도관 속은 두껍고 미끄러운 짙은 색의 플라크가 쌓여 있다. 물, 찌꺼기가 정체되다 흐르다가 하며 서서히 벽에 막이 쌓이는 현상은 자연적인 현상이다. 어항 내벽, 단단한 구조물들을 하루 한 번 구석구석 터치한다면, 긁지 않고도 쉽게 막 컨트롤을 할 수 있다.

④ 안경, 스마트폰, 컴퓨터 스크린, 유리, 거울, 테이블, 가구… 거의 모든 표면 청소 또한 앞의 3가지 예처럼 표면 자체는 있는 그대로 유지하면서, 표면의 막을 제거하는 것이 일상 표면 청소의 기본이다. 세차장을 나오는 차가 열심히 청소한 결과 긁혀 있거나 페인트가 벗겨져 있다면 누구라도 화가 날 것이다.

제2장에서 치아 청소의 목표는 치태라는 막을 매일 청소하는 것이라고 배웠다. 즉, 오래된 치태가 잇몸질환과 충치의 원인이므로 하루 미만의 치태로 유지하는 것이다. 이번 장은 그 막을 어떻게 청소하는지에 대한 내용인데, 본질적으로 모든 표면을 닦는 방법과 다름이 없고 매일 하는 일반적인 청소는 이미 몸에 배어 있는 행위라서 직감적으로 이해할 수 있다. 일상의 청소를 요약하자면 물, 세제, 터칭의 적절한 사용으로 막, 필름을 제거하는 것이다. 가장 비슷한 예가 세차나 설거지이다.

필자는 설거지를 하다가 '기름기도 결국은 막이 아닌가?'라는 생각이 들어서, 스스로 기름 막을 어떻게 제거하는지 유심히 관찰하기 시작했다. 기름기는 물에 세제를 많이 풀어서 접시를 휘젓거나 오래 담가 두거나 흐르는 물에 한참을 씻어도 완전히 제거되지 않는다. 물, 거품이 많은 스펀지가 한 번 지나간 뒤에 물로 씻어야 제거된다. 막의 성분마다 차이가 있겠지만 막은 표면에 어떤 에너지로 부착되어 있다. 그 에너지를 깨뜨릴(break) 수 있는 정도로 물, 세제, 터칭이 가해지면, 다시 말해 조건만 맞으면 에너지로 붙어 있는 막은 쉽게 떨어진다.

그러고 보니 모든 표면을 청소할 때도 다 같은 원리와 방식이었다. 최소한의 충분조건을 맞추는 행동이었다. 최소한의 조건으로 해야 일이 쉬워진다. 그리고 표면을 유지할 수 있다. 쉽게 하려고 접촉면이 촘촘하고 부드러운 넓은 천이나 스펀지 등을 쓰는 거였다. 그리고 막을 흡착해서 표면으로부터의 분리에 도움이 되는 세제를 쓰면 일이 훨씬 쉽다. 이것을 구강관리에 대입해 보았다. 그럼 치약은 세제이고 칫솔은 천이나 스펀지에 해당하는 도구인데 문득 '칫솔은 왜 칫솔이지?'라는 의문이 생겼다. 칫솔질을 해야 할 이유가 있으니 지구상의 온 인류가 칫솔을 오랫동안 사용하고 있는 거 아니겠나? 나중에 알게 된 것이지만 칫솔을 쓸 수밖에 없는 이유는 치아와 잇몸의 복잡한 구조에서 온 것이었다. 칫솔질을 해야 하는 이유가 있어서가 아니었다.

일반 표면과 치아 표면을 다른 잣대로 대하는 태도가 문제의 시작이 아닐까 하는 생각이 들었다. 이 장의 핵심은 치아 청소의 잣대를 나머지 모든 표면 청소의 큰 잣대로 조정, 통합하는 것이다. 사람들은 일반 표면은 일상적이고도 상식적인 태도로, 치아는 특별하고 전문적인 태도로 대한다. 필자 또한 치과대학의 전문교육, 환자를 대하는 치과의사의 자세, 구강관리 제품을 만드는 회사들의 입장에 너무 오랫동안 젖어 있어서, 치아 청소에 관해 생각하고 있는 방식이 세차를 할 때의 방식과 너무나 이질적이라는 것을 눈치채지 못한 채 긴 시간을 보냈다. 필자는 중학생 때부터 미세모 칫솔을 즐겨 쓰고는 있었지만, 이 속에 본질적인 문제해결의 힌트가 있다는 것은 임상경험이 쌓이면서 나중에야 눈을 뜨게 되었다. 같은 도구를 써도 환자에 따라 장기적인 결과가 판이했기 때문에 그것을 어떻게 사용하는지가 매우 중요한 부분이었다. 도구 디자인에 첫 번째 열쇠가 있고, 도구의 사용 방법에 더 중요한 두 번째 열쇠가 있었다.

일반 표면과 치아 표면을 제대로 한번 비교해 보자면…,

세차, 특히나 고급자동차를 세차할 때 솔은 안 쓰지만 한두 번 솔을 써도 손상이 보이지 않는다. 세차를 얼마나 자주 하겠나. 1주에 한 번? 그러면서도 솔을 안 쓰는데 오히려 치아는 하루에 두세 번 확실하게 솔질을 한다. 늘 머릿속에는 '세균 제거'라는 목표가 그려져 있다. 다른 표면을 대할 때 없는 그 '세균'이라는 머릿속 그림이 치아를 대할 때는 가장 핵심적인 이미지이다. 다른 장에서 언급했지만, 충치와 잇몸질환을 일으키는 건 세균 자체라기보다는 세균이 만든, 세균이 포함된 '막'이다. 막은 일반 표면과 치아 표면 청소의 공통부분이다. 그래서 결론은 막으로 돌아온다. 청소에 있어서 막은 보편적인(universal) 대상이다. 막 청소는 이미 너무나도 익숙하고 몸에 배어 있으므로, 어떻게 막을 제거할지는 직감적으로 알 수 있을 것이다.

아래 사진은 **일반적인 칫솔질**을 나타낸다. 팔을 움직이는 솔질은 구석구석 닿으려는 목표와는 거리가 있는 각도와 동작이다. 각도는 45°가 되어야 깊게 접근하기 쉽고, 저항이 가장 큰 90°는 깊은 접근을 가장 어렵게 만든다. 팔 동작은 0이 되어야 가장 깊은 부위에 터칭이 가능하다.

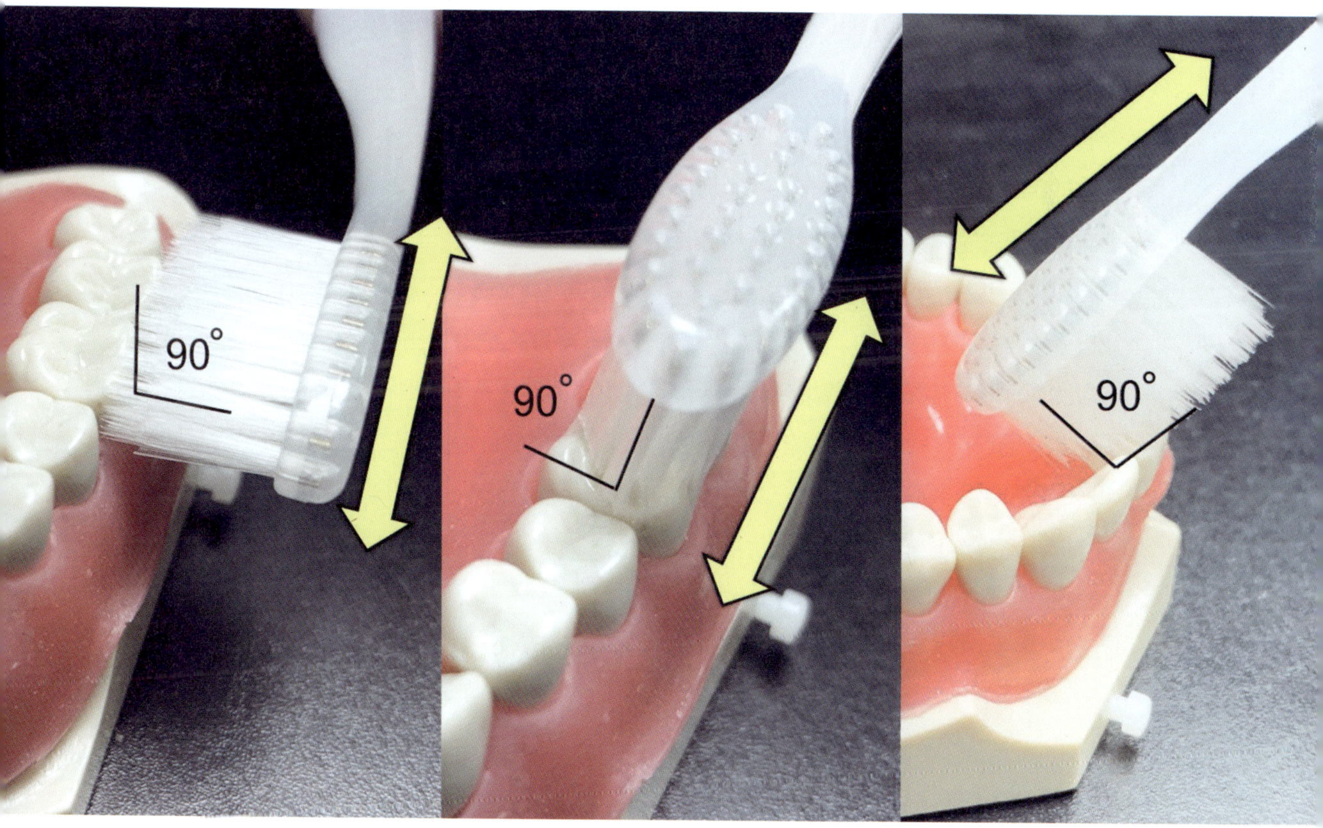

하루 2번, 1년 365일, 80년으로 잡아 2×365×80=58,400회의 칫솔질을 당하는 표면은 아마도 치아밖에 없을 거다. 대체 어느 표면을 6만 번(하루 3번이면 9만 번)이나 솔질하며, 게다가 그대로 남아 있기를 기대할 수 있을까? 문제 발생은 예견된다. 그래서 치아면에 비교 상대는 없다고 본다. 그만큼 더 조심해서 최소한으로 관리해 나가야 유지가 된다. **관리 자체가 손상의 주원인**이 되는 좋은 예이다.

그래서 **칫솔을 청소도구가 아닌, 터칭 도구로 사용해 보기로** 했다. 필자를 포함해서 필자가 진료하는 환자에게 치아면 100%를 터치하고 5mm 수준의 흔듦으로 약간의 솔질을 하되, 예전 같은 5cm 수준의 큰 솔질은 멈추도록 교육하였다. 솔을 잡은 팔이 움직이면 솔질이 된다. 손목으로 살짝 누르고 5mm 정도만 팔이 움직이도록 했다. 최소한의 솔질을 하면서 깊이를 강조한 방향이었다. 거의 안 움직인다고 하는 게 맞겠다. 솔질이 치아면 청소에 필수적이라면, 만에 하나 부족해서 혹시라도 관리에 허점이 발생하면 곤란하기에 솔질을 줄이되 단계적인 방법을 취했다. 수천 명을 대상으로 조금씩 진행해 나갔다.

시의적절한 치료와 더불어 매 방문 시 반복되는 교육으로 환자들 상태가 점차 좋아졌다. 동일 환자의 염증과 충치 발생빈도가 상당히 줄어 치료할 상황이 점차 줄어들었으며, 잇몸 밀림, 치아 긁힘, 치아 시림도 줄고 잇몸이 재생되었다. 그래도 잇몸이 조금은 밀리고 치아목이 시린 부분이 더러 있어 만족하기는 이르다고 판단했고, 더 좋은 결과가 나올 수 있다는 생각으로 100% 치아면 터칭은 계속하되 흔듦과 움직임을 조금씩 더 줄여 갔다. 시간이 흐르고 전체적인 환자 상태의 변화는 더욱 긍정적으로 나타났다. 솔질을 더 줄였다. 결과는 더 좋아졌다. 15년 동안 계속 줄여 나갔고, 지금은 **터칭 100%, 흔들기 0%로, 살짝 누르고 가만히 있기**만을 교육하고 있다(제2장 참고).

머리글에서 언급했듯이 치과 의자에서 교육받은 대로 환자가 집에서 할 정확도와 매일 실행할 일관성 등에 여전히 새는 구멍이 있었다. 그 간극을 줄이기 위해 상태가 예상한 대로 나오지 않는 환자에게는 평소 솔 사용을 어떻게 하는지 보여 달라고 해서 함께 관찰했다. 역시나 배운 대로가 아닌 다른 방식이나 예전의 습관인 솔질이 섞여 있기도 하고, 엉뚱한 부분에 칫솔을 누르고 있는 등의 행동을 보였고, 환자는 스스로 보고 이해하면서 계단식 발전이 왔다. 다음 내원 시에는 간극이 더 줄고 의도한 바에 가까운 결과를 보여 주었다. 나중에 알게 된 것이지만 살짝 누르고 아주 조금 1~2mm 흔들라고 하면, 환자들은 누르기는 다 잊어버리고 흔들기나 솔질만 주로 하고 있었다. 환자가 직접 보여 줄 때 모습이 그러했고, 칫솔질로 인해 여전히 100% 재생되지 않은 잇몸 흔적이 그것을 보여 줬다. 살짝 누르는 터칭만 한다는 것은 환자들이 평생 해 오던 칫솔질에 비해 말도 안 되게 부족해 보였던 것이다.

한편, 점차 좋아지다가 필자가 원하는 수준 또는 수준 이상이 된 환자들에게도 칫솔을 주며 시범을 보여 달라고 했다. **역시 교육받은 최소의 방법대로 잘하는 경우였고, 이것으로 필자의 훈련 방향이 필자가 추구하는 결과에 부합한다는 것을 확인하고 또 확인했다.**

다음은 어떤 분이 유튜브 영상에 남긴 글이다.

"설명을 들으니 제가 치실을 너무 힘주어 사용하고 있는 거 아닌가 싶네요. 한 번씩만 슬라이딩해 주지만 치아면에 대고 너무 힘껏 밀면서 움직이는 건가 싶은…. 알려 주신 칫솔법 해 보는 중인데 치아면이 충분히 닦이지 않는 느낌이네요. 세균막이 다 제거되지 않는 듯한…. 칫솔이 문제일 수도 있구요. 치실은 하루 한 번만 하고 있는데 이것도 너무 과한 걸까요? 치간 칫솔은 최대한 늦게 시작해야겠네요.

(중략)

덧니가 서로 부딪혀 치아가 마모되고 이를 악무는 습관에 잇몸퇴축도 보인다는 걸 최근에야 인지해서 뭔가 비상사태인 거 같아 신경이 많이 쓰이네요. 아직 치아나 잇몸에 큰 문제는 없는데 당장 뭔가 해 주지 않으면 안 될 때임을 느낍니다."

이 글에는 다른 환자들과 공통적인 질문내용이 담겨 있다. 여기서 알 수 있는 중요한 점은 사람들이 치태(막), 치석, 스테인, 균 등을 모두 집에서 청소해야 할 대상에 넣고 있다는 것이다. 이 공감되는 질문들을 생각하며 다음 설명을 이어 가겠다.

비교 대상이 접시나 자동차 면이 될 때 **물, 세제, 터칭**은 새로이 형성된 막 제거에 충분하다는 것을 상기시켰다. 아래 사진의 미세모 끝을 확대해서 스펀지 하나로 또는 앞에서 나온 자동차 면을 터치하고 있는 손가락으로 상상해 보면, 사이즈만 다를 뿐 그 작은 터칭의 힘으로 필름을 깨뜨리는(break) 원리는 다르지 않다. 칫솔 끝의 '점 스펀지' 또는 '점 손가락'의 사이즈는 매우 작다. 그 스케일로 가는 솔 끝이 좁고 깊은 잇몸 속 치아면을 제대로 터치하려면, 천천히 누르고 가만히 유지해야 가능하다. 그래서 팔은 움직이지 않아야 한다.

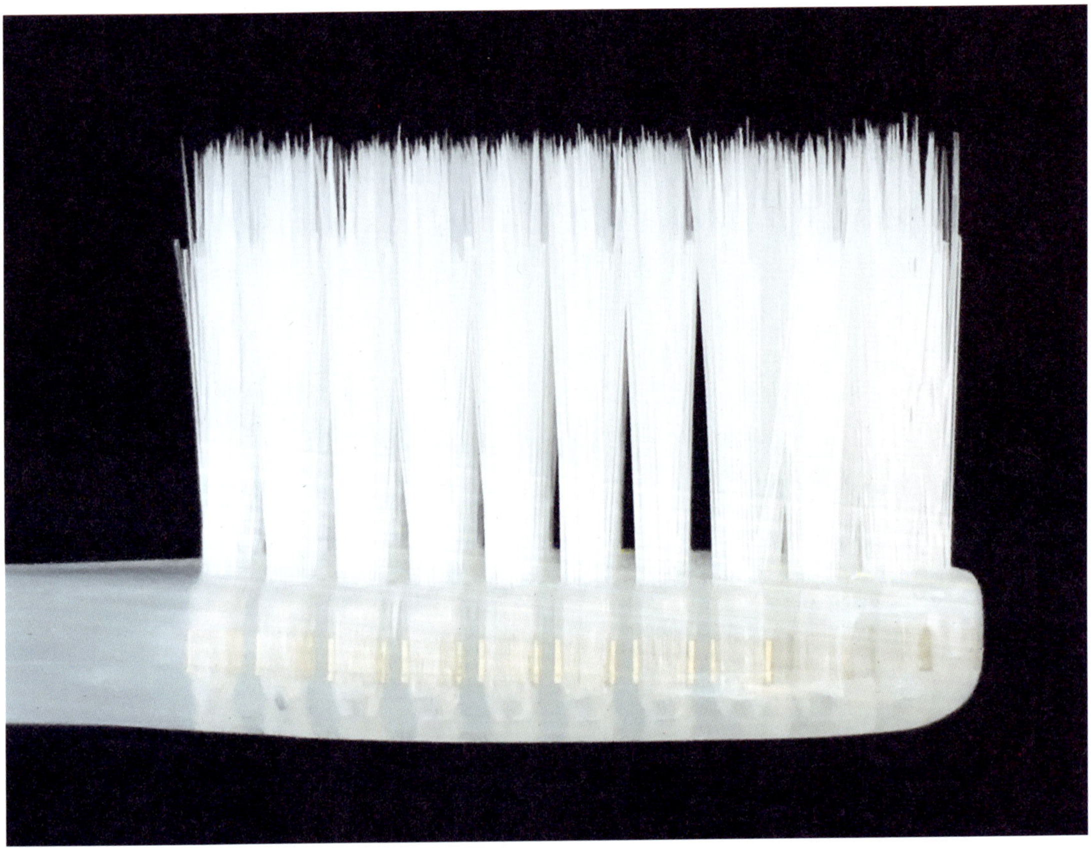

아래 사진. 미세모는 치아를 타고 미끄러지며 잇몸주머니 속으로 살짝 들어가서 치아의 목을 터치한다. 흔들거나 솔질하거나 돌리는 청소 동작은 전혀 없다.

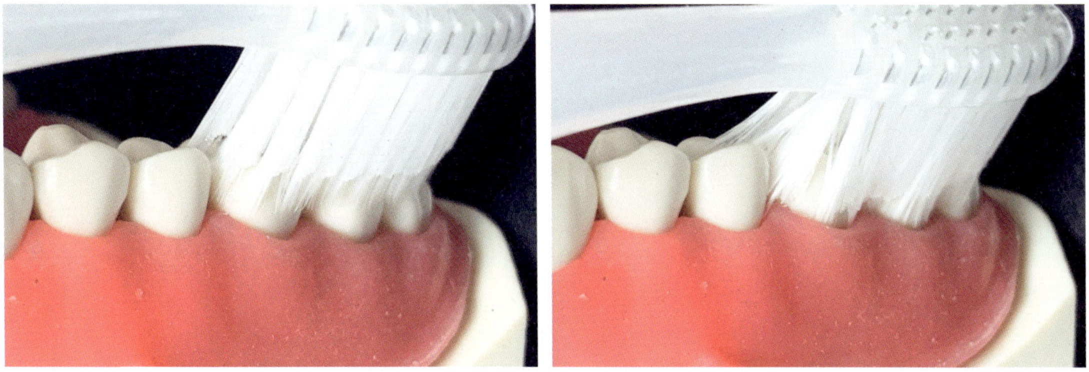

아래 사진. 잇몸을 제거해서 잘 볼 수 있도록 뿌리를 노출시켰다. 2~3개 어금니 머리를 **45°**로 먼저 덮는다. **치아의 옆면이나 목이 아니라 치아의 모서리(cusp)를 덮는 것은 100세 치아 유지에서 핵심 내용이다.** 늘 잇몸질환으로 청소를 잘해야 할 것만 같은 치아의 옆면, 목을 반복적으로 누르거나 솔질하면 치아와 잇몸 상실의 주원인이 된다. 잇몸을 누르면 솔은 잇몸에 걸려서 더 깊은 부위로 들어가지 못해 막 청소가 제대로 이루어지지 못한다. 바깥 모서리를 45°로 덮고 천천히 누르고, 다음에는 안쪽 모서리를 덮고 동일하게 누른다. 덮은 후 연필을 잡고 작은 글씨를 쓰듯이 천천히 손목을 써서 누른다. 이때 팔은 전혀 움직이지 않는다. 그리고 가장 깊은 부위를 터치한 후 터칭을 느낄 정도로 2~3초 잠시 유지한다. 바깥쪽 2/3를 터치하고, 안쪽 2/3를 터치함으로써 치아의 모든 면을 터치한다.

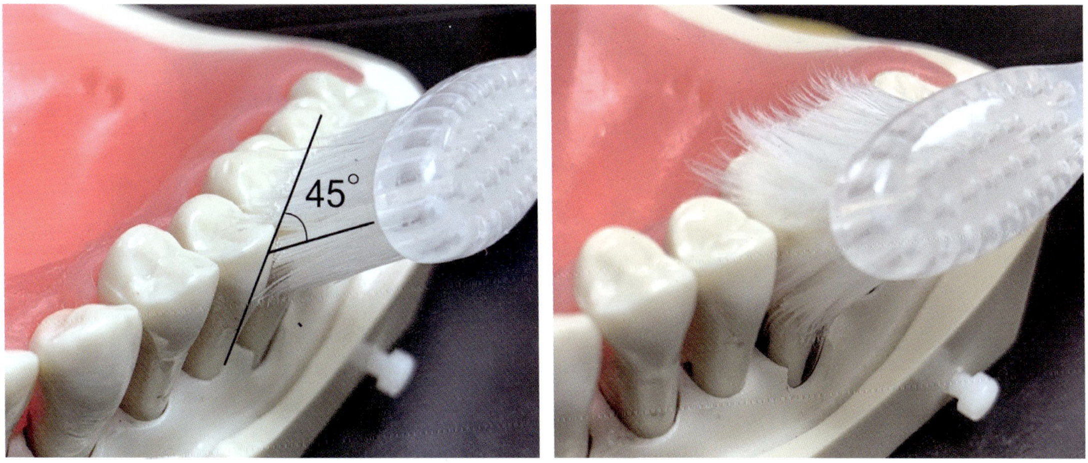

수박을 일렬로 세워 둔 상태에서 구석구석 손가락으로 더듬는 듯 청소하는 느낌이랄까…. 솔질은 큰 움직임으로 겉부분만 긁고 때리고 지나간다. 그야말로 수박 겉핥기식이다. 가장 밑부분, 속에서 플라크 컨트롤이 된다면, 문제 예방의 핵심이 이뤄진다.

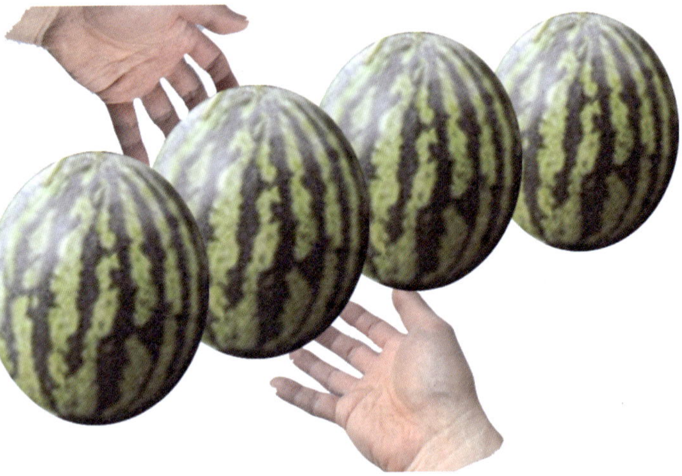

아래 사진. 누르고 유지할 때의 측면이다. 모델 잇몸을 열어서 터칭을 볼 수 있게 하였다. 실제는 잇몸 속으로 솔이 들어간다. 잇몸질환으로 잇몸뼈가 녹아 치아가 길게 보이는 부분은 깊이 터치해야 한다. 잇몸질환을 겪지 않은 부분은 뼈가 아직 후퇴하지 않아서 2~3mm 들어가면 그것으로 터칭 완료다. 사진에서 깊은 부위는 빠른 속도로 염증과 골파괴를 겪는 부위인데, 치석 제거 이후 꾸준한 막 제거와 플라크 컨트롤을 하면 염증 없는 상태, 나아가서는 잇몸 및 뼈의 재생도 어느 정도 볼 수 있고 적어도 유지할 수 있다.

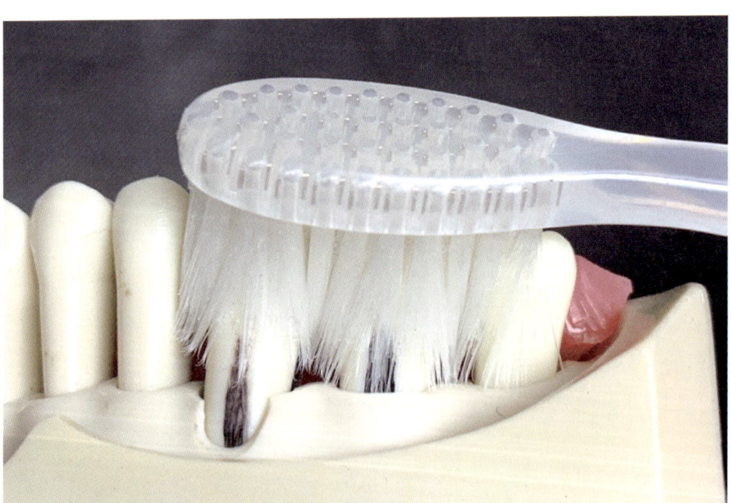

아래 사진. 가장 아래가 님버스 칫솔이다. 끝이 촘촘하고 부드러운 동시에 쉽게 휘지 않는 장점이 사용 목표를 달성할 수 있게 한다. 다른 미세모 칫솔과의 차이를 확인할 수 있다.

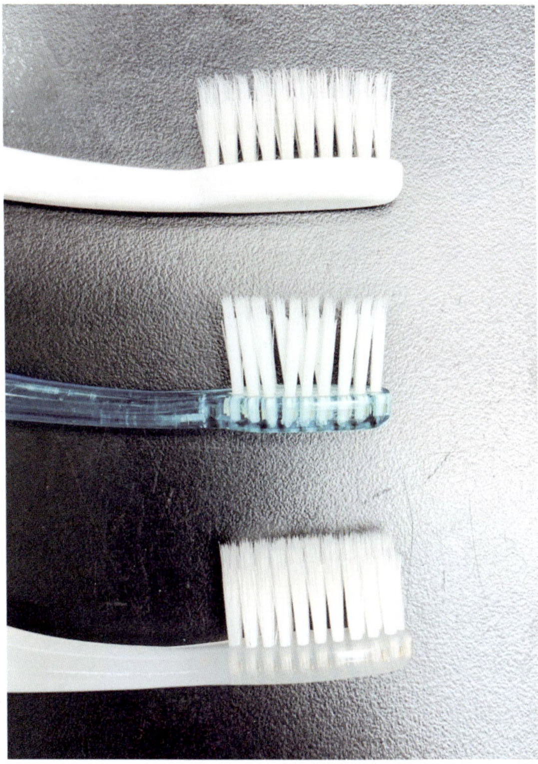

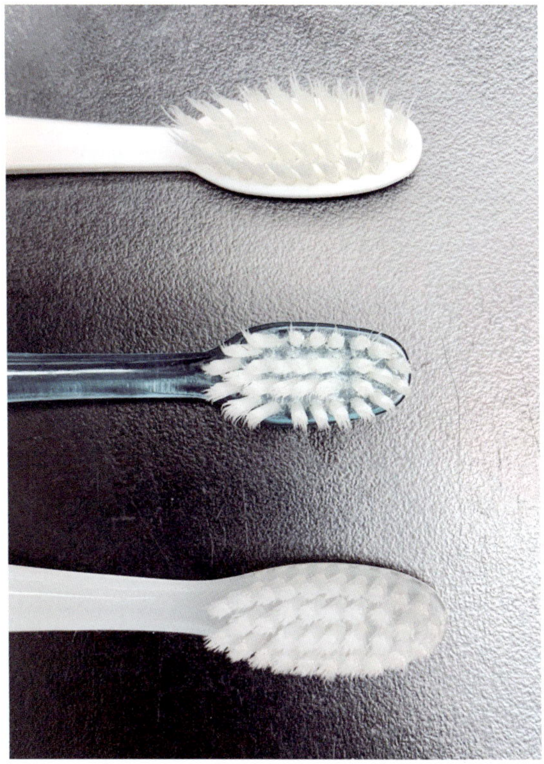

안경이나 컴퓨터 스크린에 뿌옇게 묻은 막을 청소할 때 접촉면을 극대화하려고 쓰는 것은 아주 부드러운 천이다. 님버스 초미세모는 끝이 상당히 촘촘하다. 이것은 천의 터칭을 닮은 디자인이다. 미세모 솔을 지금까지 수십 개 테스트해 봤는데, 이런 용도에 비춰 볼 때 님버스 칫솔보다 더 적합한 디자인을 아직은 보지 못했다. 그러나 지금도 새로운 칫솔은 계속 생겨나고 있고 한국은 발전 속도가 매우 빠르므로 님버스 못지않거나 더 좋은 칫솔이 개발될 것으로 기대한다.

손가락으로 솔 끝을 느껴 보거나 잇몸 속을 닿는 솔 끝의 터칭으로 칫솔을 비교할 수 있다. 테스트한 여러 미세모 제품들은 미세모의 끝처리가 힘이 있고 까칠하게 제작된 경우가 내부분이었다. 그것은 제작자의 의도를 보여 주는데 깊은 곳에 들어가서 '긁게' 디자인되었다고 생각한다. 끝이 일반 칫솔보다는 덜 깎겠지만 긁어서 청소하는 같은 개념이다. 이것은 치아면 청소의 정의를 어떻게 내리느냐에 달려 있다. 필자도 지난 15년 동안 긁어야 충분한지 긁지 않아도 충분한지 확실치 않아 서서히 줄여 가며 확인할 수밖에 없었던 부분이다. 힘 있는 솔 끝이 잇몸 속으로 들어와 찌르면 잇몸이 불편해지고 재생이 방해된다. 치아목은 긁혀 시림이 늘 존재한다. 끝이 굵은 칫솔은 치아구조를 과도하게 단순화, 평면화시키므로 필름 제거의 일반원칙, 즉 '표면 변화 없이, 닿아서 필름 제거'라는 원칙과 거리가 멀어진다.

전동칫솔도 이 면에서는 유사하다. 차이는 칫솔질 대신, 상당히 빠른 진동을 이용해서 깊은 부분까지 닿지 않고도 막을 분리하겠다는 의도이다. 오랫동안 일반적인 칫솔질을 한 경우와 비교하면 대체로 결과가 더 좋았다. 조금 덜 깎이고 잇몸염증 수준도 낮았다. 그러나 잇몸질환이 이미 깊이 진행된 상황에서 치료와 훈련을 시작하는 환자의 경우, 진동의 효과가 7mm 깊이까지 전달될지는 의문이다. 만약 전동칫솔을 크게 만들어서 자동차 세차를 하루 2번 매일 한다면 어떻게 될까? 상당히 빠른 진동으로 표면의 광택이 그대로 유지될 수 있을까? 필자는 전동칫솔을 한번 써 보고는 미세모 칫솔로만 계속 관리하고 있다. 80년을 이 방법으로 유지할 자신이 없었다. 전동칫솔 사용자의 치아면은 확실히 미세모 칫솔로 살짝 누르는 경우보다 더 매끄러워 보인다. 같은 도구, 같은 방법으로 자동차의 광택이 사라지는 것, 치아면이 매끄러워지는 것은 무엇을 암시하는 걸까?

2~3mm의 미세모를 받들고 있는 나머지 모 부분은 약간의 힘이 있고 탄력도 있어 쉽게 꺾이지 않고 벌어지지 않아야 좋다. 그에 비해 그림을 그릴 때 사용하는 붓, 페인팅 브러시는 단일한 굵기의 부드러운 모로 되어 있어, 치아 청소에 사용한다면 깊이 터치하기 전에 굽어지고 꺾이고 벌어질 수 있다. 잇몸이 치아의 목 부위를 타이트하게 감싸고 있다는 것을 기억하며, 님버스 솔 또는 이와 유사한 솔은 잇몸과 치아 사이의 좁고 깊은 공간에 들어갈 정도의 힘이 있되 끝은 부드럽게 제작되어 푸싱 방법에 매우 적합하다는 것을 경험적으로 발견하게 되었다. 그래서 님버스 칫솔 회사의 창업자인 Dr. Klein의 제품은 지금까지 찾은 것 중에 최상의 결과를 보여 주었다. 한 환자는 이 칫솔 창시자에게 노벨상을 줘야 한다며 극찬하기도 했다.

님버스로도 장기간 칫솔질을 하거나 누를 때 팔을 크게 움직이면 이것 또한 칫솔질이 되기에 잇몸 상처, 치아 긁힘이 생긴다. 사용하는 도구도 매우 중요하지만, 사용 방법은 더 중요하다. 칫솔을 쓰되 칫솔질은 없고 깊은 터칭만 있다.

다음 페이지 사진은 솔의 앞부분을 써서 구석구석 '닿는' 방법을 보여 준다. 45°로 치아의 모서리 또는 뾰족한 부위를 살짝 덮고 천천히 누른다. 앞니의 내면은 45°에 가깝게 이미 기울어져 있어서, 칫솔을 기울이지 않고 거의 수평으로 잡고 살짝 누르면 쉽게 미끄러져 들어간다.

치아에서도 임플란트에서도 '터칭'을 목표로 손목으로 살짝 누르고 사진처럼 잠시 유지하는 것으로 끝난다. '청소' 목표를 가지고 누르기 동작을 반복하거나 긁어내는 동작은 잇몸에 상처를 내므로 이 책에서 권하는 방법과는 무관하다. 치실에도 똑같이 적용되는 원칙이다. 터칭 후 잇몸이 불편하다면 청소를 한 결과이다.

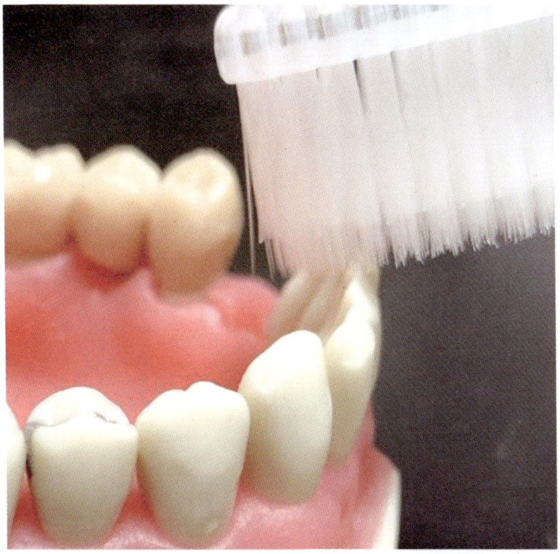

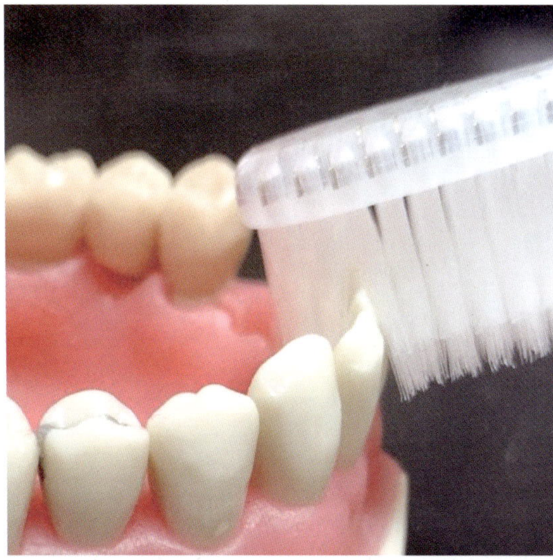

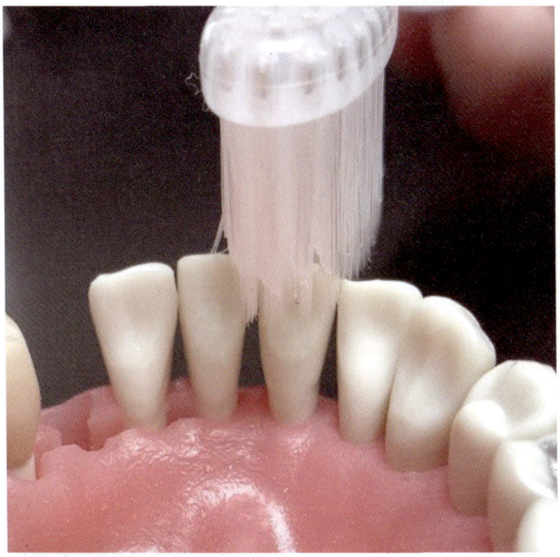

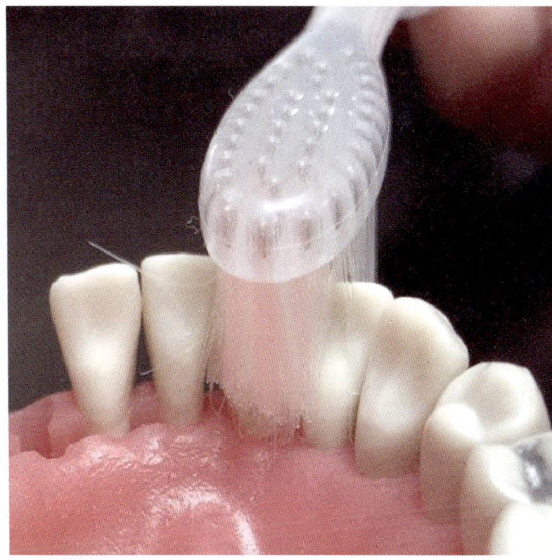

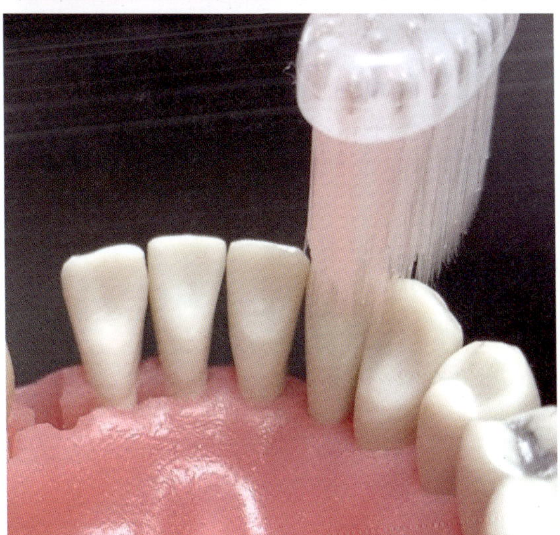

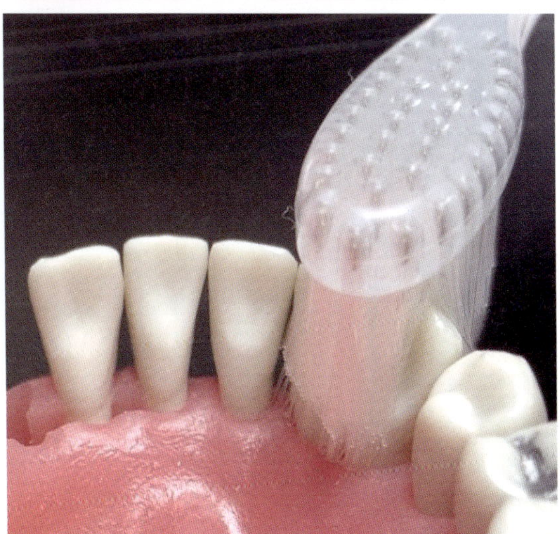

아래 사진. 앞니의 바깥면은 어금니와 동일한 방식으로 2~3개 치아를 나란히 45°로 덮고 살짝 누른다.

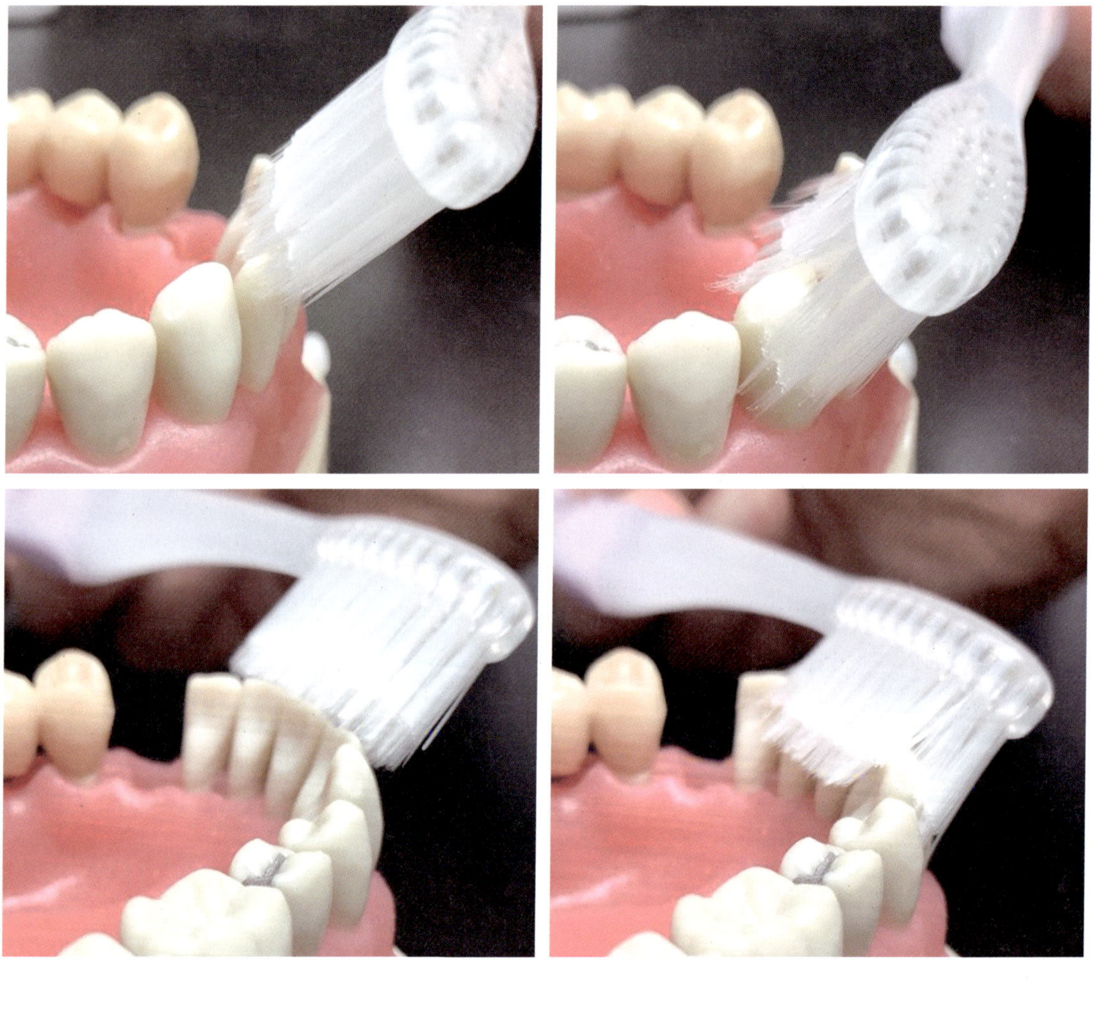

아래 사진. 치아가 상실된 부위의 인접면은 따로 45°로 덮고 살짝 누르지 않으면 제대로 닿지 않는다. 가장 안쪽 치아의 뒷면과 동일한 방식이다.

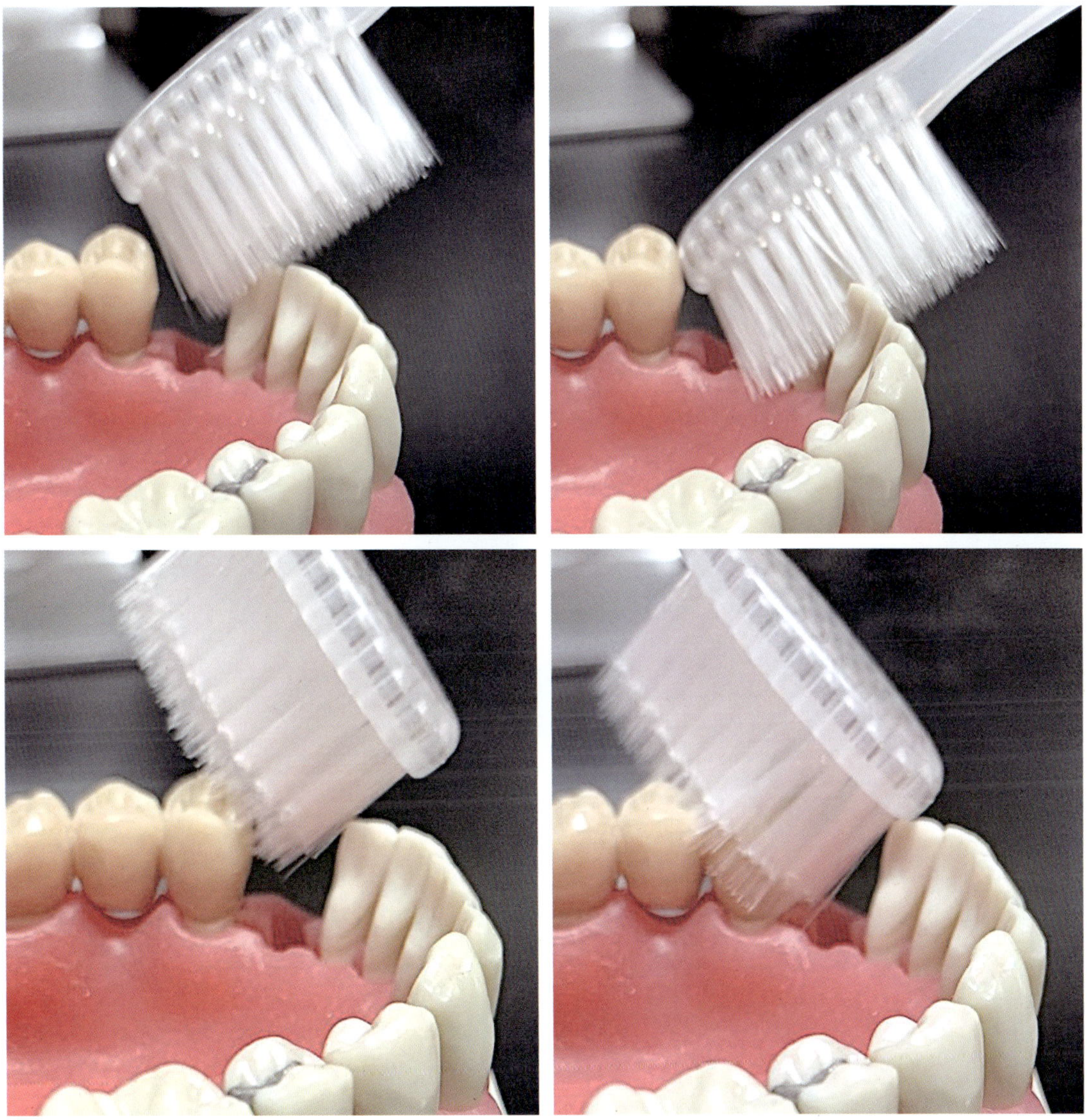

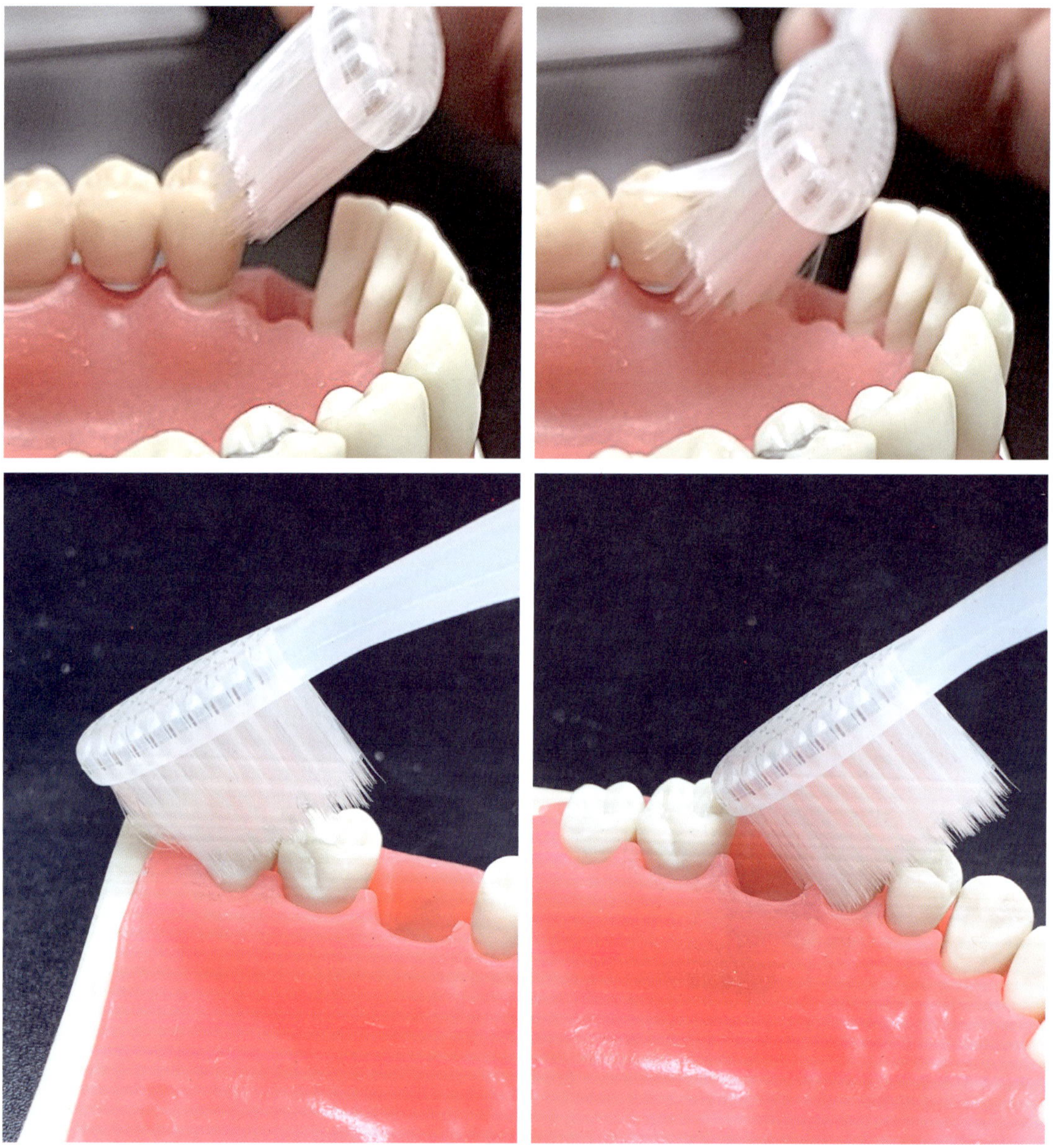

아래 사진. 잇몸질환이 진행되면서 잇몸뼈가 녹아 잇몸 속 주머니가 깊어진 부위를 터치하는 모습이다.

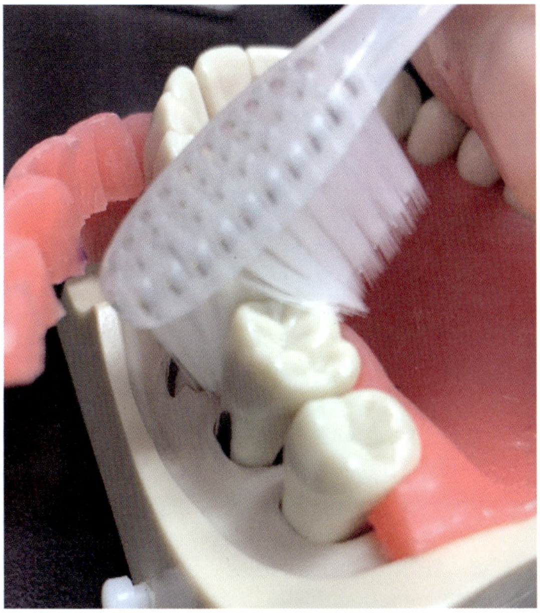

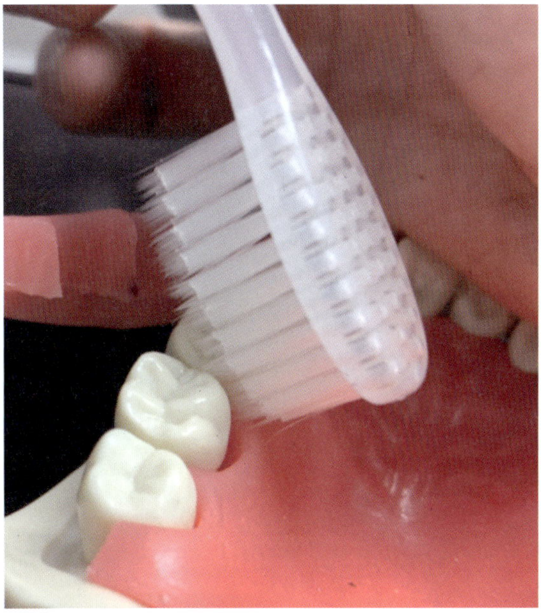

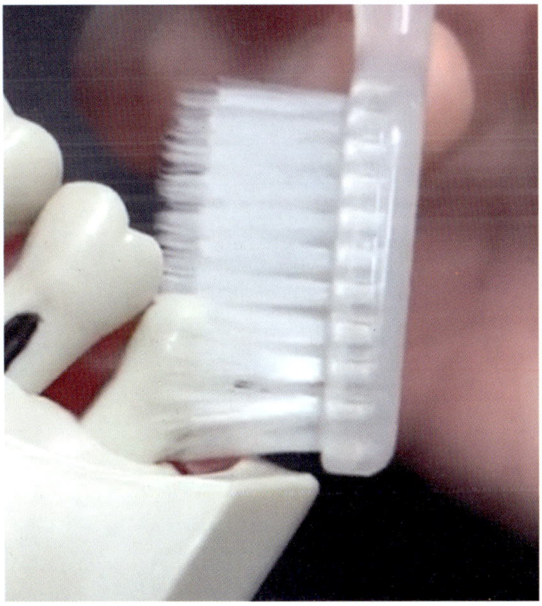

아래 사진. 교정치료 시에는 브라켓이 치아 중앙에 위치하여 걸리적거리므로 몇 가지 추가된 터칭이 필요하다. 먼저 교정장치가 없을 때처럼 동일한 방법으로 살짝 누른다.

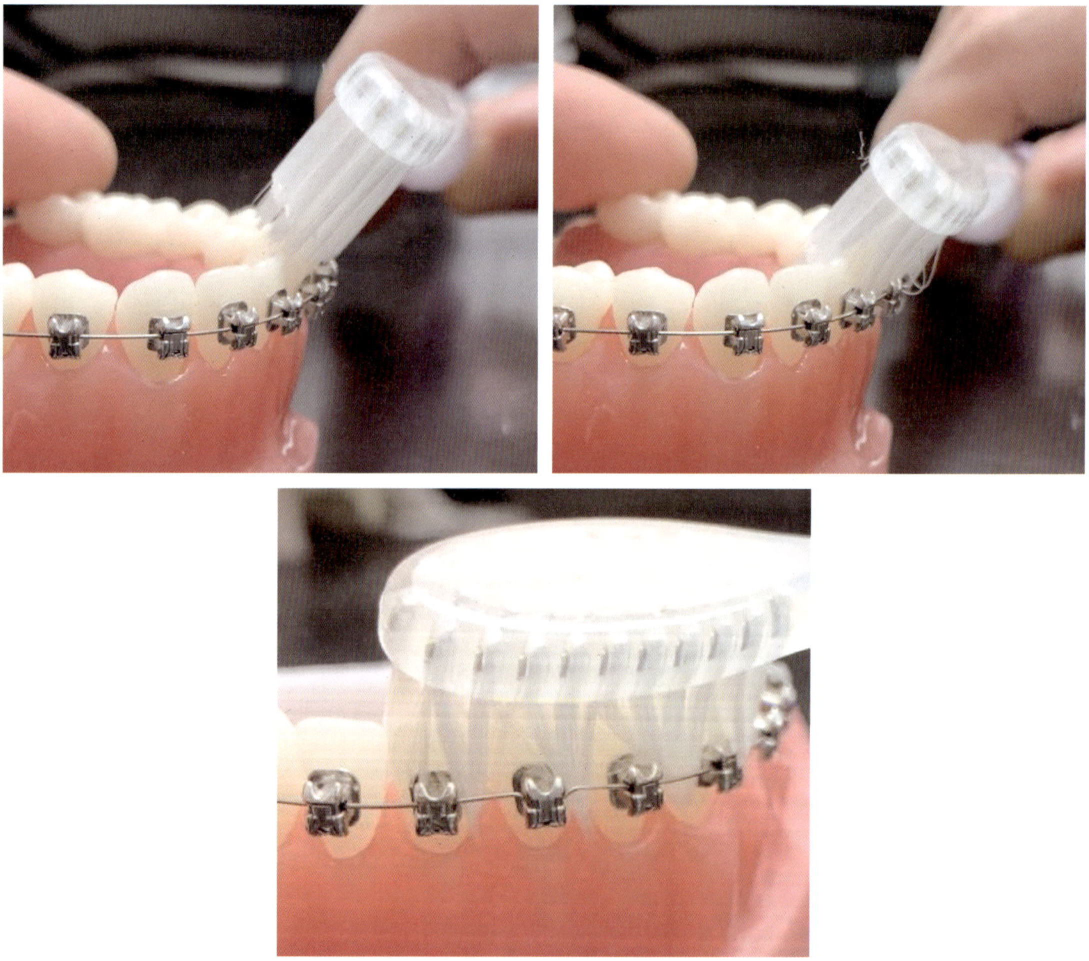

아래 사진. 수평으로 천천히 한 번 눌러 준다. 잇몸은 덮지 않는다. 교정치료 시 환자들의 잇몸 밀림 현상이 자주 보인다. 솔질을 하거나 잇몸을 덮어서이다. 대부분의 막은 치아에 있다는 것을 기억하자. 그리고 치아, 브라켓은 매우 작다. 작게 움직여야 제대로 터칭이 가능하다. 팔을 움직이지 않는다.

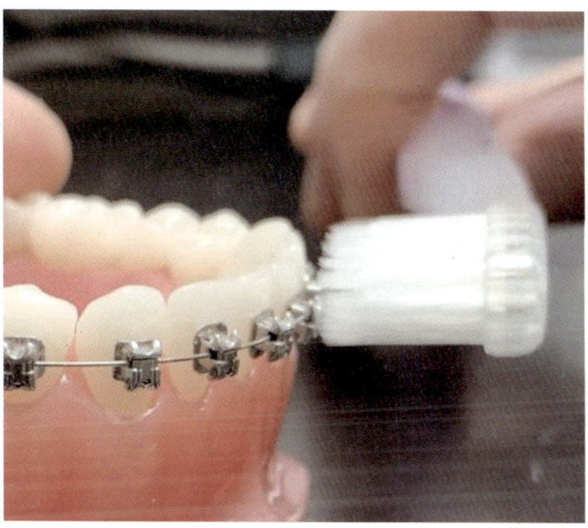
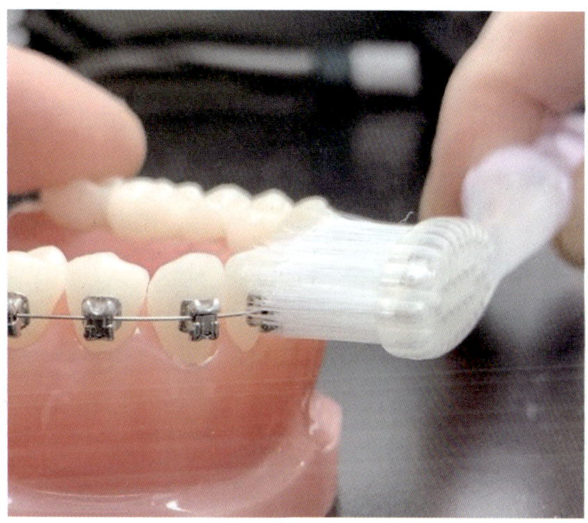

아래 사진. 아래에서 거꾸로 한 번 눌러 준다. 역시 잇몸은 덮지 않는다. 치아 안쪽 면은 앞의 기본 설명과 같이 칫솔을 기울이지 않고 살짝 눌러 준다.

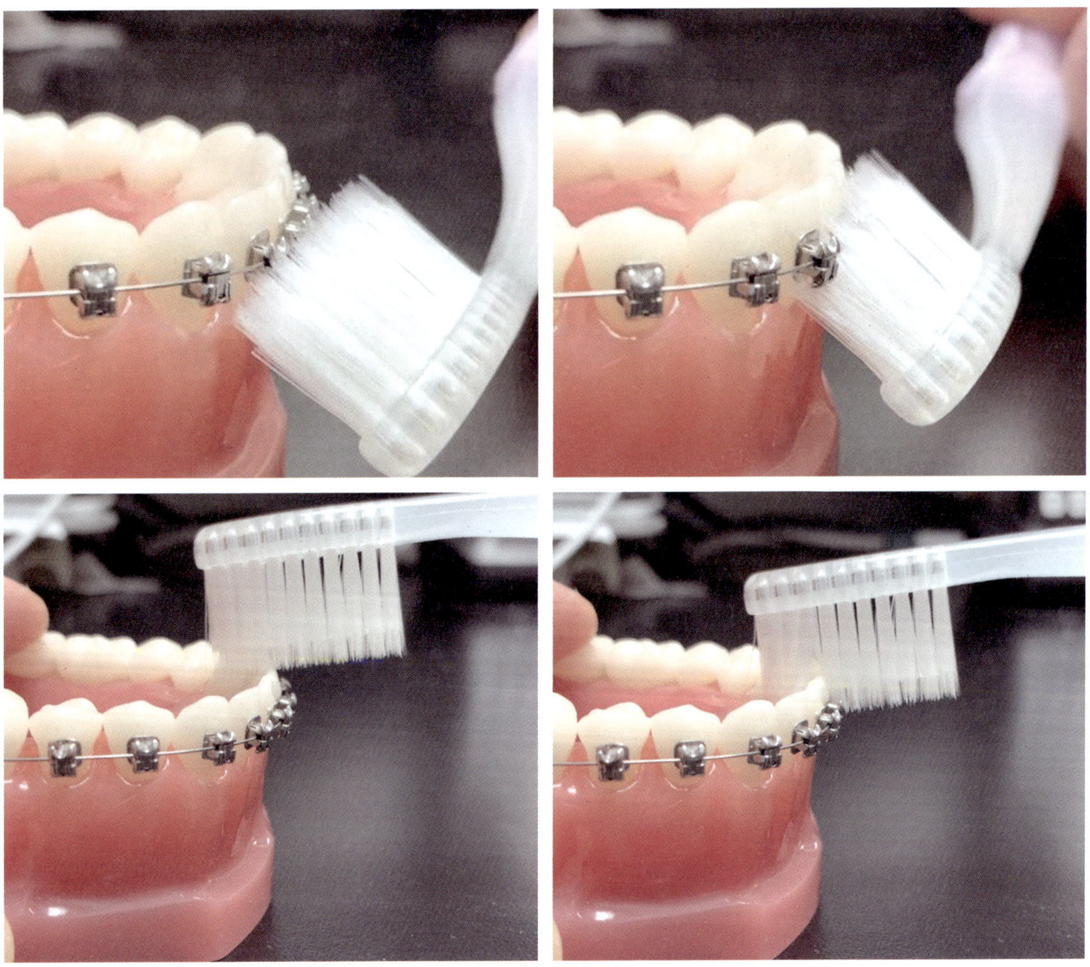

아래 사진. 브리지 닿기. 브리지의 모양을 알면 닿기가 쉽다.

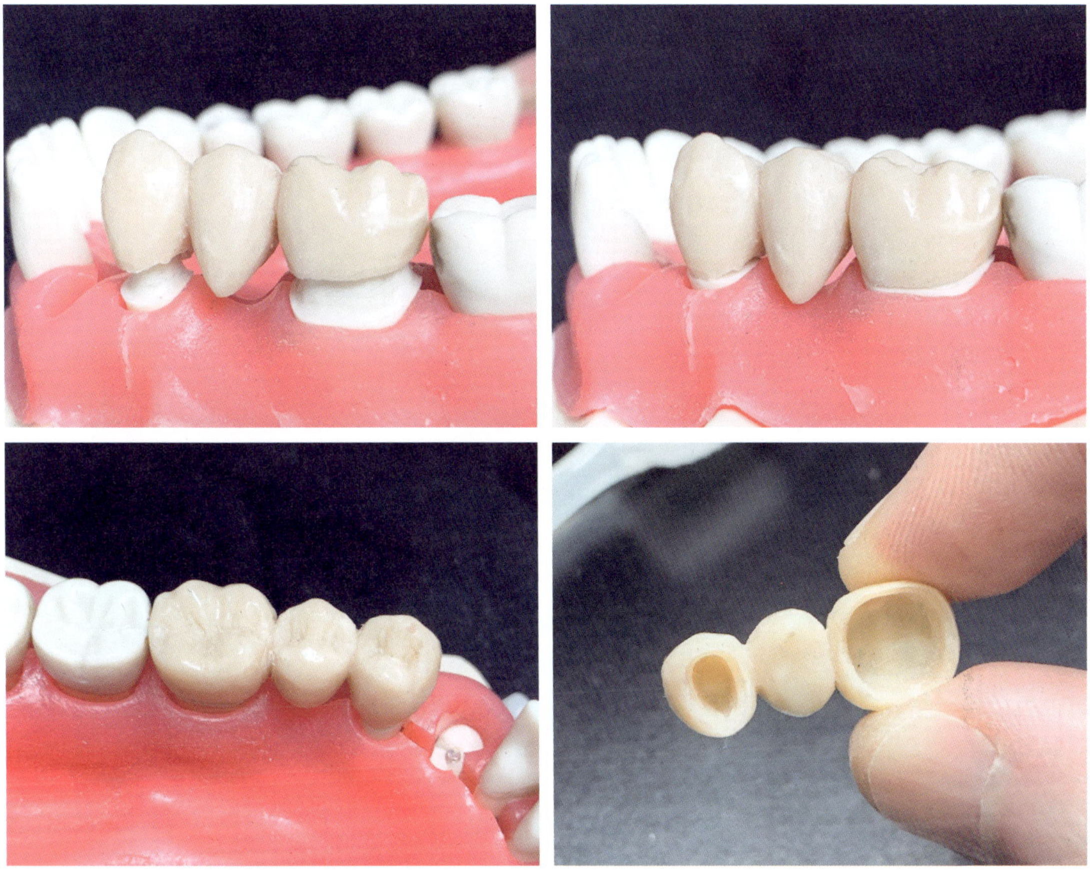

잇몸에 닿는 브리지의 연결부를 터치해 줘야 양쪽 지지 치아의 충치, 잇몸질환을 잘 예방할 수 있다. 이 부위는 마치 총알 같은 디자인인데, 터칭이 쉽게 되게 디자인되는 것이 매우 중요하다. 잇몸을 말 안장처럼 덮는 디자인인 경우는 터칭이 거의 불가능해서 잇몸염증과 부종이 관찰되고, 브리지의 수명, 지지 치아의 수명은 짧아진다. 이후 '제6장*'에서 깊은 임플란트 부위의 터칭이 쉽게 디자인함으로써 잘 유지해 나가는 것과 동일한 원리임을 보게 될 것이다.

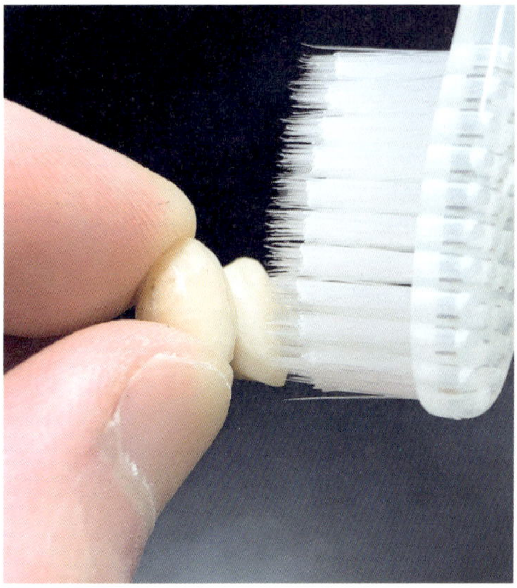
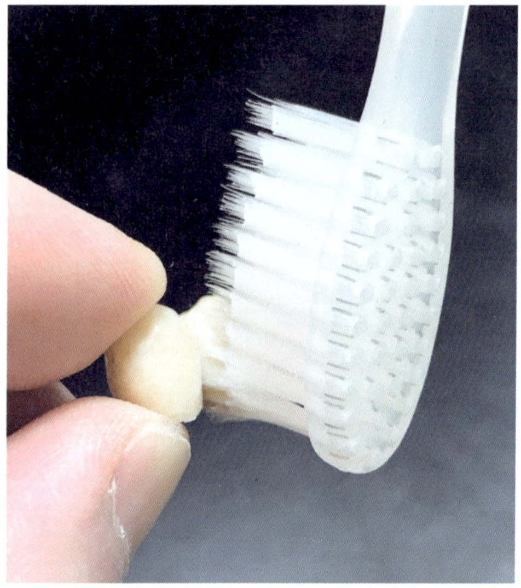
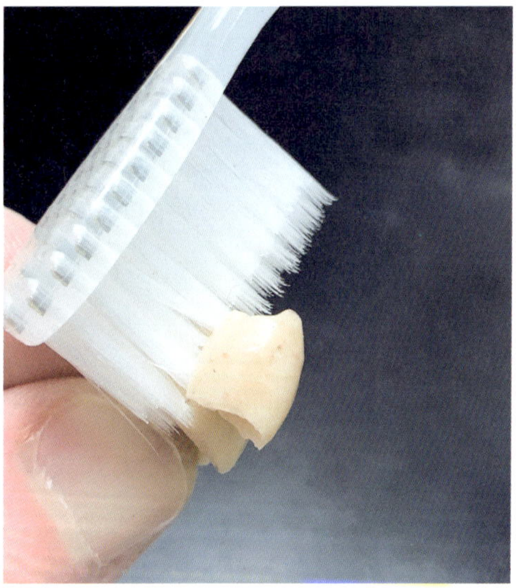
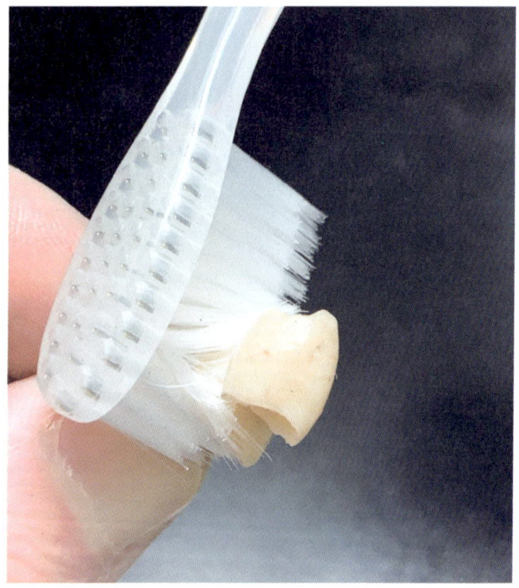
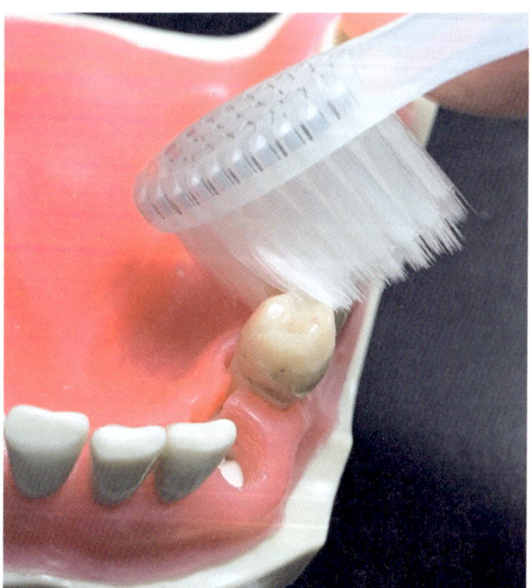
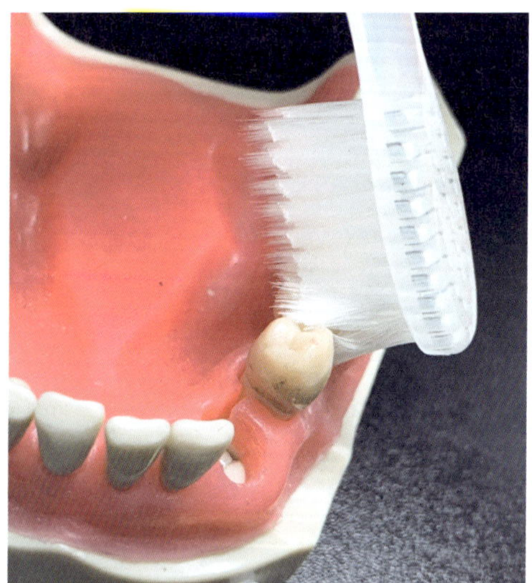

터칭법에 있어서 가장 흔하게 보는 오해들

아래 사진. 45° 각도는 잘 유지되고 있다. 점선으로 표시된 치아의 솟은 부위는 칫솔 중앙으로 덮어야 할 부위인데, 미세모를 잇몸 속으로 넣겠다는 생각으로 밀어 넣는 환자들이 종종 있다. 이런 식으로 하더라도 터칭을 제대로 하고 온 경우에는 잇몸질환이 없었다. 하지만 잇몸재생에는 방해가 되었다. 이 동작은 대부분의 솔 끝이 잇몸을 덮고 누르게 되어 잇몸에 부담을 주고 치아면에 쌓이는 막은 제거하지 못하게 된다. 따라서 모든 칫솔 끝은 치아를 터치하도록 한다.

치아의 각(점선)을 덮을지, 치아의 목을 덮을지 이 둘 사이는 아주 작은 차이이다. 그러나 오랜 시간이 지나면 변화의 큰 차이를 가져온다.

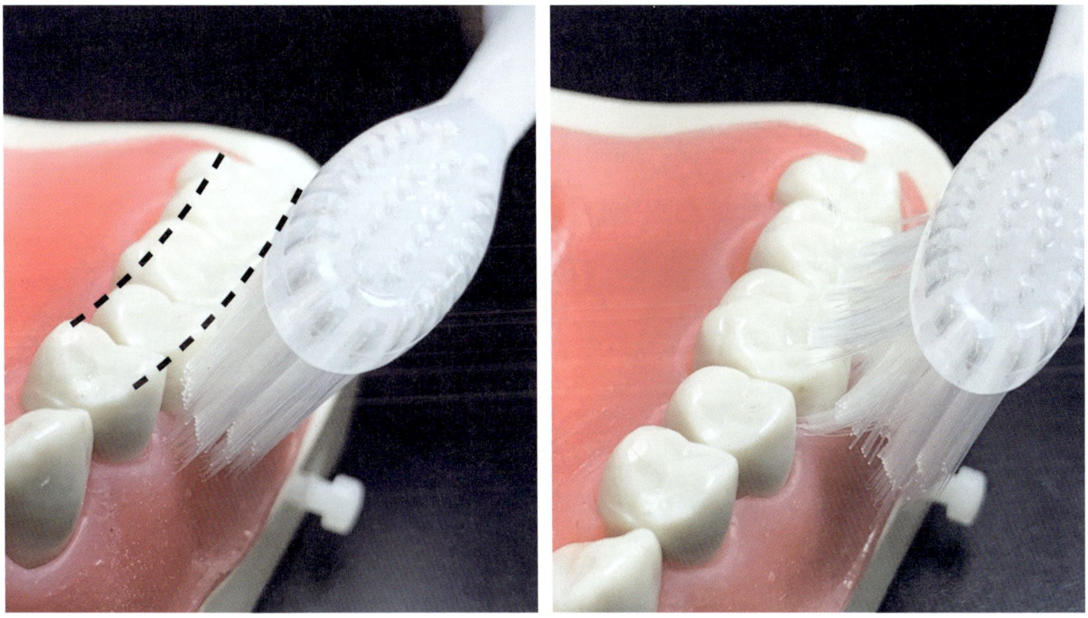

아래 사진. 왼쪽은 흔히 사용하는 방법이고 90° 접근인데다 움직임이 크다. 오른쪽은 45°로 쉽게 미끄러져서 들어가는 각도이고 움직임은 없다.

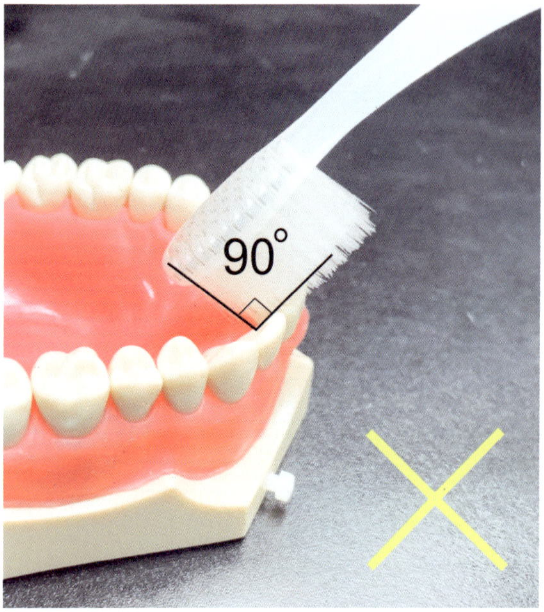

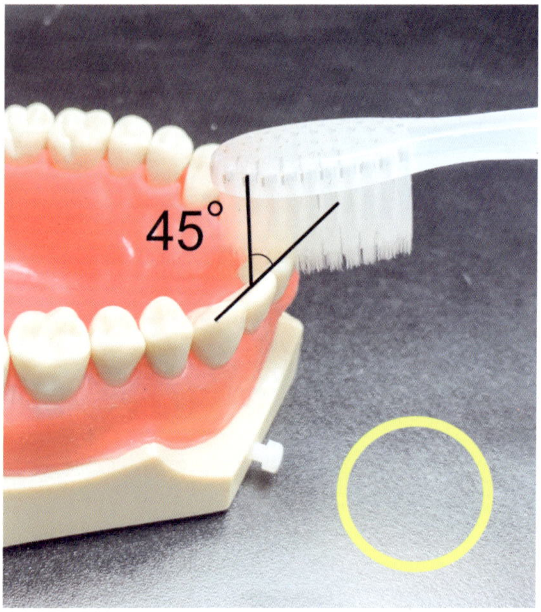

위 맨 안쪽 어금니의 바깥 부위에 솔이 닿을 때, 턱을 느슨하게 반쯤 열면 공간이 쉽게 열린다(아래 왼쪽 사진). 입을 크게 벌리면 공간이 사라지고 솔을 힘으로 밀게 되어 제대로 터칭은 안 되고 손상이 생긴다(아래 오른쪽 사진).

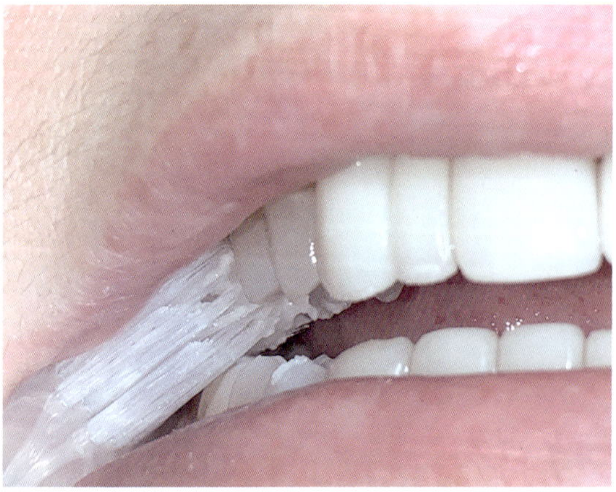

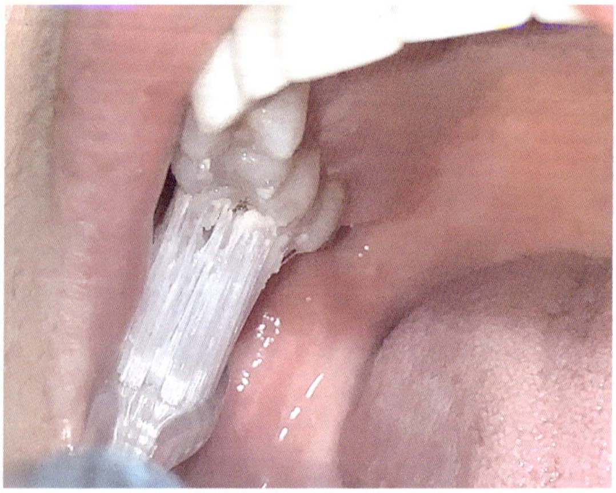

이 모든 방법을 영상으로 보면 이해가 더 쉬울 듯하다. <유튜브 나투라치과>에 올려져 있다.

"얼마나 자주 칫솔을 바꿔야 하나요?"

최적의 조건을 갖춘 미세모 칫솔을 사용하다 보면 처음만큼 청소되지 않는, 닿지 않는 느낌이 들면서 거칠어진 끝을 느끼고, 사용 후 잇몸이 아프거나 치아가 시릴 때가 있다. 최소한의 원리로 쓰더라도 칫솔모 또한 마모되어 손실, 손상된다. 이렇게 솔 사용의 목표인 **손상 없는 터칭**이 안 될 때가 솔을 바꿀 때이다.

아래 사진. 왼쪽은 새 칫솔모. 오른쪽 칫솔모의 끝은 마모로 짧아지면서 부드러운 부분을 잃었다.

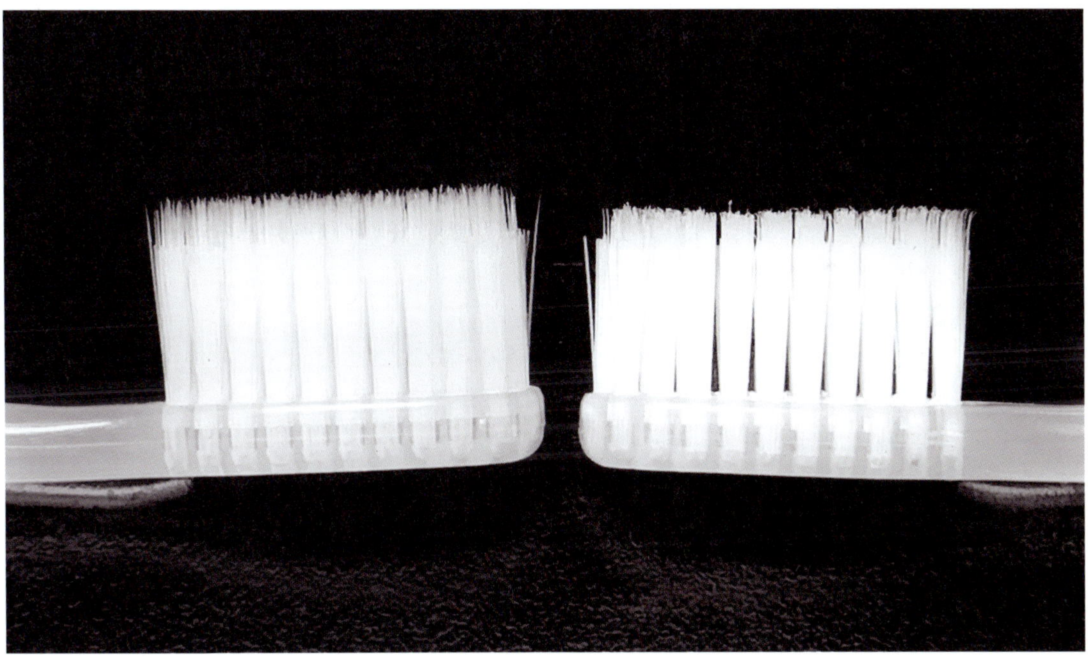

아래 왼쪽 사진. 2개의 칫솔 비교 사진에서 왼쪽은 새 칫솔, 오른쪽은 제대로 수개월 사용했을 때의 솔 상태이다. 이전 페이지 사진의 솔들을 다른 방향에서 찍은 것이다. 끝이 짧아지고 살짝 휘었다. 아래 오른쪽 사진의 칫솔모는 아랫부분부터 벌어져 있는데, 팔을 움직이거나 과도한 힘을 사용하는 습관은 이런 결과의 칫솔모를 만든다. 벌어지면 좁은 잇몸 속으로 들어가는 솔 끝 점의 수는 줄어들고, 치아목 접촉률도 떨어지면서 막 제거 효율 또한 떨어진다. 반면 상처율은 올라간다. 그러나 잇몸질환을 겪고 있는 긴 치아에는 깊이 닿기 위해 보통의 경우보다 더 누를 수밖에 없다. 이런 상황에서는 칫솔모가 벌어지는 시간이 짧아지기도 한다.

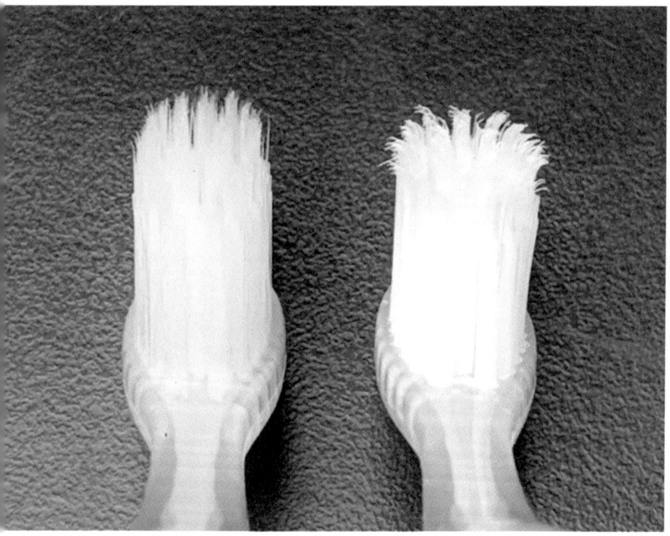

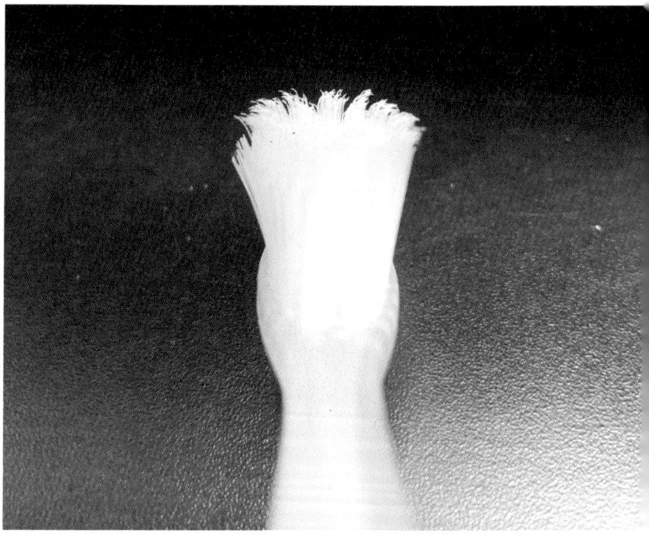

칫솔은 사용 후 흐르는 물로 씻고 물기를 떨어 공기 중에 잘 마르도록 한다. 잔류하는 물기는 박테리아 증식을 돕지만, 물기 조절만 잘 된다면 매번 세제로 씻는 칫솔은 다른 특별한 처리가 필요 없이 쉽게 관리할 수 있다.

치약

이번에는 치태 청소에서 늘 사용되는 치약에 관한 이야기다. 이름이 약이어서 약으로 생각하게 되는 것 같다. 앞에서 여러 번 언급했던 물, 세제, 터칭이라는 표현에서 힌트를 얻었겠지만, 필자는 '치약'이라는 이름이 본질을 흐린다고 생각한다. 영어로는 toothpaste. 약 또는 의약품이라는 느낌보다는 비누, 세제, 샴푸 등과 같이 청결에 사용되는 '반죽' 형태의 세제로 생각하면 치태 청소의 본질에 쉽게 접근할 수 있다.

설거지에 사용하는 세제에 피부에 덜 자극적이고 보호 작용이 있고 환경오염을 줄이도록 자연분해 되는 성분들이 들어간다면 참으로 유익할 것이다. 그런데 만일 그 세제가 기름때를 쉽게 제거하지 못해서 2번, 3번 문지르게 한다거나 세제를 과하게 써야 한다면, 세제의 기본 자격에 미달이라고 본다. 치약을 고를 때도 마찬가지이다. 몸에 좋은 생약 성분이 들어간 비싼 치약이라 해도 그 **치약의 막 제거 기능이 우수하지 않다면 치약의 본분을 다하지 못하는 것이다.** 그런 경우 솔의 터칭은 한 번이 2번, 3번이 됨으로써 마모 현상은 100~200% 증가한다. 1주 이상의 막이 잇몸염증을 유발한다는 원리를 정확히 알고 막 제거를 매일 잘하고 있는 경우, 염증 억제에 도움되는 생약 성분이 들어간 값비싼 치약을 쓰는 건 불필요한 비용이 될지 모른다. 문제해결의 핵심으로 접근하자.

이런 문제해결 방식은 잇몸염증을 줄여 주는 먹는 약을 찾는 태도에서도 비슷하게 발견된다. 옥수수나 달걀에서 추출된 성분이 잇몸염증을 줄인다는 발견은 엄청난 의약적 성과이다. 그러나 이로 인해 한국에서는 지난 30~40년간 미국에서는 사용하지 않는 '약을 통한 보조적인 선택'에 의지하게 되어, 원인의 근본적 문제해결에 집중하지 못했을 것이다. 그러면 당연히 원인 파악에도 왜곡이 생기지 않았을까? 다른 차선책으로서 임플란트 치료의 쉬운 접근성도 한몫한 듯하다. 이러한 이차적인 해결방식이 근본적 해결을 더디게 하며, 늘상 접하는 광고의 효과로 국민 구강 교육을 벌써 한 세대가 넘게 계속하고 있다는 점은 국민 구강관리 비용면에서 적잖은 누수 현상을 만들고 있다고 생각한다. 약 사용에 들어가는 비용도 비용이지만, 그보다는 문제 원인 해결의 힘을 키우지 못하게 된 밑 빠진 독의 오랜 타성에 젖은 예방에 대한 의식구조, 비효율적인 의료-경제 시스템 자체가 가장 큰 비용이 아닐까 한다. 이 약품이 필요한 상황들이 있고 용도에 맞게 사용해야겠지만, 막 제거의 기본에 충실함으로써 효율 극대화의 구강관리 체계는 형성될 수 있다고 생각한다. 기초가 탄탄한 예방체계의 형성은 한 개인으로부터 시작되고, 사회와 국가를 넘어 전 세계의 구강관리 비용을 줄일 수 있다. 이런 전환은 아마도 한 세대가 걸리지 않을까 한다(제20, 21, 22장 참고).

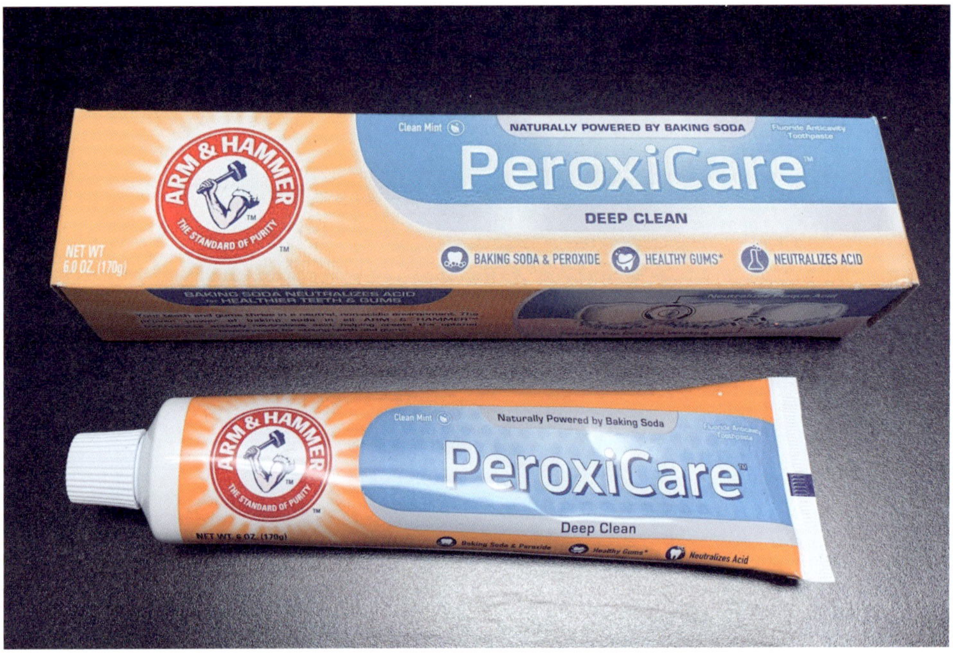

치약은 물과 함께 부드러운 터칭으로 막을 단번에 제거하면 가장 좋은 치약이다. 선택할 여러 좋은 제품이 있을 테지만, 필자는 베이킹소다가 포함된 암 앤 해머(Arm & Hammer)의 페록시케어(Peroxicare)를 30년 이상 이용하고 있는데, 막 제거가 매우 쉽고 환자들의 결과를 종합적으로 관찰하였을 때 매우 만족스럽다. 단, 필자의 치과에서는 2,500명에 1명 정도 민감 반응이 있었다. 그런 경우는 다른 치약을 권한다. 시린 치아를 위한 특수목적 치약 또는 생약 성분이 첨가된 몇몇 치약은 막 제거에 효과가 덜한 경우가 있었다. 막이 제거되면 치아의 단단한 면을 혀의 감각으로 느낄 수 있지만 매끄럽지는 않다. 만약 매끄러운 느낌이 든다면 잇몸이 밀리고 치아가 긁힌 상태라고 보면 된다. 최대한 단순하게, 중요한 것에만 집중하도록 훈련한다. 이 훈련이 잘 되면 치아 시림은 발생하지 않고, 시림에 특화된 치약도 쓸 일이 없을 것이다.

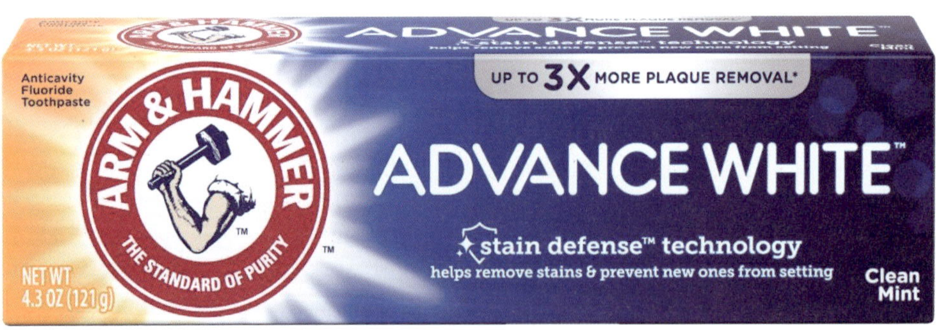

이 치약은 막 제거가 훨씬 수월하게 보완된 제품인데, 미백효과도 향상되었다.
출처: https://www.armandhammer.com/en/oral-care/toothpastes

치약 사용량에 대해 환자들에게 물어보면 아주 적게 쓰는 경우가 꽤 있다. 필자의 의견은 '적절히 충분한' 양이다. 같은 세제로 설거지할 때, 기름이 많을수록 더 많은 양의 세제가 필요하다. 기름을 흡착하는 세제의 능력에는 한계가 있는데, 과일 접시<커피잔<프라이팬<삼겹살 접시로 갈수록 세제의 양이 중요해진다. 치태의 두께, 양이 어느 정도일지 알 수 없겠지만, 치약의 양이 턱없이 부족해서는 모든 치아면의 막을 제거하기 전에 흡착력이 소진될 것이다. 손을 씻을 때 비누 거품이 어느 정도여야 할지 정확히 측정하지 않지만, 부족하게 쓰지는 않는 것과 비슷하다. 동시에 꼭 기억할 것은 거품이 많아도 터칭은 반드시 되어야 막 제거가 이뤄진다는 점이다.

설거지 세제나 자동차 세제에 소금가루나 어떤 알갱이들이 들어 있다면 어떨까? 소금은 막 제거에 기여하는 바도 없고, 가루 형상은 표면을 손상시킨다. 일반적으로 치약에는 연마제, 마모제, 필러(filler)가 마이크로 사이즈로 들어 있다. 솔질을 멈추고 살짝 누르는 방식은 칫솔에 의한 마모, 마모제에 의한 마모를 줄일 수 있다. 필자는 치약에 마모제의 양이 최소화되는 것이 좋다고 생각하는데, 그것은 설거지 세제에 마모제가 없는 이유와 같다. 예나 지금이나 잇몸질환의 경우 솔에 소금, 죽염 등을 직접 묻혀 문지르는 경우가 종종 있는데, 이는 상당히 굵은 마모제를 쓰는 효과를 낳는다. 잇몸 상처와 치아 시림이 과도한 경우에 물어보면, 소금을 쓰고 있는 경우다. 화학적으로 박테리아 증식을 억제해 보겠다는 논리이겠지만, 치아면 박테리아는 막의 형태로 존재하므로 여태껏 막 청소에 대한 내용을 중점적으로 다루고 있는 것이다.

반면에 베이킹소다는 막 청소에 탁월하다. 청소에 드는 시간, 노력을 반감하면서 좋은 효과를 보인다. 베이킹소다 가루도 완전히 녹기 전에는 마모제 역할을 할 수 있다. 그래서 가루를 솔에 직접 찍어서 쓰는 것은 권하지 않는다. 페록시케어 속의 베이킹소다는 이미 크림 형태로 존재한다. 암 앤 해머 웹사이트의 제품설명을 참고하면 페록시케어는 마모제가 적다고(low abrasion formula) 알리고 있다[1].

막 청소는 청소 과정에서 항상 마지막 단계이면서 그 청소의 궁극목적에 해당하는 과정이고, 세제를 쓰는 바로 그 단계다. 대신 설거지처럼 그 전 준비작업이 있다. 섬유질(fiber)이나 조각 등은 치실 또는 물청소, 워터픽(Waterpik) 등으로 쉽게 살살 제거하면 그다음 작업이 쉬워진다.

1 https://www.armandhammer.com/en/oral-care/toothpastes/deep-cleaning/peroxicare-deep-clean-toothpaste

치실

치실 또한 굵지 않고 미끄러지는 재질과 디자인을 추천한다. 예를 들어, 글라이드(Glide®)는 테이프같이 약간 넓지만 매우 얇고 잘 미끄러지는 치실이다.

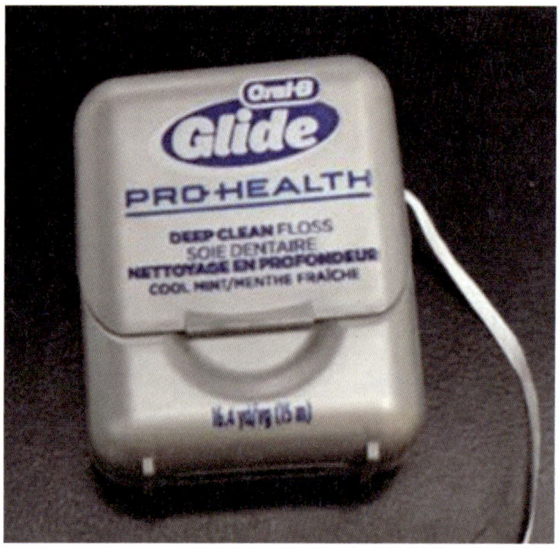

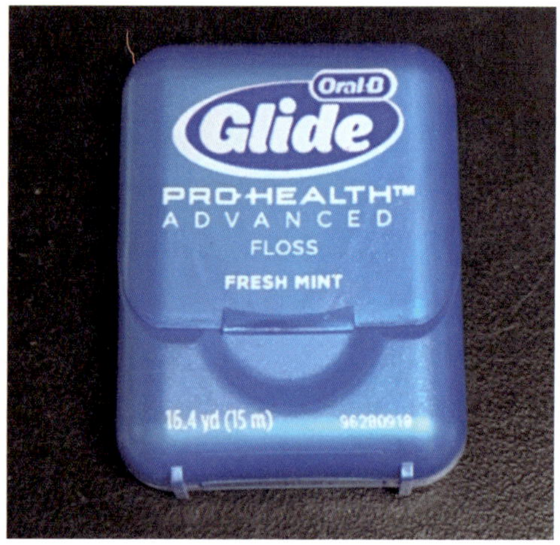

치실 사용의 1차 목적은 다음과 같다.

① 고기, 채소 등 쉽게 분해되지 않는 섬유질을 치아 사이에서 조심스럽게 빼낸다. 낀 부분은 가급적 식후에 바로 제거한다.
② 치아 사이의 접촉면을 조심스레 통과하고 치아목을 살살 터치하고 따라가면 막이 닦인다. 치석 제거는 하지 않는다. 하루 한 번 정도의 전체 치아 사이 부위의 막을 제거한다.

치아 사이에 낀 것이 오래 남게 되면, 치아 사이를 벌려 놓게 되고 잇몸을 자극하게 되어 불편하고 붓거나 잇몸이 밀려 공간이 커진다. 그러면 더 큰 것들이 낀다. 모든 관리의 대 기본원칙인

쉽게, 있는 그대로 유지하는 최소한의 청소
(일상의 모든 표면을 대하는 기본적인 태도)

를 치실에도 적용해 보자. 치실 사용 후 잇몸이 불편하고 치아가 시리고 잇몸주머니가 깊어진다면, 안 쓰느니만 못한 장기적 결과를 낳는다.

아래 엑스레이. 수년 동안 특정면에 치실을 열심히 하면 이런 상황이 발생한다. 조금 깊어지기 시작하면 약간 덜 들어가는 듯하게 끝내기를 권한다.

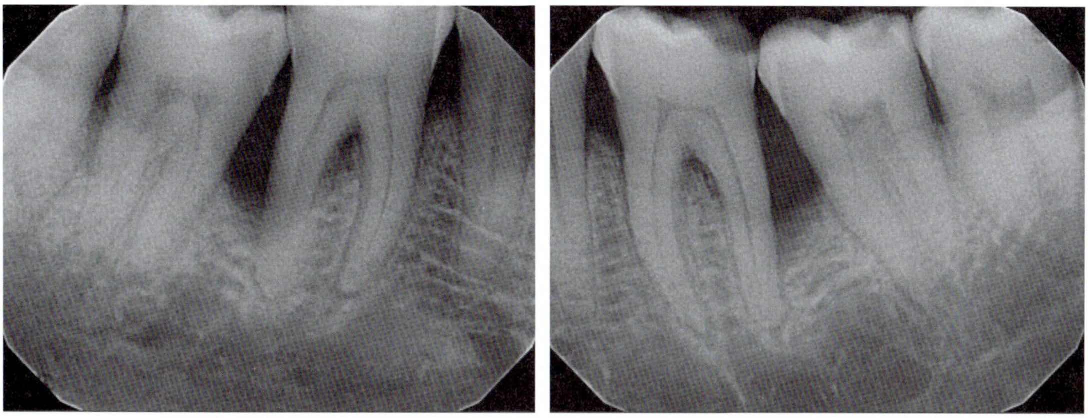

과도한 치실 사용은 잇몸을 불편하게 한다. 하지만 환자는 깊은 곳이 계속 불편하니 염증이나 충치가 있을 것으로 생각하고 청소를 더 열심히 한다. 누르며 긁는 동작을 지속하다가 습관이 된다. 스스로의 행동을 제대로 관찰할 수 없는 입속에서의 관리이기에 언제든 어느 부위에서든 이런 상황은 발생할 수 있다. 누르는 힘이 없어진다면 이런 경우도 어느 정도 회복을 보일 수 있고, 잇몸, 잇몸뼈는 기대 넘게 재생되는 경우가 많다. 누르는 습관, 청소하고 싶은 욕구를 참고 살살 터치하는 수준으로 인내하며, 1달 또는 3달에 한 번씩 교육 듣고 상태를 확인하며, 본인의 행동, 습관을 조절한다면 재생과 예방의 방향으로 진행이 돌아선다. 대부분의 부위는 정상적인데 유독 한 부위만 이렇게 되는 것은 어쩌다 그 부위의 불편감으로부터 시작하는 경우가 많다. 이렇게 되면 환자는 더 많이 신경 쓰고 더 열심히 청소하게 되는 것이다.

부위에 상관없이 동일한 최소의 관리, 미니멀리즘 관리가 핵심이다. 문제의 원인을 찾기 위해서 환자에게 치실 사용을 며칠 멈춰 보라고 권한다. 청소 자체가 문제였다면 며칠 안 지나서 불편감은 시리질 것이다. 불편감의 원인 파악이 되면 원인 행동을 바꿀 수 있다. 그 후 지속적으로 조건이 맞으면(치석, 막 관리) 서서히 재생이 일어난다.

아래 엑스레이. 잇몸주머니가 깊어지는 변화가 감지된다. 잇몸뼈의 외곽은 선명한 라인으로 보이고 염증이 없음을 나타낸다. 염증이 있다면, 선명한 하얀 라인은 사라지고 경계가 모호해지는데, 여기 사진에는 임플란트, 치아 주변에 염증이 없음을 보여 준다. 염증은 왜 없을까? 터칭이 구석구석 됨으로써 막 청소를 잘하고 있는 것이다. 하지만 염증이 아닌 다른 뭔가가 잇몸을 파괴하고 있다. 매일 가해지는 힘이 바로 그 원인이다. 구강관리는 세게 할 관리가 아니다. 만일 살짝 터치하는 수준으로 돌아간다면 잇몸과 잇몸뼈는 재생되어 어느 정도 수준 내에서는 회복된다.

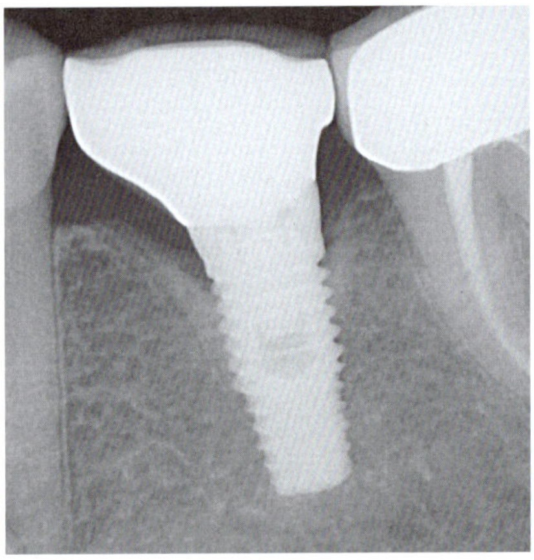
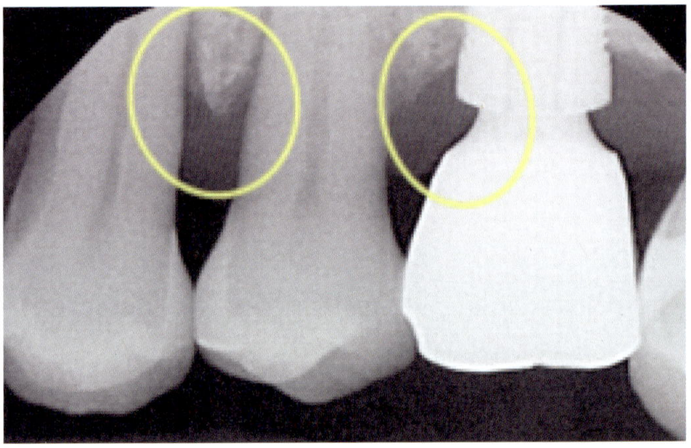

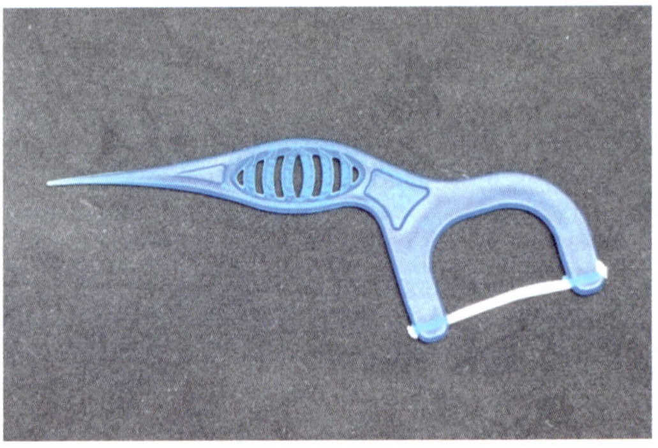

나투라치과에서는 힘쓰지 않기의 맥락에서 끊어 사용하는 치실을 권하고 있다. 손가락의 작은 움직임과 느낌으로 힘을 잘 컨트롤하면서 치아면을 따라갈 수 있는 반면, 손잡이가 달린 것은 손목과 팔의 힘으로 눌러 들어가면서 치아들이 맞붙은 면, 치아목, 잇몸과 치아 사이에 엄청난 힘을 전달해서 상처내고 크게 움직이면서 공간을 더 키우는 경우들을 종종 보기 때문이다. 그러면 '있는 그대로 보존'에서 멀어지는 관리가 될 수 있다.

위 사진처럼 손잡이 치실을 쓴다면 매우 조심해야 한다. 치실로 치아를 터치할 때 위·아래로 치아면을 따라가면서 필름 제거를 살살 하고, 옆으로 요령껏 끼어 있는 것을 빼낸다. 톱질하듯 치실을 좌·우로 당기듯 청소하거나 치석 제거 목적으로 치아를 긁으면 치아의 목이 깊게 파일 수 있다. 치태, 막 제거에만 집중하고 치석은 안전하게 치과에서 제거해야 한다.

워터픽, 치아 물청소 도구

한번은 잇몸 속에 검은 키위 씨가 들어가서, 보이는데 빼낼 수가 없는 상황이 벌어졌다. 집에 치과 도구가 없어서 옷핀으로 빼 보려고 했는데 오히려 더 들어갔다. 여러 가지 도구로 시도하다 워터픽으로 쏘았는데 1초 만에 나왔다. 이렇게 타이트하고 깊은 골에 뭔가 끼었을 때 워터픽 만한 게 없다. 세차 시 문틀, 앞 유리 밑의 틈에 끼어 있는 나뭇가지들 청소에 물청소가 적격이다. 그리고서 막 제거로 들어간다. 물청소 또한 기본원리를 지켜 사용한다.

쉽게, 있는 그대로 유지하는 최소한의 청소

워터픽은 깊은 골에 끼거나 고여 있는 것들을 물의 압력으로 한 번에 쉽게 밀어내는 도구인데, 이 용도 이상도 이하도 아니다. 막을 제거하지 못하고 치아 사이에 꽉 낀 것도 제거하지 못한다. 계속되는 워터젯의 수압은 막을 제거하기 이전에 치아를 깎아 버린다. 그래서 시리게 만든다. 폭포수 아래 이끼가 생기는 것은 폭포수의 수압은 막 제거에 부적합함을 보여 준다. 그러면서도 돌은 깎인다. 워터픽에는 수압을 조절하는 다이얼이 있는데, 가급적 최소한의 수압으로 한 부위에서 1~2초 정도 아주 짧게, 잇몸 속으로 물이 제대로 들어가도록 쏘며 다음 부위로 넘어간다. 끝나면 물탱크 속 물이 많이 남게 될 것이다. 계속 쓰다 보면 워터픽 호스 내에 석회가 쌓일 수 있는데, 이것으로 수압이 점차 떨어질 수 있다. 자기 전 구강관리 때 한 번 정도 쓰면 적절하겠다.

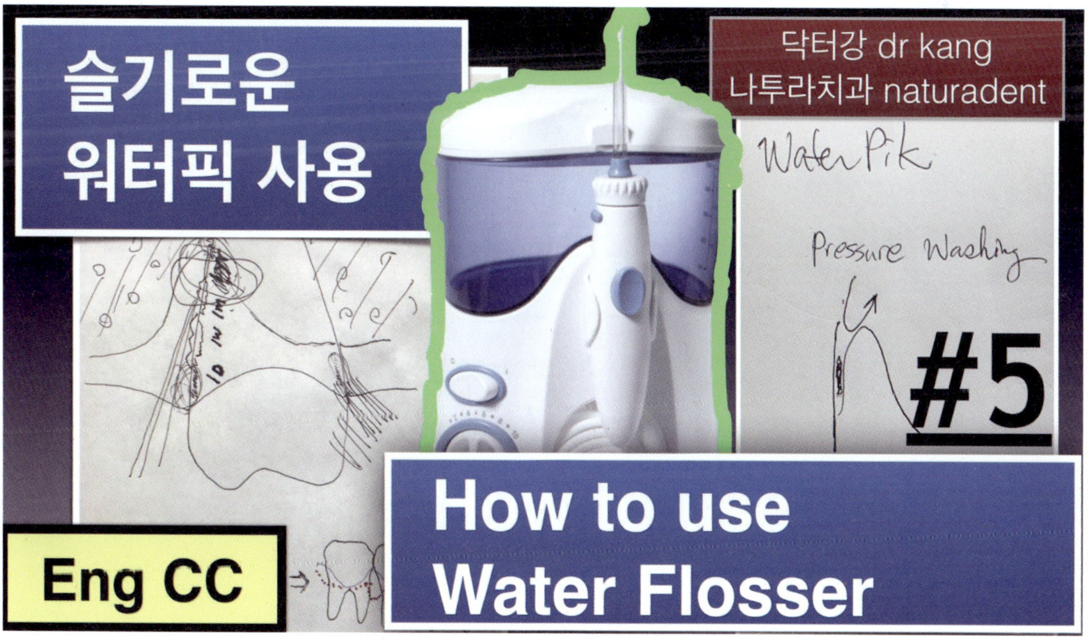

<유튜브 나투라치과: #5> 참고

치간칫솔, 치간 청소도구

쉽게, 있는 그대로 유지하는 최소한의 청소

소프트픽(Soft-Picks®)은 휴대하기 쉽고, 손상 없이 사용할 수 있는 효과적인 도구이다. 실리콘 또는 고무 같은 재질이고, 터치 및 캐치하기 쉽게 치간칫솔 같은 디자인으로 표면적을 넓혔다. 치간칫솔에 비하면 매우매우 작은 사이즈이다. 이것은 치간 청소도구(치간칫솔, 이쑤시개 등) 중에서는 유일하게 필자가 환자들에게 권하고 있는 도구다. 부드럽지만, 살살 사용하고 힘으로 밀어 넣지 않도록 권한다. 팁이 쉽게 부러진다면 과하게 사용하는 것이라 보면 된다.

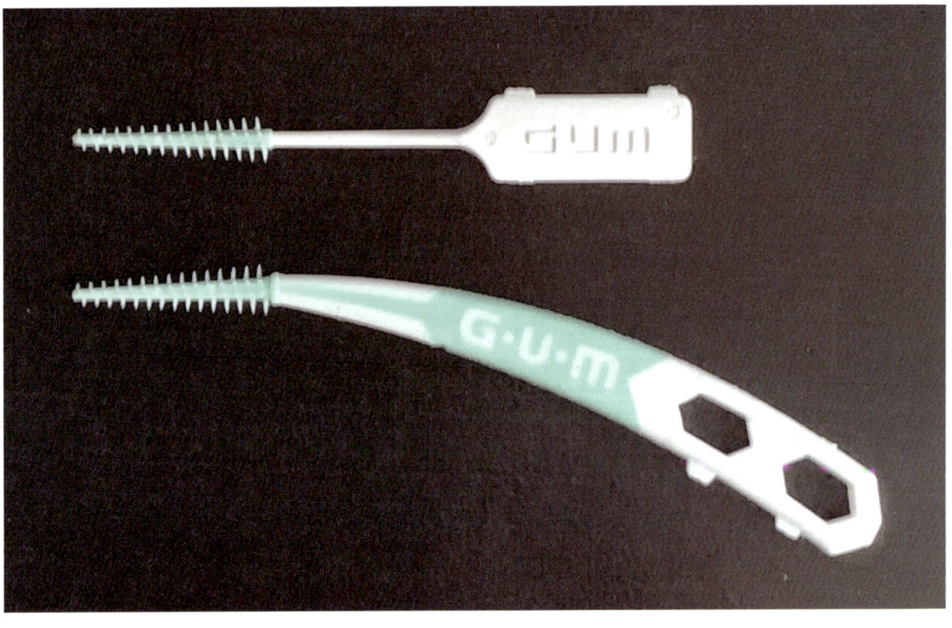

치간칫솔, 나뭇잎 뼈대 같은 납작한 플라스틱 이쑤시개 등 여러 청소도구들은 나투라치과 환자에게 권하고 있지 않다. 그 대신 오래 사용한 후의 결과를 고려하여 소프트픽, 글라이드 치실, 님버스 칫솔과 그에 준하는 제품들을 권하고 있다.

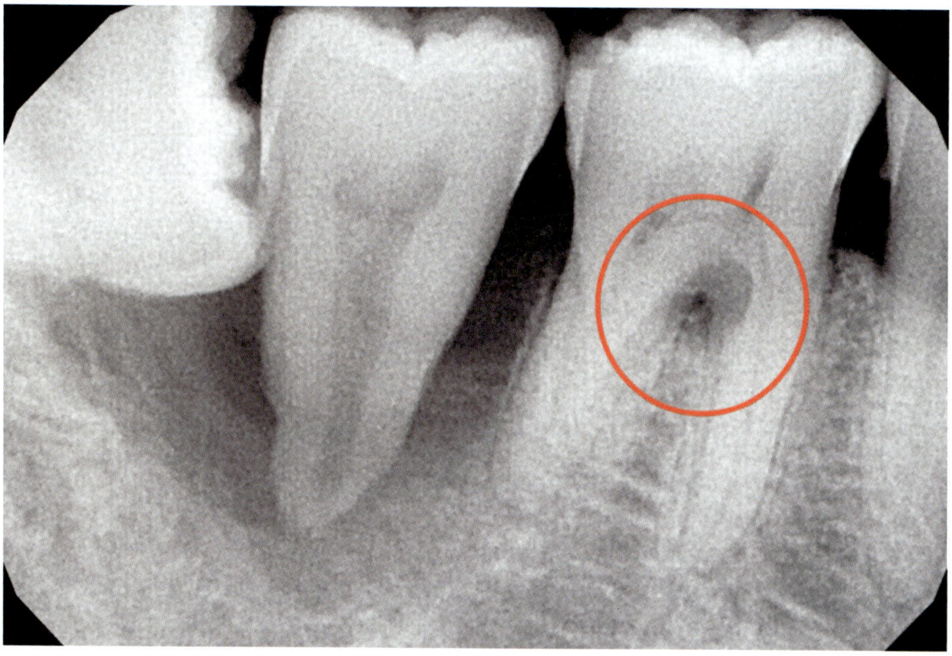

치간칫솔, 이쑤시개 반복 청소의 손상

가글, 입안 린스

복용하는 잇몸약과 함께 가글은 이 책에서 비중이 그리 크지 않은 주제다. 부은 잇몸에 소금물 가글 또는 린스 사용은 대증요법으로 일시적으로 도움이 되곤 한다. 연조직에 부착된 박테리아 막 또는 박테리아의 수는 가글의 행위로 어느 정도 줄일 수 있다. 하지만 치아에 붙은 막 제거는 액체 중에서는 락스 정도가 가능하다. 저농도의 락스 린스를 매일 사용하고 있는 환자를 만난 적이 있다. 잇몸염증은 별로 보이지 않았지만, 아무래도 이것은 권하기가 망설여지는 방법이다. 보통 입안 린스는 막을 분해하지는 못한다. 결국은 세제, 물, 터치가 있어야 한다.

고대 인도에서 유래했다고 보는 오일풀링은 세제가 없었을 때 막을 약화시키거나 박테리아 수를 낮추기 위해 치약 또는 린스 대신 사용되었던 것 같다. 지용성 음식 잔류물, 스테인도 녹아서 빠질 수 있겠다. 하지만 효과 대비 들어가는 시간과 노력은 상당한 듯하다.

이 책의 최소주의 관리, 상식적인 관리의 결과는 일관성 있게 만족스러웠다. 린스 사용을 하든 안 하든 문제의 본질을 다루었을 때는 결과가 좋았다.

치아 청결의 타이밍

앞에서 섬유질(fiber)은 쉽게 분해되지 않아서 식후 치실로 살살 빼 둔다고 조언했다. 치아의 위치, 간격, 잇몸의 형태 등에 변화를 최소화할 수 있다.

치과 치료의 경험이 많은 환자들의 구강관리 개념에는 '먹은 후 바로 칫솔질'이라는 하나의 공통된 믿음이 있다. 주로 충치로 인해 관리의 실패 경험이 반복되면 자연히 관리에 더 철저해지면서 종종 나타나는 현상인 것 같다.

과자, 빵, 떡, 초콜릿, 캐러멜 등은 먹고 나면 치아면, 치아 사이에 달라붙어 한동안 남아 있다. 대부분 베이스는 탄수화물 또는 탄수화물+기름인데, 이런 부류는 칫솔질 또는 칫솔을 살살 누르는 방식으로는 쉽게 제거되지 않는다. 30분, 1시간 정도 지나면 타액에 있는 소화효소와 박테리아가 함께 이들을 분해시켜 막으로 바꾸어 놓는다. 새로 생긴 막은 물+치약+칫솔 터칭으로 쉽게 제거된다. 쉽게 해야 마모를 줄인다. 탄수화물 청소의 요령은 충치 예방과 관련이 있고, 이 부분은 제10장에서 따로 보기로 하겠다.

탄수화물은 분해되면서 서서히 막으로 변화하는데, 탄수화물 없이도 입안에 상존하는 세균은 막을 지속적으로 형성한다. 결국 막은 늘 존재한다. 그러므로 막 없는 상태를 유지하는 것이 목표가 아니고, '오래된' 막이 없도록 하는 것이 목표이다. '하루 단위'로 막을 청소하되 치아면 100%를 터치하는 것이 이행되어야 늘 하루짜리 막으로 유지할 수 있다. 필자가 제안하는 방법으로는 충치 예방도 고려해야 하므로 하루 2회의 막 청소로 — 한 번은 밤사이 생성된 막을 아침에 일어나서 제거, 다른 한 번은 하루 종일 생긴 막을 자기 전에 제거 — 하는 것이 어떨까 한다. 이 방법이 필자가 하는 방법이고, 다수의 필자의 환자들이 하는 방식이다.

이론적으로 하루의 막을 하루 마감 시 정리하는 경우는 하루 한 번의 칫솔 사용이 되는데, 실제로 환자 중에 이렇게 하는 경우도 더러 있다. 결과는 상당히 좋다. 단, 원리를 잘 이해하고 그대로 실천이 되는 한에서인 것 같다. 그분들의 이해, 실천 수준은 최상위에 속한다.

물과 친하고 물을 조금씩 자주 마시는 것은 당도, 산도를 희석하고 치아녹음, 충치율을 낮추는 데에 도움이 되므로 늘 환자들에게 권하는 부분이다. 스테이닝(staining) 예방에도 도움이 된다. 잇몸주머니, 입술 안 깊은 부위, 혀 등은 커피, 차, 니코틴 등의 미세알갱이들이 치아면에 부착되기 전 저장고 역할을 하는데, 물로 양을 낮춰 주는 것은 스테이닝, 충치 예방에 엄청난 도움이 된다. 특히나 자주 음식을 먹는 습관의 경우는 더욱 도움이 된다. 충치 예방을 위해서는 적은 양을 자주 섭취하는 습관에서 충분한 양을 가끔 섭취하는 쪽으로 바꾸는 것을 조언드리고 있다.

쉽고 효과적인 청결 요령을 요약해 봤다.

- **아침**: 칫솔+치약 막 제거
- **식후**: 섬유질(고기, 채소) 낀 부위만 치실로 살살 빼놓기
- **취침 전**: 치실로 매우 작은 위·아래 동작으로 치아면 살살 터치,
  워터픽으로 짧게 물청소,
  칫솔+치약 막 제거
- **물 마시기**

원리를 아는 것이 중요하다. 응용은 각자 상황에 따라 달라질 수 있다.

최소의 노력으로 최대의 효과, 그대로의 유지관리가 목표이다.

쉽게, 있는 그대로 유지하는 최소한의 청소

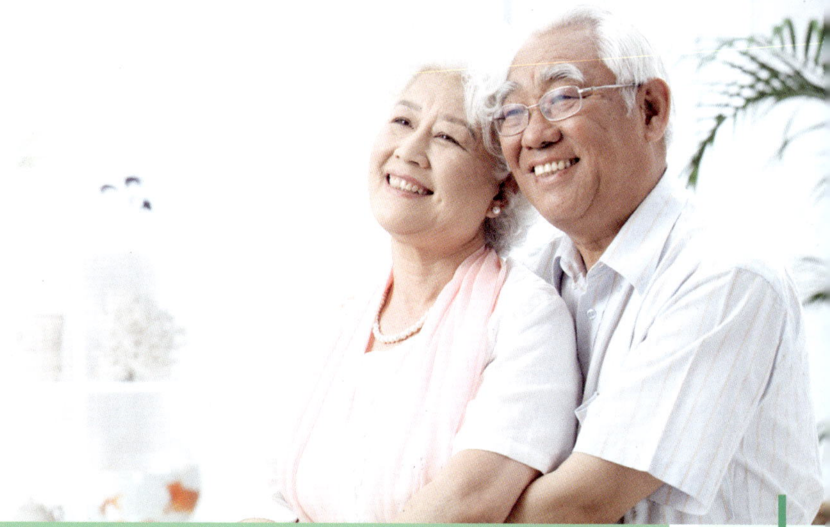

제 5 장

시간의 방정식 = 인내
습관 지우기 + 습관 만들기 = 반복

이번 장은 조금 다른 면의 내용을 나누고자 한다. 어떤 과정으로 필자가 이 교육내용으로 수렴하게 됐는지, 내용이 어떻게 환자에게 전달되어 변화가 나타났는지의 과정을 보면 독자로서 이 책에서 얻을 수 있는 변화의 성격, 변화의 수준을 짐작해 볼 수 있을 것 같다.

1 환자 입장에서는 결국 습관을 바꾸는 것이 목표이다. 매일의 습관이 100년 치아의 성패를 좌우한다. 이른 나이에 시작할수록 성공률은 높다. 문제 원인, 해결법을 배우는 것은 매우 중요한 시작이다. 이해가 빠르고 실행할 능력이 있음을 바로 보여 주고 잘 배웠다고 생각하다가, 꾸준히 내원해서 리뷰하지 않아 습관이 안 바뀌는 환자들을 보았다. 반면 이해가 느리고 실행이 잘 안 되지만, 꾸준히 배우고 노력해서 결국 습관을 바꾸는 데에 성공하는 환자들도 보았다. 교육자로서 어떻게 하면 성패의 폭이 크지 않게 모든 환자에게 성공적 습관 치환을 도울 수 있을까. 필자의 가장 큰 질문이었다. 교육자 자질에 관한 질문. 그리고 성공적인 습관 치환을 위한 세팅 조성의 문제.

2 필자가 바꾸도록 목표하는 그 습관이 진짜로 성공으로 이끄는 습관일까? 성공적으로 100년 유지하는 것이 가능할까? 필자가 닦는 길이 과연 내 머릿속에 그리는 목적지로 가게 하는 길일까의 질문. 교육내용의 실효성의 문제.

새로운 목적지, 새길 닦기

개원 전에 고용된 닥터, 흔히들 말하는 페이닥터로 일할 때의 시스템에서는 필자는 치료에만 전념했고, 예방 교육, 스케일링은 치과위생사가 도맡아 했다. 스케일링이 끝나면 잠시 검사는 했지만, 자세한 관찰이나 예방 교육에 시간을 할애할 수 없는 분업시스템이었다. 높은 생산성의 시스템이다.

나투라치과를 오픈하고서는 치과위생사를 고용할 정도로 환자 수가 많지 않아서 자연히 스케일링, 검사, 교육, 치료를 이전과 달리 직접 할 수밖에 없었는데, 작은 이슈, 큰 이슈 할 것 없이 같은 환자를 주기적으로 볼 때 어떤 변화가 있는지 알게 되는 이점이 있었다. 환자들이 설명도 해 줬다. 어떤 상황이 생겼고 이후에 어떻게 나았다거나 또는 그 반대의 상황도 들었다. 예방 교육의 길을 모른다고 인정하고 여러 길을 시도했다가 다시 출발점으로 왔고, 또다시 이거 해 보고 저거 해 보고 섞어도 보고 빼 보기도 하는 등의 시도를 계속해 나갔다. 이렇게 배워 가는 것도 마음이 분주한데 그것을 환자에게 잘 전달해서 잘할 수 있게 격려하고, 예상을 빗나가면 수정해서 더 좋은 상태가 될 수 있게 훈련하는 것도 동시에 해야 했으니, 한동안은 환자도 헷갈리고 필자 스스로도 헷갈리는 시행착오를 겪었다. 그러나 어디서 가르쳐 주는 데가 없으니 배울 방법은 이 방법밖에 없었다.

연속되는 과정을 살펴보는 것이 유의미하겠다는 생각에 추후검사가 필요한 경우엔 환자를 다시 스케줄링하였다. 칫솔 사용 교육을 목적으로 간격을 두고 내원시켜 붓고 피 나던 잇몸이 호전된 것, 시린 치아가 사라진 것을 환자와 함께 관찰하는 일은 필자에게도 환자에게도 굉장한 교육 효과가 있었다. 변화가 확실히 나타나는 시간, 습관을 형성할 만한 공백의 시간이 중요하다는 것을 깨닫게 되었다. 수술이든 잇몸염증이든 원인이 잘 조절되면서 보통 2주의 시간이 경과하면 상당히 양호한 상태가 되므로, 2주 팔로업(추적 관찰)은 회복의 사이클로 환자에게 각인되는 효과가 있었다. 치태 제거가 잘 되도록 교육하고 2주 후 염증이 사라지는 것을 같이 확인하는 것은 환자에게 유익한 경험이 되었다. 거울 또는 사진으로 환자가 직접 확인하는 과정이 굉장히 중요했다. 집에서도 평생 이런 경험은 잘 없기에 뇌리에 깊이 남는다. 거기에 설명까지 더하면 지식을 체계적으로 만드는 교육 효과가 컸다. 경험으로 설명으로, 반복적으로 체득한 내용은 환자 스스로 설 수 있게 한다.

이전에는 원리를 모르고 무작정 열심히 하다가 문제가 생기면 치과에 와서 치과 치료를 받음으로써 해결할 수 있었겠지만, 원인부터 해결까지 지난번 배운 것을 다시 적용해서 쉽게 회복되는 것을 배운다면 불필요한 치료를 최대한 줄일 수 있다. 모든 방문을 습관을 바꾸는 교육기회로 활용했다. 매일 20~30번 같은 말을 하는 게 쉽지는 않지만, 환자의 입장에선 가끔씩 치과에 올 때만 보고 들을 수 있는 내용이기에 환자에겐 매우 중요한 배움의 기회다. 이런 리뷰를 루틴으로 하면 환자는 다음 방문에 대한 습관적인 기대가 생긴다.

① 전체적인 손상, 특히 치아목 외곽
② 깊은 곳의 청소 부족으로 인한 잇몸출혈

이라는 환자 대부분의 공통적 현상에서 힌트를 얻고서 일단은 손상을 줄이는 쪽으로 방향을 잡았다. 거의 모든 환자에게서 나타난다면, 시중에 팔리고 있는 대부분의 청소도구는 '과도한 마모' 쪽을 가리키고 있다고 생각했다. 어쩌면 필자가 원하는 도구는 아직 시장에 존재하지 않을지도 모른다는 생각을 했고, 웹사이트를 찾아 여러 미세모 솔을 구입하여 직접 사용해 보고 환자들에게도 권하여 보았다. 테스트한 수많은 솔 중에 가장 가늘고 부드러운 님버스 칫솔을 선정해서 통일하게 되었고, 사용의 강도를 여러 방식으로 천천히 조금씩 줄여 보았다. 이전 장에서 설명했듯이, 부드러운 도구에 걸맞게 막 청소를 쉽게 해 주는 치약을 선정했고, 수많은 반복 관찰을 통해 조금씩 청소의 강도, 시간, 횟수, 움직임의 크기, 움직임의 방향, 각도, 칫솔모가 닿는 부위를 줄이고 바꿔 보았다. 기간을 두고 변수를 바꿀 때는 한 번에 여러 변수를 바꿔서는 어떤 변화가 어떤 결과를 낸 것인지 확인할 수 없기에, 한 번에 한두 변수만 바꿔 진행해야 하니 자연히 긴 시간이 걸렸다.

줄였더니 ①의 손상과 ②의 잇몸출혈(염증)이 서서히 줄어 가는 방향을 보여 줬다. 환자들 사이에 여러 오차가 있었지만, 그럼에도 불구하고 방향성은 점차 뚜렷해졌다.

'조금 줄였더니 결과가 더 좋아졌네…. 그래? 그럼 조금 더 줄여 볼까?'

손상, 잇몸출혈이 전체적으로 더 줄었다.

또 줄였더니 손상, 잇몸출혈이 더 줄었다.

이 과정을 아주 천천히 줄여 나갔다. 줄여서 혹시나 예방에 차질이 생기면 안 되니 아주 천천히 줄여 가며 관찰했다. 칫솔을 잡은 팔 움직임을 줄였다. 그러면서도 상당히 깊은 부분들이 존재하는 구조에서의 청소는 깊이 들어가는 것이 결정적임을 서서히 알게 되었다. 청소의 행위는 이제 완전히 없어졌고 깊이 닿는 것만 남게 되었다. 환자에게 전달되는 내용이 매우 단순화되었고, 목표도 단순화되었다. 집단적으로 보여 주는 결과는 점점 좋아졌다.

지금 나투라의 예방 교육을 보면, 이렇게 아무것도 안 하는 방식으로 이런 좋은 결과가 나올 걸 누가 상상이나 했겠나 하는 생각이 든다. 최대주의(maximalism), 많이 할수록 좋을 거라는 예상을 그냥 깬 정도가 아니라 완전한 반대, 최소주의(minimalism)가 나투라치과에서 얻은 결론이다. 여기까지 오는 데에 15년이 걸렸다.

도입부에서의 내용은 아래 내용으로 연결된다.

1 장기간의 플러스 효과 또는 마이너스 효과를 확인하는 문제. 시도 방법의 위험성 측정의 문제

– 구강관리의 결과는 즉각적으로 나타나지 않고 짧게는 1주, 길게는 수년에서 평생 동안 서서히 일어나고, 하나의 방법을 꾸준히 한 결과가 해로울 수도 있기에 오랜 기간을 두고 평가하기란 쉽지 않았다.

2 일관성의 문제. 습관 형성의 평가

– 환자 개개인이 배운 대로 매일 동일한 방법을 사용하지 않을 상황이 허다할 것이다. 다시 말해, 3개월 후 다시 왔을 때의 변화가 배운 것을 일관적으로 잘 해서인지, 일관성 없이 한 결과인지 판가름하기 어렵다. 잘하든 못하든 일관성 있게 한다면 평가하기가 더 쉬울 것이다.

3 행동의 정확성. 인과관계 측정

– 집에서 구강관리 할 때 트레이너나 환자 본인이 지켜볼 수 없는 맹점이 있어서, 실제로 어떤 행동이 누적되어 결과가 이렇게 된 것인지 인과관계를 결정하기가 어려운 점이 있었다.

그럼에도 불구하고, 이 집단적인 공명이 가리키는 방향은 시간이 걸리긴 했지만 서서히 선명해졌다.

처음 방문한 환자에게 검사, 함께 관찰, 교육의 시간을 충분히 할애한다. 문제가 있어 방문한 경우에는 그 특정 문제에 대한 설명과 함께 예방 교육은 기본적으로 다 전달된다. 예방 교육내용은 보통 치과에서 들을 수 있는 내용과는 사뭇 다르기에 환자들은 흥미롭게 듣고 관심을 보인다. 첫날 전혀 다른 개념의 구강관리에 대한 설명, 그렇지만 일상의 상식적인 방법. 늘 하던 방법과 동일하다는 말과 함께 시범을 경험하게 되면 환자는 근본적 문제해결의 희망의 빛을 살짝 보게 되는데, 이것은 환자에게 궁금증과 기대를 유발한다. 자신도 알고 있는 원리이고 실천할 수 있는 방법이라는 생각이 들면서 변화를 확인해 보고 싶은 의욕이 생긴다. 그래서 환자는 정말 이게 되는 걸까 하고 다음 내원을 기다린다. 이때 2주 간격이 골든타임이 된다. 환자가 배운 내용을 잊지 않고 의욕 상실 없이 연습할 적절한 시간, 잇몸의 반응을 극적으로 볼 수 있는 시간이다. 치료로 좋아진다는 것도 하나의 희망이 되지만, 예방을 잘해서 치료의 연속에서 벗어난다는 것은 더 큰 희망이 된다.

50:50의 비중의 구강 교육 2가지, **(1) 막 청소**와 **(2) 턱근육 훈련+나이트 가드**에 관해 필자는 환자의 이어지는 모든 방문에서 짧게 그리고 반복적으로 언급한다. 입안 볼살 물린 자국, 턱근육 경직 또는 이완 상태, 나이트 가드 사용 여부와 상태, 치아 안닿기 연습, 솔 사용에 대한 핵심 내용을 1~2분 내에 복습 후 같이 확인한다. 환자는 그럴 때 잊어버린 부분을 상기하고 2가지 범주와 그 내용을 다시 정리한다. 치료나 스케일링할 때 보이는 특이사항, 좋아진 부위, 그대로인 부위, 더 나빠진 부위 등을 환자와 거울 보며 짧게 확인한다. 어떻게 개선될 수 있는지 기억을 일깨운다. 방문을 통해 환자의 마음속에 아마도 다음과 같은 변화가 일어나지 않을까 상상해 본다. (실제 많은 환자들이 표현한 내용이기도 하다.)

> 자리를 뜨면서 환자는 지난번 상태와 배워서 줄곧 연습한 오늘의 상태를 비교해 본다. 개선된 부분은 과연 배운 대로 해서 개선된 것인지, 개선되지 않은 부분은 예전처럼 한 부분인지도 생각해 본다. 행동-결과 잇기를 반복적으로 확인함으로써 행동을 바꿀 마음의 변화가 스며들듯 일어난다.

전체적으로 2가지 흐름을 볼 수 있다.

① 새로운 문제의 발견 빈도가 낮아진다. 치료 방문 또한 예방훈련의 기회로 삼는다. 훈련이 잘 될수록 치료할 것은 드물게 발생한다.
② 환자의 치과에 대한 의존도가 떨어지고, 서비스 만족도가 오르고, 구강관리에 자신감이 생긴다. 가까운 사람들과 경험을 공유한다.

이 흐름은 서비스업에서 성공하기 위한 기본철학으로 이어진다(제19, 20장 참고).

시간이 흐르면서 쉽고 효과적인 방법으로 점차 집중되고 전달 내용도 더욱 간결해졌다. 첫 방문에서는 자세한 설명이 필요하다. 반복될 때는 핵심 내용으로만 리뷰한다. 이 책을 써 나가면서도 그 생각을 했다.

'독자들은 책과 사진, 그림만으로 이해하고 스스로 시도할 텐데, 리뷰를 같이 해 줄 상황이 아니니 제약이 많겠다.'

책 속에 흩어 놓고 내용들이 반복 언급되게 구성한 것은 마치 2주 또는 3개월에 한 번씩 보는 환자에게 내용을 상기시키는 것처럼 생각하여, 연습할 수 있는 기회를 주고자 한 것이다. 비슷한 내용을 책의 뒷부분에서 보면 흡수력이 커져 있을 것이다. 그리고 비슷한 내용은 사실 비슷한 내용이 아니라는 것을 알게 될 것이다.

이런 과정을 통해서 환자들은 서서히 젖어든다. 단발성 문제로 온 환자들에 비해서 오랫동안 치아 문제로 씨름해 온 환자들은 이 내용을 접한 후 과연 좋아지는지 다음 방문을 기대하며, 만일 다음 방문, 그다음 방문에서 어느 정도의 진전이 보이면 이제 확신을 가지고 습관 만들기에 돌입한다. 습관 만들기로 근원적인 문제를 해결할 수 있겠다는 예측이 나오고 평생의 치료를 최소화하겠다는 계산이 나오면, 장기적인 관계가 만들어진다. 장기적인 관계는 습관 형성에서 가장 핵심적인 부분이다.

습관 만들기의 예로 '오른손잡이 야구선수' 예화를 환자들에게 즐겨 쓴다.

만일 오른손잡이 야구선수가 왼손잡이로 바꾸는 훈련을 계속 해서 결국 왼손이 오른손보다 월등히 쉬워지면, 꿈에서도 손이 나갈 때 왼손이 나갈 정도로 훈련이 됐다면, 왼손잡이가 됐다고 볼 수 있지 않을까? 의식에서의 끊임없는 훈련은 그 결과가 무의식에서까지 자리를 잡는다. 그런데 오른손으로 공을 아주 잘 던질 수 있을 때 왼손 훈련이 쉽게 되겠는가? 왼손 연습을 하다가도 급하면 다시 오른손으로 할 수도 있고….

효율과 경쟁력이 낮은 새로운 방식을 쓰는 것, 신경과 근육의 오랜 기억을 먼저 지우고(delete) 다시 써야(re-write) 하는 이 번거로운 과정은 길고도 고통스럽다. 아예 처음부터 왼손으로 훈련을 한다면 지우는 과정을 생략하기에 성공률이 높고 쉬울 것이다. 어렸을 적부터 훈련하기가 그래서 쉽고 경제적이다. 오랜 습관을 바꿨을 때의 이득이 안 바꿨을 때의 손해보다 아주 월등함을 첫날에 보여 주는 것은 장기적인 관계 시작에 결정적 요소이다. 그러지 않으면 누가 이 수고로움을 선택하겠는가.

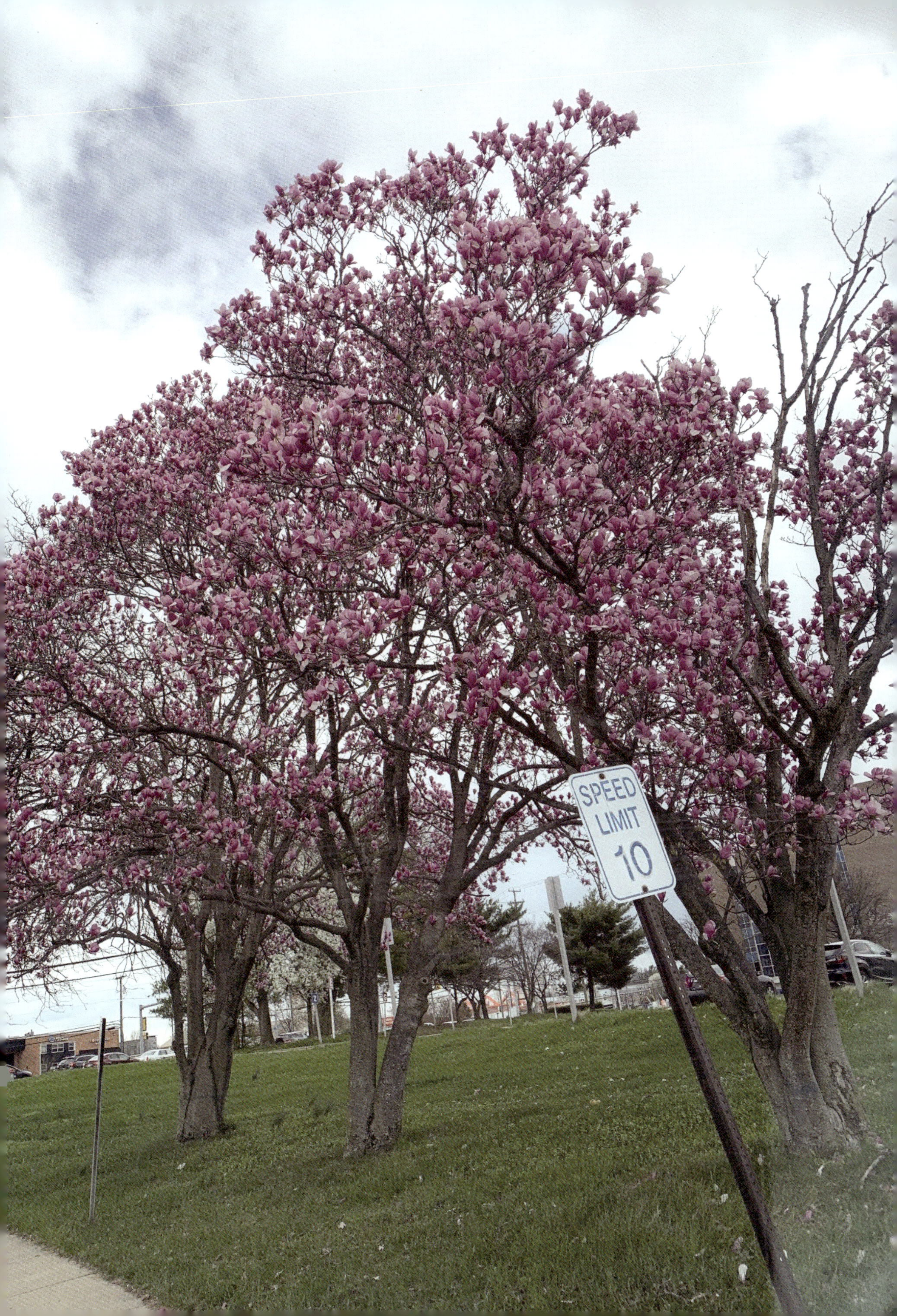
SPEED
LIMIT
10

신경과 근육은 기억한다. 피아니스트가 눈을 감아도 건반이 느껴지고 건반 위치가 '보이는' 것은 끊임없는 반복에서 몸이 기억하게 된 결과이다. 적당한 간격의 시간차가 이 기억을 업그레이드한다는 것을 경험한다. 신경과 근육의 기억은 강화되기도 하지만 흐릿해지기도 한다. 10년 전에 피아노를 건반 안 보고 잘했어도 연습하지 않으면 서서히 잘 안 보이게 된다. 그런데 칫솔 사용은 매일 하는 것이니 기억을 유지하기에 아주 좋은 여건이다. 그러면서 조금씩 바꾸기를 시도한다. 한 번에 바꾸기는 불가능하고 가끔씩 시간차를 두고 서서히. 독자가 홀로 연습해 볼 수 있다. 책이나 유튜브 영상을 가끔씩 보면서 발전할 수 있다.

단지 어느 단계까지 왔는지 리뷰가 없어서 더 큰 진전이 어려울 수 있다. 같이 리뷰할 사람들이 마을마다 도시마다 있다면, 간헐적인 리뷰를 통해서 신경과 근육의 기억을 업그레이드할 만하다. 리뷰할 사람은 치과의사, 치과위생사이고, 환자를 리뷰해 줄 수 있는 장소는 전국에 퍼져 있는 치과가 될 수 있다(제24장 참고). 그러나 아무리 효과가 좋은 방법이라도 집단적으로 받아들여지는 데는 시간이 걸린다. 한 개인의 습관이 바뀌는 데에도, 한 사회의 관습이 바뀌는 데에도 시간이 걸린다. 어느 지점을 넘어서서 사회의 통념이 바뀌는 순간 티핑 포인트를 넘으면 그 후 개인의 변화는 사회통념과 더불어 오히려 더 힘을 받아 쉬워지지 않을까 상상해 본다.

환자들이 보여 주는 습관 지우기, 습관 만들기의 과정과 속도는 저마다 다르다.

한 환자는 1년에 1~2번, 딱 보험이 커버하는 정도만 스케일링을 받으러 왔다. 안쪽 어금니 부위는 계속 잇몸에서 피가 많이 났고 잇몸뼈가 서서히 녹아 잇몸주머니도 깊어지고 있어 칫솔이 닿기는 더 어려운 상황이라서 3개월에 한 번씩 오면 더 잘 배우고 큰 치료를 막을 수 있지 않겠냐고 조언을 했지만, 6년 동안 늘 1년에 1~2번만 왔다. 좋아질 기미가 없었다. 서서히 나빠져서 잇몸수술로 주머니를 줄여 쉽게 칫솔이 닿는 구조로 좀 바꿔 보자고도 했지만 반응이 없었다.

그러던 어느 날 스케일링을 받으러 왔는데, 갑자기 염증이 없어지고 지난번 때와는 180° 달라진 상태가 되어 있었다. 이전에는 필자의 설명을 듣기만 하고 별말 없이 가던 환자가 이번에는 검사 결과에 매우 흥분해서 말수가 많아졌다. 환자의 목소리를 거의 처음 들었다. 원래 말이 없는 분인가 했었다. 그동안 열 번도 더 들은 필자의 교육과 시범이 어느 날 갑자기 무슨 뜻인지 알게 됐다며 그 이후로 잇몸이 좋아지는 것을 느꼈다는 것이다. 필자가 전혀 예상하지 못한 기분 좋은 경험이었다.

'야, 6년이라…. 나나 환자나 참….'

필자는 가르치는 내용을 최대한 쉽고 단순하게 전달하지만, 일부 환자의 입장은 꼭 그렇지 않을 수 있다는 것도 동시에 느꼈다.

상당수는 초반 몇 번의 방문에 상태가 상당히 좋아지다가 약간의 정체기를 지나고, 또 많은 경우 후퇴기에 접어든다. 습관 형성에 있어서 일종의 휴지기이다. 꾸준히 와서 리뷰를 하는 경우는 정체기나 후퇴기에서 다시 상승기를 보인다. 수십 번을 리뷰한 환자도 방문 후 서서히 잊어버린다고 한다. 다음에 와서 다시 듣는 설명에 '아~!' 하는 감탄사를 내곤 한다. 환자의 눈빛이 예전과는 다르다. 시간을 두고 경험을 꾸준히 한 환자는 눈빛에서 자신감과 확신을 느낄 수 있다. 살짝 웃는 환자의 그 웃음은 제대로 방향을 잡고는 있다는 안도감과 더 잘할 수 있었는데 하는 약간의 아쉬움의 표정일 거라고 필자는 생각한다. 치아를 매끄럽게 하려고 너무 애쓰지 말라고, 너무 잘하려고 하지 말라고 하면 또 웃는다. 마음속 생각을 들켰다는 웃음이다. 상승기–정체기–후퇴기를 반복하면서 조금씩 상승하고 습관 형성의 꼭지에 가까워진다.

6년이 지나도록 듣고 또 듣고, 보고 또 본 내용이 그동안 마음속에 계속 쌓이고 성장하고 소화되고 구체화되고 있다가 어느 순간 그것이 정확한 행동으로 바뀌는데, 그런 경우에는 행동으로 나오는 순간 바로 습관이 돼 버린다. 이런 경우는 흔히 예전으로 갔다 왔다 하는 요요현상이 거의 없다. 일반적인 경우는 잇몸 상태가 요요현상을 보인다. 서서히 요요현상이 줄면서 습관으로 수렴된다.

50대 후반의 백인 환자는 학교 선생님이었다. 잇몸 상태가 상당히 나쁜 상태로 왔다가 딥 클리닝(깊은 스케일링)과 일부 심한 부위 잇몸수술 후 3개월마다 꾸준히 오면서 서서히 좋아지고 있었는데, 어느 순간 필자 기대치의 75% 정도에서 3~4년간 거의 변화가 없었다. 칫솔 사용을 보여 달라고 하면, 역시 선생님답게 교육내용과 비슷하게 한다. 그래서 지금까지 잘 정제되고 세련되어진 필자의 교육내용에 문제가 있는 걸까 하는 의구심이 들기도 했다. 그러다가 코로나 팬데믹으로 2년 만에 왔는데 놀랍게도 필자 기대치의 90% 이상 좋아져 있었다. 예상을 완전히 뒤집었다. 눈을 의심할 정도였다. 염증도 없고 잇몸도 좋아졌다. 설명하기가 좀 어려운 케이스이다. 3~4년 동안 3개월마다 훈련, 리뷰를 하다가 2년의 공백 사이에 무슨 일이 생겼을까. 교육내용대로 하고 있어서 내용에 문제가 있었던 것은 아니었다. 어쨌든 이 경우도 어느 정도의 설명과 훈련 이후 환자 스스로 터득한 경우인데, 시간이라는 요소(factor)에 어떤 키가 있는 것 같다. 이제 3개월마다 방문할 필요가 없어졌다. 6개월 방문으로 스케줄링했다.

한 환자가 거의 모든 치아가 계속 시리다며 내원했다. 오래된 문제를 해결하고자 노력했으나 그럴수록 문제는 더욱 악화되었다고 했다. 환자의 잇몸은 과도하게 밀리고 뿌리는 드러나고 깎여 있었다. 잇몸염증은 없어서 꼼꼼하게 터칭이 되고 있다는 것을 알 수 있었다. 그러나 청소를 자주, 많이, 큰 팔 동작으로 하고 있었다. 시리면 충치 등의 문제가 있는 거 같아서 더 열심히 했다고 한다. 충치는 발견되지 않았다. 단지 과도한 마모였다. 그래서 필자는 솔질 시 팔 움직임을 완전히 줄이라고 처방했다. 아마도 환자에게는 그것이 제일 어려운 주문이었을 것이다. 이래도 닦이냐는 거였다. 교육내용을 전한 후 살짝 님버스 칫솔(초미세모 칫솔)을 누르고 가만히 있어 보라고 했다. 2주

후 다시 검사했을 때 통증, 시림은 줄었지만 조금 남아 있었다. 다시 님버스로 살짝 누르고 가만히 있으라고 했는데, 청소가 너무 부족한 거 아니냐는 표정이었다. 3개월 후 많이 나아졌는데 아직 약간 시렸다. 칫솔로 다시 보여 주었다. 잇몸이 재생되는 모습과 님버스로 살짝 누르고 있는 무동작을 다시 보여 주었다. 염증 없이 잇몸이 재생되는 과정이 진행되었다. 잇몸 상태가 호전되고 시림 또한 사라지면서 환자의 불안감도 없어졌다. 불안해서 '열심히' 하던 것에서 '슬슬' 하는 것으로 습관이 변화되는 것을 환자와 필자가 같이 확인할 수 있었다. 행동–결과 잇기를 여러 번 확인하면서 환자의 신뢰 시스템에 큰 변화가 생겼다. 1년 동안 6회 내원해서 리뷰한 결과가 아래 사진이다.

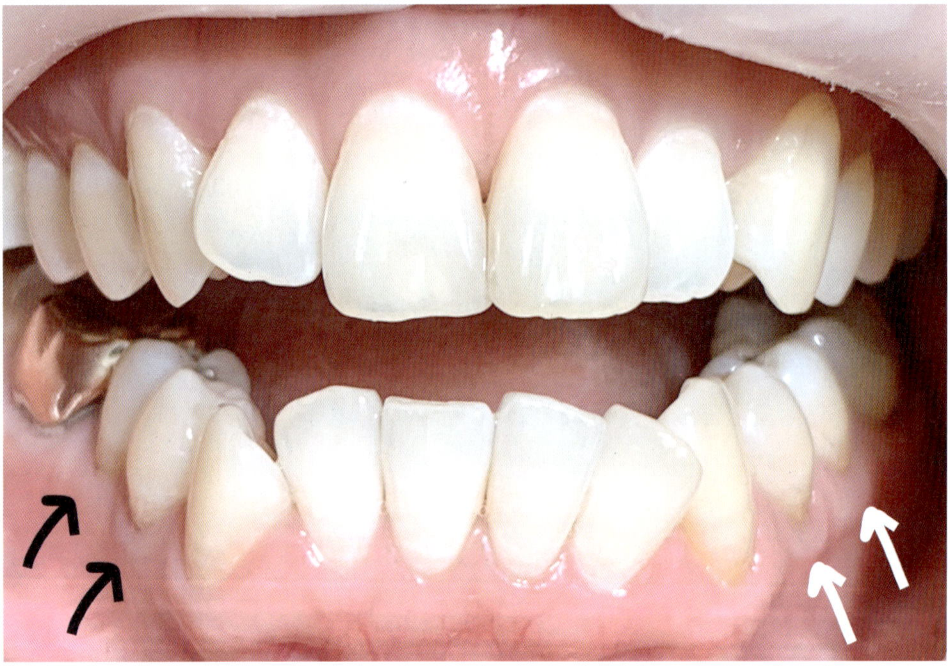

아쉽게도 뿌리가 심하게 노출된 첫날 사진이 없지만, 사진에서 보다시피 환자의 오른쪽 잇몸(**검은 화살표**)은 다른 모든 부위와 함께 상당히 재생되어 치아목을 다 덮었고, 왼쪽 잇몸(**흰 화살표**)은 잇몸재생이 되고는 있지만 덜 된 모습이다. 한 사진에 과거의 일부 모습과 현재의 회복된 모습이 공존하는 것을 볼 수 있다. 환자는 오른손잡이고 왼쪽 부위를 청소할 때 팔을 들고 흔드는 움직임이 아직 약간 남아 있음을 결과가 보여 주고 있다. 1년, 6회 리뷰로 아주 좋은 결과를 보였다. 이 사진을 설명과 함께 환자에게 보여 주면, 확실한 객관화가 되고 환자 행동 변화에 큰 도움이 된다.

이 변화의 과정에서 성공하지 못하는 케이스도 가끔 있다. 치석 제거, 매끄러운 치아면을 매일 구강관리의 제1차 목표로 둔, 그래서 치아뿌리의 전체적인 노출, 시림, 잇몸 손상, 블랙 트라이앵글(치아 사이의 삼각형 검은 공간, 아래 사진 참고)을 보이는 환자에게 기본설명을 했다. 연습하고 2주 후에 다시 내원했다. 청소 후의 매끄러움이 없는 것이 환자는 불만이었다. 덜 닦인 그 느낌이 본인 생각에 받아들여지지 않는다고 하며 불만스럽게 떠났다.

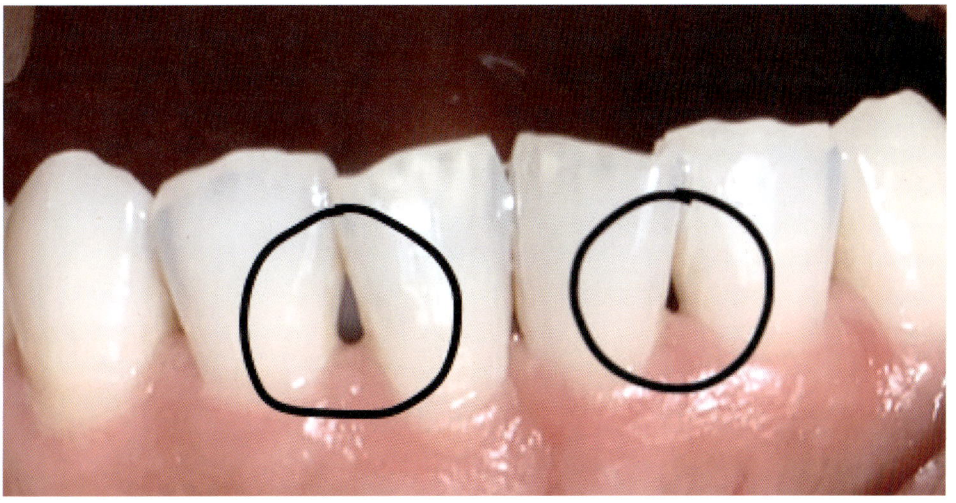

블랙 트라이앵글

하지만 동의가 되든 안 되든, 꾸준히 와서 리뷰하는 환자는 결국에는 개선되었다. 산을 넘어 봐야 그다음 풍경이 보인다. 넘기 전까지는 수없이 올랐다가 내려오는 것을 반복하지만, 결국 시간 속의 인내와 반복으로 산을 넘어 경치를 체험한다.

모든 환자 한 명 한 명이 다 특별한 케이스이다. 여기서 다 나열하기 어려울 정도로 예들은 많다. 각자가 목적지에 도달하는 방식과 시간은 저마다 다르다. 예를 들면, 문제가 발생했을 때만 오는 경우는 꾸준히 오는 경우보다 상실 속도가 50대를 넘어가면서 훨씬 빨라지고 전체 치료비용이 월등히 많아졌다. 칫솔 사용을 '매일' 한다는 것은 아주 훌륭한 장점이다. 그것이 성장과 습관 형성의 단초가 된다. 그래서 턱관절 힘 빼기 훈련에 비해 훨씬 유리하다.

두 훈련, (1) 칫솔 사용, (2) 치아 맞닿지 않기 / 턱근육 힘 빼기 / 나이트 가드 사용의 습관 형성 커브는 다른 양상을 보였다. 턱근육 상태 확인을 위해 누르면서 마사지하는 것, 음식을 씹지 않을 때 위·아래 치아 맞닿지 않기는 칫솔 사용처럼 어렸을 때부터 해 온 행동도 아니고 정해진 시간이 있지도 않다. 그러니 일단 매일 기억해서 하기가 쉽지 않다. 대부분 하는 말이 '아, 잊어버렸네요.'이다. 그래도 치과에 올 때마다 보고 듣고 느낀다. 습관 형성 커브를 그린다면 칫솔 사용 커브는 먼저 오르고, 턱 훈련 커브는 한참 후에나 오른다. 치과에 오랫동안 온 환자는 두 커브가 둘 다 비슷한 수준으로 올라 있다. 그때쯤이면 밤 이갈이에 대한 이해도가 높아서 대부분 나이트 가드 사용자가 돼 있다.

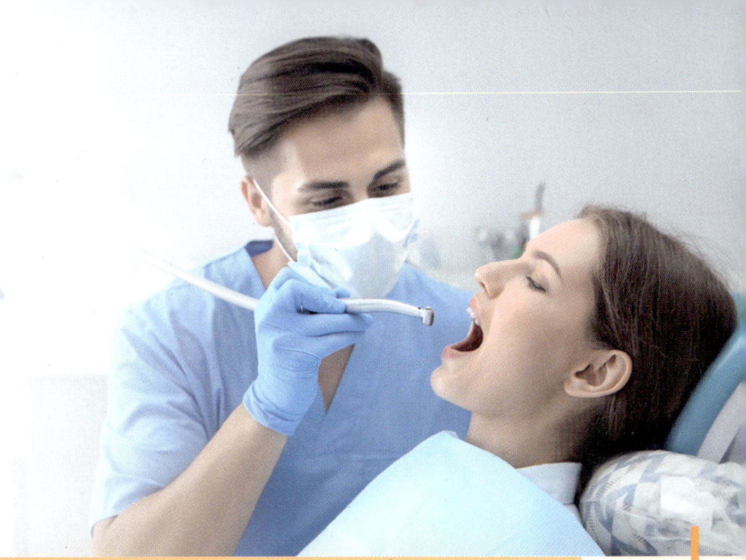

제 6 장*

치아면 막 청소의 특수성:
자연치, 임플란트, 브리지의 표면을 잘 따라가자

막 청소에서 표면을 따라가는 것이 기본요소다. 세차에서 차 지붕이든, 손잡이든 어디든 구석구석 부드럽게 터치하는 것이 주된 작업이다. 레고나 키보드를 청소하자면, 터칭을 효율적으로 할 수 있는 도구를 쓴다.

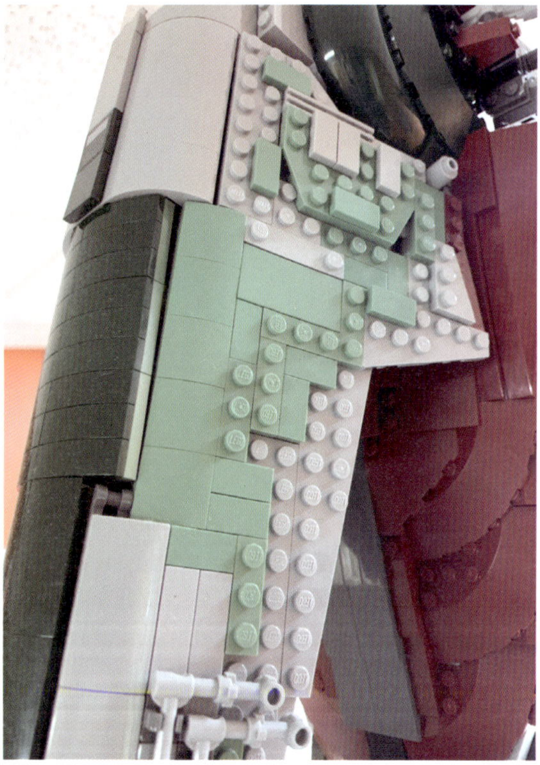

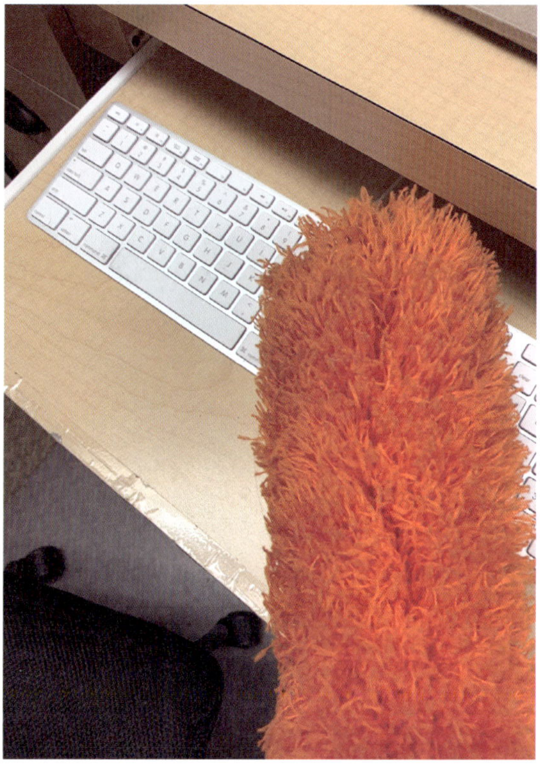

치아는 그 터칭 작업을 눈으로 확인할 수 없다는 문제가 있다. 그래서 님버스 같은 가늘고 부드러운 도구와 글라이드 같은 치실로 터치하는 방법을 앞에서 설명했고, 3차원의 형태를 머릿속에 그리고 잇몸의 느낌을 확인하면서 천천히 진행해야 하는 것이다. 이번 장은 예외적일 수 있는 치아와 임플란트의 구조를 보고, 터칭을 어떻게 응용할 수 있는지 알아보자.

이후 사진과 그림에서 임플란트 목 부위를 터치하는 방법을 볼 수 있다.

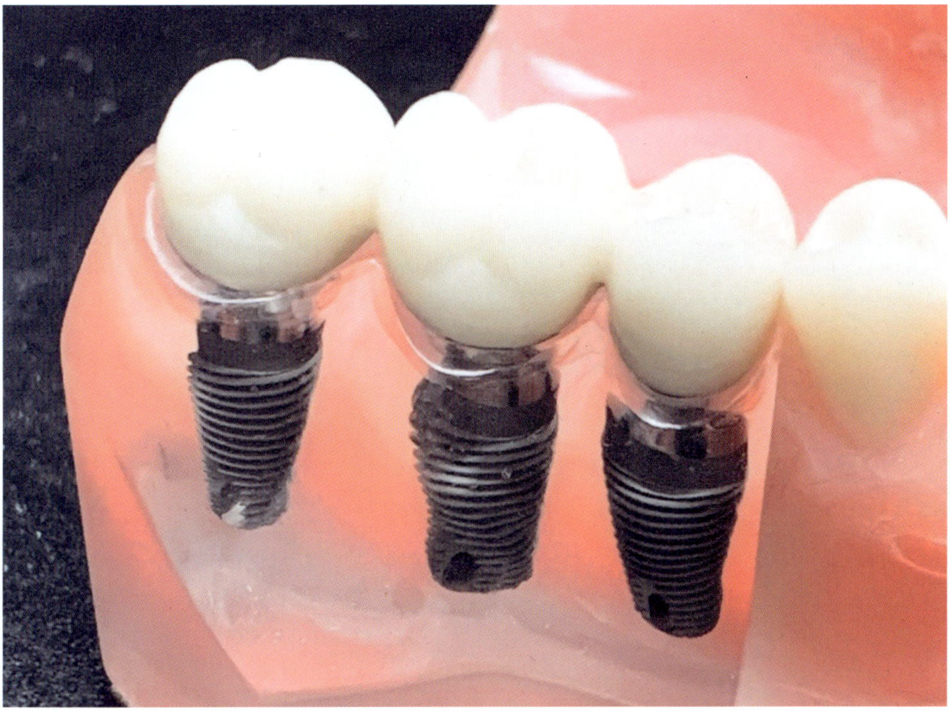

임플란트(뿌리)의 지름은 원래 치아뿌리의 반 정도이기 때문에 치아머리의 크기를 원래 사이즈로 복구하기 위해서는 잇몸 속에 덮인 부분이 오목하게 들어가게 된다. 아래 그림에서 빨간 실선은 잇몸선, 보라색 점선은 잇몸뼈, 노란색은 막 청소를 위해 매일 닿아야 할 목 부분이다.

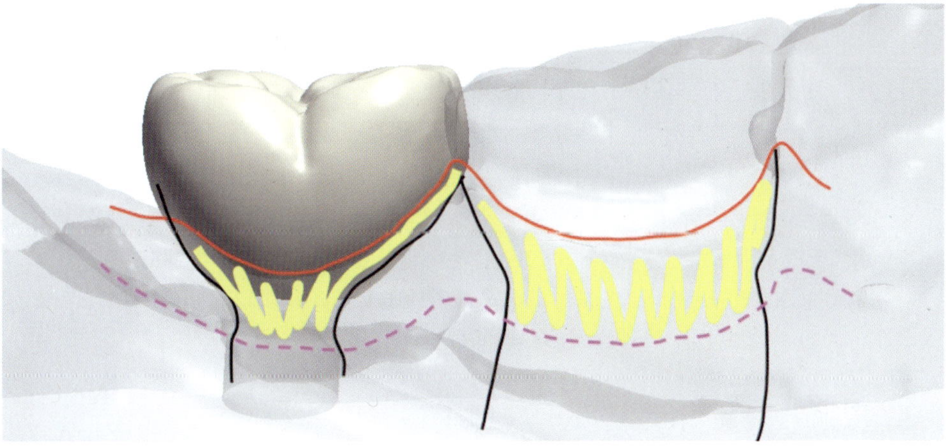

출처: Vision Artist Dental Lab, Annandale, VA. Modified by Dongho Kang.

치아목은 잇몸질환으로 깊어지지 않았다면 칫솔을 뉘어서 2~3개 치아를 45°로 덮으면 닿을 수 있다(아래 사진). 임플란트 목은 상당히 좁게 생겨서 칫솔을 세워서 45°로 들어가면 비교적 쉽다(다음 페이지 사진). 치실로 임플란트 크라운의 목을 따라가 보면 조금 깊이 들어가는 이유인데, 이때 조심스럽게 치아면을 따라만 간다. 힘을 주어 밀면 잇몸 손상이 생긴다.

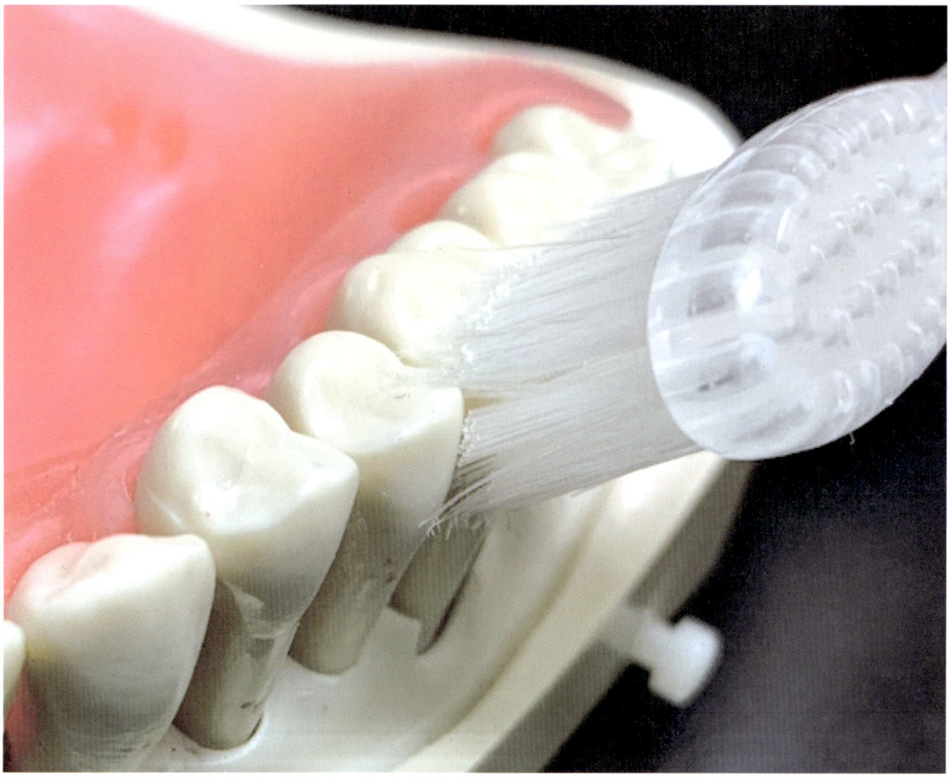

주의! 치아에서도 임플란트에서도 '터치' 목표로 손목으로 살짝 누르고 사진처럼 잠시 유지하는 것으로 끝난다. 연필로 작은 글씨를 쓰는 방법과 매우 유사하다. '청소' 목표를 가지고 누르기 동작을 반복하거나 긁어내는 동작은 잇몸에 상처를 내므로 이 책에서 권하는 방법과는 무관하다. 치실에도 똑같이 적용되는 원칙이다. 터칭 후 잇몸이 불편하다면 청소를 한 결과이다. 잇몸을 덮으면 잇몸에 걸려서 깊이 들어가지 않고 잇몸을 누르는 현상이 생기므로 잇몸은 전혀 덮지 않는다. 치아의 가장 뾰족한 부위를 덮고 살짝 누르기다. 칫솔모의 끝이 닿는 부분이므로 칫솔모가 휘거나 벌어지지 않도록 한다. 치약의 양은 부족하지 않게 사용한다.

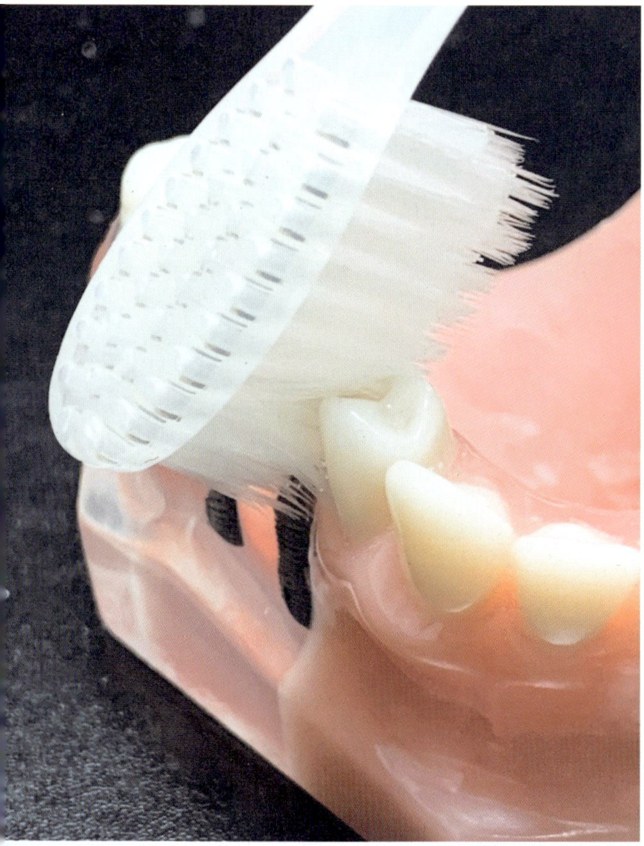

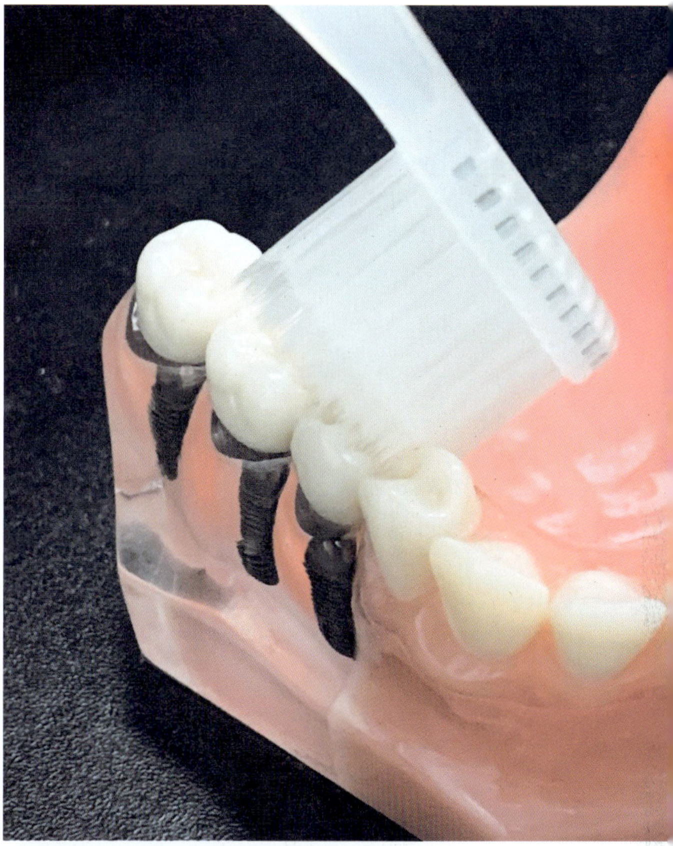

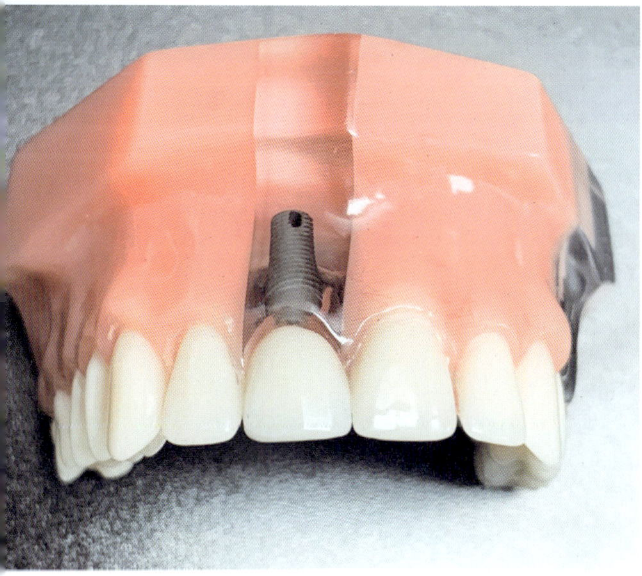

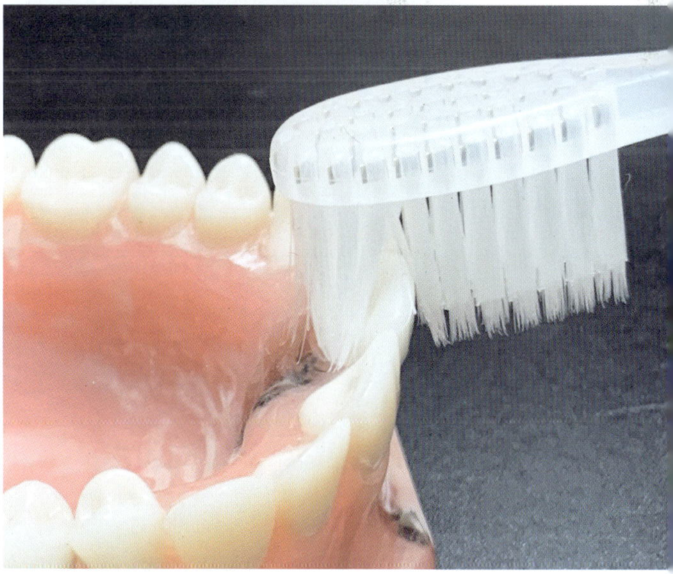

아래 사진. 칫솔이 치아를 45°로 덮고, 잇몸은 덮지 않고 치아만 덮는다. 솔 끝이 속에 터치되는 느낌만 느낄 정도로 살짝 누른다. 솔이 많이 벌어지거나 꺾이지 않고 바로 서 있는 것을 본다.

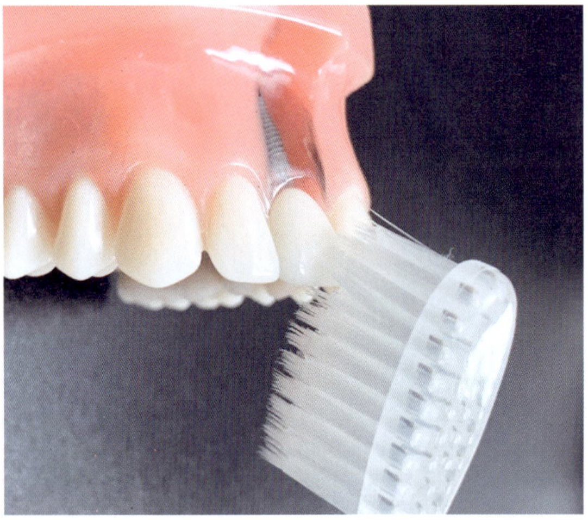

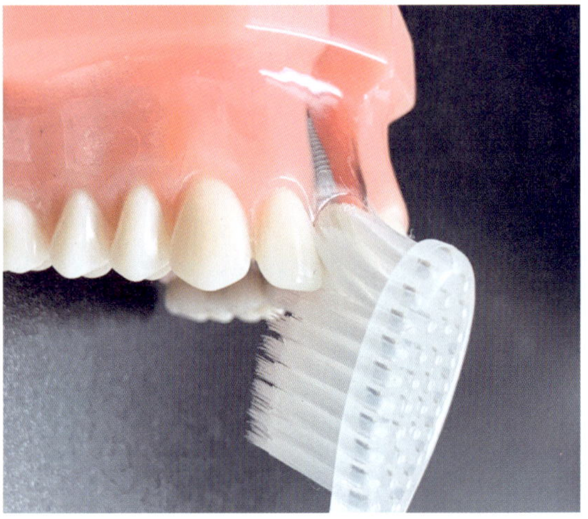

임플란트 부위의 잇몸이 붓고 염증이 계속되어 내원했다. 거기에다 크라운의 일부 포셀린 부위가 깨져서 씹을 때마다 음식이 박히는 문제가 있었다. **(1) 솔 끝의 터칭 문제, (2) 불필요한 턱 근육 힘 컨트롤 문제**를 동시에 볼 수 있는 케이스다. 임플란트는 입안에서 가장 안쪽에 위치했던 제2대구치를 대신하고 있다. 제2대구치 상실의 원인이 이제는 임플란트 상실을 유도하고 있다. 문제의 동일한 원인은 여전히 남아 있다.

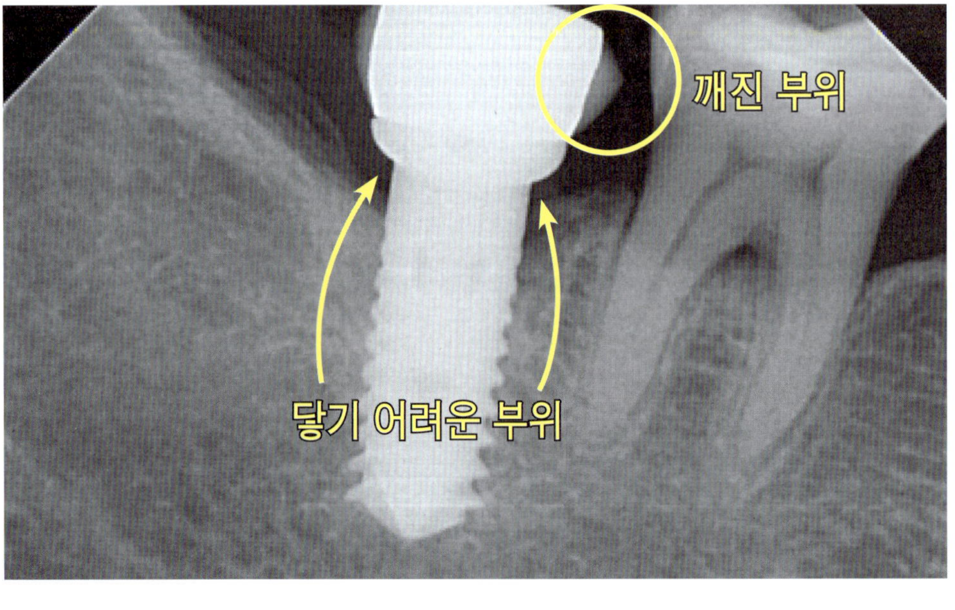

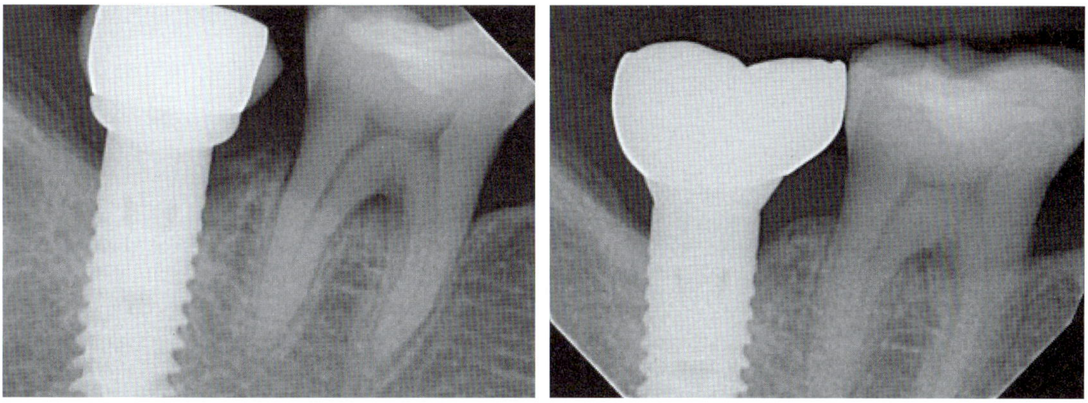

먼저 교육부터 시작했다. 미세모 칫솔로 살살 꼼꼼히 닿기, 위·아래 치아 맞닿지 않기와 나이트 가드 쓰기. 치료는 임플란트 크라운과 기둥(abutment)을 개선된 디자인으로 교체하는 것.

아래 사진에 표시된 것과 같이 잇몸뼈의 이미지를 보면 선명하게 개선된 것을 알 수 있다. 염증이 심하면 질퍽한 땅처럼 변화가 크고 뿌옇고 점진적인 흰색 띠를 보이고, 염증이 줄면 단단한 땅처럼 변화가 줄어들고 선명한 흰색 선의 경계가 보인다. 치아의 뿌리가 갈라지는 부위도 뼈흡수로 인해 검은 공간이 생겼던 것이 줄어들었다(노란색 원).

주기적으로 리뷰하면서 환자의 습관이 잘 형성되도록 돕는다. 엑스레이의 변화도 함께 리뷰하여 느낌만 좋아진 것이 아니라 객관적으로도 좋아지는 것을 확인한다. 좋아진 상태는 습관이 형성되지 않으면 다시 나빠질 수 있다. 3개월씩 치석 제거와 함께 리뷰하다가 연속으로 몇 번 동일하게 좋은 경우, 습관이 잘 형성된 것이 확인되면 기간을 6개월로 늘려서 리뷰한다. 6개월로 가다가 습관이 약해진 것이 보이면, 환자에게 3~4개월 리뷰를 다시 권할 수 있다.

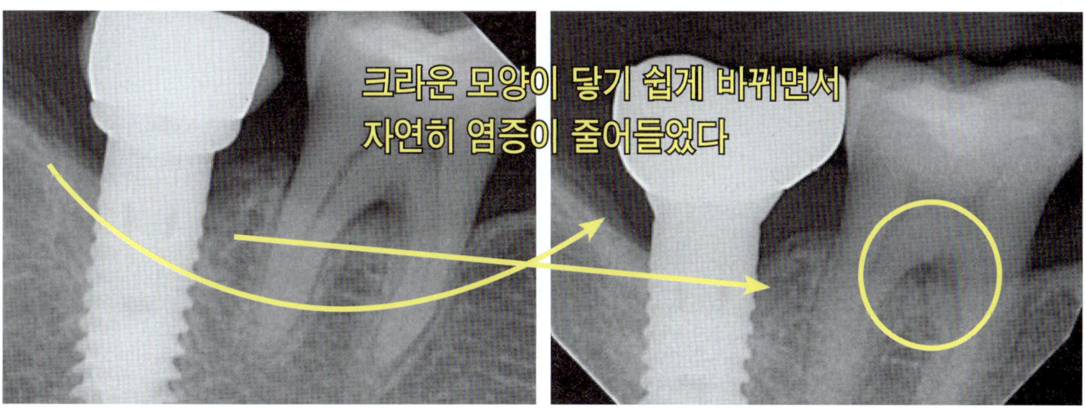

아래 사진을 보면, 임플란트 크라운의 디자인이 음식이 들어갈 공간을 줄이느라 불룩하게 돼 있다. 이 부위에 염증이 심했고 환자가 청소하기 어렵다며 왔었는데, 그 앞쪽 치아(사진에서 오른쪽 치아)의 크라운 위로는 충치가 상당히 커져 있었다.

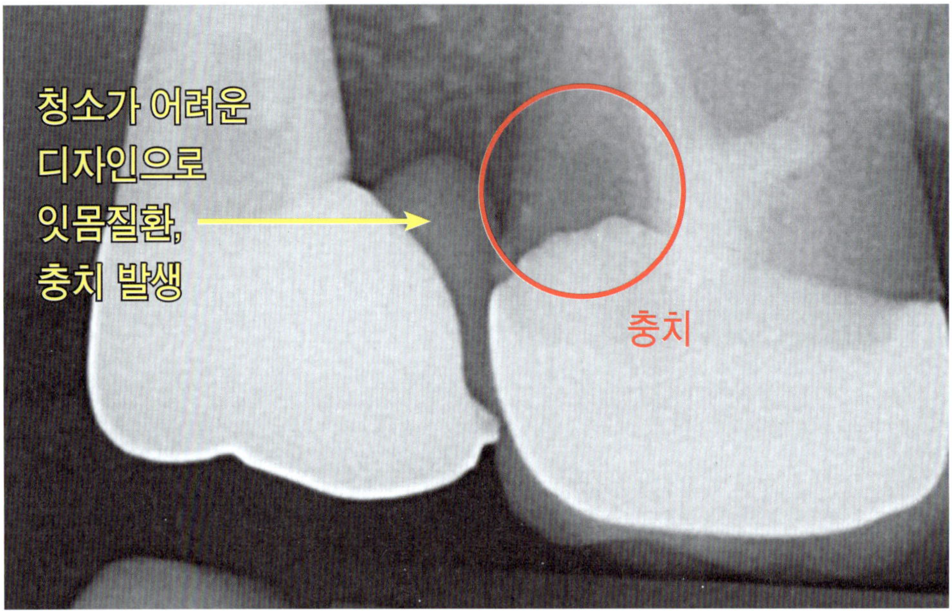

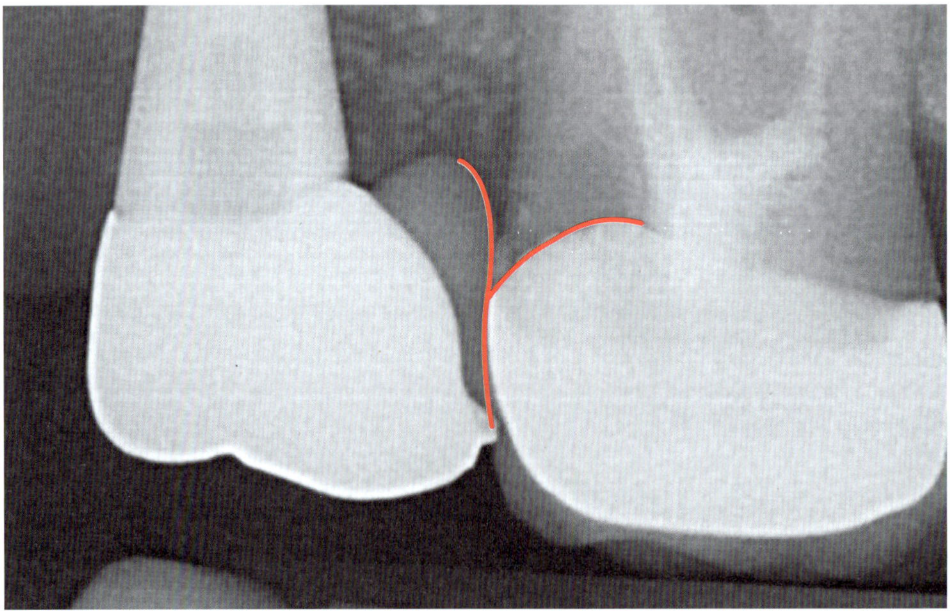

임플란트 크라운, 앞 치아의 크라운, 치아와 같이 3부분이 한 점에서 만나는 경우는 청소 문제가 잘 발생한다. 예방과 청소의 효율성을 고려해서 디자인하고 치료하면 훨씬 수명이 길어진다.

아래 사진. 빨간색 부위는 잇몸 부위이다. 청소는 잇몸 속 구조물을 어떻게 터치하느냐에 달렸다. 노란색은 임플란트, 크라운 속의 충치로, 터치해야 할 표면이다. 잇몸 속의 3차원 Z자 부위를 매일 터치하는 것은 상당히 어려워 보인다. 늘 오래된 필름이 존재한다. 음식이 덜 끼게 하려고 공간을 막았겠지만 음식은 끼기 마련이다. 일단 낀 음식물 제거도 어렵다. 임플란트 크라운의 Z자, 그리고 옆 치아의 충치 속에 들어간 것들을 청소하고 터치하다가 잇몸이 불편해지고 상처 나기 쉬운 구조다. 처음 상태는 잇몸이 붓고 염증이 많았다.

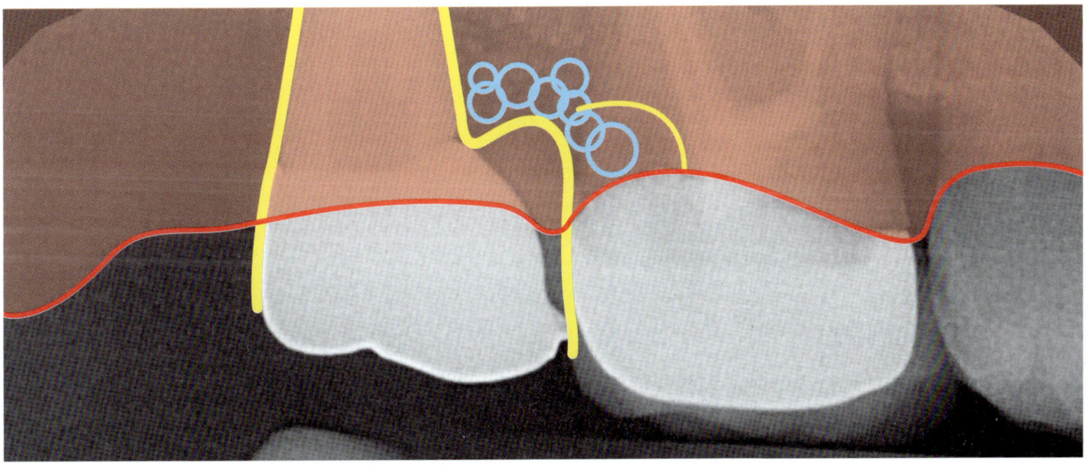

아래 사진. 오른쪽 치아의 크라운을 제거하고, 임플란트 크라운을 놓아둔 채로 칫솔, 치실이 닿기 쉽도록 Z자를 완만하게 다듬었고, 오른쪽 치아는 충치치료 후 새 크라운으로 막았다. 3개월마다 청소, 리뷰, 교육을 했고, 염증이 줄면서 부었던 잇몸은 가라앉으며 공간이 적절하게 생겼다. 이런 경우는 뭔가가 끼었을 때 청소가 훨씬 쉽다.

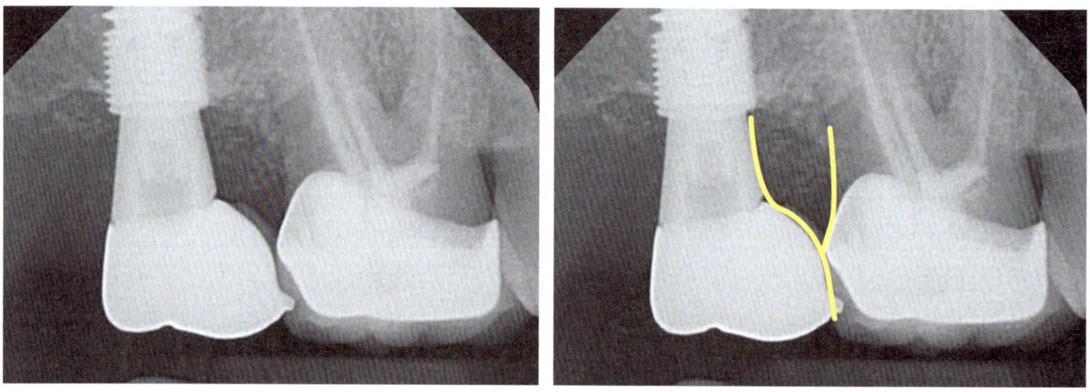

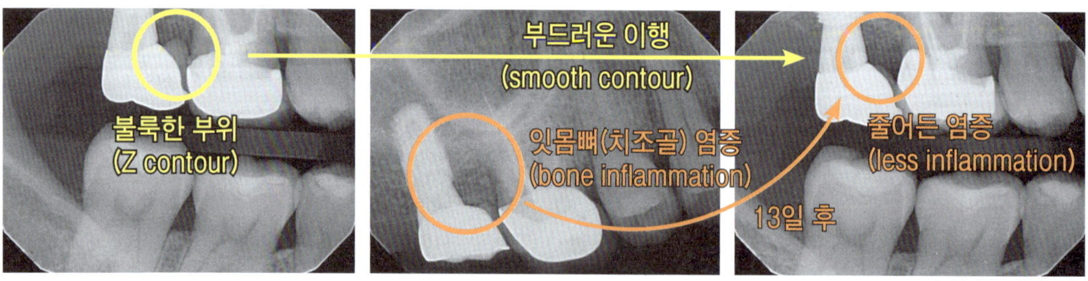

아래 상황도 비슷한 상황이다. 임플란트의 왼쪽(앞쪽)에는 3~4mm 정도 뼈가 녹았고, 오른쪽(안쪽)은 1mm 정도만 녹은 것이 보인다. 청소와 닿기가 얼마나 쉬운지에 따라 결과는 다르다. 크라운의 불룩한 부분은 잇몸을 누르고 있고, 각지게 들어간 부위도 잇몸 속이다. 회복 방법은 크라운을 빼서 모양을 바꿔 주고, 닿는 방법을 훈련하는 것이다.

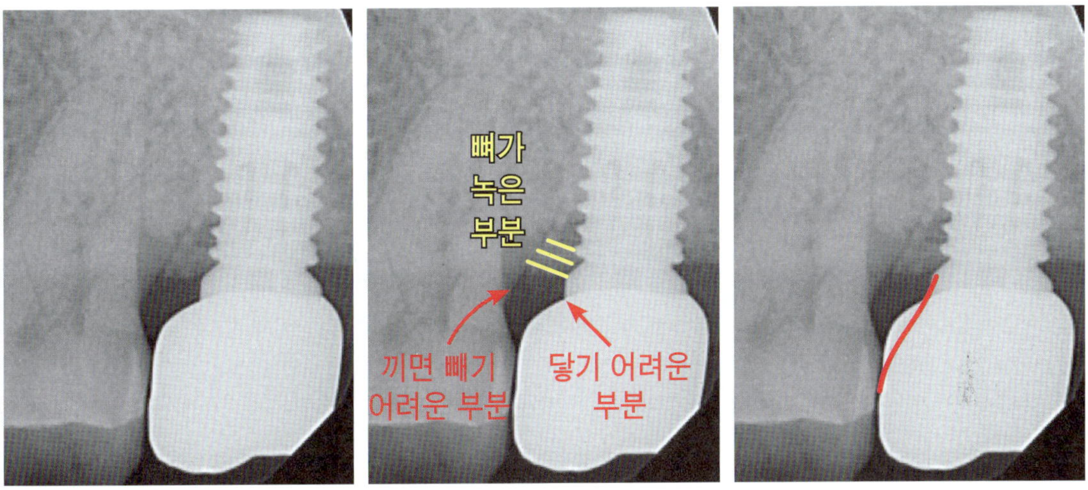

아래도 비슷한 상황. 잇몸은 눌려 있고, 염증은 좌·우로 진행되고 있고, 앞부분은 솔질의 상처로 임플란트의 금속색이 노출되어 있다. 왼쪽 치아의 충치도 긴 접촉면에 의해 생긴 것으로 보인다. 긴 접촉면을 만든 이유는 빈 곳을 최대한 줄이기 위해서였을 것이다. 다행히 크라운을 쉽게 제거할 수 있었고, 옆 치아의 충치치료를 했다. 크라운의 목 부위를 잘 다듬고 공간을 살짝 남겨 잇몸이 눌리지 않게 했더니, 청소도 훨씬 쉬워져서 염증도 줄었다. 잇몸은 재생되어 임플란트 금속 부분이 잇몸으로 덮였다.

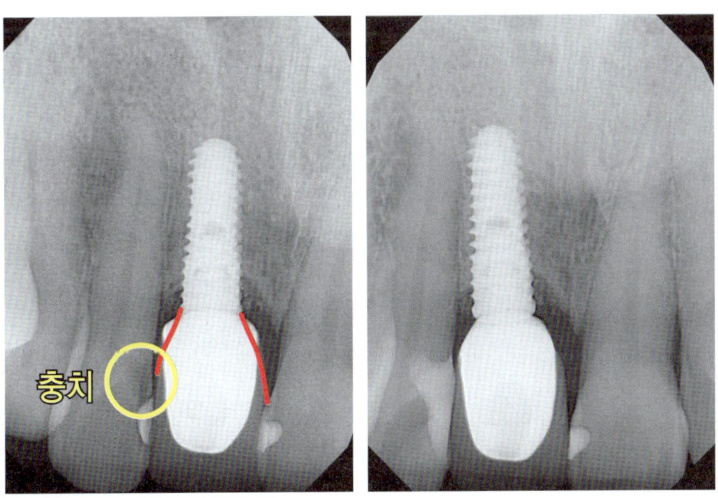

아래 사진. 환자가 처음 내원했을 때 임플란트 주변의 잇몸뼈가 염증으로 없어지고 있던 상황이었다. 임플란트의 표면이 노출된 상태이다. 치아의 뿌리는 노출이 되더라도 치석 제거를 잘 하면 터칭이 쉬운 편이다. 그에 비하면 임플란트는 촘촘한 나사 표면이고 나사 모양은 매우 다양하다. 뼈 안에 묻혀 있던 임플란트 나사는 막 청소가 부실한 곳에서부터 서서히 드러난다. 1~2개의 나사가 노출되기 시작하고 잇몸뼈는 내려가는데, 보통 잇몸은 여전히 덮고 있다. 그 사이로 솔 끝이 들어가 구석구석 터치한다고 상상해 보면, 나사 모양에 따라 터칭이 더 어려운 것 또는 불가능한 것들이 있다. 그럼 아래 엑스레이에서처럼 잇몸뼈 재생은 기대할 수 없고, 잇몸뼈 파괴는 점차 깊어진다.

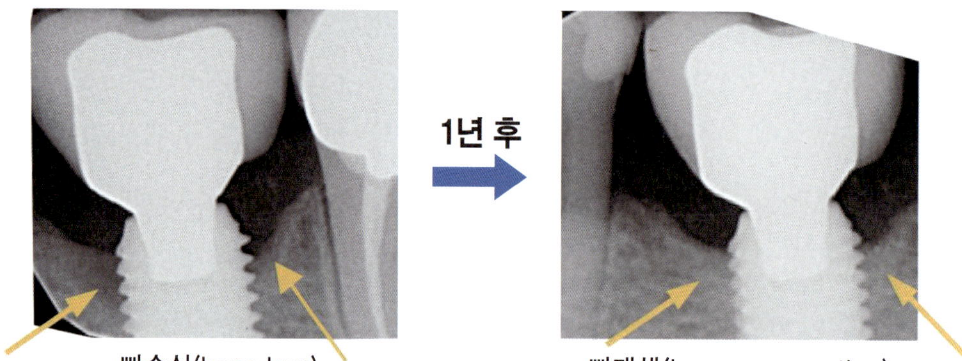

뼈손실(bone loss) 뼈재생(bone regeneration)

임플란트 나사를 스캐닝하는 느낌으로 님버스 또는 초미세모의 끝으로 살짝 누르고 표면 형태의 정보를 다 입력하는 느낌으로 놓치지 않고 닿게 한다. 팔을 움직이며 닦으려고 하지 않는다. 그 움직임은 깊고 좁은 부위의 나사를 스캐닝하지 못한다.

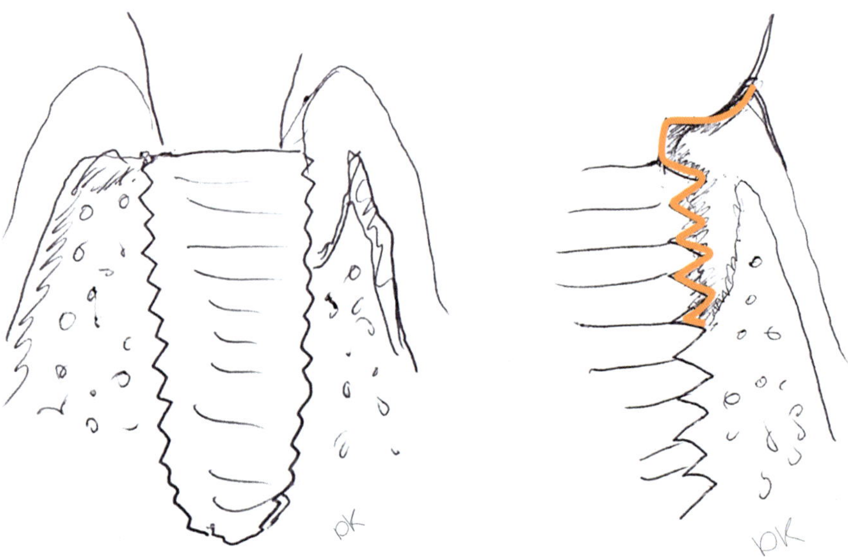

아래 왼쪽은 크라운을 자연치처럼 이쁘게 보이려고 S커브를 지나 Z커브를 만든 모양. 치태가 깔린 오랜지색 면을 따라갈 수 없다. 그래서 오른쪽 그림처럼 파란색 외형으로 변형하여 면을 따라 쉽게 깊이 들어갈 수 있게 해 보았다. 자신의 임플란트의 3차원적 형태를 어느 정도 알고 있다면 터칭에 도움이 될 것이다.

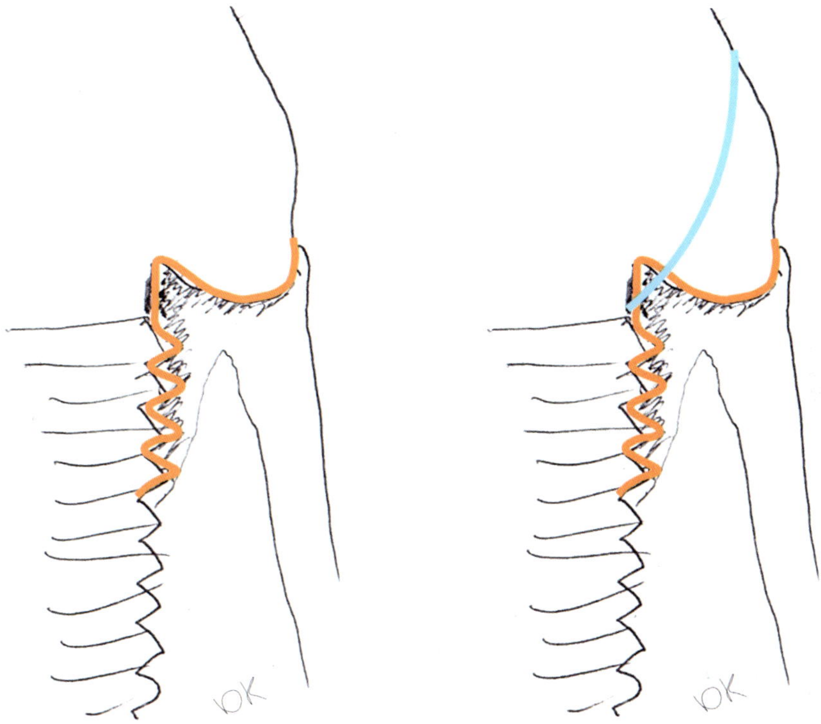

주머니 속에 고여 있거나 떠 있는 것들은 먼저 약한 힘의 물총 같은 청소도구, 워터픽(Waterpik) 같은 기구로 쉽게 대부분을 비우면, 다음 단계인 막 청소를 효과적으로 할 수 있다. 최소한으로만 사용하는 것을 권한다.

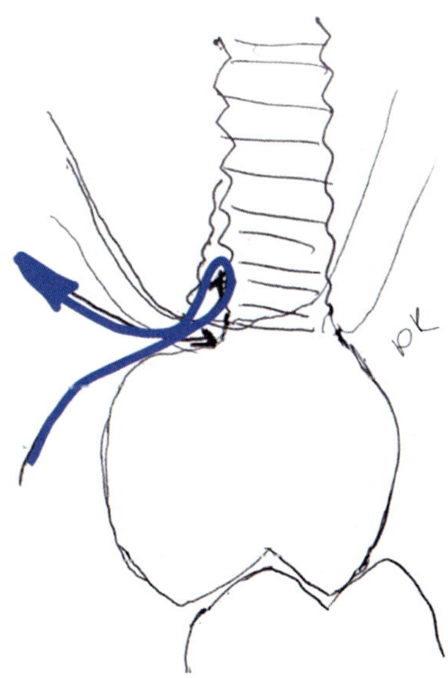

임플란트 나사는 원례 노출되지 않게 심긴나. 조심스럽게 터칭이 잘 된다면 나사 노출은 잘 일어나지 않는다. 지금 그림에서 다루는 상황은 이미 잇몸질환이 진행되어 뼈가 녹고 임플란트 표면이 노출된 상황이다.

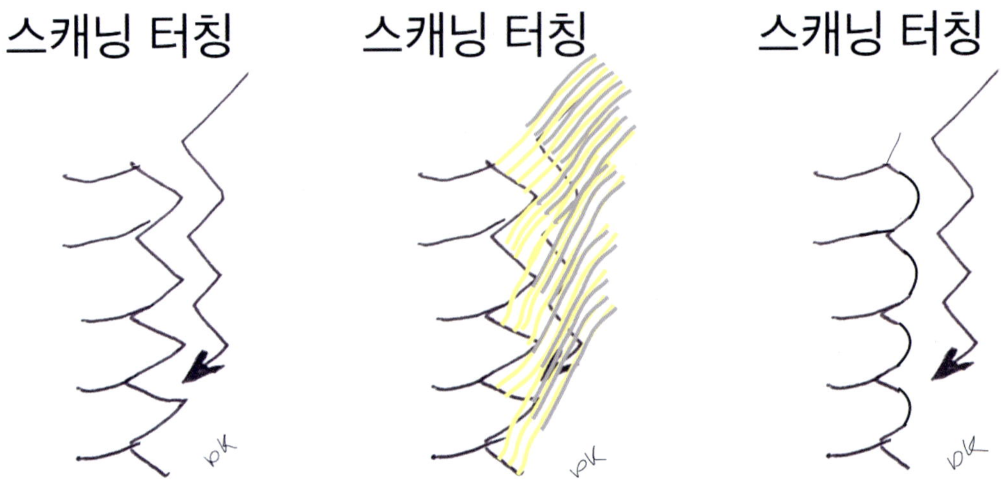

칫솔모 끝의 터칭

위 왼쪽의 그림은 좁은 공간에서 깊이 나사를 타고 마치 더듬거리듯 들어가는 목표를 보여 준다. 중앙의 그림은 실제 미세모 칫솔의 끝이 닿는 모습이다. 이렇게 들어가서 닿으려는 노력이 효과가 없을 때, 예를 들어 너무 깊거나 나사의 디자인에 전혀 닿지 않는 구석이 있거나 아니면 환자의 훈련이 쉽지 않은 등의 경우라면, 마취된 상태에서 잇몸을 살짝 열고 나사 외형을 완만하게 만들어 줌으로써 솔의 터칭이 조금 쉽도록 해 준다. 임플란트 금속의 일부는 잇몸뼈 위치에 따라 약간 노출된 상태로 잇몸이 정착되고 유지된다. 만일 보이는 부분이라면 다른 방법을 고려해 보아야 할 것이다. 그것이 위 오른쪽 그림이다. 잇몸수술 시 표면 청소 및 표면 변형을 함께 하는데, 상황에 따라서는 뼈이식도 고려할 수 있다. 1차 목표는 잇몸뼈 파괴 속도를 줄이거나 멈추도록 해서 유지하는 것이다. 그러기 위해서는 매일 닿을 수 있어야 한다.

이번에는 치아뿌리 터칭 시 고려할 것들이다. 뿌리의 형태는 단순한 기둥 모양이 아니라 매우 자유롭고 예측할 수 없는 구조이다. 그래서 사방에서 접근이 되어야 놓치지 않을 수 있다. 잇몸질환이 생기기 전 잇몸뼈가 모든 뿌리표면을 덮고 있을 때는 그나마 닿기가 쉬운 단순한 구조이지만, 치주염이 진행되어 잇몸뼈가 녹아 버린 상황에서는 깊은 부위의 뿌리가 노출되어 닿기가 어렵다. 하지만 3차원적인 구조를 조금 알면 유지하는 데에 도움이 될 거라고 생각한다. 치아의 목에는 움푹 들어간 부위가 뿌리를 따라 내려가고, 뿌리가 갈라지면서 마치 인삼 뿌리의 갈라진 부위를 일일이 닿아야 하는 상황과 유사하다. 동시에 여전히 잇몸에 덮여 있다. 다음 페이지 그림들을 보면서 치아 모양을 생각하는 기회가 되었으면 한다.

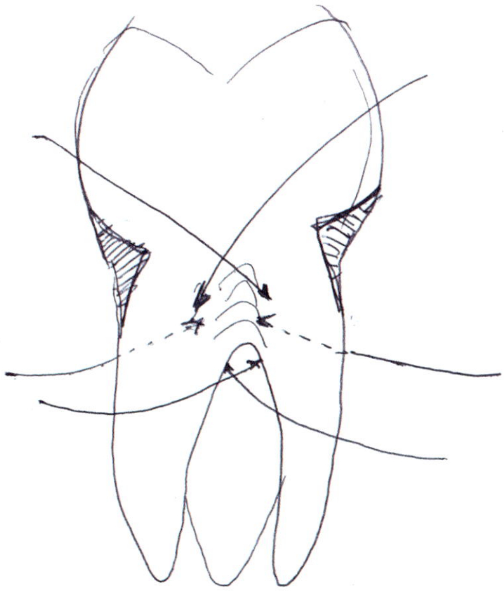

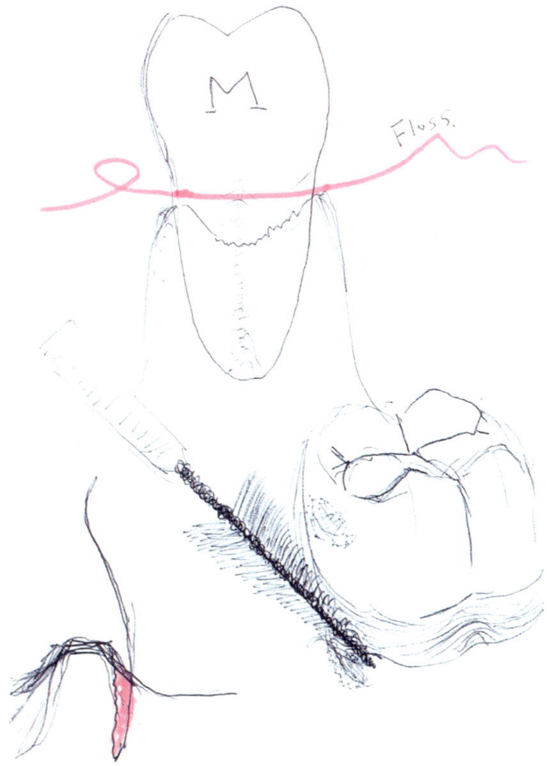

위 오른쪽 그림에는 치실이 닿지 않는 움푹 들어간 부분이 존재한다(핑크색 공간). 칫솔로 보완 터치해야 한다. 치간칫솔은 권하고 싶지 않다. 손상과 공간을 키운다. 대신 끝이 매우 가늘고 고무 같은 소프트픽(아래 사진)을 권한다. 이것 또한 조심히 사용한다.

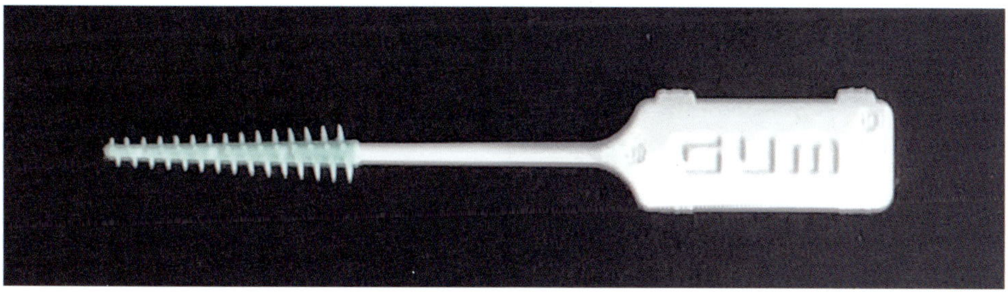

아래 그림. **3D scanning.** 솔을 치아 모서리나 뿔에 45°로 덮으면 알아서 솔이 주욱 나오면서 치아를 구석구석 스캐닝하는 칫솔이 멀지 않은 미래에 나온다면, **스캐닝 칫솔**로 명명할 수 있겠다. 하루 2번 스캐닝 칫솔로 모든 치아면을 스캐닝할 때 스마트폰에서 치아의 이미지가 3차원으로 만들어지고, 이미지가 안 나온 부위는 다시 스캐닝해서 이미지가 완벽하게 나오도록 한다. 그러면 표면을 100% 터치했음을 확인할 수 있다. 제품화하는 데에는 기술력도 물론 중요하고, 솔질이 아닌 **터칭으로 청소한다는 개념**이 확인되고 보편화 되는 것이 먼저일 것이다.

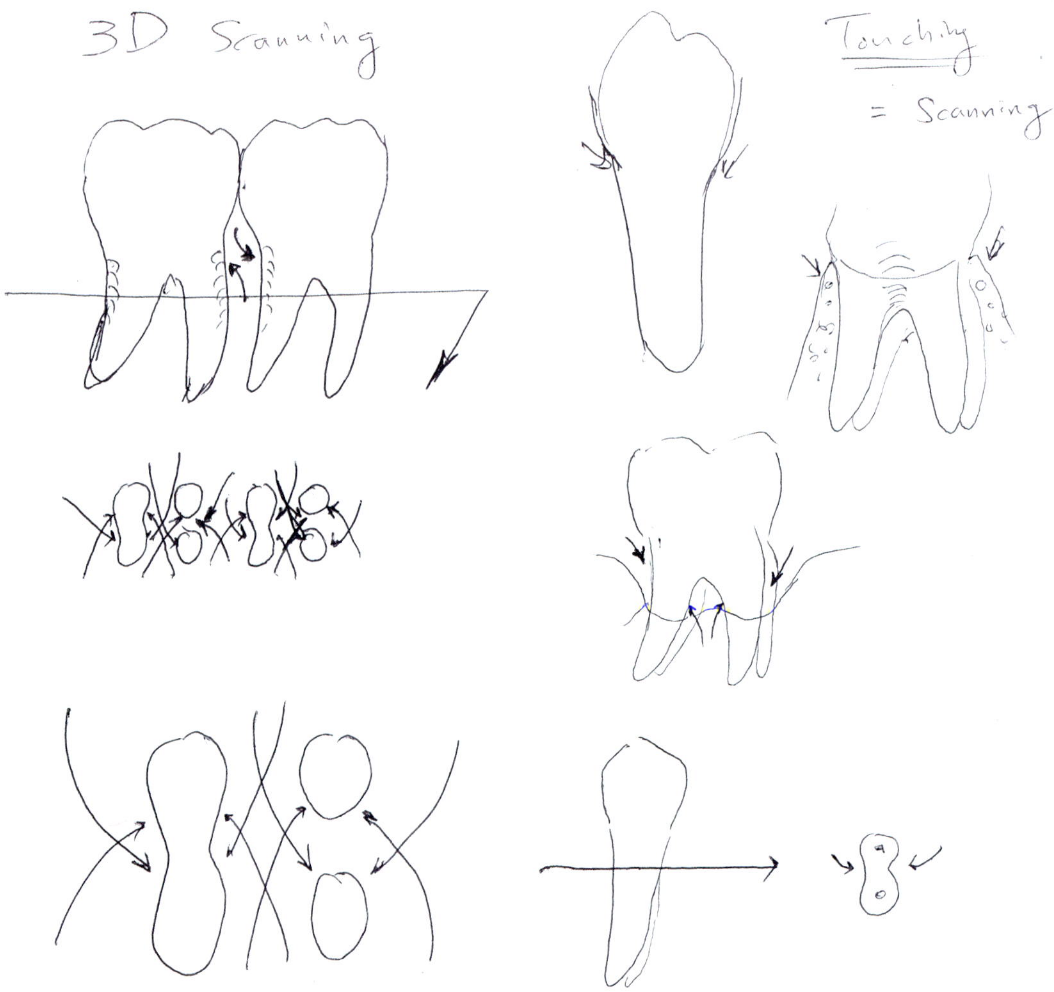

아래 첫 번째 그림에서 두 번째 그림으로의 변화는 정도와 속도의 차이는 있지만, 칫솔질을 해온 거의 모든 환자에게서 발견되는 변화의 큰 흐름이다. 보라색 실선은 잇몸경계, 빨간 점선은 잇몸뼈를 나타내는데, 50대 전·후부터는 '안 닿는' 부위에서 서서히 염증으로 뼈파괴가 일어나고, '긁히는' 부위에서는 잇몸의 퇴축과 상실이 불편감, 시림, 통증과 함께 진행된다. 뼈파괴로 드러난 뿌리에는 치석이 자리 잡고 파괴 속도는 빨라진다. 세 번째 그림에서 갈색 부위가 치태이고, 솔 끝으로 닿아야 할 부분이다. 우리는 지금까지 하던 칫솔질과 정확히 반대로 하면 된다.

안 닿는 부분도 없고, 긁히는 부분도 없게

훈련이 잘 되면, 이미 잇몸뼈 파괴가 진행된 환자에서는 유지되고, 진행되기 전 환자에서는 예방된다.

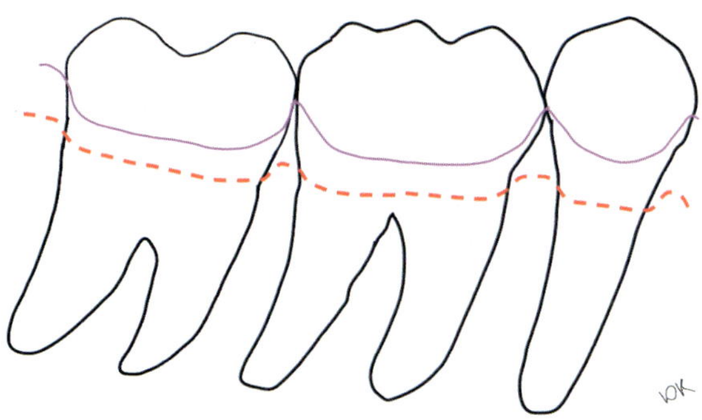

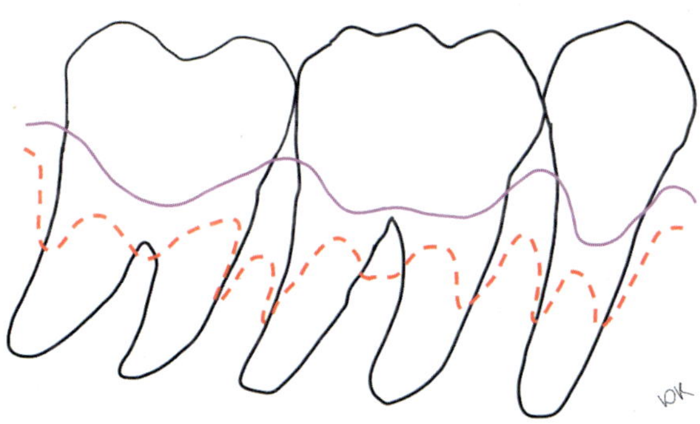

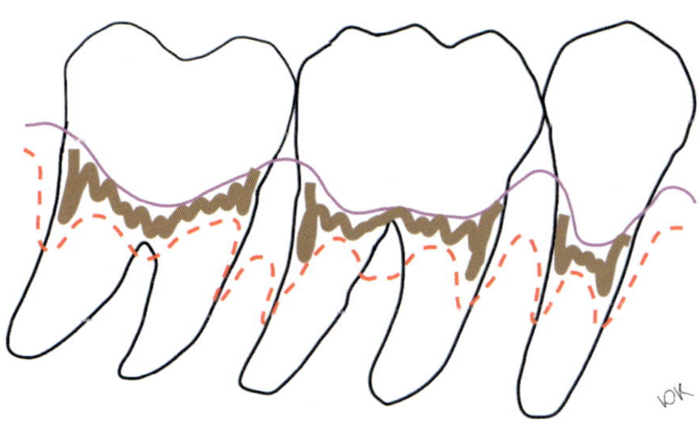

임플란트는 잇몸뼈 속에 박혀 있는 뿌리에 해당하는 부분이다. 연결 파트를 빼 보면 아래 사진과 같다. 잇몸은 마치 분화구처럼 생겼고 그 속에 보이는 금속은 임플란트의 내면이다. 연결 파트는 왼쪽 아래 사진에서 빨간색으로 표시한 부분, 즉 분화구의 내면과 닿고 있는데, 이 연결 파트 목에 오랜 치태가 상존하여 염증을 일으킨 경우 연결 파트를 빼면 바로 피가 날 수 있다. 이 환자의 경우는 미세모 터칭이 아주 잘 되어 실제의 잇몸은 연한 핑크색으로 염증이 없는 건강한 상태를 보여 준다.

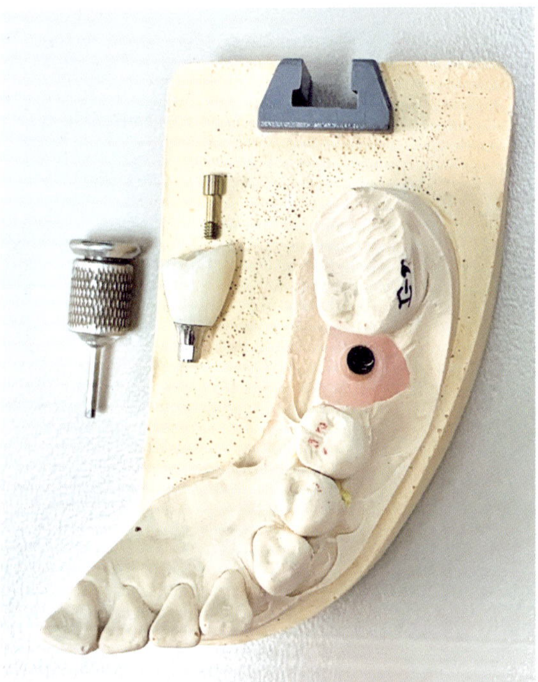
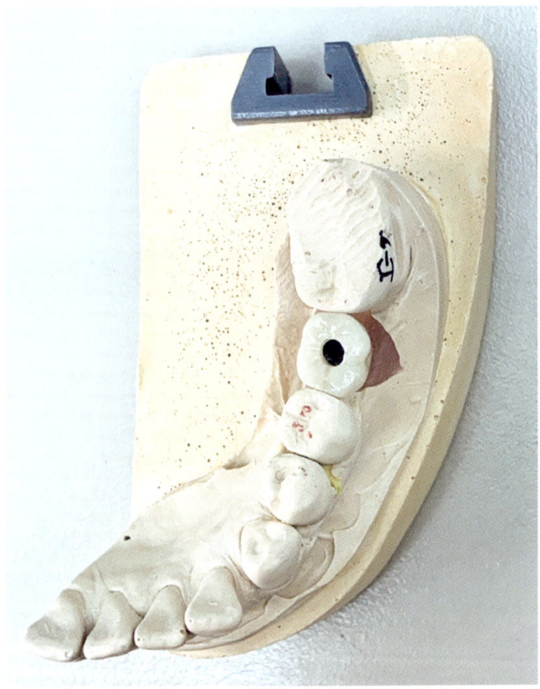
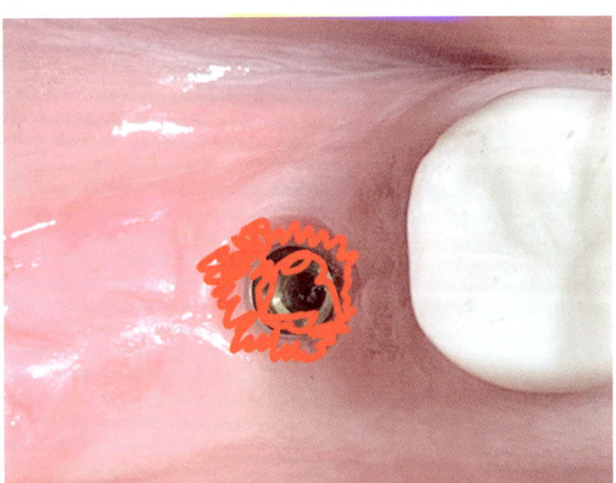
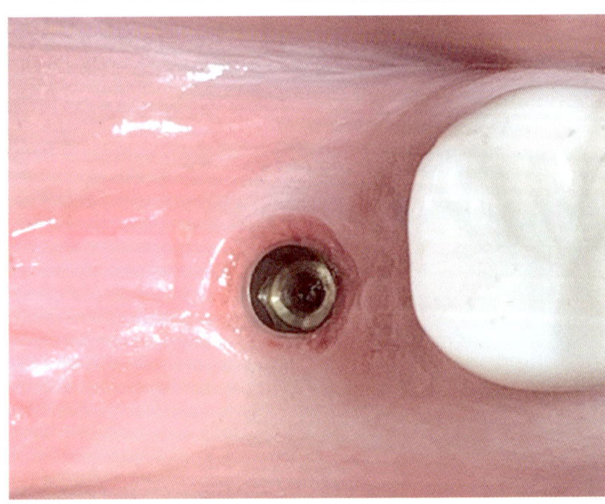

아래 사진에서 보듯 매일 크라운의 모서리를 안팎, 뒤에서 덮고 45°로 살짝 누름으로 터치하는 방법이다. 임플란트 주변 상태를 보는 것은 환자 교육에 매우 효과적이다. 자연치에서 이와 같은 부분을 보여 주기는 불가능하고 자연치나 임플란트나 관리의 원리에서는 동일하기에, 임플란트 크라운 주변을 보여 줌으로써 힘없는 미세모 터칭이 막 제거와 손상 방지에 효과적임을 환자는 확인할 수 있다.

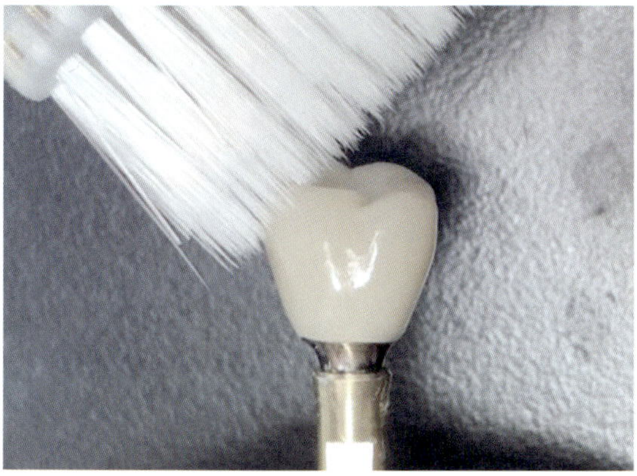
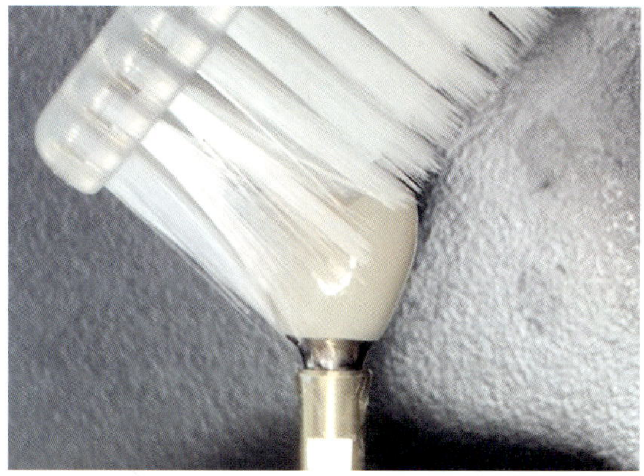

아래 사진. 다른 환자의 임플란트 주변 상태. 터칭 훈련이 임플란트하기 전부터 진행된다. 임플란트가 완료된 상황은 이미 습관이 형성된다. 임플란트의 수명은 최장이 될 수 있다.

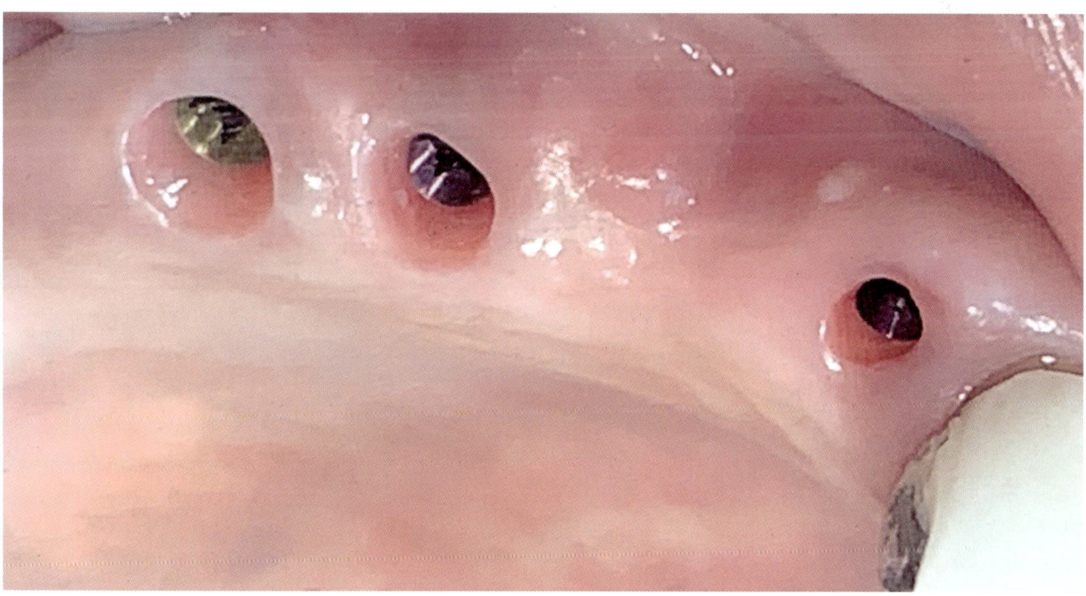

아래 그림. 브리지는 치아가 없는 부위를 좌·우 치아에 의지해서 덮어씌우는 치료이다. 임플란트가 생기기 전에 가장 흔하게 했던 치료 방법인데, 브리지의 모양을 잘 알면 터치할 부위를 머릿속에 그릴 수 있다.

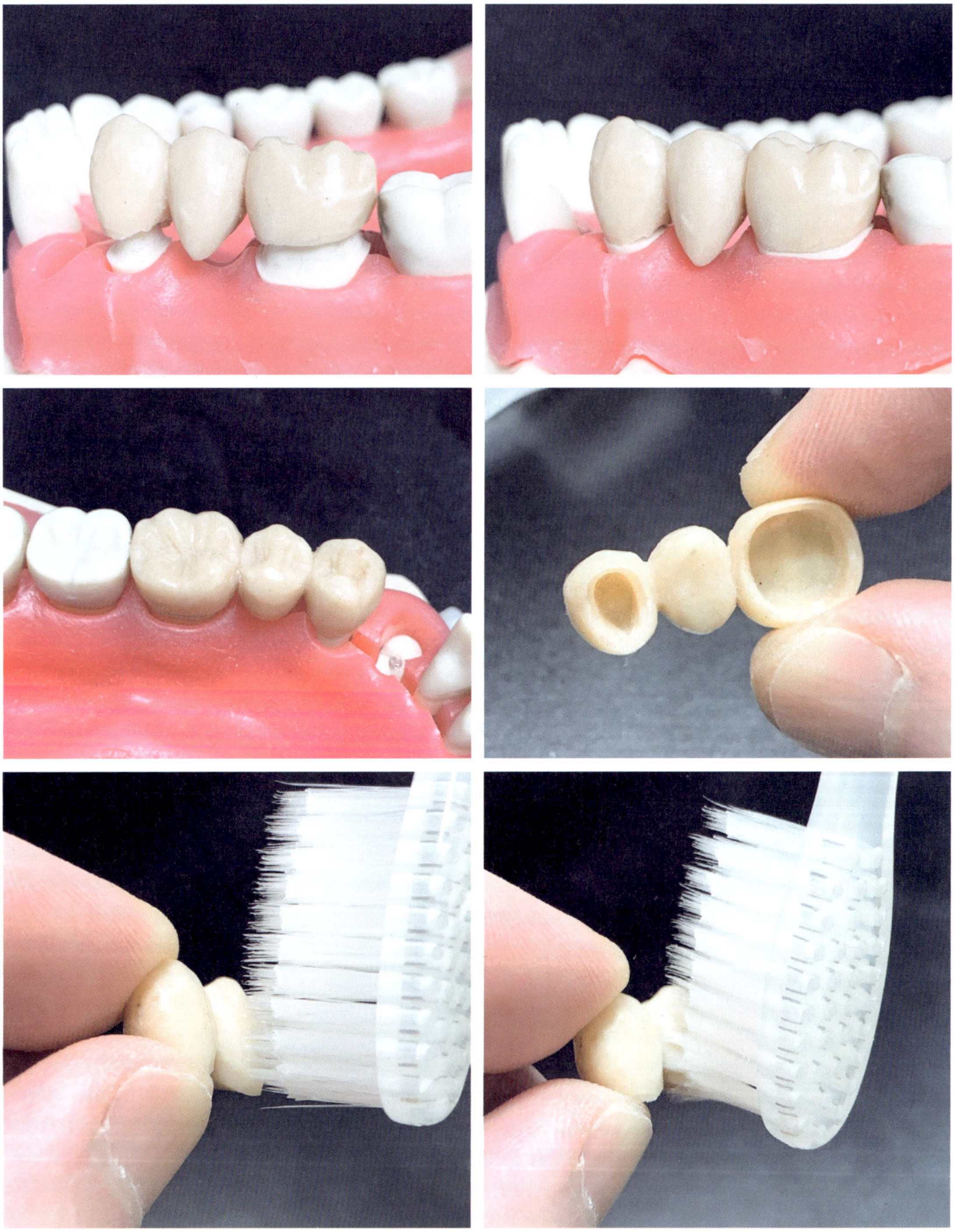

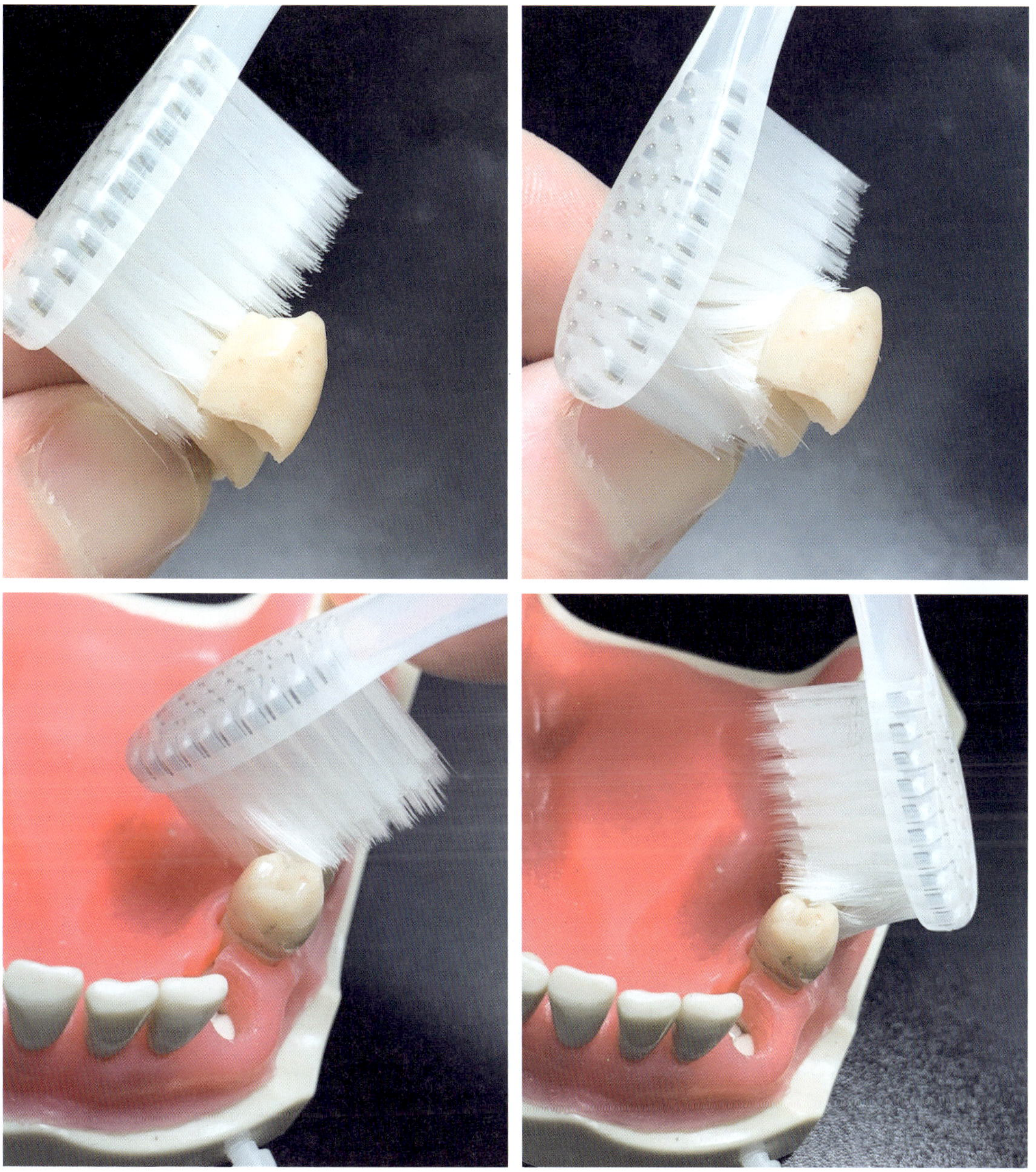

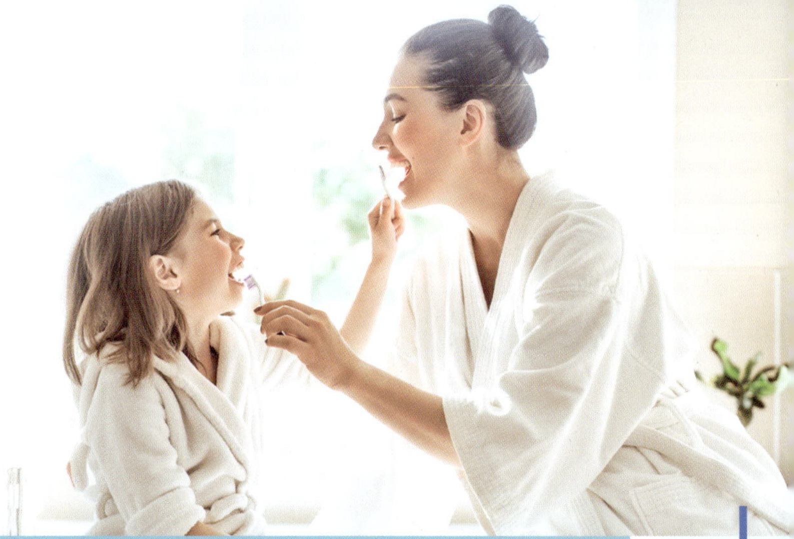

제 7 장

턱근육 훈련

40대 중반을 지날 무렵, 20년 만에 반가운 치과대학 동기를 만났다. 친구도 시간의 무게를 이길 수 없었는지 앞니가 30% 정도는 닳아 있었다. 내 치아의 변화도 그 친구 눈에 보였을 것이다. 치과의사도 스스로를 검사할 수 없는 사정은 별반 다르지 않다. 필자가 밤에 이를 조금은 간다는 걸 알고 있었지만, 어느 정도 가는지 정확히는 몰랐다. 그러다 40대 초에 인비절라인 투명교정기로 인생의 2번째 교정을 할 기회가 있었다. 중학교 때 했던 교정 결과를 잘 유지하지 못하기도 했고, 환자들이 인비절라인을 하면 어떤 느낌일까 하는 마음에 스스로 경험해 보고 싶어서였다. 그러면서 인비절라인 표면의 변화로 필자가 밤에 이를 심각하게 간다는 것을 확인하게 되었다. 그리고 꽉 물기로 인해 어금니들은 투명교정기 두께만큼 뿌리 쪽으로 밀려 들어가는 것을 보게 되었다. 투명교정기를 빼고 음식을 씹으려고 하면 앞니만 맞닿는 상황이 발생했다.

아래 그림. 평상시 맞닿아 있는 습관, 무는 습관(❶)은 투명교정기를 착용한 상태에서 먼저 닿는 부위(가장 안쪽 치아)를 밀어 누른다(❷). 장기간 투명교정이 진행되는 동안 안쪽 어금니들은 밀려 들어가서(❸) 결과적으로 투명교정기를 빼면 앞니가 먼저 맞닿게 된다(❹)(제14장 참고).

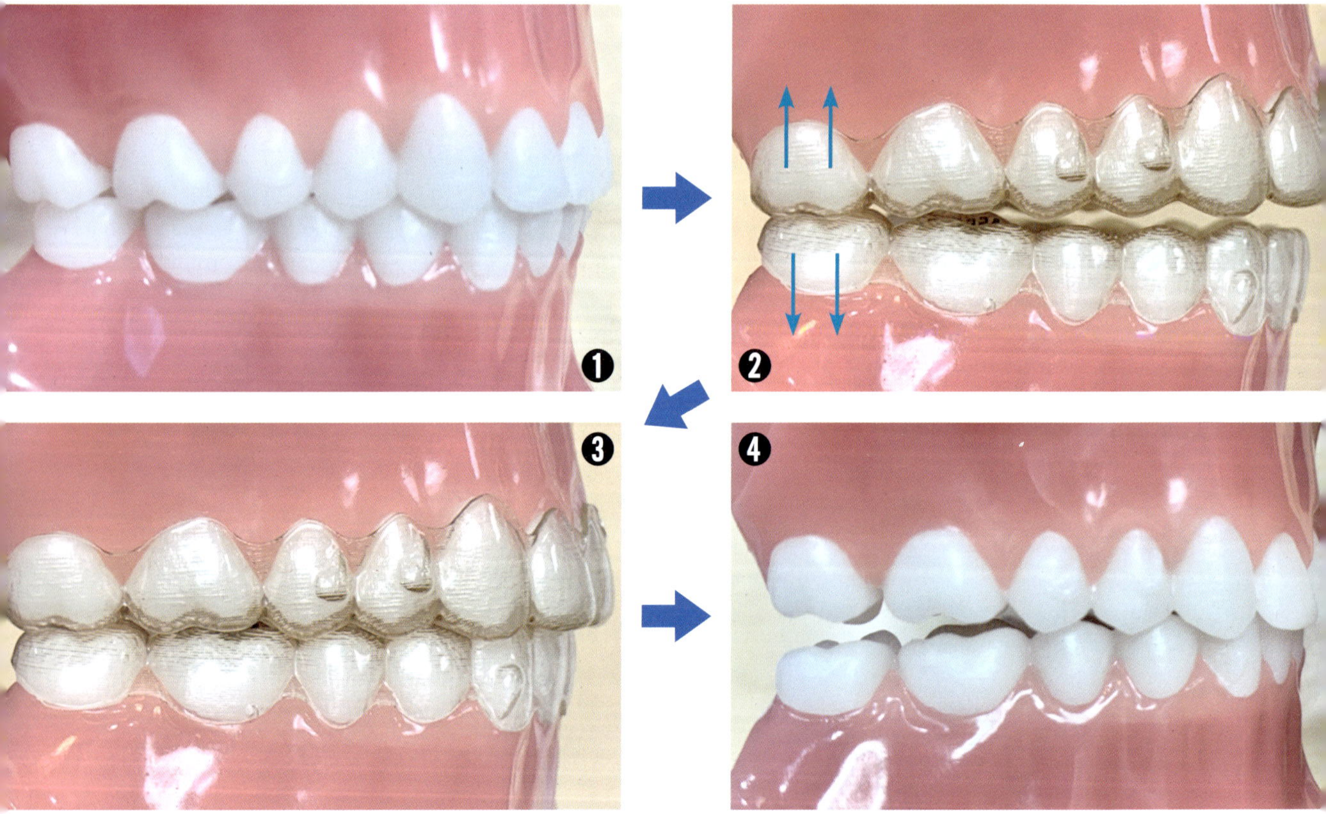

투명교정기는 보통 2주마다 새것으로 교체하면서 치아 이동을 유도하는데, 표면에 갈린 흔적으로 얼마나 가는지 측정, 비교할 수 있었다. 머릿속에 번개가 번쩍했다. 그리고 필자를 대상으로 실험을 하나 시작했다. 그 실험이 앞서 제3장에서 언급했던 턱의 기본자세 훈련이다. 효과가 있으면 모든 인비절라인 환자들에게 확대해 보기로 했다(제11, 14장 참고). 그 실험 결과가 서서히 쌓이면서 이갈이가 심한 환자들에게 소개하게 되었고, 지금은 모든 환자에게 교육하는 내용이 됐다. 밤 이갈이 흔적이 없는 사람을 보지 못했기에 예방 교육 범위를 확대하게 된 것이다.

투명교정기 치료가 끝나면 치아 위치를 유지하기 위해 리테이너, 치아 유지장치를 밤마다 사용하게 된다. 리테이너의 종류는 몇 가지 있지만, 투명교정기처럼 투명한 리테이너는 밤 이갈이 시의 치아 손상을 막아 주는 역할도 겸한다. 그런데 이 리테이너는 개인마다 속도의 차이가 있지만 결국 닳고 부서져서 새것으로 교체해야 하고, 그만큼 비용이 추가된다(제11장 참고). 그렇지만 보호할 도구를 쓰지 않으면 치아 손상과 치료비용은 가끔의 리테이너 교체비용보다 결국은 훨씬 커질 것이다.

> DK: "턱 힘 빼는 훈련, 해 보셨나요?"
> - 환자 1: "아, 잊어버렸네요…."
> - 환자 2: "오, 생각보다 치아가 맞닿아 있는 때가 많고, 치아를 물고 있는 때도 많더라구요."
> - 환자 3: "아, 쉽지 않네요. 노력 많이 하는데…."

처음 몇 번 내원 시에는 이런 반응이지만, 반복되는 확인 작업은 이 훈련의 중요성을 부각시키고, 결국 치과에 다녀가면서 머릿속에 남는 주요한 내용이 된다.

아래 그림. 턱의 기본자세 설명. 입술은 편하게 다문다. 혀끝은 위 앞니에 닿고 혀를 입천장에 살짝 붙이고 입안을 거의 진공상태로 만들면, 편하게 턱에 힘을 빼고도 입이 벌어지지 않는 상태가 된다. M 발음 시의 입술, N 발음 시의 혀의 위치이다. 턱 구조나 치열 구조에 의해 입술을 쉽게 다물 수 없는 경우가 있을 수 있다. 그럴 때는 턱근육 힘 빼기와 치아 안닿기, 코로 숨쉬기를 훈련하면 좋겠다. 매일 기회가 될 때마다 치아가 맞닿는지 확인하고, 맞닿으면 턱근육 스위치를 OFF로 끄면서 치아가 맞닿지 않도록 해 보자. 치아가 떨어져 있는 시간이 점차 늘어난다(제3장 참고).

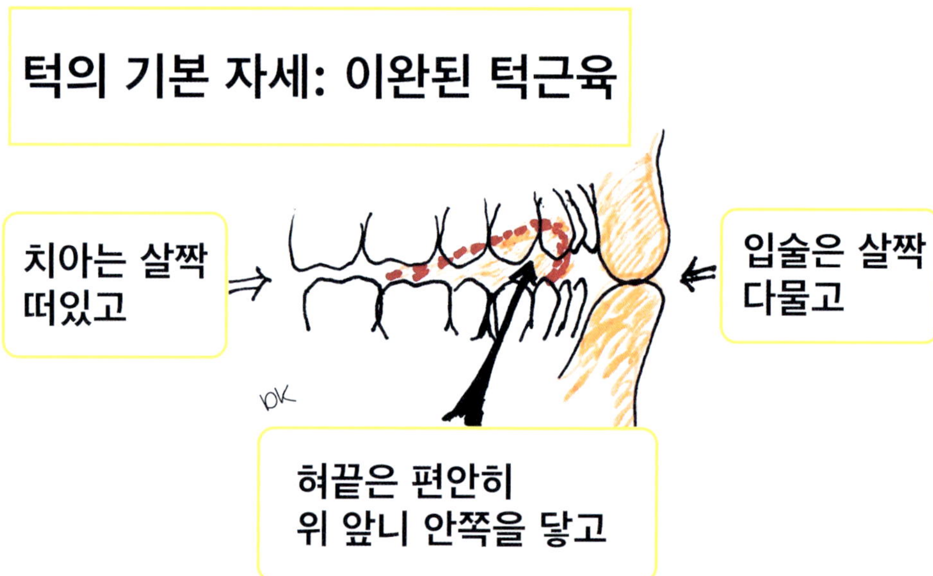

낮시간에 하는 훈련이 밤에 무슨 도움이 될까 하는 질문을 자주 받는다. 우리의 몸은 의식이 있을 때 훈련하는 만큼 무의식에서도 반영한다. 예를 들어, 오른손으로 글을 쓰고 공을 던지고 그림을 그리고 악기를 연주한다면, 정확하고 익숙한 오른손을 점점 더 쓰게 되고 더 편해진다. 반대로 왼손은 더 후퇴하고 어색해진다. 익숙해지면 근육을 컨트롤하는 신경전달이 훨씬 쉽고 더 빠르다. 고도의 훈련을 한 피아니스트는 눈을 감고도 정확하게 손가락을 건반 위에서 움직일 수 있다. 훈련되지 않는 근육의 움직임이 느닷없이 잠꼬대에서, 무의식 상태에서 자연스럽게 나오지는 않는다. 여기서 착안하여 근육의 스위치를 끄는 훈련을 해 보기로 했다. 턱근육은 저절로 켜지는 근육이라고 제3장에서 다루었었다. 이미 쉽게 쓰고 있는 근육을 어떻게 안 쓰게끔 훈련을 할까 하는 것은 위의 예들과는 반대 방향이긴 하지만, 본질상 같은 훈련이다. 특히나 턱근육은 명령체계에서 의식보다 위에 있을 때가 많고 평생을 그렇게 써 왔다.

턱근육 중에서도 입을 다무는 폐구근을 끄는 훈련을 할 때, 무조건 힘을 빼라거나 스위치를 끄라고 하면 훈련이 잘 안 된다. 기준을 정해 주면 경계가 명확해서 실행하기가 쉬운데, 그 기준이 바로 '치아가 맞닿는 감각'이다. 이 기준은 턱근육 훈련에서 가장 핵심적인 요소이다.

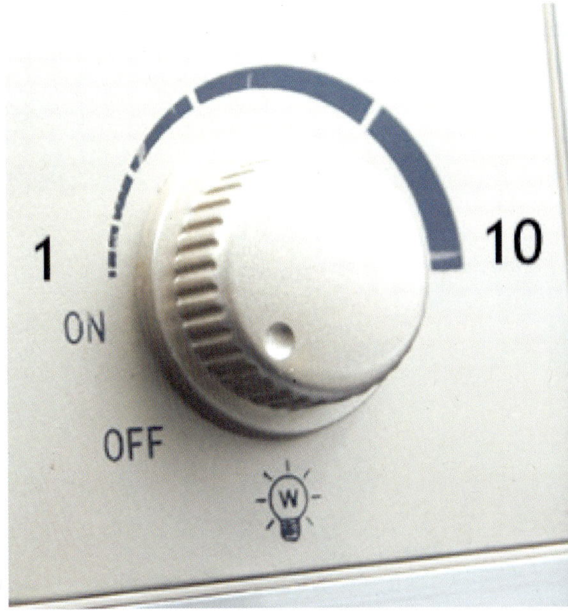

'이 물지 말라'는 기준을 주면, 맞닿는 걸 허용하게 되고 그러면 일단 스위치는 켜지게 된다. 맞닿는 상황에서는 어디까지는 되고 어디부터는 안 되는지 알 수 없는 모호함이 훈련에 혼돈을 만들고, 훈련은 쉽게 흐지부지되고 만다. 치아의 맞닿는 감각을 기준으로

치아가 맞닿으면 ➡ 턱근육 스위치를 끈다

를 무한 반복 훈련해 간다. 이처럼 치아의 맞닿는 감각이 분명한 경계선이 되고 지표가 된다. 훈련이 점차 깊어지면 치아가 쓸데없이 맞닿아 있는 것 자체가 불편해진다. 치아가 맞닿는 경우는 음식을 씹을 때로만 한정하고, 그 외엔 닿지 않는다. 그래도 일상생활에 아무런 지장이 없다. 저작할 때 치아의 실제 접촉시간은 저작 시간에 비해 매우 적다고 여러 논문을 통해 알려졌지만, 정확히 어느 정도인지 측정하기는 매우 비현실적이다. 개인차, 음식문화의 차이, 음식 종류의 차이, 연령의 차이 등 셀 수 없는 변수에 따라서 달라지며, 동일인이라도 상황에 따라 변한다. 하루 동안 저작 시 맞닿는 시간을 편의상 평균 15분으로 가정하고 진행해 보자. 24시간의 15분이면… 거의 하루 시간의 1% 정도만 씹기 위해 접촉을 한다. 30분이면 2% 정도가 된다. 하지만 밤에 이를 갈고 낮에도 이를 맞닿거나 무는 것으로 인해 하루 전체 접촉시간이 증가하여 2시간, 때에 따라서 4시간이 넘을 수도 있다. 15분이라는 최소 접촉이 150분(2시간 30분)이 되면 10배가 증가하는 것이다.

교육 과정에서 치아가 맞닿을 때 교합이 대체로 잘 맞고 턱이 안정되는 느낌이 있어서, 맞닿아 있는 것을 정상적인 턱 위치로 생각하고 살아온 사람들이 대다수인 것을 환자들과의 대화를 통해 알게 되었다. 더 정확히 말하면 이 대다수의 다수는 이 부분에 대해서 별생각 없이 살아왔다. 맞닿는 것이 편하다는 것은 치아가 맞닿고, 눌리고, 밀리고, 갈리는 감각에 적응되게 살아왔고 동시에 근육은 긴장과 수축에 적응되어 왔다는 뜻이다. 근육과 치아가 합작으로 이뤄 낸 습관인데, 근육이 치아보다 위에 있다. 만일 어느 날 치아가 서로 맞닿는 것을 싫어하게 되어 근육에게 스위치를 끄라고 명령하고 근육이 고분고분히 꺼지는(OFF) 명령체계를 새로이 만든다고 상상해 보자. 갓 태어나 치아가 하나도 없을 때부터 턱근육은 가장 높은 위치에서 통솔하였지만, 이제 그 주도권을 치아에게 넘겨주는 것이다. 치아가 맞닿는 순간에 스마트폰 알림이 설정되어 있다면 이 훈련이 쉬

울 듯하다. 그러면 하루 치아 접촉시간도 파악할 수 있겠다.

치아는 음식을 씹기 위해 단단하게 만들어졌고, 생물학적으로 이때가 치아에 힘을 주는 '본질적인' 시간이다. 치아가 맞닿는 다른 경우들, '비본질적인' 이유로 물고(clenching), 가는(grinding) 경우들은 스트레스가 있을 때, 몸이 아프거나 화가 나거나 집중을 하거나 긴장 상태일 때 등이고, 조건들이 심하면 더 강하게 나타난다. 습관적으로 아무 이유 없이 맞닿아 있거나, 손톱이나 뭔가를 물고 뜯는 등의 습관도 비본질적인 경우들이다. 불안한 심리를 반영하거나 해소하는 통로가 되기도 한다.

아래 사진. 환자는 치아 여러 부위가 시린 문제로 내원했다. 이미 여러 번 훈련을 받고 나이트 가드도 잘 쓰고 낮에 치아가 맞닿지 않는 연습도 잘 하고 있다고 했다. 시릴 이유가 분명히 있을 텐데 본인은 잘 모르겠다고 했다. 칫솔질도 하지 않고 터칭만 해서 뿌리가 드러나거나 시린 부위도 없었고 잇몸염증도 없었다.

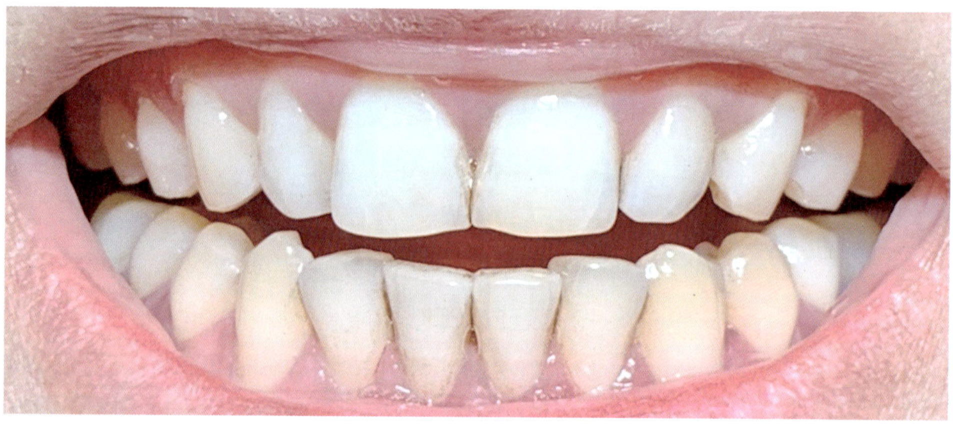

시린 부위는 파란색으로 표시한 부위였다.

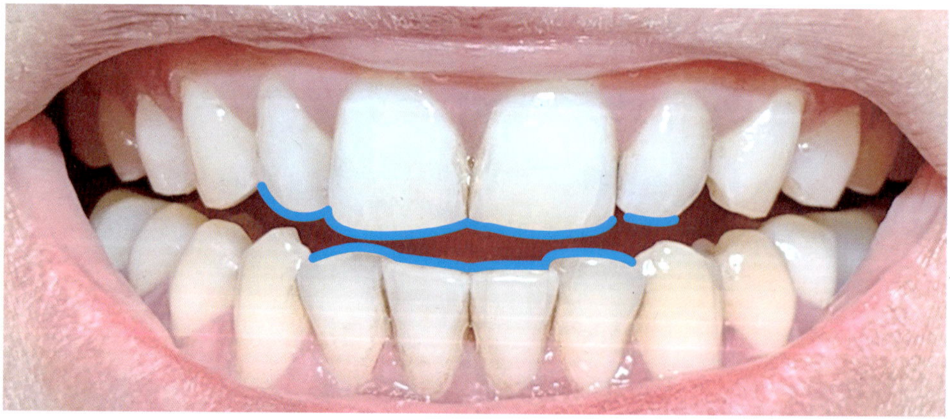

환자의 손가락을 보자고 했더니 손톱 정리가 아주 잘 되어 있었다. 하루 종일 일하면서 계속 손톱을 물어뜯는다고 했다. 게다가 이 습관은 오래된 습관이었다. 손톱은 치아보다 약해서 치아는 갈리지 않을 거라고 생각할 수 있다. 그러나 어렸을 때 몸의 가장 단단한 부위인 치아의 법랑질로 손톱을 뜯다가, 중년이 되어 법랑질이 없어지고 속의 상아질이 드러나면 시리게 되고 마모도 빨라진다. 환자에게 사진을 보여 주고 다시 한번 습관 교정을 리뷰했다.

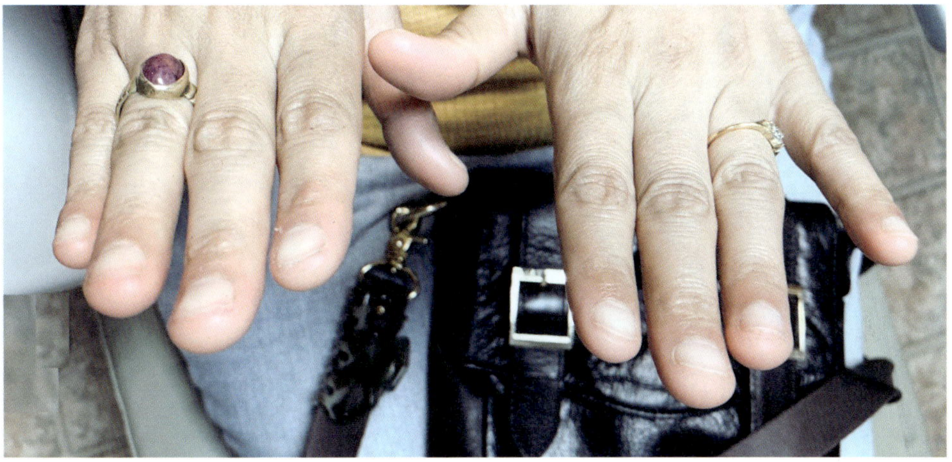

훈련의 핵심은 비본질적인 치아 맞닿기를 없애는 것이다. 치아 맞닿기는 오직 음식을 씹을 때 맞닿는 하루 평균 15~30분 정도로만 한정하고, 깨어 있는 상태에서는 최대한 턱근육을 끄고 중력에 맡기자.

끝없는 훈련으로 좋은 습관이 형성되면 치아가 맞닿는 순간 근육이 자동적으로 꺼지고 치아는 떨어진다. 치아의 감각신경과 근육의 운동신경 사이에 빛의 속도의 조건반사가 형성된다. 두 신경 간의 협업이 스무드하게 일어나면 밤에 일어나는 패턴도 훈련의 결과를 따라간다. 습관은 우리 몸에 기억을 남기는 것이다. 필자가 인비절라인 투명교정을 하면서 생각했던 방법이고 그대로 훈련한 과정이다. 그 기록이 투명교정기 표면에 그대로 남기에 필자가 밤에 얼마나 이를 가는지 알 수 있었다.

논리적으로는 훈련을 하고 또 하다 보면 정점에 도달할 수 있겠다는 결론이 나온다. 필자와 필자의 환자들 상당수는 높은 훈련 수준에 도달했고, 필자의 경우는 깨어 있는 동안 비본질적인 치아 맞닿기는 전혀 하지 않게 되었다. 훈련 초창기에는 나이트 가드를 환자들에게 바로 권하지 않고 훈련에 집중했었다. 그런데 리테이너를 오래 사용하다 보니 긁히는 속도가 현저히 줄었음에도 불구하고 완전히 멈추지는 않음을 알게 되었다. 보호 없이 훈련에만 의존하기는 위험부담이 있었다. 그리고 각 환자의 훈련 레벨, 밤 이갈이 정도를 측정할 수 없는 문제가 있었다. 그래서 지금은 모든 환자에게 나이트 가드 또는 투명 리테이너를 권하고 있다.

스스로 훈련할 때의 체크 리스트

- ☐ 순간순간 치아가 맞닿아 있는지 관심 갖기
- ☐ 아침에 일어나서 양쪽 볼 내면에 물린 자국, 나이트 가드나 리테이너에 긁힌 자국 혀로 확인하기
- ☐ 정면에서 봤을 때 얼굴형의 변화를 시간을 두고 확인해 보기
- ☐ 턱근육 검사 및 마사지

1. 순간순간 치아가 맞닿아 있는지 관심 갖기

잊어버리는 것이 훈련에서의 가장 큰 장애이다.

2. 아침에 일어나서 양쪽 볼 내면에 물린 자국, 나이트 가드나 리테이너에 긁힌 자국 혀로 확인하기

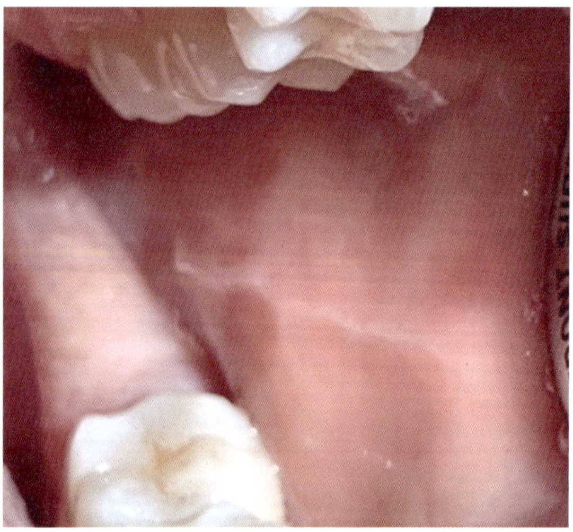

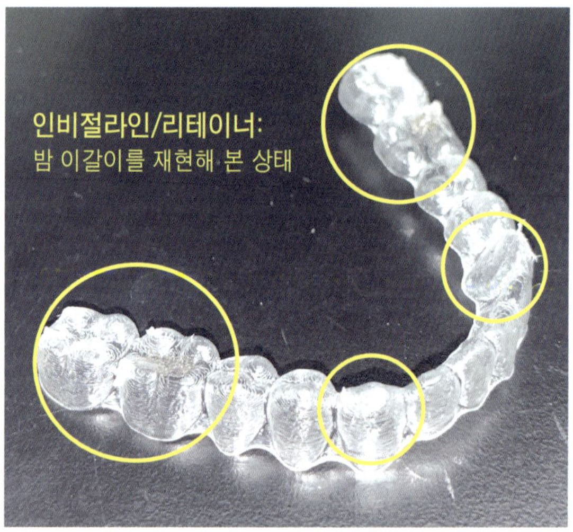

밤사이 물린 자국을 있는 그대로 확인할 수 있는 때는 기상 직후이다. 매일 달라진다. 무는 습관은 기본이고, 거기에 여러 다른 요소들이 중첩되면 어떤 밤은 심하게 물어 자국이 칼날같이 선명하고, 어떤 날은 덜 물어서 흐릿해진다. 볼살에 물린 자국은 며칠 연속으로 전혀 물지 않으면 사라진다. 볼살은 점막이고 계속 재생되기에 이것을 걱정할 필요는 없다. 경조직인 치아에 전

달되는 힘이 문제를 일으킨다. 필자의 치과에서는 2~3천 명에 1명 있을까 말까 할 정도로 아주 드물게 이 자국이 하얗고 두껍게 굳은살처럼 형성된 경우가 있었다. 마치 손톱을 물어뜯는 것처럼 볼의 굳은살을 물어서 뜯는 습관이 있는 환자도 있다. 그 정도라면 치아의 손상은 더 클 수 있다.

개인차는 늘 있지만, 교육을 받으면서 예외 없이 이 자국이 서서히 옅어진다. 가장 안쪽의 자국이 가장 늦게 사라진다. 안쪽 치아의 접촉이 제일 강하고 긴밀해서이다. 필자의 경우 물린 흔적은 1년에 몇 번 못 본다. 그래서 이를 안 가는 줄 알았는데, 리테이너 표면을 보면 갈림이 서서히 진행되었다. 제11장에서 이어 가겠다. 적어도 물린 자국을 느끼지 못하게 되면, 1차 습관 형성 목표는 완성한 것이다.

3. 정면에서 봤을 때 얼굴형의 변화를 시간을 두고 확인해 보기

흔히 얼굴에 살이 붙어 동그랗게 또는 각지게 보이는 것으로 아는데, 살이 붙을 수도 있고 나이에 따라 얼굴이 처지는 면도 있겠지만, 얼굴 양옆 불룩한 부분 안에는 여러 층의 근육이 상당히 발달되어 두꺼워져 있는 상황이 많다. 첫날 촉진을 위해 환자 얼굴 양쪽을 손가락으로 지그시 누르면, 거의 예외 없이 묵직한 근육을 확인할 수 있고 상당히 아프다는 반응을 보인다. 많이 쓰는 근육은 피곤해져 있고, 짧고 두껍고 스트레칭이 어렵고 아프며, 약간의 누름에도 쉬이 통증을 느끼고, 평소에 묵직한 느낌이다. 목, 어깨, 등 자세근육 또한 이런 스트레스와 피곤함을 함께 가중시킨다.

나이에 따라서 근육에 힘이 들어가 있는 시간, 얼굴형, 치아의 길이, 치아의 위치 등은 지속적으로 변화한다. 환자들의 젊었을 때 사진과 비교하면 달걀형이었던 얼굴이 점차 삼각형 또는 아래 턱이 각진 형태로 변했다. 아래 1/3은 양쪽으로 부풀어 오르고 길이는 짧아진다. 상부 1/3, 중앙 1/3은 변화가 없다. 근육 사용을 줄이면 부풀어 오른 근육은 서서히 줄어든다. 얼굴은 다시 달걀형으로 서서히 돌아선다. 하부 1/3 길이는 치아 길이와 위치로 결정되는데 치아는 마모된 상태니 예전의 길이로 갈 수는 없지만, 누름이 멈추면 눌렸던 치아는 이완되면서 약간이나마 위치가 재조정될 수는 있다. 다시 늘어나는 효과가 당장은 크지 않지만, 줄어드는 속도는 줄고 비대해진 근육의 부피도 줄어든다. 장기간의 결과에서는 치아정출로 반등되는 경향을 보인다.

이 훈련은 치아를 보존하려는 것이 주된 목적인데, 얼굴형도 같이 개선되는 부가적인 효과가 생긴다. 얼굴형의 변화로 훈련의 진척을 알 수 있다. 환자 스스로는 잘 모를 수 있지만 가끔 보는 필자는 변화를 크게 느낀다. 그래서 환자에게 거울을 보게 하고 변화된 양상을 설명해 준다. 환자 스스로는 시간차를 두고 같은 거리, 각도, 조명에서 사진을 찍어 비교해 보면 큰 도움이 될 듯하다.

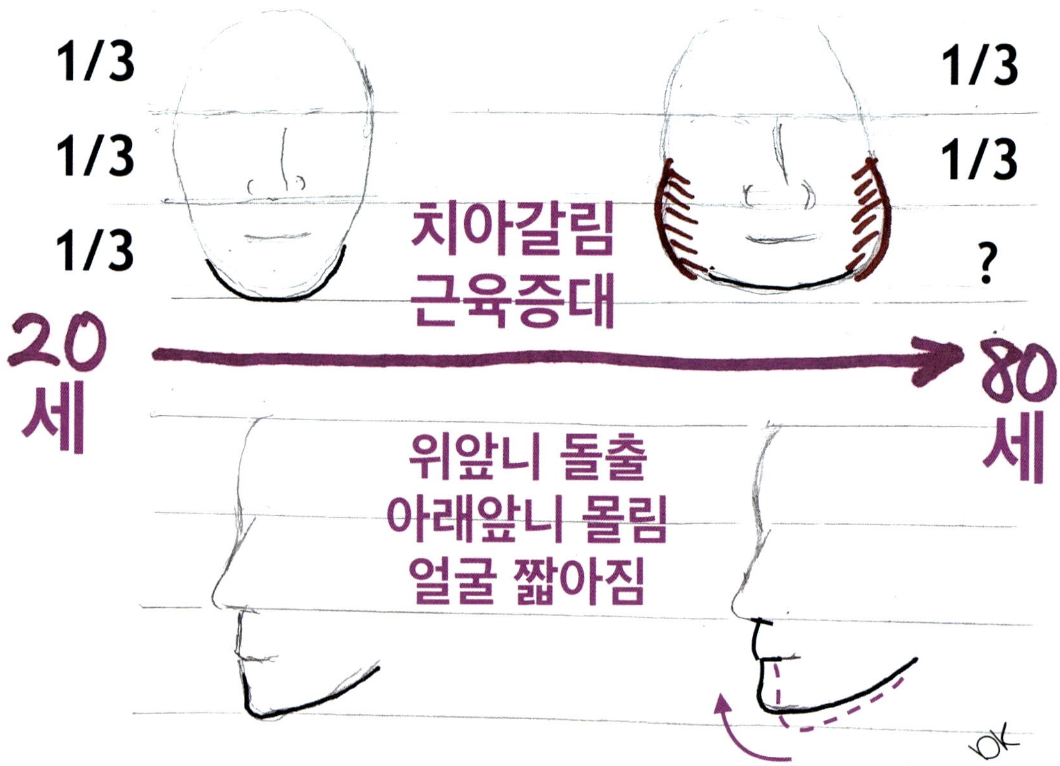
1/3
1/3
1/3
치아갈림
근육증대
1/3
1/3
?
20세
80세
위앞니 돌출
아래앞니 몰림
얼굴 짧아짐

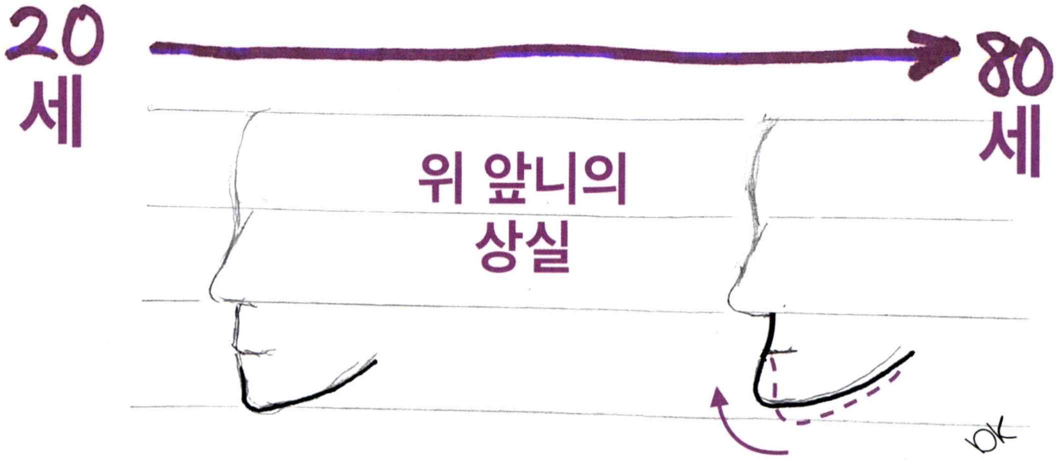
20세
80세
위 앞니의
상실

4. 턱근육 검사 및 마사지

근육이 무조건 이완되어 있다고 건강한 상태가 되는 것은 물론 아니다. 일반적으로 근육은 대체로 이런 사이클로 돌면서 가장 건강한 상태의 밸런스를 유지한다.

① **쉬기**: 수면 시간을 포함하니까 시간적으로 매우 큰 부분. 자세근육, 예를 들어 목, 어깨, 등 근육은 깨어 있는 시간 거의 내내 자세를 잡아 주어야 하니 일하는 시간이 쉬는 시간보다 더 많을 수 있겠다. 근육마다 상황이 다르겠다. 그러나 턱근육은 최대한 쉬는 것을 훈련하자. 워낙 긴장이 자동적으로 되는 근육이어서 쉬는 훈련을 해도 쉬는 게 부족하다.

② **일하기**: 또 다른 긴 시간. 제한적인 범위에서 반복적이고 고단한 활동. 긴장, 씹고 물고 가는 건 다 여기로 분류한다. 턱근육도 자세근육 같은 기능이 있고, 더 본질적인 활동에 관여하면서 일하는 시간이 상당히 길다. 피곤하고 뻐근하게 하며 근육의 역량(capacity)을 줄인다.

③ **운동하기**: ①, ②에 비하면 짧고 강렬하고, 주로 큰 범위의 활동. 역량을 넓혀 쉽게 피곤해지지 않게 한다. 내부에서의 자발적인 펌프질로 혈액순환이 좋아지며 동시에 피곤으로 인한 근육통을 줄인다.

④ **스트레칭**: 뭉친 근육의 회복에 가장 효과적인 방법. 스트레칭 시 뭉친 근육섬유들에 끊어지는 듯한 통증이 심하지만, 시원함과 가벼움을 느낀다. 문제는 턱관절에 급성 근육강직이 왔을 때는 스트레칭이 쉽지 않다. 문제의 근육이 늘어나게끔 놔주지 않기 때문이다.

⑤ **마사지**: 외부의 펌프질에 해당하고 내부의 펌프질보다는 효과가 짧지만, 뭉친 턱관절 근육, 특히 급성 근육통, 급성 근육경직 때 근육 이완에 아주 효과적이다. 근육 상황에 따라 매우 아플 수 있다. 염증이 심할수록 통증이 큰데 그만큼 효과는 크다. 과하게 쓰는 근육, 근육 사용 습관을 확인할 수 있는 기회다.

제13장에서 턱관절 문제에 관해 다룰 때 좀 더 자세히 나누겠지만, 시간적으로 ①>②이면 밸런스를 유지하기가 쉬울 텐데, 턱근육은 저절로 스위치가 켜지는 근육이어서 ②>①일 때가 많다. 그래서 노력해서 밸런스를 찾아가야 한다. 그러지 않으면 치아 유지는 어렵다. 회복을 빠르게 하고 근육을 강화하는 데에 ③, ④, ⑤를 매일 조금씩 섞어서 한다.

환자에게 제시하는 턱근육 확인법은 최대한 쉽고 기억하기 좋아야 성공률이 높다. 게다가 효과는 높아야 한다. 얼굴 양쪽 턱관절 주변을 임지손가락 끝으로 꾸욱꾸욱 전전히 누르면서 뭉쳐 있는 통증 부위를 찾는다. 그리고 조금 아픈 정도로 누르기를 유지한다. 이것이 검사 및 마사지다. 이때 아프다고 해서 턱에 힘이 들어가지 않도록 느슨하게 한다. 아플수록, 뭉쳐 있을수록 지난 24시간 동안 근육을 많이 쓴 결과이다. 하루 근육 사용 결산의 의미로 저녁에 5분만 확인하고 마사지하자. 훈련이 되면서 덜 뭉치고 덜 아프게 된다.

지금까지 4가지 방법의 리뷰에 대해 알아봤다. 리뷰 없이는 자신의 현재 위치를 알 수 없고 어느 방향으로 가고 있는지도 알 수 없다. 집에서 스스로 할 수 있는 이 간단한 리뷰로 습관을 서서히 바꿀 수 있다. 리뷰하는 데에 비용이 들지도 않고, 어떤 장소에 가야 하는 것도 아니다.

얼굴형의 변화는 아주 서서히 일어나므로 몇 개월~몇 년이 지나 이전 사진과 비교해 보면 알게 된다. 훈련이 안 되면 근육은 두꺼워지고 짧아진다. 짧아진 근육은 이미 어느 정도 수축된 상태이다. 힘이 들어간 상태가 기본자세인 근육은 더 쉽게 힘이 들어가고 더 강하게 수축된다. 같은 근육이 길게 이완되어 스트레칭된 상태보다 반쯤 수축된 상태는 힘이 월등하다. 물 흐르는 대로 놔두면 턱근육은 점차 짧아지고 강해지고 두꺼워진다. 입을 벌리기가 힘들다. 쉬기도 힘들다. 이럴 때는 지그시 꾸욱 눌러 마사지해 주고, 몇 번씩 하품하는 듯한 스트레칭으로 근육을 소프트하게 하면 회복이 쉬워진다. 짧아진 근육도 길어진다.

아침마다 볼살에 물린 자국을 확인한다.
그리고 하루 종일 치아가 안 닿게 힘을 뺀다.
미니멀리즘, 최소주의 사용으로 간다.

이번 장에서 다룬 부분들은 치아보호를 위한 것이지만, 턱관절 문제의 핵심에 관한 것이기도 하다. 이 훈련으로 우리는 이미 턱관절 문제를 해결하기 시작했다. 제13장 턱관절장애로 가기 전의 몸풀기다.

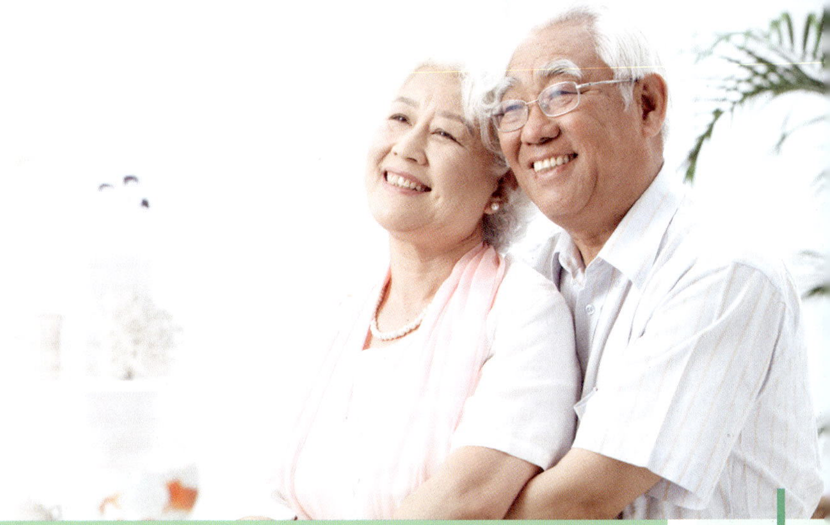

제 8 장

인체에서 가장 단단한 치아,
실은 가장 취약하다

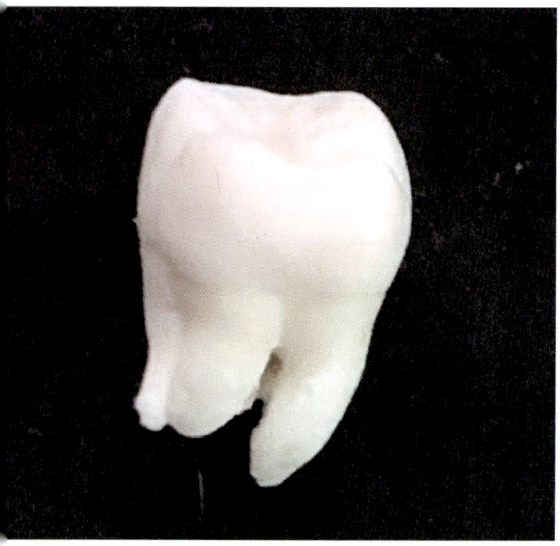

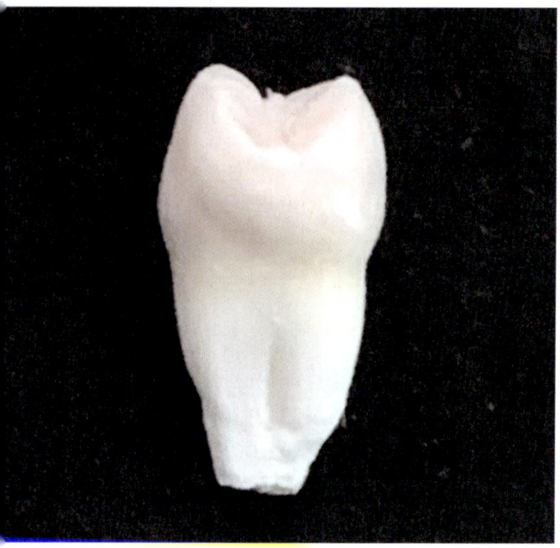

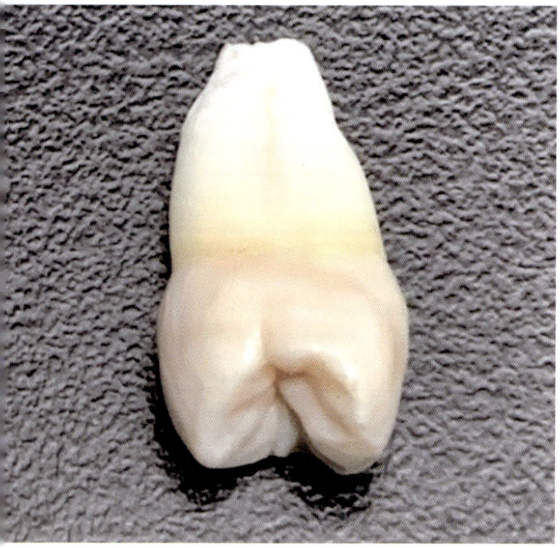

뼛속에서 시작해서 표면을 뚫고 나와 그 경계부가 늘 청소 걱정인 구조는 우리 몸에서 치아가 유일하다. 게다가 입안의 환경은 늘 타액과 박테리아가 있고 적당히 따뜻하고 음식물이 늘 공급되므로 갈려서 끼이는 등의 문제가 잘 생길 구조이다. 치아는 왜 이런 구조일까, 더 오래갈 수 있고 관리가 잘되는 형태의 대안은 없었을까 하는 의문이 있다. 그러나 이미 이런 구조인데 어떡하겠나. 주어진 상황에서 잘 관리하는 수밖에 없다.

그래도 온전한 치아는 참으로 아름다운 구조물이다. 있는 그대로 발치된 치아를 잘 처리해서 자세히 관찰해 보면 균형감과 자연미가 잘 어우러져 있는 작품이다. 세포가 어떻게 이런 것도 만들 수 있는지 신기하다. 자연스런 점, 결, 굴곡과 볼륨 등 역시 사람이 흉내낼 수 없고 기계가 만들 수 없는 작품이며, (인체에서 치아만이 그런 건 아니지만) 동일한 모양과 크기의 치아는 이 세상에 하나도 없다. 한 사람의 양쪽 치아는 거울 대칭이 될 법도 한데 정확히 떨어지는 대칭도 아니다. 어떤 경우는 크기나 모양이 전혀 다르다.

인간의 몸에서 미네랄 함량이 가장 높아서 가장 단단한 부분인 법랑질(enamel)은 치아머리의 외부를 2~3mm 두께로 덮고 있다. 그 단단한 표면, 껍질 속에는 상아질(dentin)이라는 약간 덜 단단하지만 2번째로 단단한 부분이 채워져 있다. 이 부분은 법랑질보다 훨씬 두껍고 치아 대부분을 구성하며, 그 중심에는 신경과 혈관이 자리하고 있는 좁은 공간이 있다. 상아질은 탄력성이 있어 충격을 흡수한다. 참고로 뼈의 탄력성이 치아의 탄력성에 비하면 월등히 높다. 그래서 몸의 무게로 뛰어도 다리뼈가 부서지지 않는다. 단단할수록 부러지는 성향이 커진다. 단단한 법랑질은 비슷하게 단단하거나 그보다 더 단단한 것과 지속적으로 부딪히면 갈리고 서서히 금이 가고 결국 깨진다. 치아와 치아, 법랑질과 법랑질이 계속 부딪히면서 뿌드득 소리를 내는 경우는 주로 잠잘 때 일어난다.

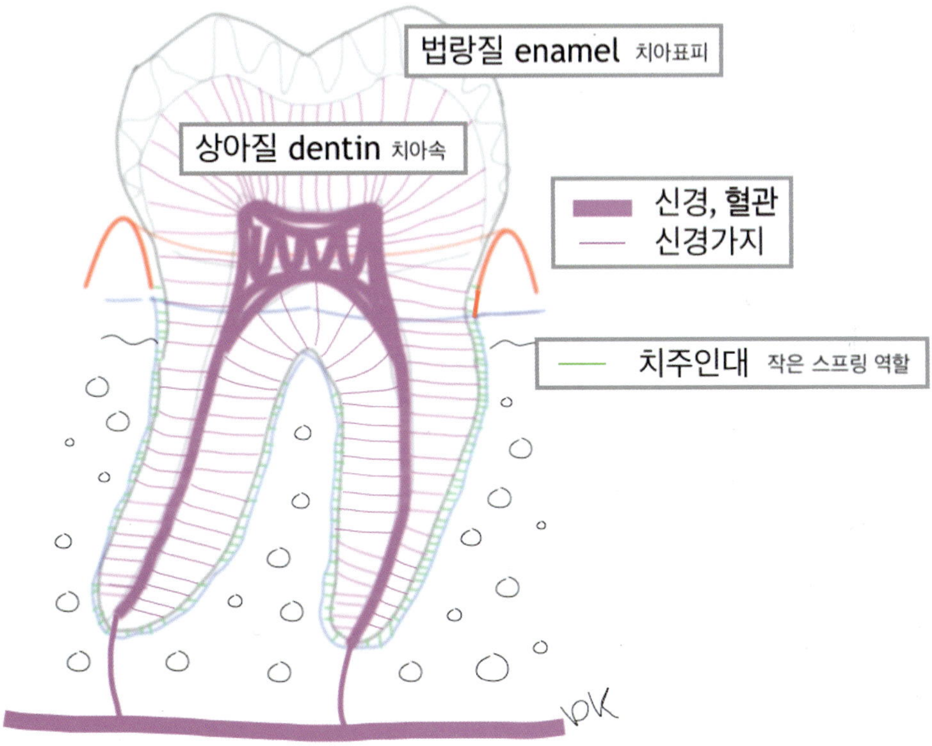

치아의 뿌리는 뼈에 박혀 있는 것처럼 생각되겠지만, 뼈에 직접 붙어 있지 않고 그 사이에 아주 얇은 치주인대라고 불리는 수많은 마이크로 스프링들이 치아뿌리와 뼈 사이에 붙어 있다. 이 부분이 충격흡수의 큰 역할을 한다. 치아가 아주 잘 만들어진 것도 있지만 80여 년 동안 험한 대우를 받아도 생각보다 치아가 잘 안 깨지는 또 다른 이유이다. 치주인대는 완충 성격의 쿠션이면서 동시에 무수히 많은 작은 밧줄처럼 뼈와 뿌리를 붙들어 매는 역할도 있다. 그래서 교정으로 치아를 움직여도 원래 자리로 돌아가려는 성향이 생긴다. 이 인대의 틈은 벌어지기도 하고 좁아지기도 하면서 충격에 잘 대응한다. 치주인대의 두께가 스프링처럼 늘어난다는 건 그 부위의 뼈가 약간 흡수되어 공간이 더 생겼거나 치아가 반대 방향으로 밀려서 스프링이 늘어난 것이고, 좁아지는 건 뼈가 더 첨가되어 공간이 좁아졌거나 치아가 뼈에 눌려 스프링이 찌그러진 걸 의미하는데, 이것은 치아뿌리를 감싸고 있는 뼈가 흡수되어 없어지기도, 생겨서 쌓이기도 하기 때문이다. 이런 과정은 평생 일어나면서 균형을 이룬다. 지속적으로 한 방향으로 밀면 균형이 깨지면서 치아가 조금씩 움직이고, 새로운 자리에서 균형을 이룬다(제14장 참고). 치아를 잡아 주는 뼈, 잇몸뼈에도 치주인대에 비하면 미미하지만 치아보다는 큰 탄력이 있다. 그래서 치아에 가하는 충격을 3중, 4중으로 완화할 요소가 곳곳에 들어 있다.

아래 왼쪽 그림에서는 스트레스 없이 이완되고 여유 있는 치주인대로 주변 뼈에 과반응이 없고, 오른쪽 그림은 습관적인 스트레스로 치아 손상, 눌린 치주인대, 뼈의 과반응으로 높은 밀도를 보인다. 일반적인 예상과 달리 약하고 지속적인 힘이 오히려 뼈의 흡수와 치아 이동을 유도하고, 강하고 간헐적인 힘은 잇몸질환이 없다면 오히려 치아 이동이 쉽지 않게 된다. 고로 치아가 힘을 흡수해서 파절되는 방향으로 간다(제14장 참고).

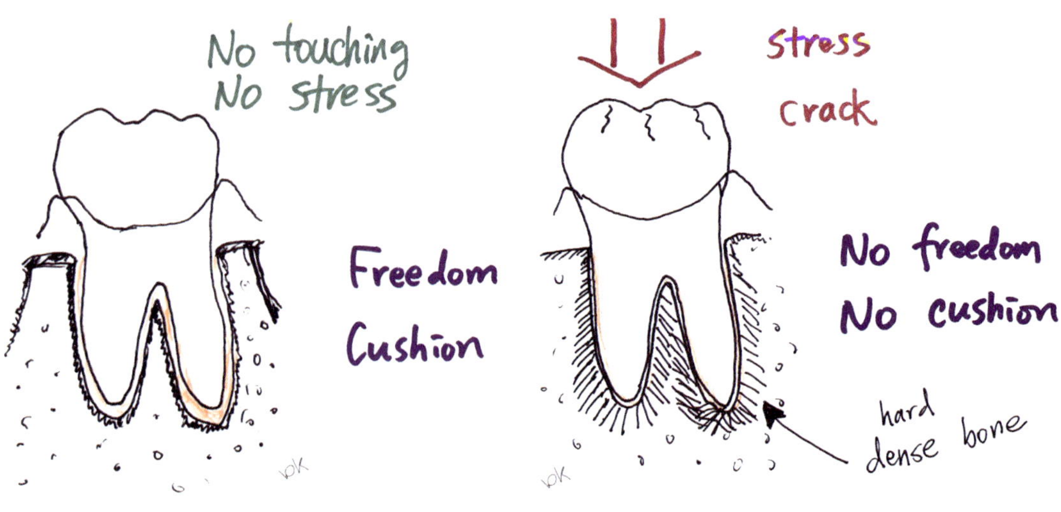

충격을 완화하는 시스템에서 중요한 것은 감각신경이다. 신경은 불편감과 통증이라는 신호로 충격을 줄이라고 계속 알린다. 일반적으로 신경이 신호하면 몸은 통증을 줄이는 방향으로 반응한다. 하지만 극한 상황에 가서는 신경이 보내는 신호가 오히려 턱근육을 더 강화시키는 원인인 것처럼 보이는 경우가 있다. 강력해진 습관, 특히나 어떤 상태(불안감, 스트레스, 통증 등)와 연동된 습관, 심각한 치통이나 심각한 턱근육 통증이 중첩돼서 올 때는 입을 벌리려고 해도 오히려 이를 더 꽉 물게 된다. 이런 예외적인 경우는 제13장에서 좀 더 다루겠다.

치아 '속'에 있는 신경과 치아 '주변'에 있는 신경이 있다. 치아 속 신경은 단단한 상아질 내에 뻗쳐 있어 상아질은 시린 감각을 그대로 느끼고, 껍질인 법랑질은 신경가닥이 없어 무신경이다. 치아가 부러져서 상아질이 노출된 부위에 바람이 스치거나 찬물이 닿으면 이가 시리다. 충치로 이가 아프다는 느낌은 치아 속 신경을 자극하는 것이고, 묵직하게 불편하고 치아가 부어 아프다 등은 치아 주변의 신경을 자극한 결과이다. 이런 불편감은 충격을 완화하는 방향으로 지시가 내려지고, 턱근육은 이를 안 닿게 한다. 밥을 먹다가 돌이 씹히면 입이 딱– 벌어지는 현상이 좋은 예다.

치아 내부는 두껍고 단단한 벽 속의 작은 방이다. 그 방 안에 있는 신경, 혈관 등 모든 연조직을 통틀어 치수조직(pulp tissue)이라고 한다. 뾰족한 뿌리 끝에 바늘 크기의 구멍을 통해 신경과 혈관들이 출입한다. 자극이 반복되면 치수조직은 염증이 증가하고 자연히 붓는데, 문제는 이 조직이 처한 독특한 상황이다. 부으면 단단한 벽 안에서 압력이 증가한다. 몸의 가장 단단한 구조물에 갇혀 어떻게든 염증 상황을 해결해야 한다. 피부에 타박상이 생기면 붓다가 혈액순환이 되면서 서서히 부종이 빠지고 자연히 해결되는 것이 과정인데, 치아는 그 해결능력이 제한된다. 혈액순환이 미세한 통로를 통해 들어오고 나가다 보니 작은 방의 압력이 오르면 혈관, 신경의 입구를 막는 결과를 낳는다. 어느 선을 넘게 되면 치수조직은 돌아오지 못하는 강을 건넌다. 치수염이 비가역적인 상태로 넘어가는 마지막 단계는 며칠 동안 잠을 이루지 못할 정도로 아프다. 선을 넘은 치수염은 치수조직을 죽게 하는데, 대부분의 경우 충치나 크랙이 깊어지면서 세균이 치수를 침범, 치수염을 일으켜 치수가 죽는다. 그 외의 경우는 심한 충격 또는 반복적인 자극의 연속으로 죽는데, 결과는 세균감염이다. 세균으로 꽉 찬 충치가 신경조직에 세균감염을 일으키는 것은 당연한 결과이다. 충치가 아닌 다른 원인으로 염증이 생겨 결국 감염으로 끝난다면, 그 세균은 어디서 온 것일까? 외부와 연결되지 않은 조직에 세균이 있었을까? 그렇지 않다면 어디서 세균이 생겼겠나? 주변조직, 특히 잇몸을 통해 들어온 세균이 혈류를 타고 다니다가 죽은 조직에 모여 증식하는 방식이 아니면 설명할 수 없는 현상이다(제18장 참고). 죽은 치수조직은 이제 감염원으로 새롭게 등장하고, 세균감염은 뿌리 끝 작은 구멍을 통해 밖으로 서서히 뼈를 녹이면서 확장된다.

아래 엑스레이. 이 치아는 잇몸질환에 의한 감염, 치수조직의 감염 그리고 뿌리에 의심되는 균열 등 복잡한 상황들이 겹쳐 있는 상태로 딥 클리닝과 교육부터 시작했다. 치료와 교육 후 잇몸 상태의 호전, 환자 교육의 진전 등이 다음 치료 결정에 중요한 요소였다. 잇몸치료와 교육에 상당히 좋은 반응이 있어서 이어서 신경치료를 하였다. 신경치료의 진전을 확인 후에 크라운으로 넘어갔다.

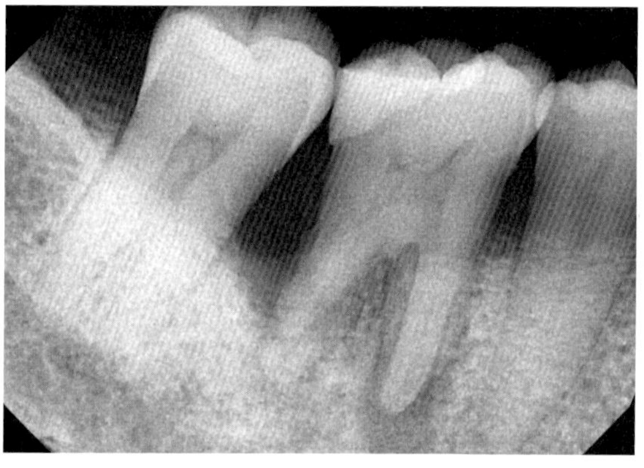

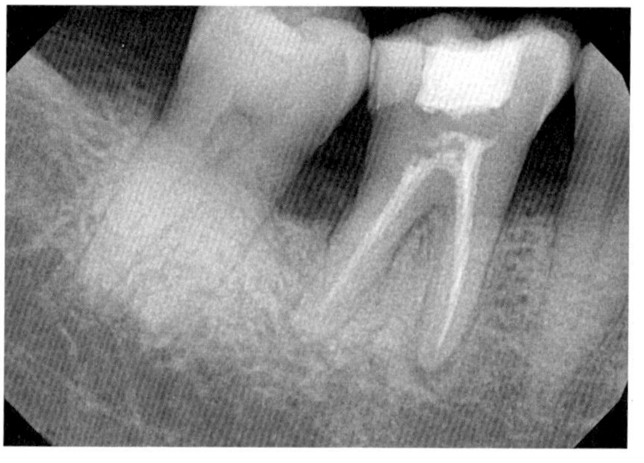

치아는 고름, 농양과 감염의 압력으로 제자리에서 밀려나며 흔들리고, 맞닿는 치아와 가장 먼저 부딪힌다. 감염된 치수를 깨끗하게 청소하고 공간을 막아 버리는 신경치료로 감염 원인인 죽은 조직을 없애고, 공간에 박테리아가 다시 들어가지 못하게 막고 충격을 완화하면 서서히 원래의 상태로 복구된다. 녹았던 잇몸뼈 부위는 3~6개월 정도 지나 확인해 보면 새로운 뼈로 찬 걸 볼 수 있다.

치아의 대표적인 생리학적 반응인 시린 감각에 대해서 이해할 내용이 있다. 이것을 이해하면 통증으로의 진행을 미연에 방지하는 데에 도움이 된다. 통증으로 가기 전 단계이다. 상당히 많은 환자들이 찬물에 이가 시리다고 호소한다. 어떤 환자는 항상 시리다고 한다. 대체로 치아 청소를 열심히 하는 사람은 거의 늘 시리다. **치아관리의 가장 기본은 '최대가 아닌 최소'이다.** 시린 부위에 대한 필자의 처방은 '그 부위는 솔질(또는 치실 청소)을 3~4일 하지 말아 보세요.'이다. 원인을 찾는 유용한 방법이다. 치아는 깨졌을 때 다시 붙는 재생력은 없지만 치아의 치수는 회복력이 있다. 치아는 정상범위를 넘어가면 시린 감각이 생긴다. 어디에 부딪혀도, 심한 솔질로 긁혀도, 치료받은 부분이 약간이라도 높아 계속 맞닿아도, 치아가 깨져도 그리고 이런 상황에 얼음이나 뜨거운 국물에도, 치아의 처음 반응은 시린 것으로 온다. 이건 경고를 날리는 건데, 원인을 없애면 시린 느낌은 3~4일 정도 지나면 상당히 줄고 1~2주 지나면 정상으로 돌아온다. 원인이 제거되지 않고 반복적인 자극이 누적되면 결국은 치아 속 신경을 과민하게 자극하고 염증을 서서히 일으키는데, 통증과 스트레스는 밤 이갈이를 더욱 강하게 유도하기도 하고, 이는 다시 치아를 더 자극한다. 이런 악순환의 고리에서 빠져나오지 못해 신경이나 치아 주변을 서서히 파괴하게 되기도 한다.

다행히 치아가 워낙 단단해서 쉽게 부서지지 않아서 그렇지, [시간×이갈이] 함수는 갈수록 치아에 손상을 누적시켜 어느 시점을 넘어서면 여러 부위에서 빠른 속도로 문제가 터진다. 필자는 대체로 그 시점을 50세 전·후로 보고 있는데, 그 이전에 전혀 못 보는 건 아니지만 이후의 나이 그룹에서는 치아파절로 치료를 받은 경력을 거의 늘 발견한다. 특히나 입안의 맨 안쪽 어금니는 저작근의 힘을 늘 지탱해야 하는 위치여서 크게 파절돼 있거나, 크라운이 씌워져 있거나, 상실됐거나, 임플란트를 심은 경우가 50세 이후는 쉽게 보인다. 사랑니는 논외로 하고 가장 안쪽 어금니인 제2대구치는 평균 12세에 나와서 [시간×이갈이]의 결과를 제대로 보여 주고, 그 바로 앞에 있는 치아인 제1대구치는 평균 6세의 어린 나이에 나왔다는 이유와 관리의 결여 때문에 일찌감치 큰 치료를 받은 경우를 가끔 본다. 시간에 따른 파괴의 추세는 더 늦게 나온 제2대구치가 점점 앞지른다. 제1대구치 및 다른 치아들 파괴를 막고 혼자서 스트레스를 받은 결과다(제1장 참고).

치아의 균열, 파절은 한순간에 오지 않는다. 뭘 먹다가 치아가 부러지면 환자들은 대부분 그 음식이 치아를 깨뜨렸다고 생각한다. 충치치료로 채운 필링이 빠질 때도 마지막에 씹던 것이 원인인 것으로 생각한다. 그러나 그 전에 해 둔 것을 생각하면 원인을 이해하고 앞으로의 문제를 예방하는 데에 도움이 된다. 치아 문제는 완충 시스템이 곳곳에 잘 만들어져 있어서 시간을 두고 아주 서서히 진행되기 때문이다. 비슷한 예로, 새로 깐 아스팔트는 그 위로 차들이 지나다니고, 뜨거운 여름에는 팽창되며, 추운 겨울엔 수축되고, 비와 바람에 깎이고 깨지며, 틈이 생기면 잡초도 들어가 자라고, 뿌리가 퍼지면 속으로부터 약화된다. 이 모든 과정은 뒤죽박죽, 동시다발로 반복된다.

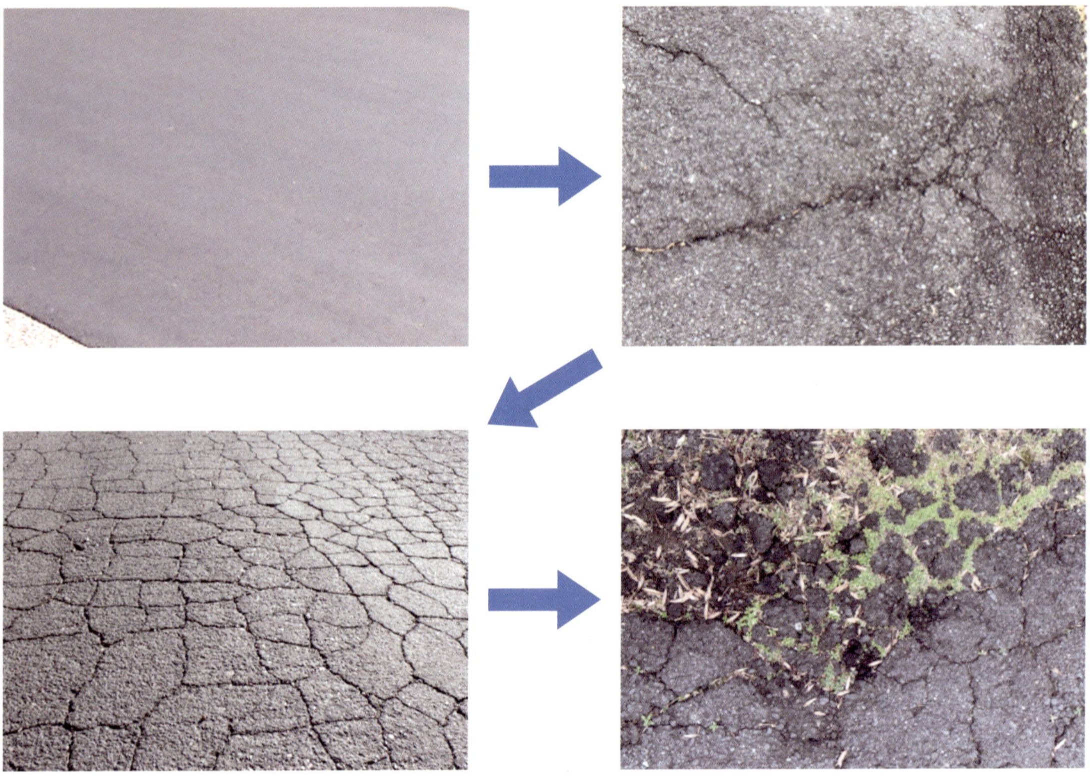

치아의 균열, 팽창, 수축, 박테리아 침투 등도 이와 매우 유사한 과정이다. 구강 내의 온도변화, 힘의 변화는 아스팔트보다 훨씬 빠른 사이클을 겪는다. 균열된 치아는 음식, 박테리아가 들어가지만 청소도구가 터치할 만큼 열려 있지 않다. 깨진 치아는 충치가 더 쉽게 생기고, 충치로 속이 비게 된 치아는 더 쉽게 깨진다. 크랙과 충치는 서로 돕는다. 반대로 말해 보겠다. 크랙이 안 생기면 충치도 덜 생기고, 충치가 예방되면 크랙도 덜 생긴다. 그래서 밤 이갈이는 충치 진행과 밀접한 관계가 있다. 따라서 **나이트 가드는 충치를 예방하는 결과를 낳는다.**

앞에서 필자의 임상경험으로는 50세 전·후로부터 서서히, 그러다가 시간의 함수에 의해 기하급수적으로 치료가 급증한다고 언급했다. 단순 계산해서 이 진행 속도를 반으로 줄이면 100세까지 치료 없이 가는 거다. 50세에 치아가 깨지게 되는 힘은 이전부터 작용되었다. 치아 손상을 경험하지 못한 40세 환자에게 턱근육 이완 훈련 및 나이트 가드 사용을 계속 권하면, 나이트 가드를 바로 사용하는 경우보다 미루는 경우를 더 많이 본다. 그러다가 한 치아에 큰 문제가 생겨 치료를 받고 그때부터 나이트 가드를 쓰기 시작한다면, 그땐 이미 다른 치아에도 상당한 비가역적 손상이 가해진 상태일 것이다. 치료 스케줄을 조금 더 연기할 수는 있겠지만, 예방의 생활화가 뒤늦게 시작되었기에 100세까지 예방할지는 미지수다. 그래서 훨씬 전부터 나이트 가드나 투명 리테이너를 쓴다면 예방의 효과는 훨씬 높아질 거라는 걸 예측할 수 있다.

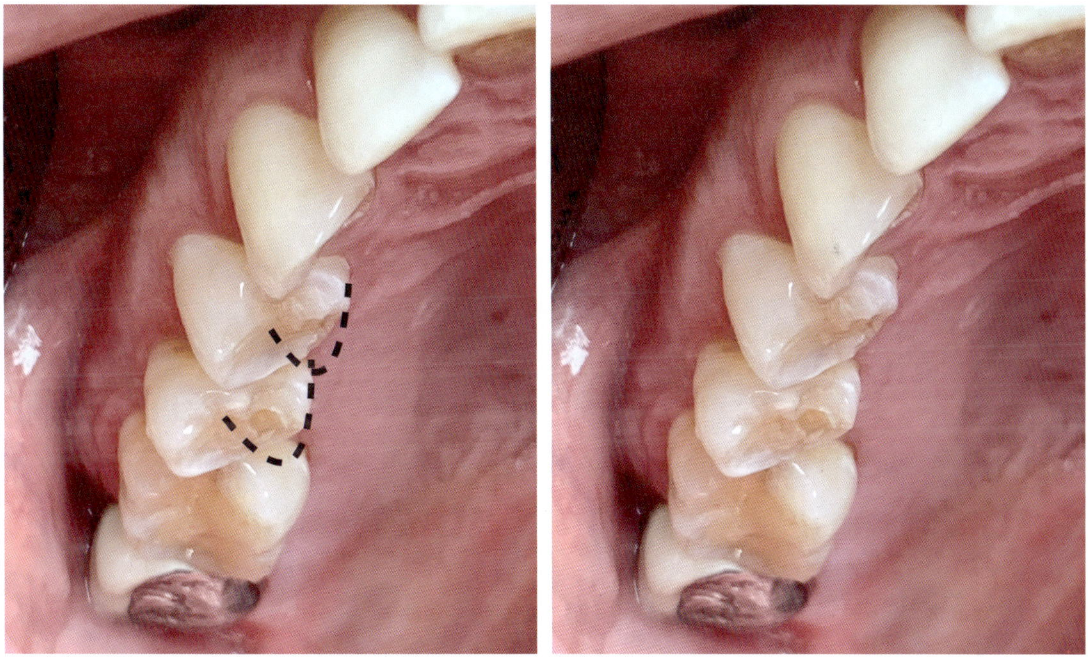

휘청거림이 적은 짧은 치아의 충격흡수는 치아 스스로를 희생하는 방식으로 나타난다. 중앙의 두 치아는 마치 송곳니 같은 형태지만, 2개의 뿔 중 하나가 완전히 갈린 것이다. 내부분 밤에 일어난다. 그 치아들 바로 앞에 있는 것이 송곳니다.

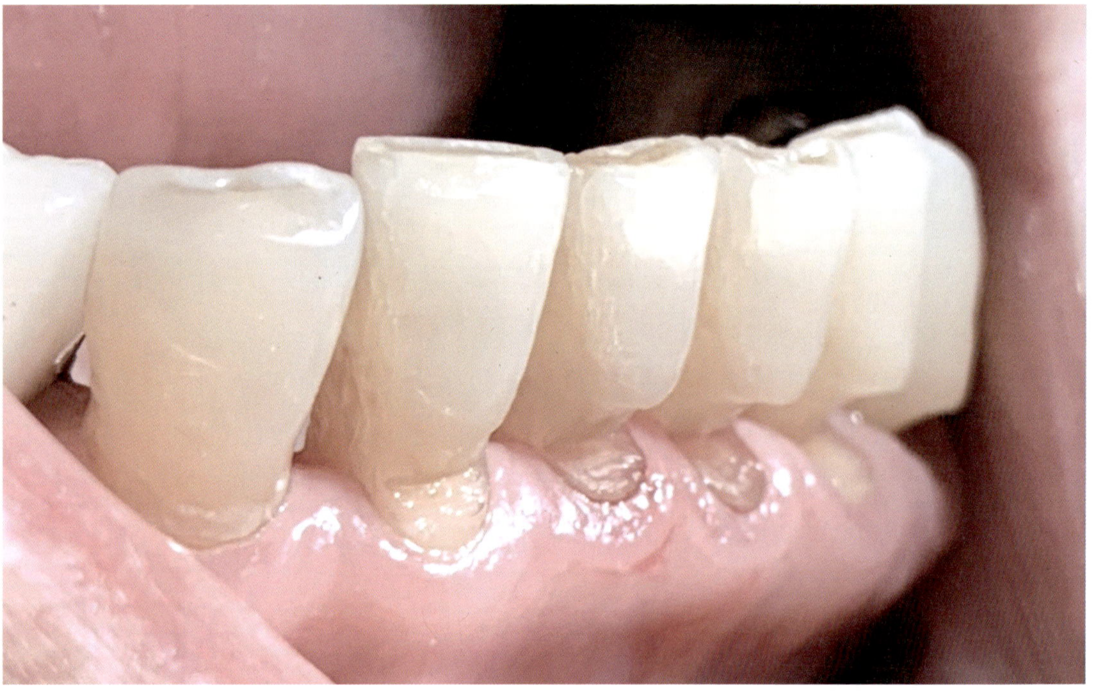

굴곡파절(abfraction)과 칫솔질 합작의 예. 굴곡파절과 칫솔질에 의한 치아목 마모증은 이렇게 서로 돕는다.

재생력이 결여된 치아가 수난을 당하는 또 다른 부분이 있다. 치아의 목 부위, 잇몸경계 부위인데, 이 부위는 칫솔질 공격의 1차 대상이다. 특히나 원기둥처럼 불룩하게 잇몸으로 내려가는 부위는 솔질의 스트레스를 집중적으로 받아 원기둥이 서서히 평평해지며 상아질이 노출되고, 더 나아가서 오목한 면으로 깊어진다. 잇몸 또한 점점 후퇴하면서 치아의 뿌리를 길게 드러낸다. 치아머리 외곽의 법랑질은 단단해서 깎임에 강하고 휘청거림이 적은 반면 속 부분인 상아질이나 뿌리는 덜 단단하며 휘청거리는 탄력이 있어, 일단 노출되면 치아목 마모도, 굴곡파절도 빠르다.

낙타나 기린 등 초식동물들이 턱을 크게 돌리며 씹는 것에 비해 사람이 음식을 씹을 때 턱의 운동범위는 상당히 작은 편이다. 하지만 밤 이갈이는 초식동물처럼 큰 범위로 움직이며 치아를 좌·우로, 앞·뒤로 갈게 된다. 아래턱이 음식을 씹는 범위를 훌쩍 넘어 위·아래 치아의 뿔(끝)끼리 맞닿을 정도로 많이 움직인다(아래 사진).

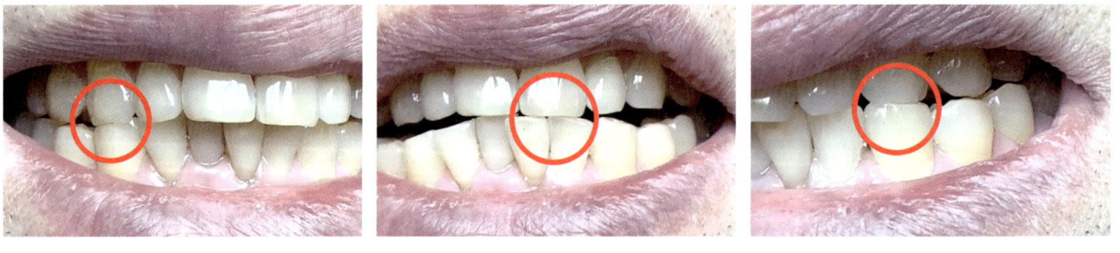

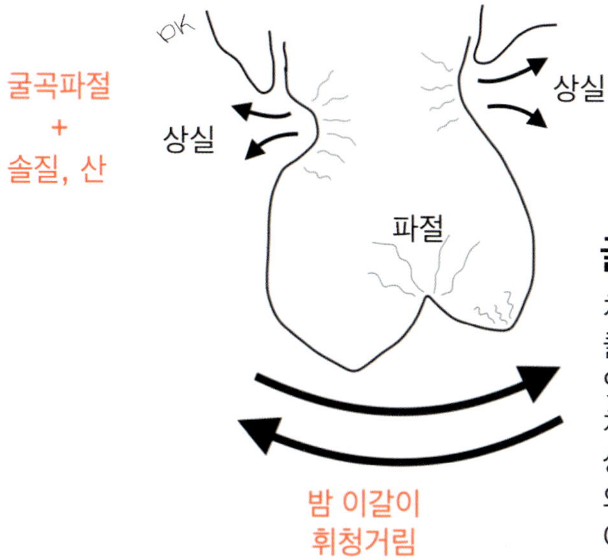

굴곡파절(abfraction)

치아의 길이가 길수록, 휘청거림이 클수록 진행이 빠르다. 솔질은 잇몸밖의 치아를 길게 만들고, 치아목을 깎는다. 이렇게 노출된 상아질은 구강건조를 보이는 고령의 환자에서 충치에 취약해진다. 이런 복합적인 진행은 사방에서 죄어든다.

맞닿는 시간과 힘이 지속적이고, 소리도 소름이 돋는다. 그 강력하고 길게 작용되는 힘이 치아를 갈기도 하지만, 치아는 휘청거림으로써 힘을 해소하는데 가장 큰 휘청거림은 잇몸뼈에서 막 나온 목 부위에서 일어난다. 드러난 치아 길이가 짧을 때는 휘청거림도 적어서 목이 약화되는 현상도 크지 않다. 대신 치아의 갈림이 빨라진다. 스트레스는 어딘가로 전달이 되면 해소가 되어야 한다. 오랜 칫솔질의 결과로 치아는 잇몸으로 가려졌던 부분이 노출되고, 길게 노출된 치아는 휘청거림도 커진다. 큰 휘청거림은 목을 더 약화시키며 칫솔질에 의해 더 쉽게 깎인다. 긴 치아목은 가늘어지고, 잇몸으로 차 있던 치아 사이는 잇몸이 후퇴하고 치아도 깎여 공간이 커진다.

음식 중에 치아를 녹이는 산(acid)은 특별히 언급할 가치가 있다. 설탕 등의 단당류, 밥과 빵 등의 다당류 탄수화물도 박테리아에 의해 대사되어 결국에 산을 만든다. 그래서 단 걸 먹으면 몇 분 후에 시큼한 맛을 느끼게 된다(제10장 참고). 기계적인 마모와 힘으로만 치아를 잃는 것이 아니고 음식의 산, 위산 등으로도 치아를 잃는다. 산은 거의 모든 음식, 과일, 음료수에 함유되어 있다. 필자는 블랙커피를 즐겨 마시는 편인데, 쓴맛, 단맛, 신맛, 찝찔한 맛, 구수한 맛 등 커피의 다양한 맛 중 산도에는 신경을 쓰는 편이다. 새콤한 과일 맛을 추가한 다양한 선택이 세계적인 추세인지, 산도가 높은 커피가 요즘은 대세인 듯하다. 선택권이 점점 줄어드는 커피 애호 치과의사의 고민을 잠시 나누었지만, 단지 그것만은 아니다. 상당히 많은 음식에 식초나 신맛이 가미된다. 발효음식도 그렇고. 와인, 샐러드 드레싱, 거의 모든 주스, 아이스티, 탄산음료, 스포츠음료, 레드불 등의 에너지 드링크 등에도 상당한 산과 설탕이 섞여 있다. 설탕이 입안 박테리아에 의해 분해되면, 결국 산이 생성되면서 치아를 녹여 충치를 만든다. 산의 효과는 치아를 전체적으로 녹이지만 특히 입술과 볼 안쪽의 깊은 공간, 잇몸과 치아 사이, 혀 등에 남은 산은 지속적으로 치아의 목과 쉽게 접할 수 있다. 하루의 산의 영향은 이갈이, 칫솔질의 영향과 함께 전혀 눈에 띄지 않는다. 그러나 80년의 기간은 이들의 엄청난 파괴력을 보여줄 만한 충분한 시간이다.

치아의 목은 여러 이유로 변화가 빠른, 매우 취약한 부분이다. 다음과 같이 실천한다면 변화 속도를 줄일 수 있다.

- 먹고 마시는 양보다는 횟수를 줄여 치아–음식의 접촉시간을 줄이고 물을 조금씩 자주 마시는 습관 만들기
- 초미세모 칫솔로 솔질이 아닌, 치아머리를 천천히 45° 누름으로써 마모를 줄이고 구석구석 막 제거

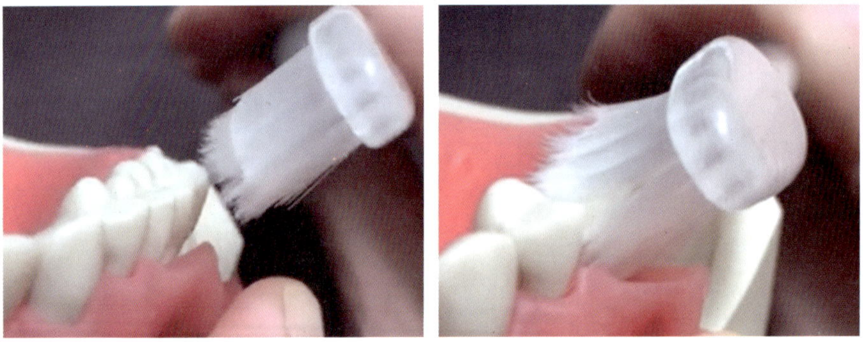

<유튜브 나투라치과 #4: 님버스 칫솔 천천히 누르기>

- 밤 이갈이 방지로 치아목 약화(abfraction) 예방

잇몸이 퇴축(gingival recession)되면서 치아의 뿌리가 노출되고 길어질수록

① 산의 치아 녹임(이로 인한 뿌리 충치는 고령의 환자들에게는 골칫거리이다.)
② 솔질에 의한 마모
③ 밤 이갈이로 인한 휘청거림

의 효과는 더욱 가속화한다. 잇몸퇴축의 예방은 이런 문제들의 예방과 직결되어 있다.

치아는 단단하지만 일단 손상되면 돌아갈 수 없다. 그리고 손상의 양은 계속 누적된다. 손상이 가장 집중적으로 일어나는 경우는 밤, 그리고 솔질이다. 한 경우는 의식이 없는 내가, 다른 경우는 청소 의지가 충만한 내가 만드는 손상이다. 이 두 현상을 정확히 반대로 해 보면 어떨까?

온전한 치아는 참으로 아름다운 구조물이다.

위 14개, 아래 14개의 치아가 얼마나 오묘하고 정교하고 유니크하게 만들어져 있는지 절로 감탄이 나온다. 자연적인 구조여서 규격화된 치아가 없다면, 한 사람의 위 치아들이 아래 치아들과 동일위치에서 또는 연속된 동작에서 정확히 맞아떨어지지 않는 것이 오히려 자연스러울 듯하다. 게다가 치아는 늘 조금씩 움직일 수 있기에 현재의 위치가 1개월 후에도 동일하리란 보장이 없다. 그런데 양쪽 어금니로 물면 왜 늘 내 치아는 전체적으로 잘 맞는다는 느낌을 받을까? 제13장에서 이어 생각해 보겠다.

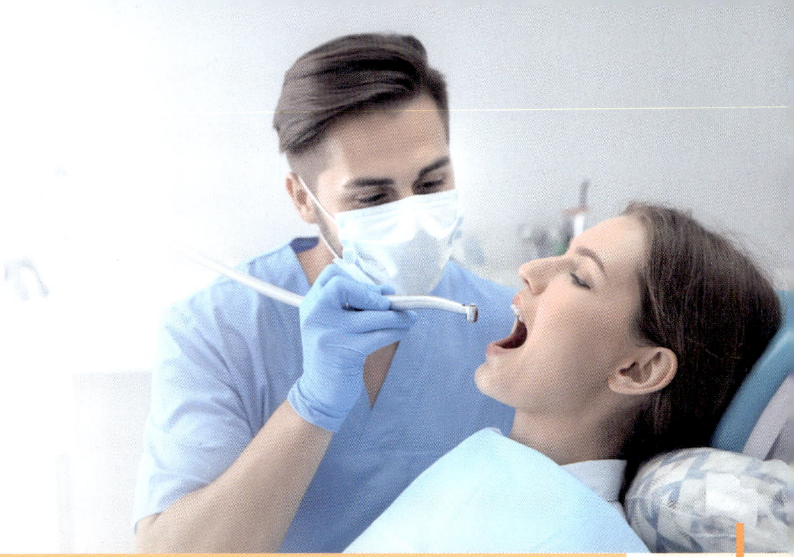

제 9 장*

잇몸질환 예방법과 회복 과정

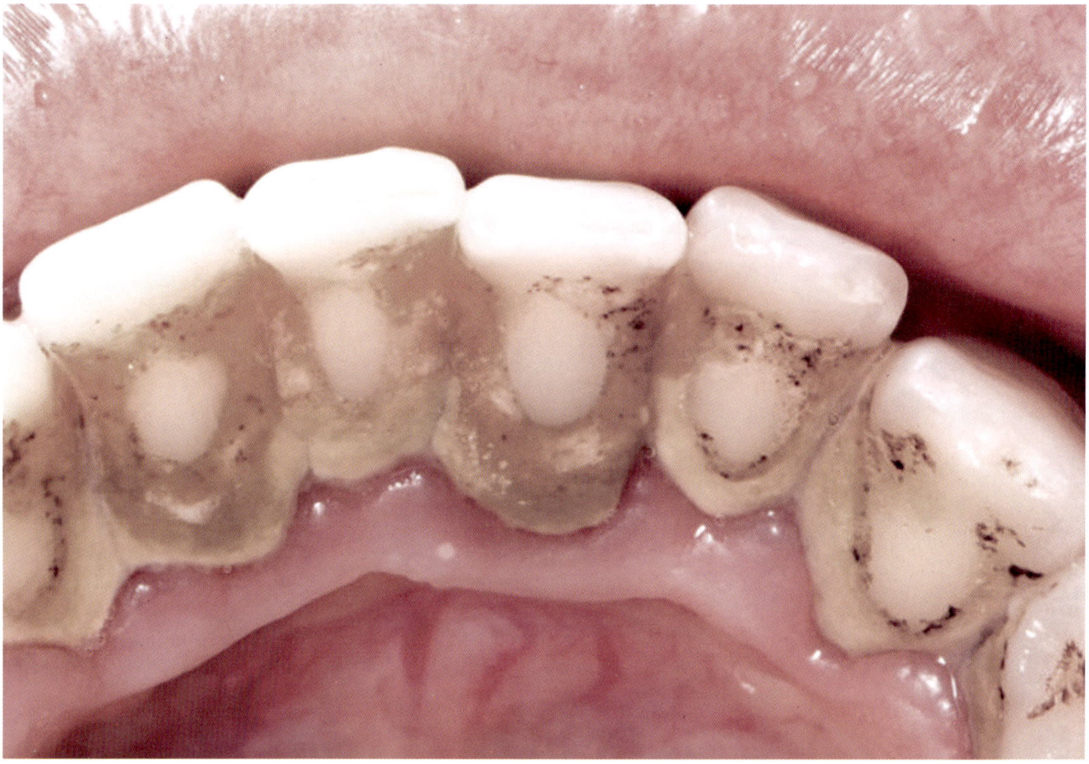

<유튜브 나투라치과: #17 Dr. Kang. 잇몸질환 진행 과정을 보면 잇몸질환 회복이 보인다>

다음의 모든 설명 과정은 아주 아주 아주 천천히 일어난다는 것을 고려하면서 생각해 보자.

단단한 치석이 상당한 시간 동안 쌓인 상황이다. 잇몸주머니 속 치아면 터칭이 안 되면, 오랜 필름으로 인한 지속적인 염증으로 잇몸뼈는 녹고, 잇몸 속 깊은 부위에서 드러난 뿌리는 새로운 치석이 치아뿌리를 따라 자리 잡는다. 어렸을 적 땅따먹기 놀이하던 식, 또는 전쟁에서 땅을 차지하고 구조물을 설치해서 확장하는 식이다. 막 조절이 안 되면 이차적으로 치석이 더 깊게 들어가고, 이 상황에 의해 막 조절을 더욱 어렵게 만드는 악순환이 40~50대 이후부터 시작된다. 동일한 사람의 막 청소 방식은 솔질이었으니 늘 표면적이었을 텐데, 40세 이전에 잇몸질환이 잘 보이지 않는 이유는 아마도 몸의 저항력과 관련이 있지 않을까 생각해 본다. 저항력이나 다른 변수들로 인해 중년부터 진행되지만, 70대의 치주질환 환자도 치석 제거, 막 제거의 원리를 실천하면 상당히 회복, 유지된다.

이런 과정에 의해 치주질환의 끝, 치주농양으로 발치하는 단계, 회복 불능의 단계로 간다. 즉, 치석이 뿌리 전반으로 퍼지고 뿌리 끝 부위의 뼈가 사라지는 단계다. 발치된 치아들을 관찰해 보면, 치석이 뿌리면을 다 덮지 않은 경우가 흔하다. 오래된 막이 잘 숨어 증가할 수 있는 조건이면, 부분적으로 치석이 분포되면서 잇몸뼈는 파괴된다. 염증으로 치아는 흔들거리고 원래 위치에서 상당히 이탈하여 종종 이를 물 때, 정상적인 치아보다 먼저 맞닿고 힘을 받게 된다. 이 과정에서 치아는 엄청난 힘을 받고 뼈의 파괴는 빨라질 수 있다. 띄엄띄엄 군집을 이룬 치석은 일종의 거점 역할을 하고 파괴양상이 가장 효과적인 양태로 향한다. 치석 제거가 어려운 부위는 뿌리 사이 갈라지는 골(furcation) 부위 등이고, 눈으로 확인이 안 되기에 잇몸을 열어 확인하며 제거해야 할 필요도 생긴다. 파괴도 효율적이지만, 반대로 치료도 효율적으로 할 수 있다. 치석 제거는 치과의 전문도구로 가끔씩, 치태 제거는 집에서 꼼꼼히 매일.

아래 사진의 예들은 회복 불능의 상태까지 간 경우다.

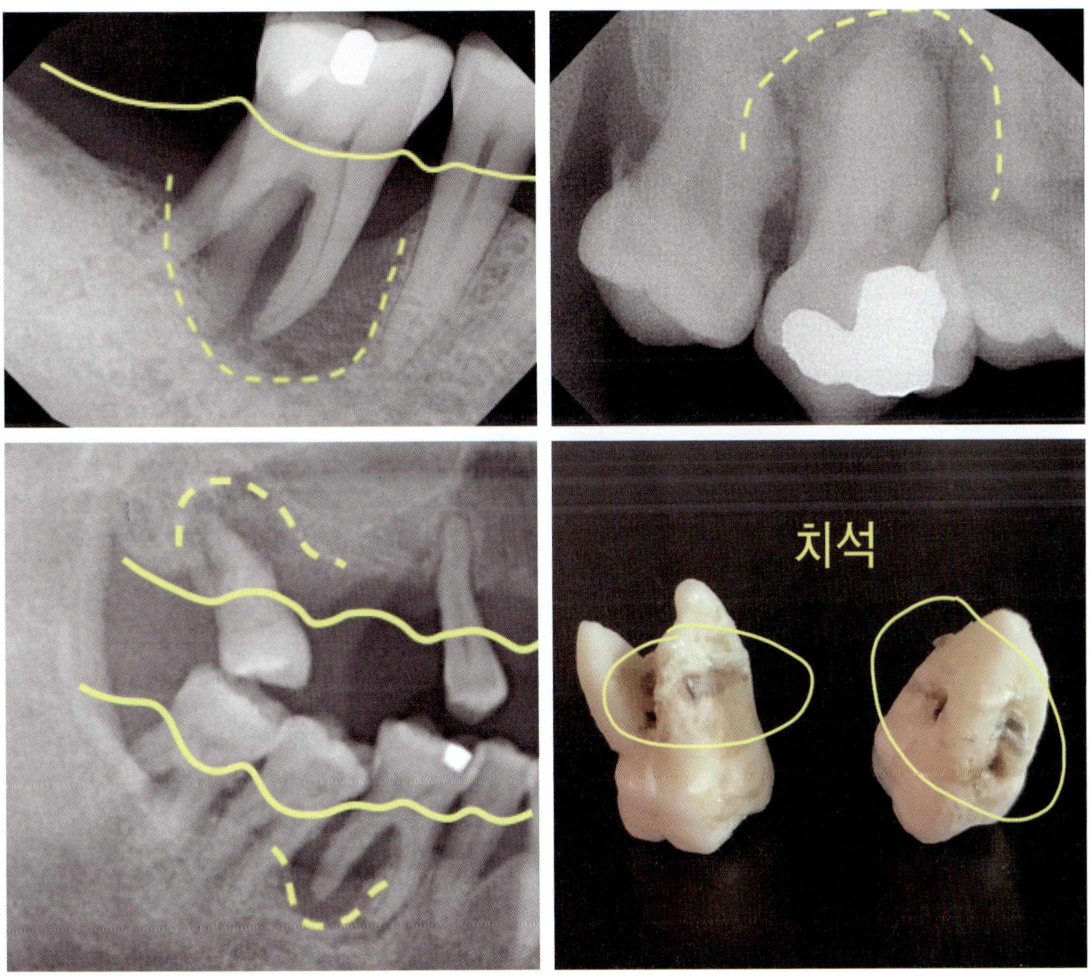

먼저 길을 막고 있는 치석을 ― 필요하다면 마취된 상태에서 ― 잘 제거하고 길을 열어 둔다. 매일 2번 부드러운 솔 끝, 물, 세제의 터칭으로, 솔질 없이, 살살 구석구석 터치한다. 45°로 치아의 머리를 덮고 누르면서 깊은 터칭을 유도한다. 잇몸과 치아의 목을 함께 덮는 방식은 잇몸에 걸려서 솔 끝이 쉽게 속으로 들어가지 못하고 누르는 압력으로 잇몸재생이 억제된다. 잇몸의 초기염증은 1~2주 후 사라지고 치아뿌리면에서 분리된 잇몸, 잇몸뼈는 가장 속에서부터 재생되면서 치아뿌리면에 서서히 재부착되기 시작한다. 환자별, 치아별로 다양하지만 치석이 형성되기 전에 잇몸 형성, 재부착이 먼저 일어날 수 있고, 속에서 차기 시작하면서 이전에 깊은 곳에 형성됐던 치석은 보다 표면에서 형성된다. 3개월 후 치석 제거가 될 때는 염증이 없고 치석도 약한 상태여서 치석 제거는 가볍게 이뤄진다. 매일의 최소주의 치태 제거는 염증 없는 잇몸재생을 유도해서 치석 형성은 더욱 표면에서 일어난다.

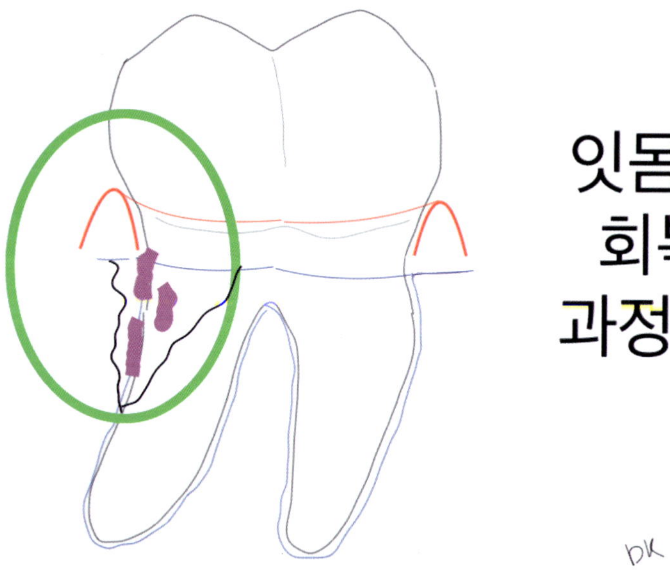

잇몸질환이
회복되는
과정을 본다

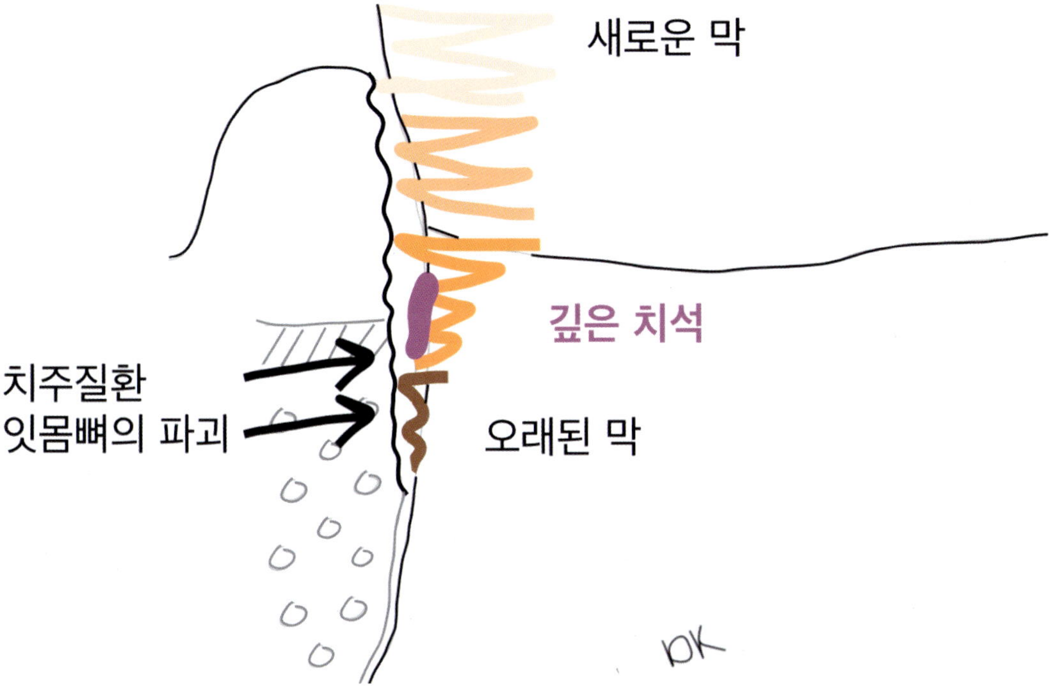
새로운 막
깊은 치석
치주질환
잇몸뼈의 파괴
오래된 막
DK

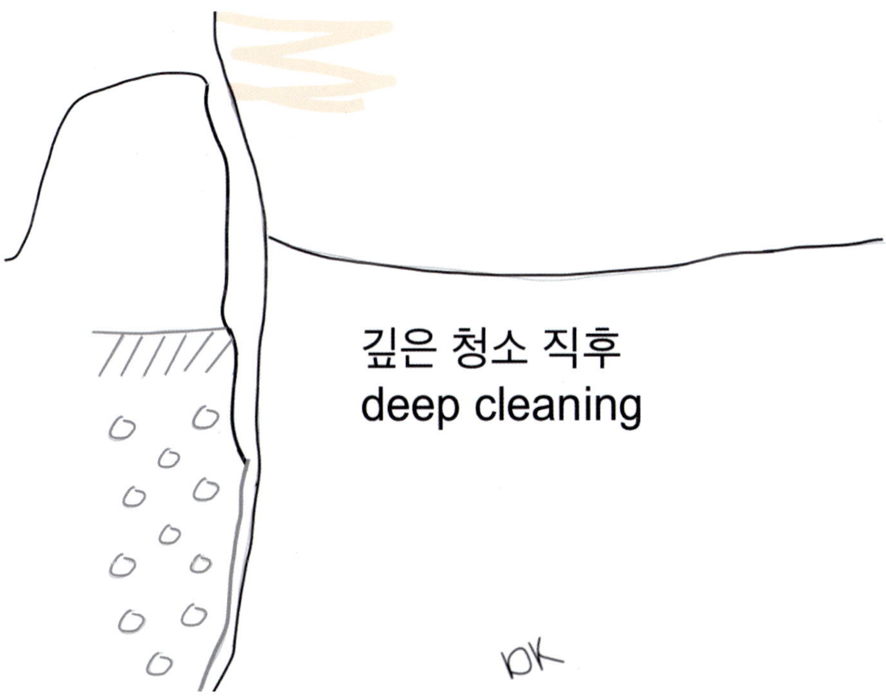
깊은 청소 직후
deep cleaning
DK

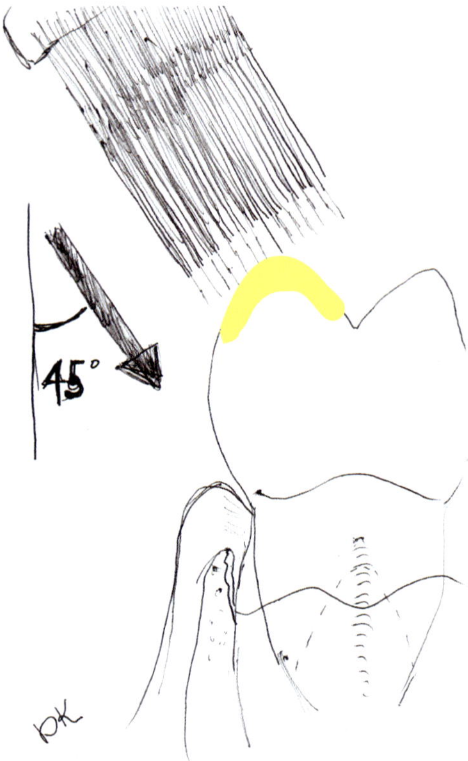
45°

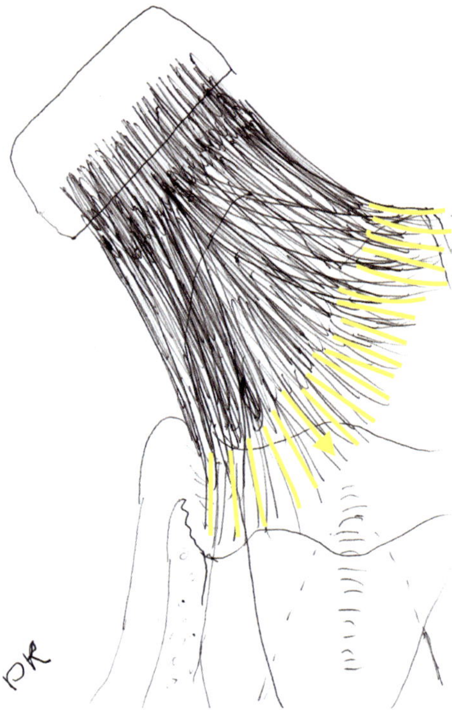

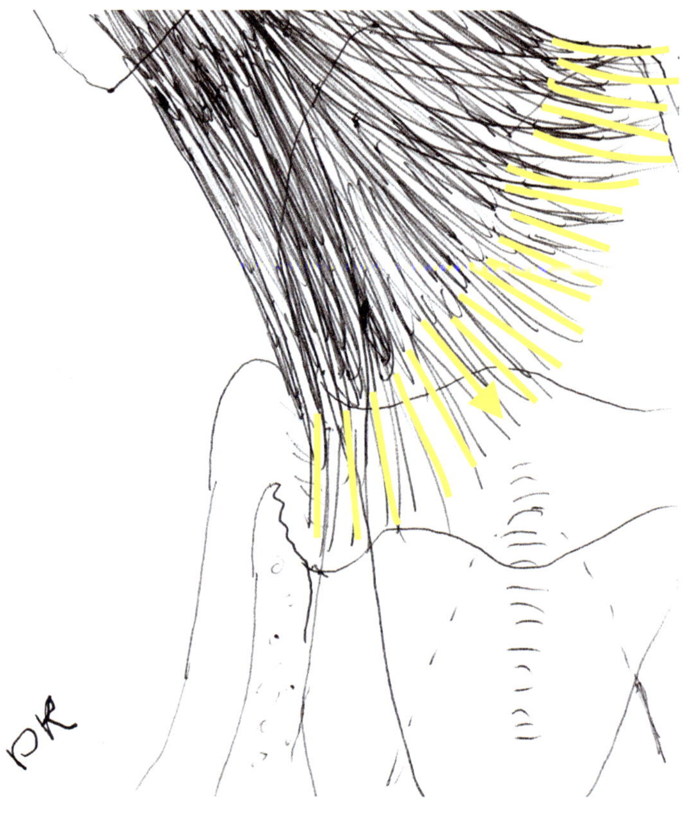

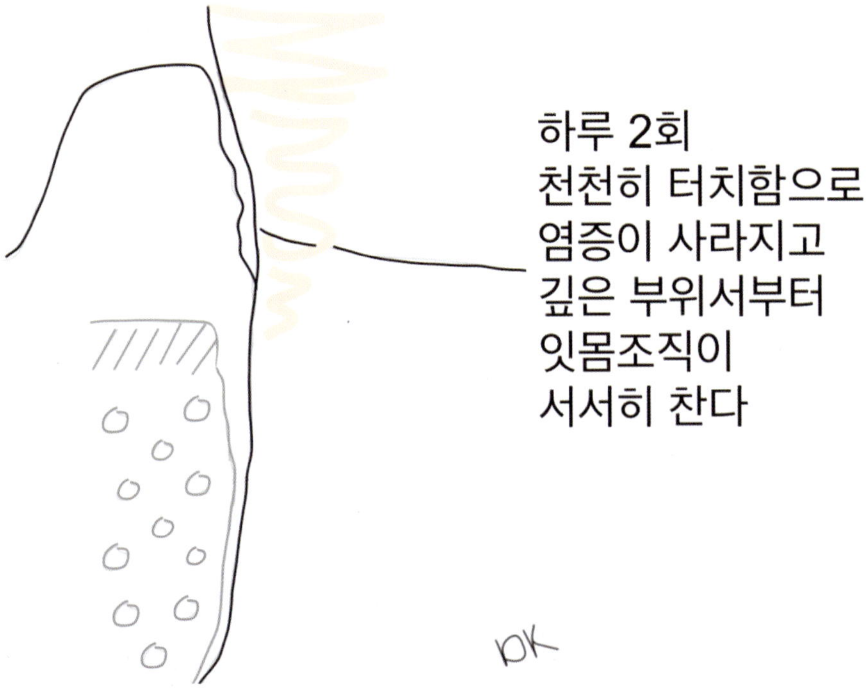
하루 2회
천천히 터치함으로
염증이 사라지고
깊은 부위서부터
잇몸조직이
서서히 찬다
DK

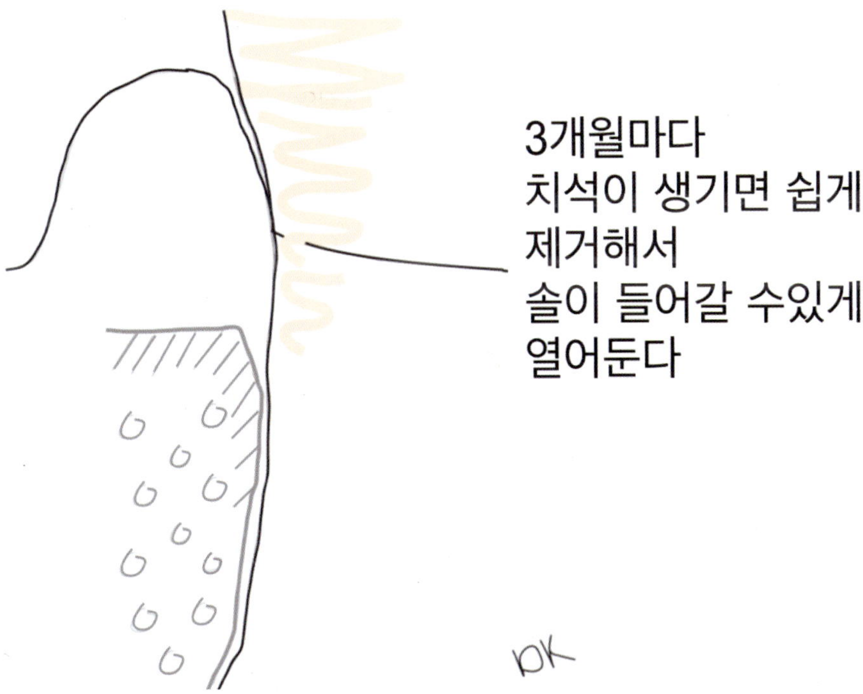
3개월마다
치석이 생기면 쉽게
제거해서
솔이 들어갈 수있게
열어둔다
DK

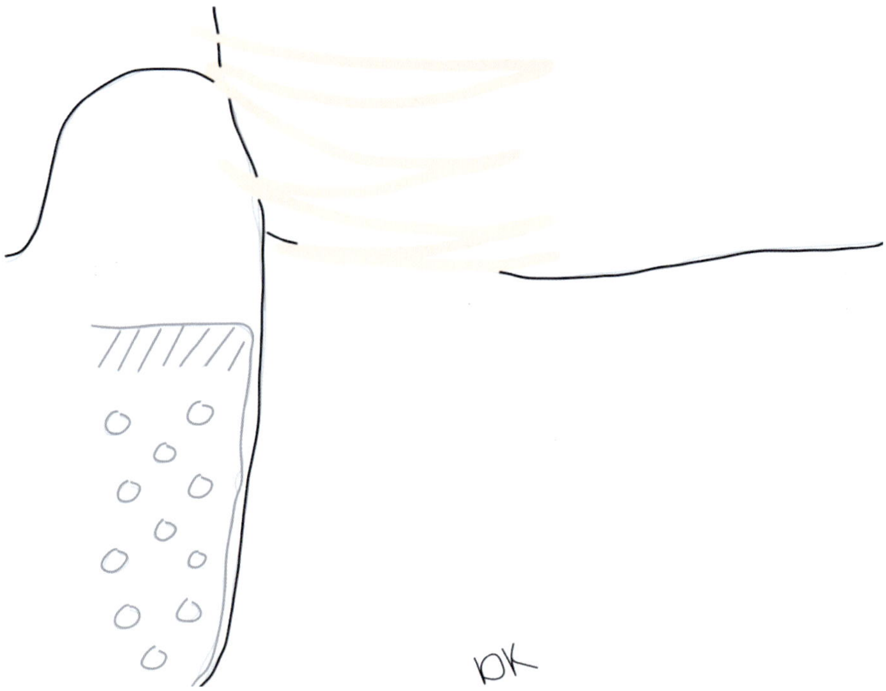

아래 사진은 환자가 솔질로 치석 제거를 매일 하고 있는 상태를 보여 준다. 보통 이렇게 해야 하는 것으로 알고 있다. 아래 앞 치아의 안쪽 면이다. 칫솔질의 전형적인 결과이다. 정도의 차이는 있지만 모든 연령의 사람에게서 발견할 수 있다. 연령이 올라갈수록 더 깊이 파이고 뿌리가 드러난다. 이 부위는 특히나 혀끝이 늘 닿고 있어서 매끄러운지를 체크할 수 있다. 솔질 후 매끄러워야만 깨끗해진 느낌이다. 하지만 상황은 혀가 주는 정보와는 다르다.

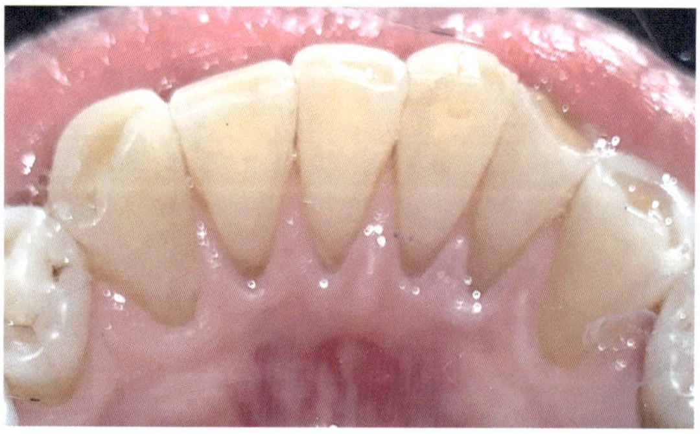

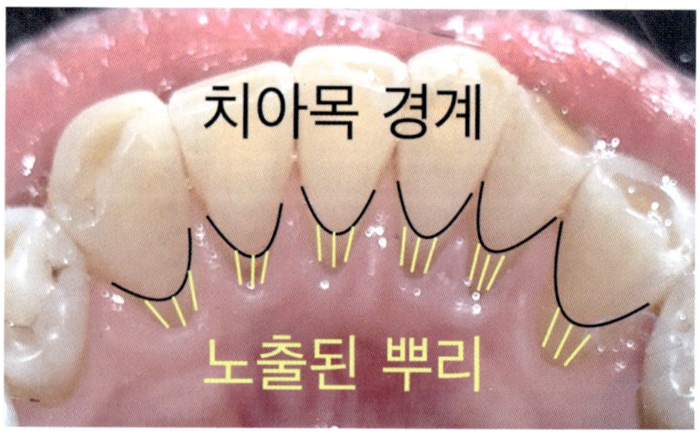

이 노출된 부분은 원래는 잇몸과 잇몸뼈가 붙어 있던 뿌리인데, 노출되기 전 이 부위는 거칠고 자연스러운 표면이었다. 그것이 정상이었다. 매일 계속되는 칫솔질에 의해 이런 결과가 생겼는데, 솔질을 하는 한 더 진행될 것이다. 막 청소만 하는 것으로 멈추지 않고, 치석 제거 그리고 매끄러움의 목표에 집착해서 이 결과까지 왔다. 그렇다고 치아 사이의 잇몸염증이 잘 예방되지도 않는다. 그래서 환자들은 상황이 악화되면서도 더 열심히 할 수밖에 없는 진퇴양난의 상황에 빠진다.

노출된 부위 위에 치석이 서서히 쌓인다. 칫솔질이 매일 되면 치석은 약간은 제거되지만, 잇몸과 치아는 조금씩 더 아래로 후퇴한다. 치석은 서서히 후퇴한 부위로 다시 쌓인다. 어떻게 보면 마치 치석이 잇몸을 밀어내면서 영역을 확장하는 듯이 보인다. 환자의 감각은 치석이 잇몸을 밀면서 아래로 내려오니, 그런 치석을 제거하고자 해서 긁게 된다. 하지만 실제 상황은 반대로 보면 더 맞을 듯하다. 치석을 제거하고자 했던 본인의 칫솔질이 치석이 쌓일 수 있는 자리를 제공한 것이다. 잇몸재생은 피부처럼 평생 끊임없이 일어난다. 하지만 잇몸재생을 허락하지 않는 매일의 솔질로 잇몸의 재생을 경험해 보지 못한다. 대체로 잇몸 재생은 치석 형성보다 빠르게 일어난다. 치석 제거 후 적당한 조건만 제공하면 내려간 잇몸은 조금씩 재생되어 올라오고, 치석은 올라온 잇몸 라인에서 쌓인다. 다음번 치과에서 치석 제거 후에는 약간 올라온 잇몸이 조금 더 올라올 시간을 갖게 된다. 그런 식으로 잇몸재생을 유도할 수 있고 최대의 잇몸 상태를 유지해 나갈 수 있다. 땅따먹기 놀이를 잇몸의 입장에서 넓혀 가는 과정이다.

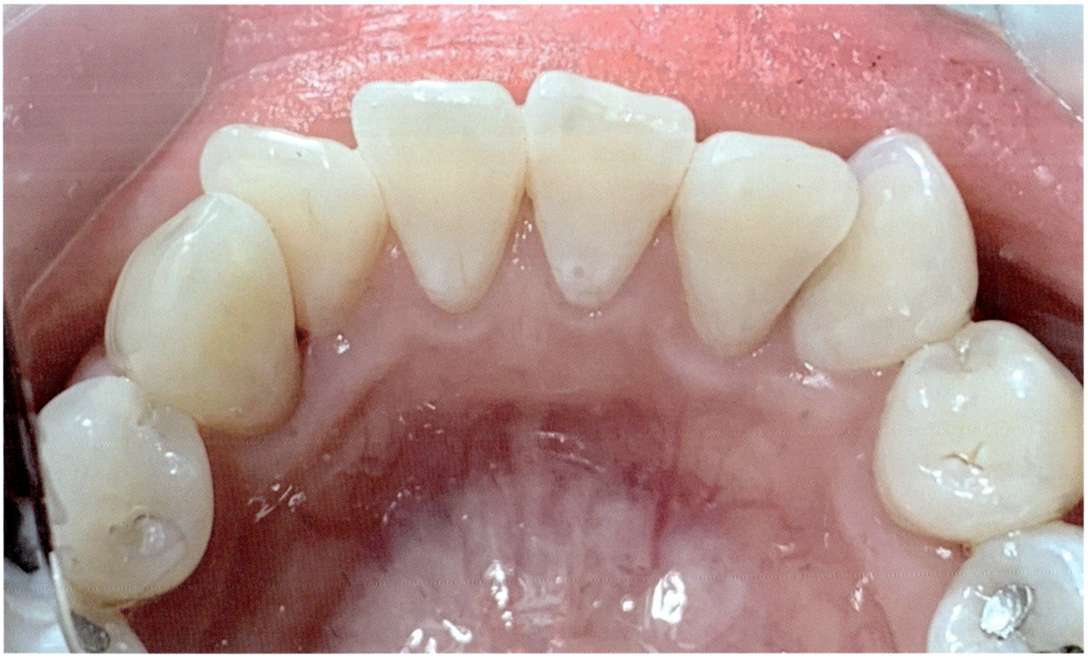

중년의 환자들 중 훈련되고 습관이 잘 치환되기 전에는 이런 양호한 상태를 찾아보기 힘들다. 사진에서 뿌리가 드러난 부위도 없고 치아면이 과도하게 매끄럽지도 않다. 훈련되기 전에는 잇몸 상처, 드러난 시린 뿌리의 상태였다. 사진에서 왼쪽 두 치아가 겹친 부위에 보이는 약간의 염증상태는 터칭을 잘하면 1주 후 줄게 된다. 잇몸이 아래 그림의 노란색 부위처럼 살짝 밀린 것은 누르는 동작이나 솔질에 의한 스트레스가 없어지면 서서히 펴지면서 치아를 덮을 수 있음을 시사한다. 훨씬 심하게 밀린 상태는 회복의 잠재성이 더 높다. 이것은 초미세모로 잇몸 위가 아닌 치아 위를 살짝 누름으로서 가능하다. 하지만, 대체로 아주 좋은 상태이다.

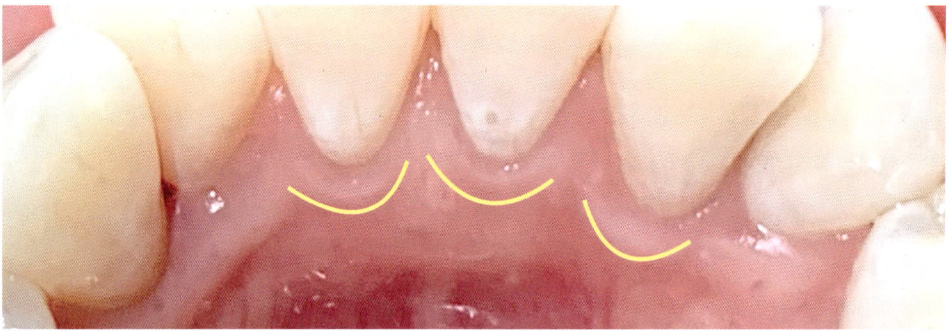

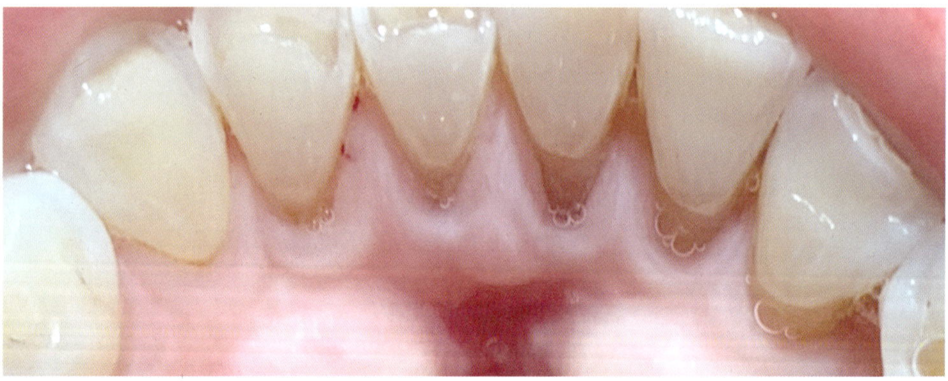

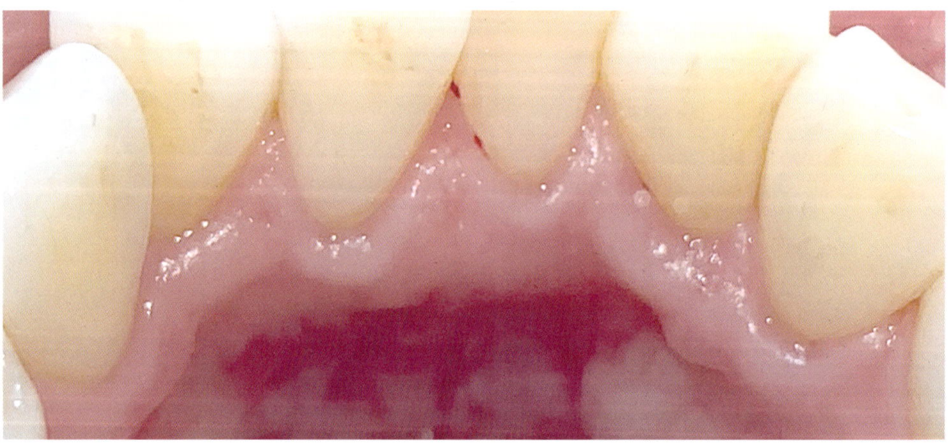

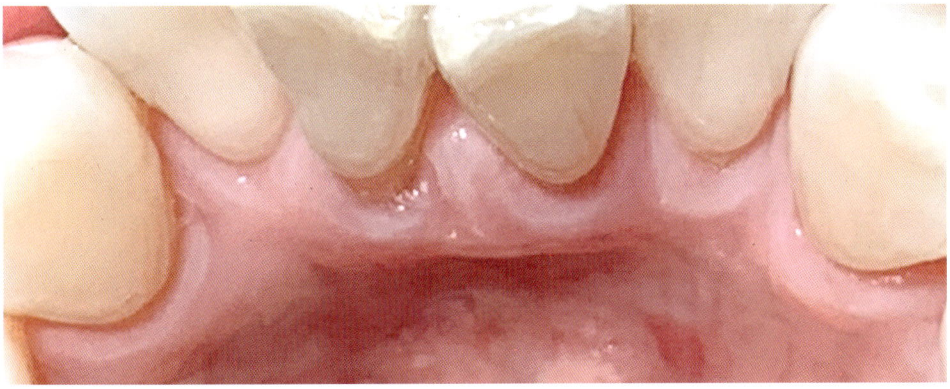

아래의 모델은 50대인 필자의 잇몸 상태이다. 수년 전에 우연히 아래 앞니의 안쪽 부위를 거울로 본 적이 있었는데, 잇몸경계가 빨간색 라인처럼 2~3mm V자로 밀려 있어서 상당히 놀랐었다. 필자가 환자들 교육은 했지만, 이 부위를 직접 보지 못해서 스스로를 교육하지 못했다. 그때부터 팔 흔드는 동작을 완전히 없애게 되었다. 잇몸재생의 상황을 최근에 모델로서 확인할 수 있었다. 블랙 트라이앵글도 보이지 않고 어느 부위도 뿌리의 일부조차 드러나 있지 않다. 노출된 뿌리면은 혀의 감각으로 느끼면 매우 매끄러웠었는데, 이제는 매끄럽지도 않고 치아뿌리는 잇몸으로 다 덮여 있다. 어디까지 잇몸이 올라올지 예측할 수는 없지만, 얼마나 최소한으로 하는지가 장기적인 결과를 결정한다. 잇몸재생은 모든 사람에게서 일어난다.

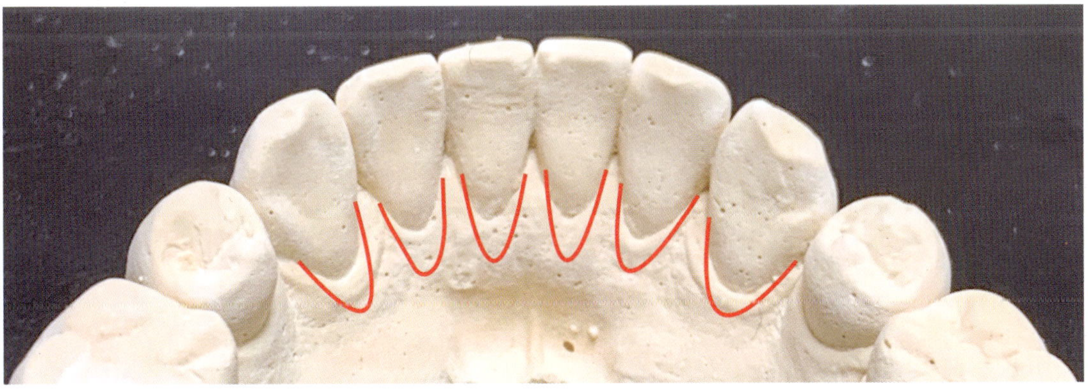

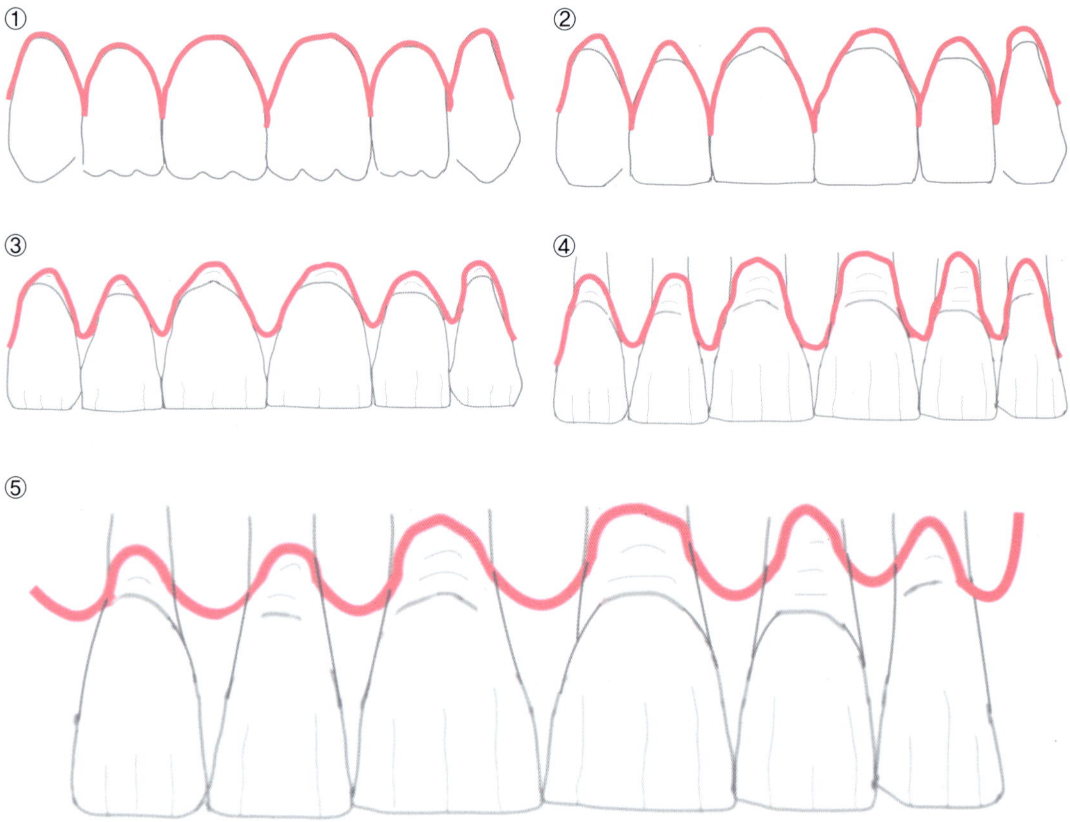

구강 청결과 밤 이갈이의 복합적인 장기 과정을 간단하게 위 그림으로 표현했다. 여기에 치아 이동까지도 고려한다면, 실제 상황에 더 가까운 변화를 상상할 수 있다. 노출된 뿌리는 고령의 환자들에게서 충치 다발지역이 된다. 뿌리 노출을 줄이면 이것 또한 예방이 쉬워진다.

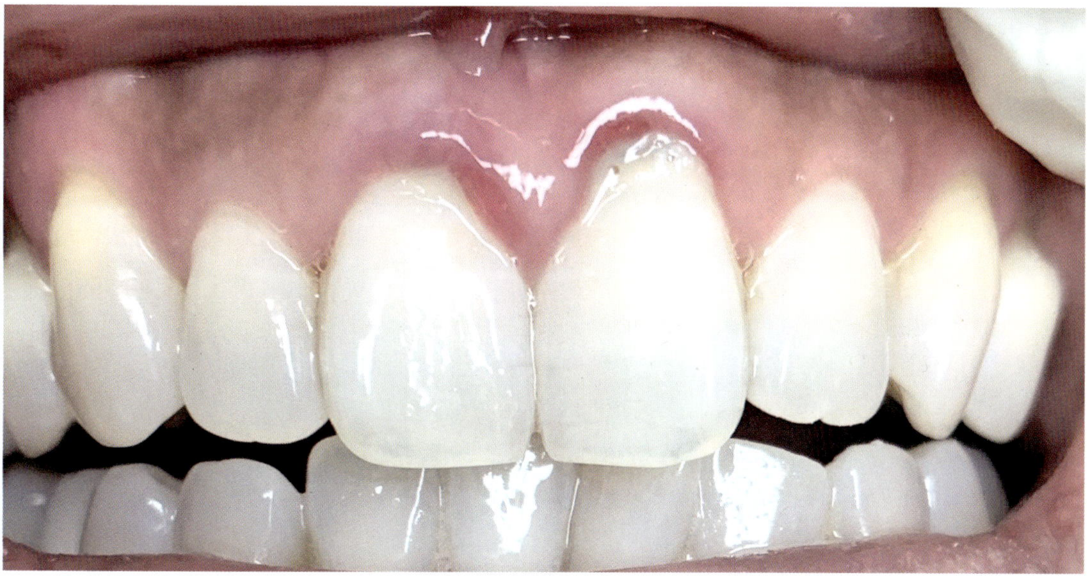

위 사진. 한 환자는 위와 같은 상황으로 내원했다(제2장 참고). 2~3년 전에 다른 치과에서 딥 클리닝을 했었다. 그리고 다시 치주질환의 상황이 돌아왔다. 리뷰, 재교육, 일반 치석 제거가 따라오지 않았기 때문이다. 잇몸 속 염증은 뼈를 녹여 잇몸주머니는 깊다. 속에 이미 치석이 자리 잡은 게 어둡게 비쳐 보인다. 팔을 움직이며 청소한 결과는 잇몸 상처를 가져왔다.

마취 중에 조심히 꼼꼼히 치석을 제거하고, 그 후 치태가 잘 관리되면 예상되는 잇몸재생을 아래 사진에 그려 봤다. 부기가 가라앉고 속에서 재생이 일어난다. 시간이 많이 걸린다. 잇몸재생을 유도하려면 힘으로 막 제거를 하지 않는 것이 중요하다.

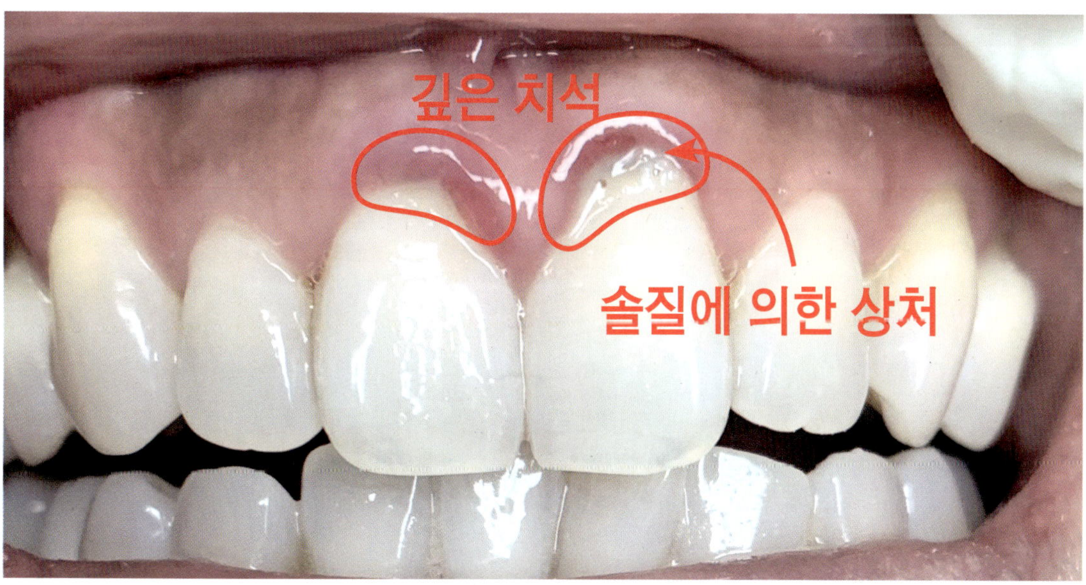

치료와 관리 후 예상되는 잇몸의 상태. 잇몸염증도 사라져야 하고, 손상된 잇몸이 재생되어 내려오는 것도 목표로 한다.

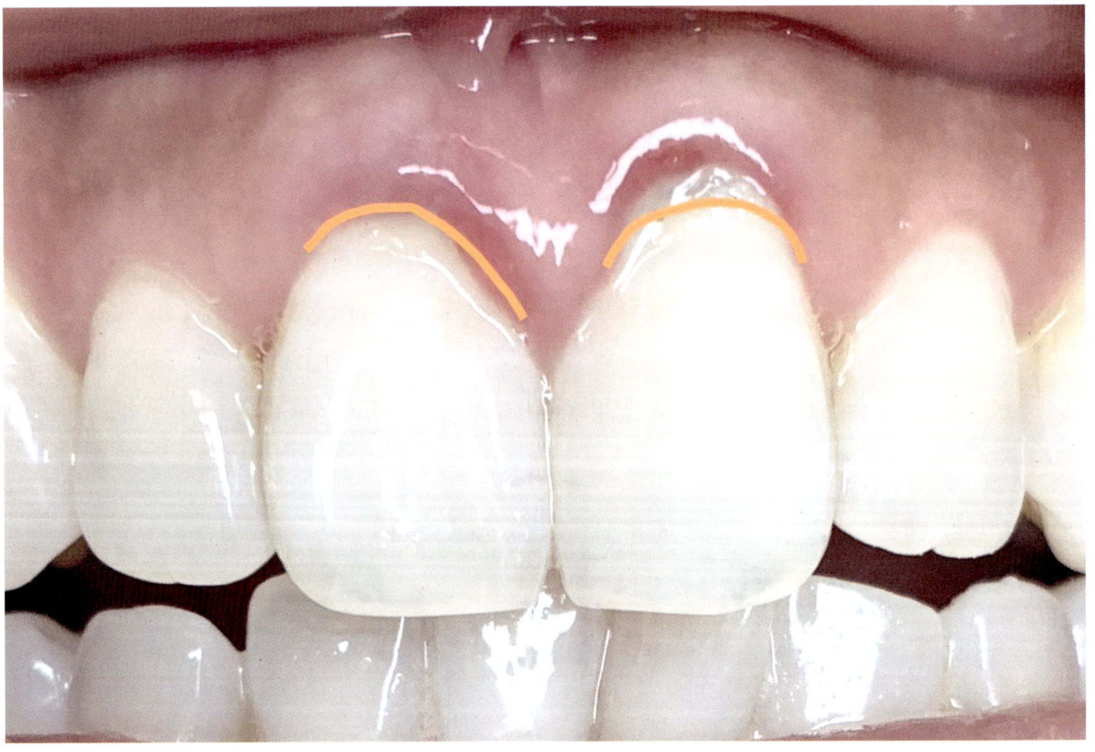

아래 사진은 2달 후의 상태이다. 그런데 놀랍게도 이 사진은 딥 클리닝을 하러 온 날에 찍은 사진이다. 즉, 첫날 환자에게 일반 치석 제거를 하고 막 제거의 기본을 훈련한 뒤 2달이 지나 처음 내원한 상태다. 속에 치석이 아직 있지만, 기초작업 숙제를 아주 잘하고 온 경우이다. 꾸준히 훈련되면 사진 중앙에서 오른쪽 치아의 잇몸은 더 내려올 수 있을 것으로 예상한다. 환자 본인에게 변화의 과정, 결과를 보여 주는 것은 환자의 노력이 제대로 된 방향인 것을 알게 해 준다. 잇몸이 더 내려올 수 있음을 알려 주는 것은 환자의 기대를 올리고 훈련의 동기를 높인다. 여기서부터가 시작이다. 이런 상태로 50년을 유지하기 위해서는 리뷰, 재교육, 일반 치석 제거가 주기적으로 따라와야 습관이 바뀐다. 습관이 바뀌지 않으면 얼마 후에 다시 이전 상태로 돌아간다.

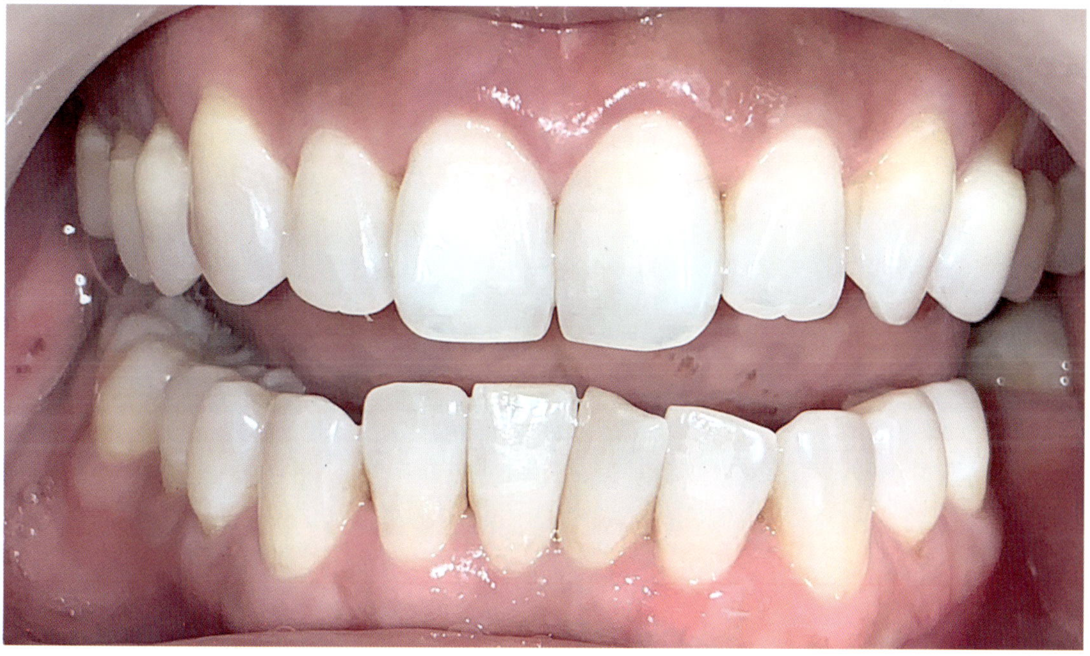

아래 사진. 수년 전 같은 문제로 몇 차례 교육받은 적이 있던 환자인데 더 심해진 상태로 왔다. 사진은 일반 치석 제거 후 찍은 것으로 염증이 심함을 보여 준다. 기존 염증이 없다면 치석 제거를 해도 출혈이 없다. 치석 제거 후 교육, 시범을 보였다. 앞으로 2주 동안은 여러 방법을 총동원하는 식의 노력은 잠시 접어 두고, 지금 배운 대로만 해 보자고 했다. 만일 2주 대신 6개월 후에 본다면 환자는 바꾼 행동에 의한 결과를 목격할 기회 없이 6개월을 가야 하는데, 개선된 행동이 6개월 유지될 확률은 매우 낮다. 새 습관으로 옛 습관을 지우기 위해서는 **2주 확인**이 핵심이다.

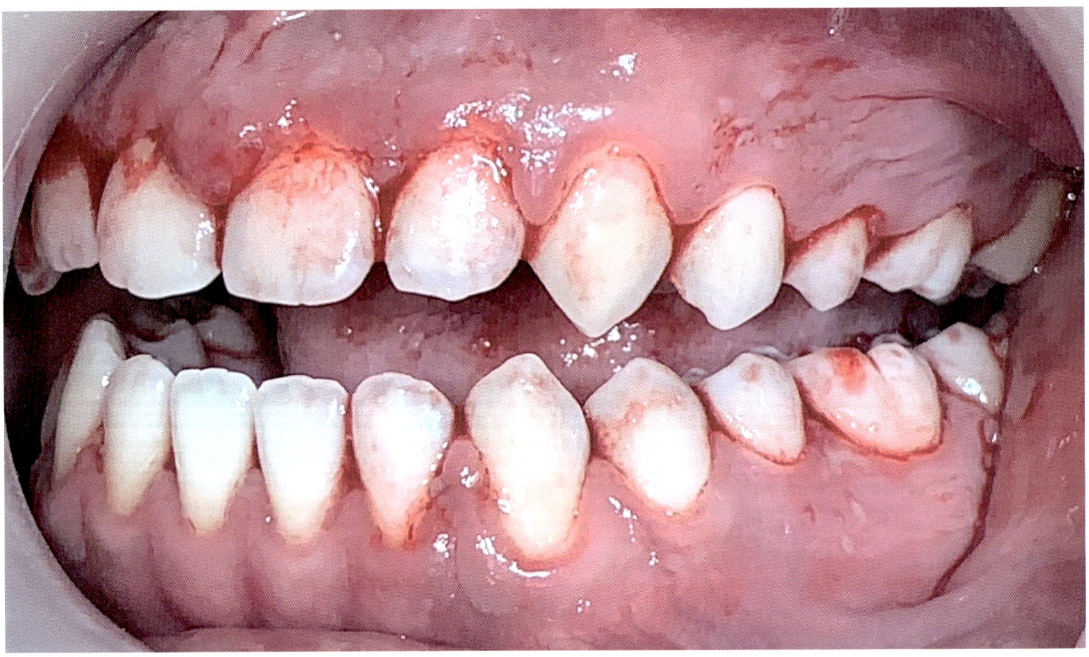

아래 사진. 2주 후 상태. 배운 것을 상당히 잘 실천하고 왔다고 사진을 보여 주며 환자에게 칭찬을 많이 했다. 전혀 열심히 하지 않고 크게 움직이지도 않고 그냥 초미세모 칫솔을 지그시 갖다 대고 온 것을 알 수 있다. 청소를 하고 싶은 마음, 청소하는 팔 동작을 억제하기가 쉽지 않았을 것이다. 염증이 남은 부위가 조금 보이지만, 단번에 완벽해지는 것을 기대하기보다는 변화의 방향성을 환자로 하여금 인식하게 돕는 것이 가장 큰 수확이다. 잇몸염증, 부종 등이 상당히 경감했고 염증 시의 빨간 잇몸 색이 연한 핑크로 변화되었다. 가능하다면 3개월마다 와서 스케일링, 리뷰, 교육 받기를 권했다.

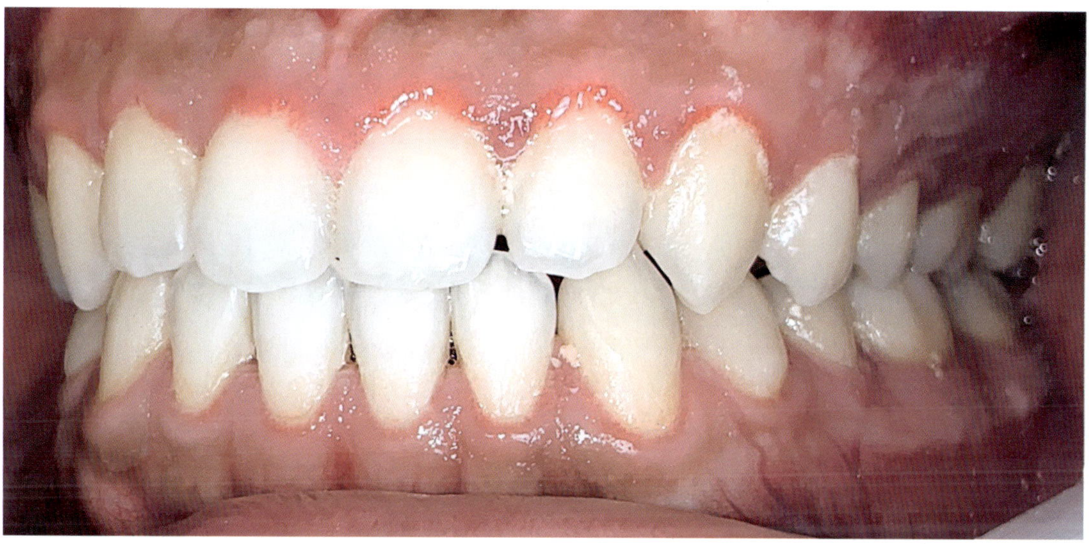

행동을 정확히 수행하는 것도 시간이 걸리는 작업이다. 궁극적인 목표는 정확한 실행을 넘어 습관 형성이다. 습관 형성을 위한 리뷰는 긴 기간보다는 짧은 기간이 유리하다. 다음 방문 때는 약간 또는 완전히 후퇴하는 상태를 보이기 때문이다. 따라서 재 리뷰, 재교육을 여러 번 반복해야 크게 요동치던 행동이 개선되고 서서히 실력과 습관으로 자리 잡아 요요현상 없는 최상의 상태를 만들 수 있다.

아래 사진. 수년 동안 교육을 받아 온 환자인데 염증과 충치는 없다. 팔 동작이 크고 힘을 쓰며 치아목 부위에 많은 신경을 쓰고 있음을 볼 수 있다. 작게 천천히 터칭만 하면 2~3mm의 노출된 치아뿌리 부위는 서서히 잇몸으로 덮일 수 있다. 환자의 왼쪽(사진의 오른쪽)이 환자 오른쪽보다 훨씬 큰 동작을 사용함을 볼 수 있다. 매일 밤 리테이너 사용으로 이갈이로 인한 변화나 치아 위치의 변화는 보이지 않는다.

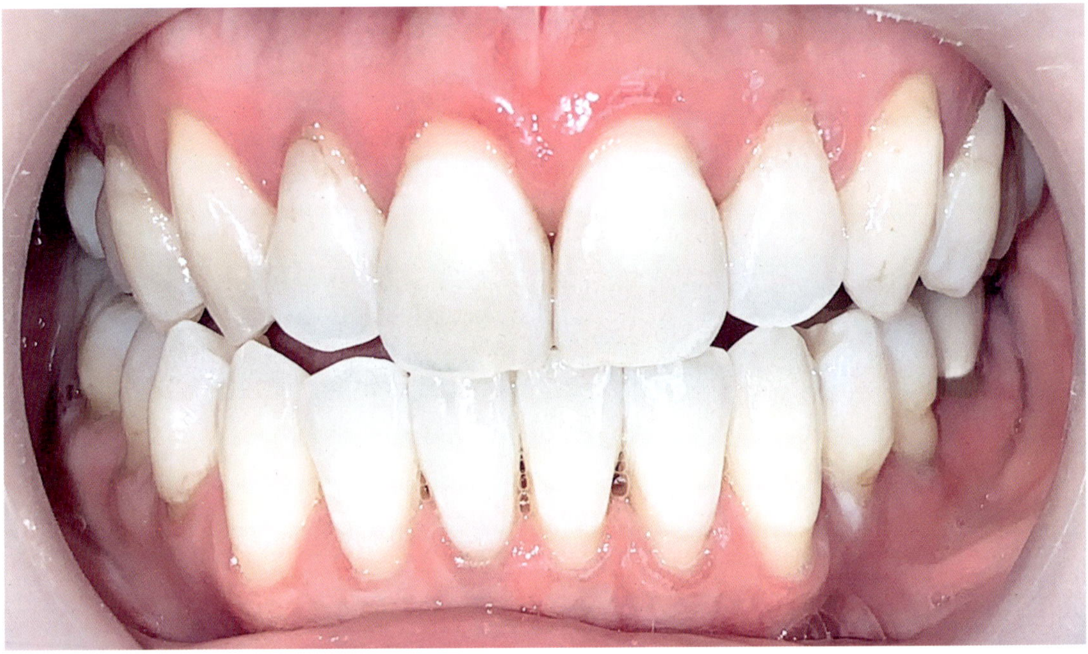

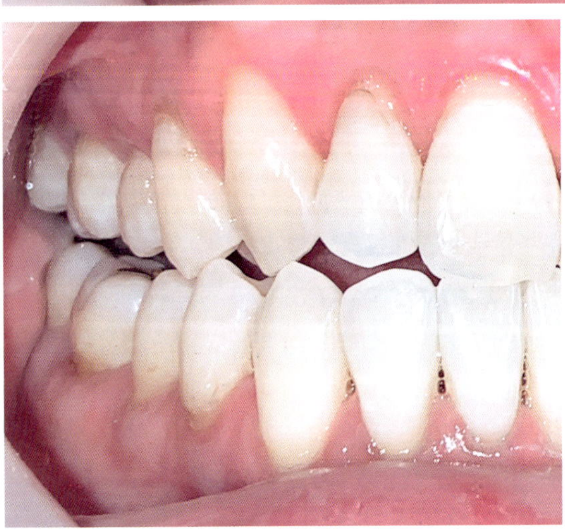

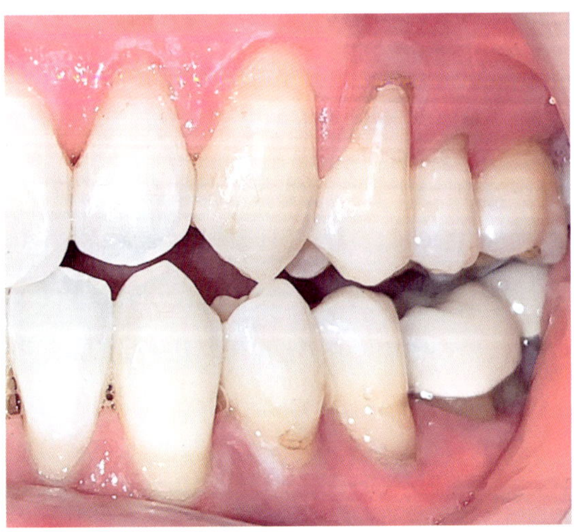

아래 엑스레이. 치주질환의 회복이 얼마나 천천히, 그러면서도 기대 이상으로 일어날 수 있는지를 보여 주는 케이스이다. 사진의 왼쪽은 내원 첫날, 중앙은 2.5년 후, 오른쪽은 그 후 1년 뒤 이미지이다.

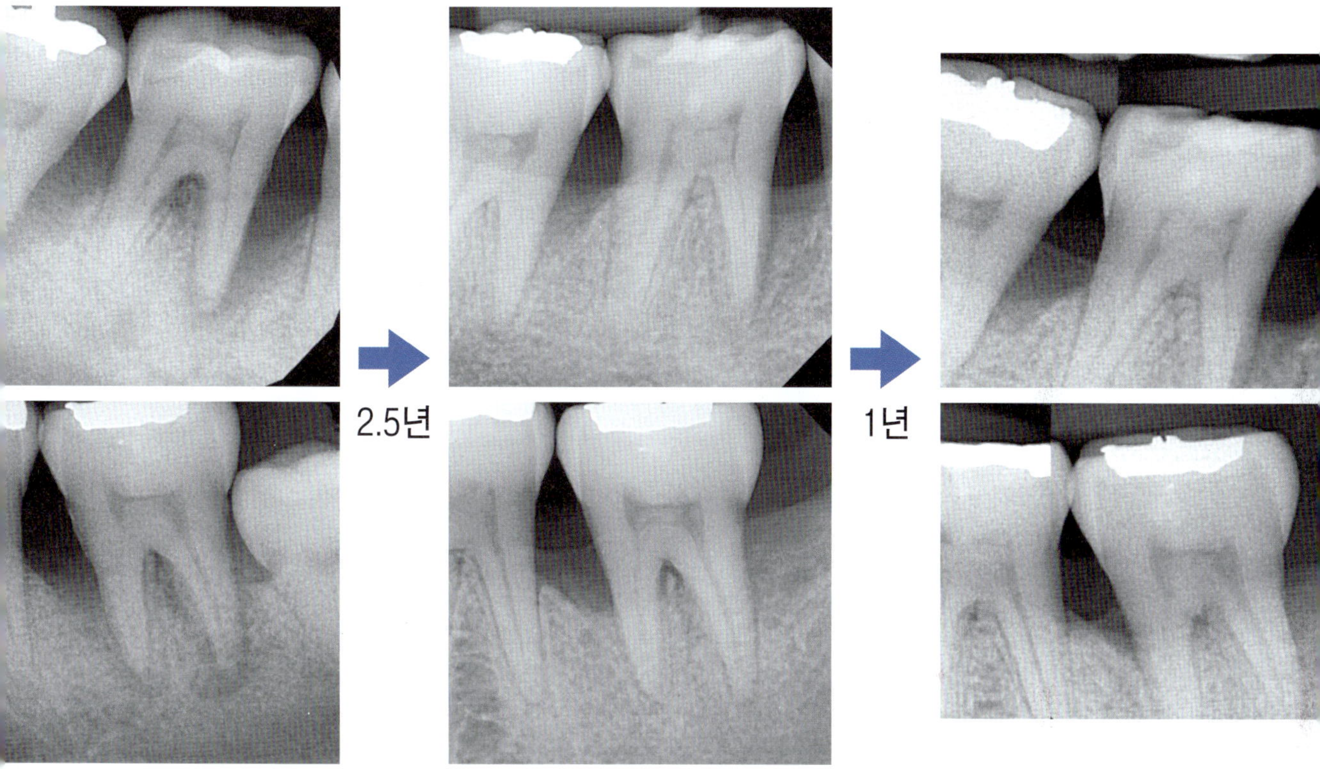

위의 케이스는 딥 클리닝, 사랑니 발치 후에 3개월마다 치석 제거, 리뷰, 교육을 계속하고 있다. 지금도 회복되고 있는 중이다. 여러 조건들이 맞아서 좋은 결과를 가져다주는 것 같다. 30대의 연령, 양호한 건강상태, 비흡연, 미세모 터칭 실력, 3개월 간격의 꾸준한 스케일링과 리뷰, 빠른 습관 형성 등이 기여점이라 보고 있다. 반면에 50대 이후에나 볼 수 있을 법한 잇몸질환이 나타난 진짜 원인은 이해하기가 좀 어렵다. 치석이 깊었고 관리가 잘 안 된 건 있지만, 그래도 이 연령에서 이 정도의 심한 상태를 보기는 드물다. 어찌 되었든 기대를 넘는 잇몸재생의 결과를 보여 주는 사례이다. 환자의 꾸준하면서도 정확한 '최소한의 관리'의 파워를 본다. 기대 이상의 재생은 연령과 상관없이 생기는 경우도 많다. 연령 증가에 따라 회복 확률은 떨어지나 개인차가 있기에 처음부터 포기하기보다는 딥 클리닝부터 하며 교육으로 변화를 기대해 보는 것이 좋겠다.

최소한의 적절한 치료는 치과의사와 상의해서 **적기에** 받는 것이 중요하다. 이 책은 예방을 중점으로 다루고 있다. 치료가 필요 없다고 오해하지 않기를 바란다. 필자와 필자가 진료한 환자들이 경험한 것을 기반으로 말한다면 이 훈련이 없을 때 받게 될 치료의 상당 부분을 줄일 수 있고, 예방과 관리가 매우 쉬워진다는 것을 보여 주는 것이 이 책의 목적이다.

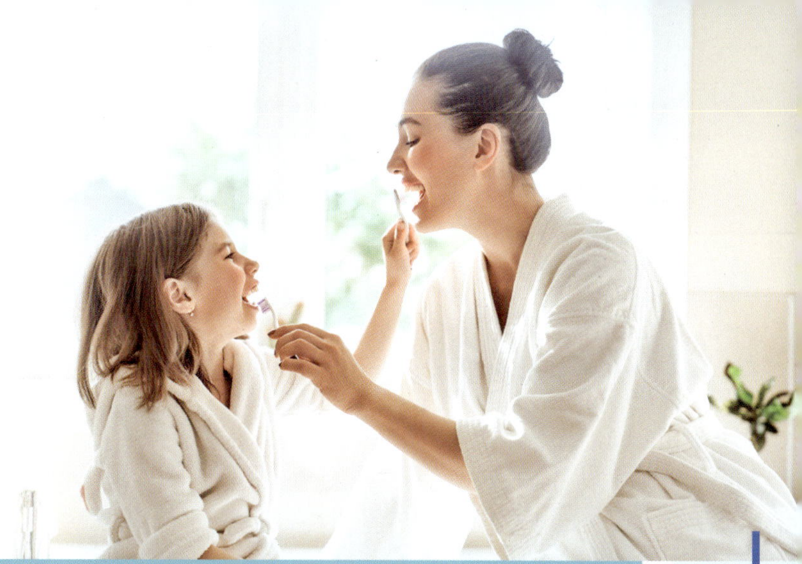

제 10 장

충치의 다이내믹스

중년 이상의 독자들은 '3-3-3 칫솔법'에 익숙할 것이다. '하루 3번, 식후 3분 내, 3분 동안 칫솔질'이라는 외우기 쉬운 구호로, 구강관리의 기본교육이 미흡했던 때 국민홍보에 더할 나위 없이 효과적인 구호였다. 50대 이후 사람들에게는 아직도 뇌리에 박혀 있고 구강관리의 기본강령처럼 자리 잡고 있다. 필자도 이 세뇌된 내용을 털어 내는 것이 쉽지 않을 정도였으니…. 구강관리에 대한 전 국민적 인식 수준이 낮을 때는 평균을 올리기에 효과적이었다. 그래서 충치 예방은 열심히 해야 하는 것으로 생각하기 쉬웠다. 그러나 현재 대한민국 국민의 전반적 생활 수준을 고려할 때 구강건강 교육도 조금은 더 영리하고 쉽게 할 수 있으리라 생각한다.

피할 것과 최소한 할 것을 알면 충치는 잘 생기지 않는다. 하지만 21세기에도 아직 충치가 치과 치료의 큰 부분을 차지한다. 치과 분야에 많은 발전이 있었지만 아직도 기본적인 문제에서 헤어나지 못하고 있는 것 같다. 이런 점을 염두에 두고 예방훈련을 했더니, 나투라치과 환자들의 충치 발생 및 치료 빈도수가 서서히 줄었다. 순수하게 '충치'라는 이유만으로 병원을 찾는 경우는 점점 줄고, 충격에 의한 크랙을 동반하는 충치, 휘청거림에 의한 크라운, 브리지 속에서 이차적으로 발생한 충치 등으로 치료하는 경우가 주원인이 되고 있다. 이로 인해 충격 완화가 충치 발생률에 유의미한 영향을 줄 수 있겠다는 생각으로, 모든 환자에게 나이트 가드 또는 투명 리테이너를 권하고 있다.

치태막에서 발견되는 박테리아 그룹 중 잇몸질환의 그룹이 있고, 충치의 그룹이 있다는 것을 치과대학에서 배웠다. 다른 건 몰라도 충치 생성에 영향을 주는 대표적인 것이 *Streptococcus mutans*라는 것은 기억한다. **충치**는 *S. mutans*로 인해 **탄수화물**(밥, 빵, 과자 등의 밀가루 음식, 설탕과 거의 모든 당분)**이 대사되고 결과물로 형성된 산과 새콤한 음식, 음료에 포함된 산에 의해 치아가 녹으면서 진행**된다. 음식은 박테리아에 의해 분해되어 5분 정도가 지나면 산도가 가장 높다, 산이 많이 나온다, pH는 낮다는 것도 배웠다. 과자, 아이스크림을 먹고 5분 정도 지나면 입안에 신맛을 살짝 느끼는 이유이다. 그래서 아마도 식후 3분 내에 칫솔질을 하라는 말이 나오지 않았을까 한다. 그러나 식후에 바로 칫솔질을 하는 것은 청소효율로 따지면 상당히 비효율적이다. 대부분의 음식은 탄수화물, 글루틴 등에 의해 끈적거림, 점도가 있어 바로 청소하는 게 쉽지 않다. 이를 제거하기 위해 힘과 큰 움직임으로 솔질을 하는 것은 다시 원래의 문제로 돌아간다. 어느 정도 시간이 지나면 타액과 박테리아로 음식이 분해되어 막으로 변화된다. 그때의 막 청소는 쉽게 할 수 있다. 잘 분해되지 않는 고기, 채소 등의 섬유질이 치아 사이에 끼면 식후에 치실로 조심히 빼내야 공간이 커지고 치아가 벌어지는 문제, 염증 등을 막는다.

3분 내로 칫솔질하지 않더라도 타액에는 산을 중화하는 기능이 있어서 오랜 시간에도 충치가 쉽게 생기지 않는다. 그렇지 않다면 충치는 아주 쉽게 발생할 것이다. 따라서 음식, 특히 탄수화물, 예를 들면 보통 군것질에 해당되는 대부분의 것들인 과자, 초콜릿, 달콤하거나 탄산이 든 모든 음료수, 빵 등 거의 대부분의 달콤한 것들을 조금씩 계속 먹는다면, 타액의 산 중화력이 고갈되고 산도를 계속 높게(pH가 낮게) 유지하는 상황에서 충치는 잘 생길 수 있다고 환자 교육을 한다. 당 함량이 높은 음료수를 10분 내에 끝내는 경우와 오전 내도록 조금씩 마시는 경우는 열량 면에서는 동일하지만, 치아의 당분에 대한 노출 시간의 차이로 충치에 대한 기여도는 달라질 것이라고 교육하고 있다. 이렇게 말하는 것은 군것질을 무조건 자제하라는 충고보다 훨씬 효과적이고 현실적이다. 군것질을 전혀 안 할 수 없는 상황에서 실제적인 대안을 주면 환자들 눈빛이 밝아진다. 충치의 관점에서 말하자면, 음식섭취는 '조금씩 자주'보다는 한 번에 충분히 먹더라도 '가끔씩 짧게' 섭취하는 습관을 권하고 있다. 물, 우유를 제외한 거의 모든 음료수는 pH 3.5 전 · 후의 산(pH 0=강산; 7=중성; 14=강알칼리)으로, 인터넷 곳곳에서 쉽게 확인할 수 있었다.

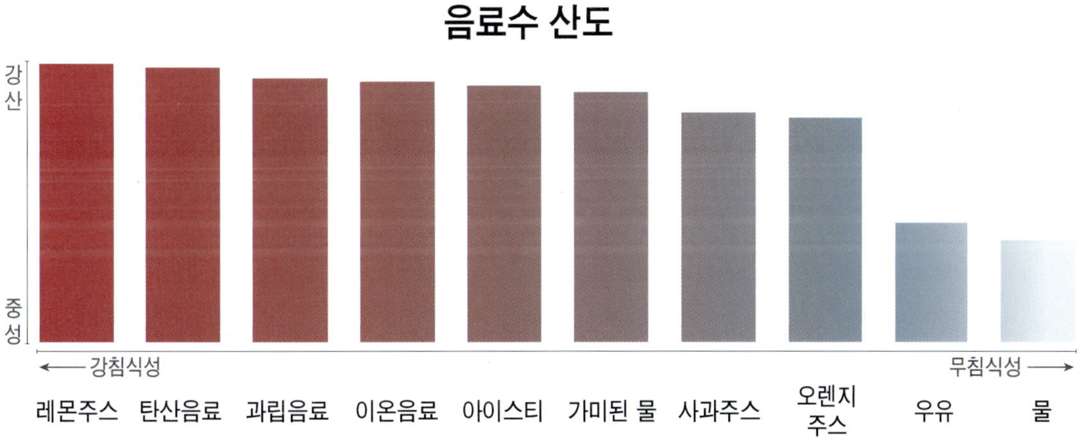

출처: ADA patient education brochure. Tooth Erosion: The Harmful Effects of Acid – W301

아래 그림. 당도, 산도가 높은 음식, 음료의 잦은 섭취로 인한 충치의 패턴. 특히 음료의 충치 발생력은 훨씬 빠르고, 여러 부위에서 동시다발적으로 발견된다. 예를 들면, 6개월 전에는 보이지 않았던 흰색의 탈 석회화 밴드가 아래 그림처럼 보이는 경우다. 그 사이 잦은 음료 음용의 습관이 생긴 사례이다.

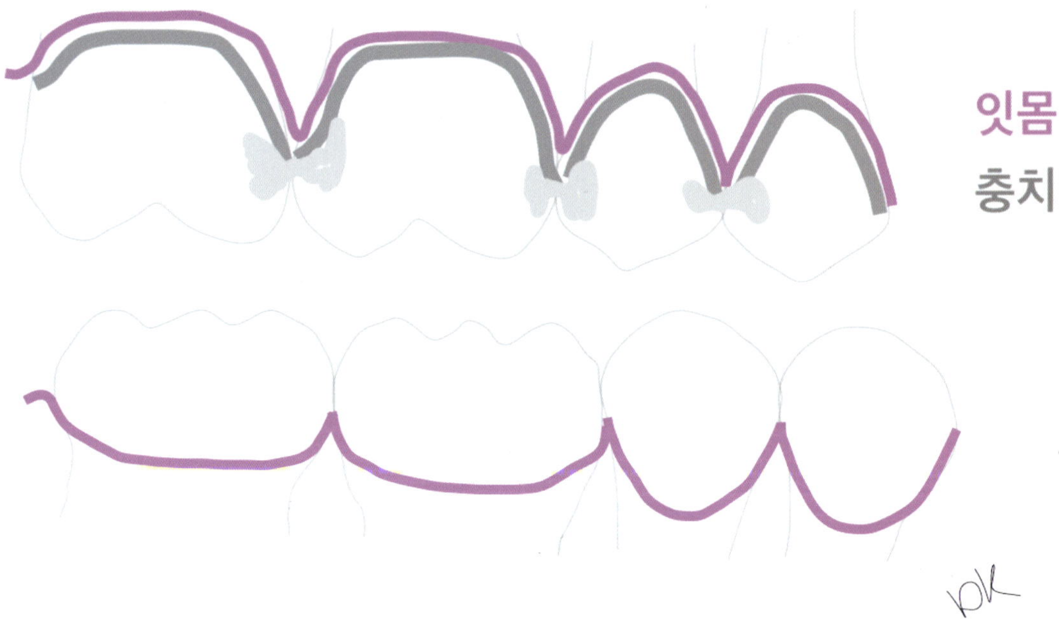

아래 그림. 고령의 환자층에서 보이는 현상. 이갈이는 치아를 휘청거리게 해서 치아의 목을 약화시키는 굴곡파절(abfraction)(제8장 참고)을 야기하고, 약해진 치아의 목을 칫솔질로 쓸어서 긁어 버린다. 치아뿌리가 드러나고 목이 길게 되면서 움푹하게 파이는 현상(cervical abrasion)은 갈수록 심해진다. 뿌리의 얇은 표면인 백악질(cementum), 뿌리 내부인 상아질(dentin) 모두 법랑질(enamel)보다 충치에 취약하다.

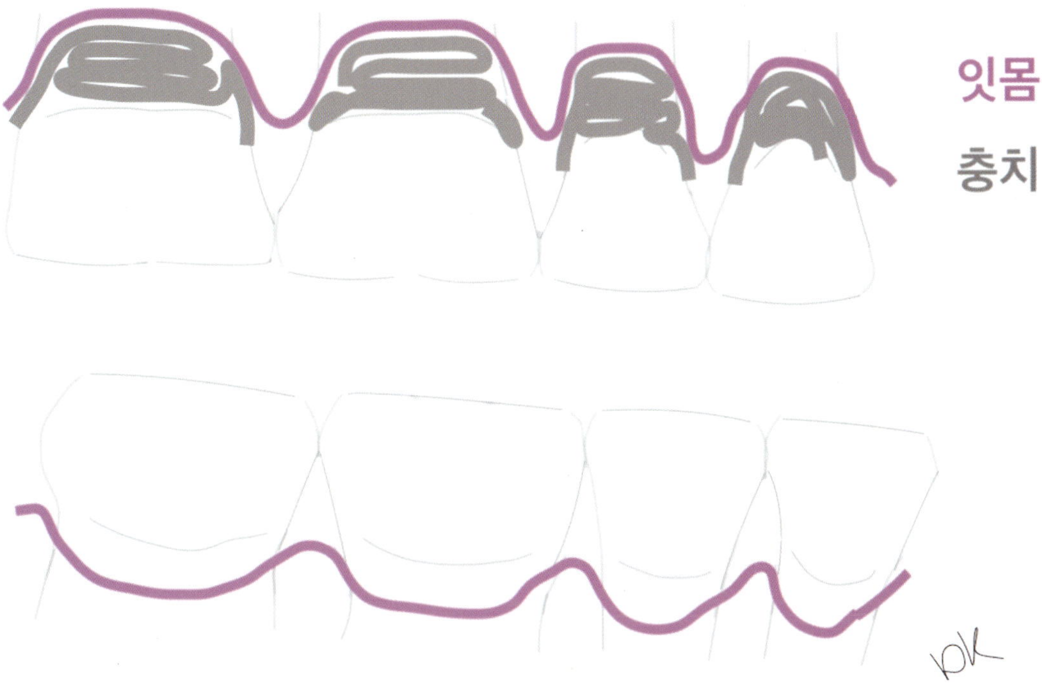

타액의 감소, 타액 점성의 증가 등은 뿌리면 충치 진행의 가속에 영향을 미친다. 나이, 흡연, 쉐그렌 증후군과 같은 자가면역질환, 타액관 막힘, 방사선 노출 등의 원인으로 입안이 마르면 점막에 주름도 지고 잘 벗겨진다. 원인 해결을 위한 노력과 함께 물을 조금씩 자주 마셔서 입안 마름을 줄이는 방법으로 충치에 대한 영향도 조절할 수 있을 것 같다. 타액은 희석이나 씻어냄의 역할도 있고, 산도를 중화하는 버퍼시스템(buffer system)으로서의 역할도 있다고 앞에서 언급했다.

물을 조금씩 자주 마시는 것, 솔질 대신 터칭, 이갈이 방지, 나이트 가드 사용 등은 결과적으로 충치 예방에 도움이 된다. 만일 어렸을 때부터 기본예방을 잘 한다면 뿌리가 노출되지 않을 것이고, 뿌리면 충치에 대한 우려 또한 근본적으로 예방할 수 있다.

아래 사진. 치아의 목 부위에 충치치료를 했는데 1~2년 후에 충치가 재발되고 필링도 빠져 있다. 타액 분비가 부족해서 입안이 마른 상황과 자주 겹친다. 한 치아 뿌리의 둘레 사방에서 들어오는 충치와 손상은 단순 필링으로는 오래가지 못해서 크라운이라는 덮어씌우는 치료로 넘어간다. 쉬운 말로, 치료와 비용이 커진다.

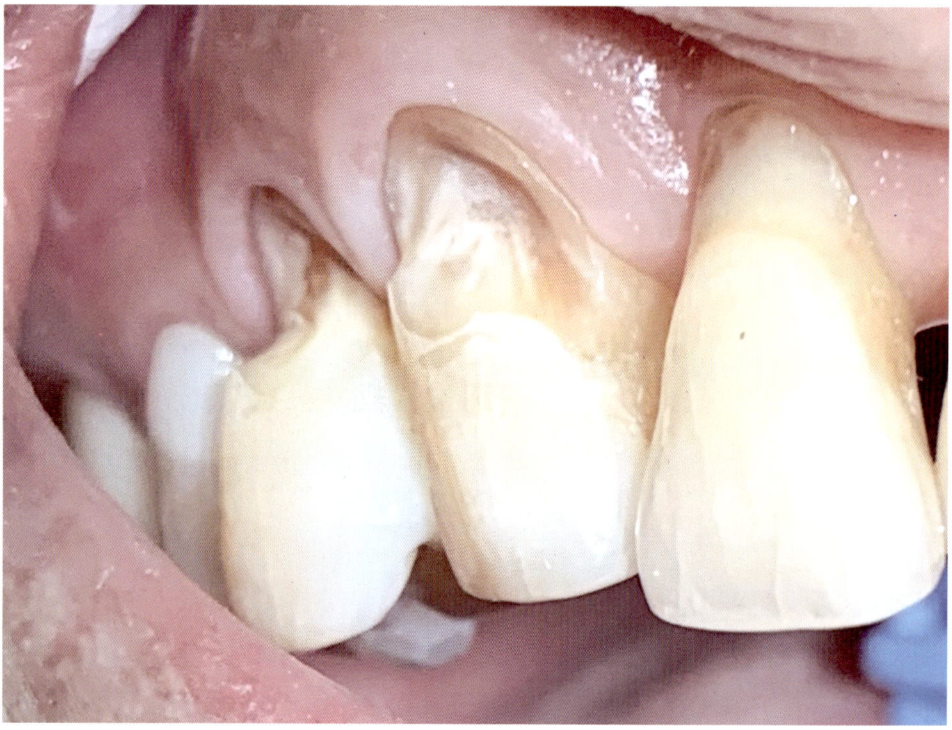

충치는 직접적 원인인 산에 의해 치아가 녹는 과정이다. 충치 발생의 간접적 기전은 치아의 균열이다. 아스팔트 사진을 기억해 보자. 처음 깔린 아스팔트는 조금씩 깨지면서 그 틈으로 물이 들어가고 얼면 물은 팽창, 아스팔트는 수축하고, 뜨거운 날에 아스팔트는 팽창하며 서서히 틈을 키우고, 잡초는 파고들어 아스팔트 지반을 약화시킨다. 그 위로 차들이 지나가며 크랙을 키운다. 충치의 진행을 단순히 박테리아, 산으로만 보면 다른 하나를 놓친다. 박테리아, 산, 음식으로 생기는 충치는 어린 연령층에서 상대적으로 더 발견되고 서서히 나이가 증가하면서 관리를 잘하고 군것질의 횟수도 주는데, 밤 이갈이에 의한 크랙이 갈수록 증가하면서 새로운 패턴의 충치가 발생한다. 미세한 크랙, 필링과 치아 사이의 크랙은 청소할 수 없는 공간이다. 밤에는 금이 가고 낮에는 음식을 씹어, 금 간 속으로 밀어 넣는 반복되는 사이클로 충치가 커지면서 크랙을 더 깊게 만들고, 깊은 크랙은 다시 충치를 더 깊게 진행시킨다. 이러한 의미로 턱근육 이완과 나이트 가드가 충치 예방의 필수가 된다.

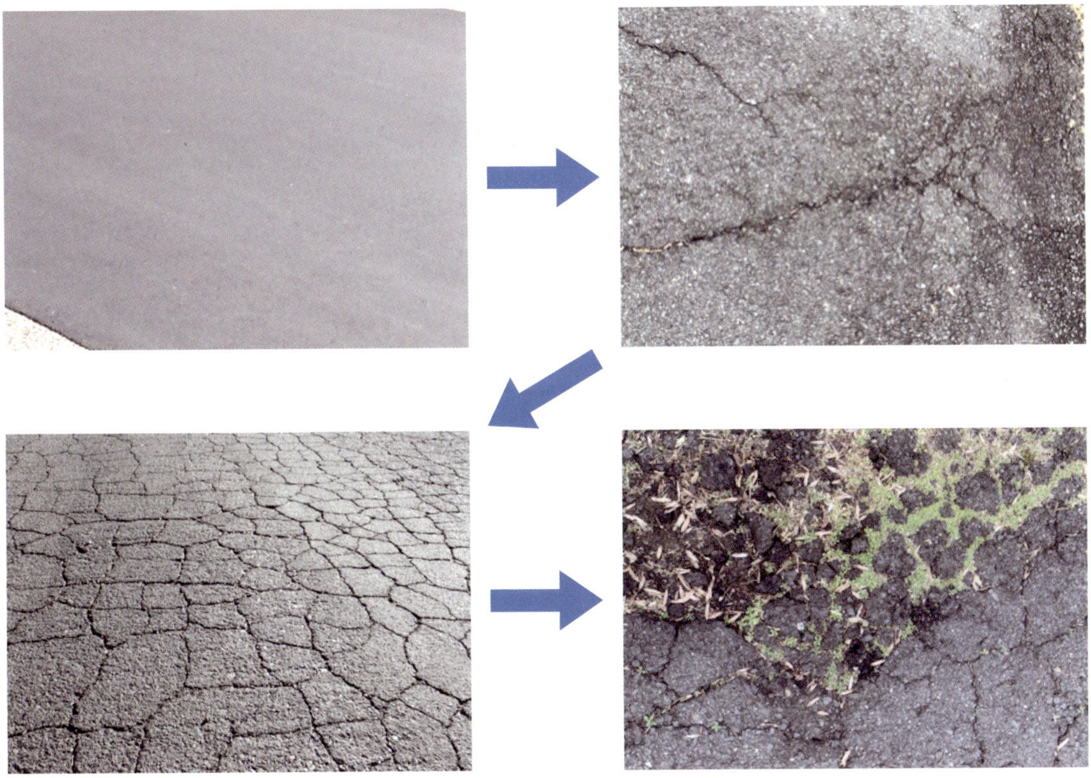

유치의 충치 예방은 성인의 충치 예방보다 예측하거나 컨트롤하기가 다소 어려운 것 같다. 음식섭취나 구강관리의 습관이 성인에 비해 들쑥날쑥하는 경향이 있고, 특히나 비슷한 또래 아이들 2~3명을 양육하는 가정의 경우에 이런 습관 형성은 더욱 힘든 과제가 될 수 있다. 초등학교에 입학하는 아이들에게 자신의 구강관리를 넘기는 과정에서도 놓치는 부분이 있을 수 있다. 여러 고려사항이 있지만, 치태 제거의 원칙은 성인이나 아이나 다를 바가 없다는 것이 결론이다. 원칙을 지키는 경우에는 아이들 또한 충치가 잘 발생하지 않았다. 필자의 첫아이가 어렸을 때 소아용 전동칫솔로 관리를 했는데, 충치가 자주 생겼었다가 님버스 터칭으로 바꾸면서 충치는 거의 발생하지 않았다. 막내 아이는 첫 유치가 나오는 시기인 생후 6개월부터 님버스 터칭을 하여 충치가 거의 발생하지 않았다. 이 둘을 1:1로 비교할 수는 없고, 한 아이의 충치 빈도가 어떻게 줄었는지와 다른 아이의 충치 빈도가 처음부터 매우 낮게 유지되었던 것을 관찰하면서 터칭이 주요 변수라는 것을 눈으로 확인했다. 당연히 두 케이스만으로 결론 내린 건 아니고, 지난 15년 동안 치과에 방문해서 커 가는 아이들의 충치 발생빈도가 어떻게 줄어드는지도 함께 관찰한 결과이다.

아이들에게는 잇몸질환이 문제가 되는 경우가 거의 없기 때문에 막 제거의 결과는 주로 충치 예방으로 나타난다. 아이들의 치아는 한 부위 5개씩, 전부 20개로 6세까지 간다. 님버스 솔로 살짝 누르기로 가면 터칭이 금방 끝난다. 부모가 칫솔 사용을 도울 수 있는 평균 6세 때 제1대구치가 올라오기 시작하면 그 부위까지 솔로 덮어 주는 것을 환자와 부모 모두에게 알리고, 평균 12세에 제2대구치가 나올 때 그 부위까지 덮어 주는 것을 잊지 않도록 환자에게 꼭 보여 준다. 제2대구치는 나오면서 충치가 쉽게 발견되는 치아인데, 그건 빠른 솔질로 인해 제대로 터치하지 못하기 때문이다.

어린아이들이 과자나 젤리를 먹은 후 바로 청소를 해 주는 부모들 얘기를 종종 듣는데, 청소의 면에서 덜 효과적이다. 차라리 물을 조금 마시게 한 다음 30분, 1시간 분해된 후 살살 구석구석 눌러 주면서 관리하는 것이 낫다고 생각한다. 주스나 초코 우유 등을 마신 뒤에도 조금씩 물을 마시는 것은 관리에 도움이 되는 좋은 습관이다.

성인의 충치 발생은 잇몸질환처럼 개인차가 상당히 큰 것을 본다. 충치치료를 자주 받아 왔던 사람은 충치가 계속 발생하는 경향이 있다. 반대로 충치가 잘 생기지 않는 경우는 좀처럼 충치를 발견하기 어렵다. 그 외에는 중간쯤에 해당하는 일반적인 그룹이다. 유전적으로 타고나는 성향이 분명히 있는 것 같다. 그리고 각 환자의 매일의 음식섭취 습관, 패턴, 구강관리 방법 등을 면밀히 관찰할 수 없지만 이것에 의한 영향도 분명히 있다. 충치가 자주 생기는 환자들에게 물어보면 대답하는 일부의 정보로도 음식 습관이 잘 조절되지 않는 경향을 읽을 수 있다. 정보가 정확한지 확인할 수는 없지만 관리한다고 대답하는 환자 중에서도 충치가 자주 생기는 경우가 있다. 반대로 충치가 거의 없는 환자 중에 음식 습관을 특별히 조절하고 있지 않는 듯한 경우도 있었다. 그들은 음식을 달고 산다고 표현했다. 어떤 경향을 보이지만, 예외도 있다는 뜻이다. 그리고 예외의 양극이 상당히 벌어져 있다. 훈련은 벌어진 양극을 개선되는 방향으로 좁히는 경향을 보였다. 충치가 원래 별로 없는 그룹은 앞으로의 변화의 가능성, 즉 **(1) 칫솔질로 노출된 치아뿌리의 충치, (2) 크랙에 의한 충치** 가능성을 미리 알게 해서 예방을 준비시키고 있다. 지금까지 충치가 없었다는 것이 미래를 보장하지 않는 것을 계속 본다. 충치가 많았던 그룹에서는 충치가 거의 발생하지 않는 방향으로 서서히 개선된다. 이렇게 함으로써 벌어진 간극을 줄인다.

다음과 같이 잇몸질환과 역으로 상관관계를 보이는 양극단의 경우도 상당히 있다.

① 잇몸질환이 빨리 시작되고 빠르게 진행되나 충치는 거의 없는 경우
② 잇몸질환의 진행 속도는 매우 느리지만 충치와 파절이 많은 경우

충치 경험이 많은 환자들은 젊었을 때부터 구강관리를 과도하게 열심히 한다. 경험에 의한 결과적인 행동인데, 과도한 관리는 다시 구조의 빠른 손실을 경험하게 한다. 그에 반해 충치 경험이 거의 없는 환자 중 일부는 관리의 결과로 예방이 된 경우이고, 다른 그룹은 부실한 관리에도 불구하고 유전적으로 충치가 잘 생기지 않아 구강관리에 소홀한 경우인데, 후자의 경우는 인생 후반에 상당한 문제를 경험할 수 있다. 각자의 경로는 복잡하고 다양한 영향 아래에서 진행되므로 과거의 상태로 미래를 예측하기는 어렵다.

한 환자를 다른 환자와 비교하는 것 또는 한 환자가 전체 인구 상황에서 어느 위치에 있는지를 파악하는 것, 즉 통계적 연구 결과는 임상가가 환자에게 실질적인 도움을 주는 예방 교육을 함에 있어 큰 도움이 되지 못한다. 한 환자가 필자를 찾아올 때는 자신의 가장 약한 부분을 잘 치료, 예방해서 비슷한 문제로 또다시 치료받지 않게 하는 것을 기대한다. 지속적으로 충치치료를 해 온 경우에는 어떻게 하면 충치를 줄이고 예방할 수 있는지가 관심사이다.

지금까지 설명한 2가지 훈련 – (1) 미세모 칫솔 터칭법, (2) 턱근육 이완과 나이트 가드 사용 – 은 잇몸질환뿐 아니라 충치로 고생하던 환자들에게도 의미 있는 예방을 보여 주었다. 즉, 주기적인 검사 때 발견되는 문제가 거의 없다. 2가지 훈련이 동시에 어느 정도 수준에 올라오면 유의미한 변화를 보게 된다. 두 훈련 중 막 제거 훈련은 훨씬 빨리 증진되고 습관 형성도 빨리 된다. 그것으로 전보다는 분명 좋아지지만 그것만으로는 아직 온전하게 충치 발생을 낮출 수 없다. 두 번째 훈련의 성과는 훨씬 천천히 일어난다. 이것까지 되면 치아는 큰 변화 없이 좋은 상태를 유지하게 된다. 일반인들은 밤 이갈이에 대한 이해도가 낮고 결과를 그게 생각지 못한다. 그래서 훈련에 대한 동기가 낮다. 방문 때마다 끊임없이 보여 주고 설명해서 결과적으로 충치 발생률을 낮출 수 있었다.

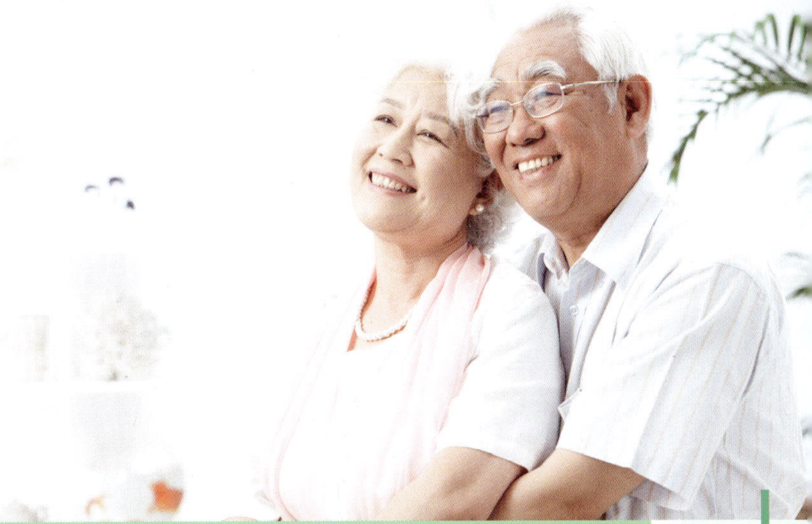

제 11 장

나이트 가드, 투명 리테이너: 하나의 생필품

밤에 이갈이(grinding), 이물기(clenching)가 없다면 치아는 평생 쓰고도 남을 수 있다고 환자에게 설명한다. 밤에는 상상을 초월할 정도의 힘을 쓰는 것에 대해 제1, 3, 7장과 <유튜브 나투라 치과>에 다루어 놓았다. 그럼 스스로 밤에 얼마나 이를 갈고 물지 궁금해질 수 있다. 확인하는 방법은 기록 도구를 써 보는 것이다. 나이트 가드(night guard)나 투명교정기(인비절라인), 투명유지장치(리테이너)를 잘 때 쓰는 것이다. 이 도구들을 쓰면 (1) 치아 대 치아의 직접 **손상을 막고**, (2) **기록**의 누적, 이갈이 정도를 **확인**할 수 있다.

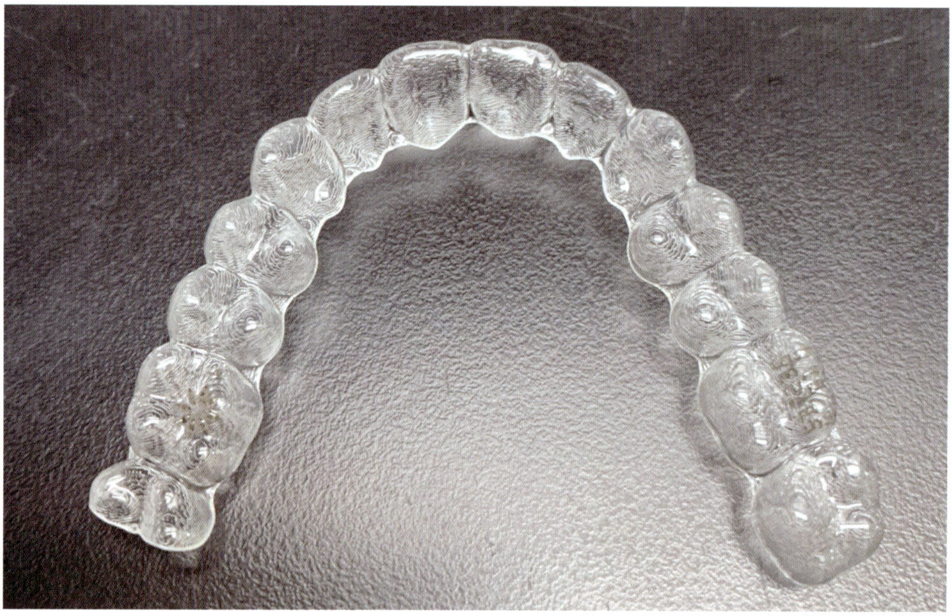

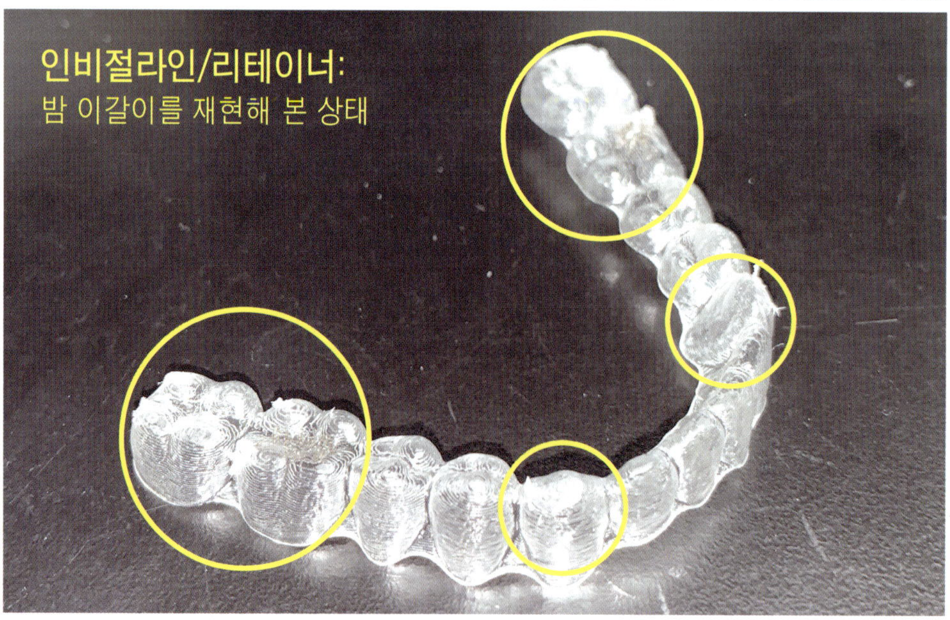

리테이너는 치아 위치를 유지하고, 투명교정기는 치아를 이동하는 장치이다. 나이트 가드는 약간 두껍고 위나 아래 중 하나만 쓰고, 리테이너와 투명교정기는 얇고 위·아래 모두 쓰는 차이가 있다. 입안에 뭔가를 끼고 잔다는 것이 어색하고 불편할 수 있다. 착용 시 조정이 필요한 부분, 예를 들면 너무 두껍다든지 잇몸이나 입천장을 누른다든지 치아를 조이게 하는 경우 또는 나이트 가드를 쓴 채로 이를 갈았을 때 일부 치아들을 오히려 아프게 한다면, 반드시 조정을 제대로 해서 안전하고 편안한 디자인으로 사용해야 그대로 유지하려는 목적, 그리고 턱 힘을 덜 쓰게 하는 목적에 부합한다. 그 외에는 적응해서 쓰는 훈련이 필요하다. 쓰는 동안은 치아의 극심한 스트레스를 덜어 주니까 결국 치료받는 시기를 연기시킬 수 있다.

외출할 때 발을 보호하는 신발이 필수품인 것과 같이 의식이 없을 때 스스로의 손상으로부터 치아를 보호하는 장치를 특수 장치가 아닌 생활 필수용품 정도로 여기는 대중의 인식변화가 올 것이다. 본인 치아를 함께 관찰한 환자는 무의식 상태에서 벌어지는 스스로의 치아 손상에 대한 이해도가 높아진다. 이것은 매일 밤 진행되는 손상이다. 과거 한때에 국한된 손상이 아니라는 점은 나이트 가드, 리테이너를 써 보면 재확인할 수 있다. 일부 환자는 밤 이갈이를 하지 않는다고 자신있게 말한다. 단단한 것을 잘못 씹어 부러진 경우처럼 일부 치아의 과거 손상에 대한 기억이 뚜렷하게 있고, 그 이후로는 변화가 없다고 말한다. 턱근육의 자발적 행동 패턴, 이 갈린 흔적 등에 대해 교육을 하지만 환자는 그때의 트라우마적 사건으로 다시 돌아간다. 본인의 이갈이, 이물기 습관들은 설명하기 힘든 치아의 파절이 발생한 후에야 제대로 인식되는 경향이 있지만, 조금 늦은 감이 있다. 따라서 '진단과 내용 전달'이 제대로 되어야 대비할 수 있다.

치아 하나가 심하게 손상되었지만 다행히 살릴 수 있다면 크라운을 해서 치아를 씌운다. 한 크라운의 비용을 100으로 잡고 나이트 가드를 50으로 가정해 보자. 나이트 가드 '하나'가 28개 '모든' 치아의 손상을 막는다. 그럼 한 치아당 들어가는 예방비는 50/28, 즉 2가 조금 안 된다. 100은 크라운 하나 비용이고 다른 치아에 비용 100은 50세 이후면 언제든지 또 발생할 수 있다.

나이트 가드, 리테이너도 심하게 갈리면 제작비용이 반복해서 들고 치아도 스트레스를 안 받을 수 없으니, 도구의 갈리는 속도를 줄이는 것을 목표로 삼고 낮에는 치아가 맞닿지 않는 연습을 계속하는지 내원 시마다 리뷰한다. 습관 만들기가 쉽지는 않지만 결국은 습관이 서서히 자리를 잡는다. 환자들은 확인을 자주 못했다고들 하지만 처음 내원 때보다 근육의 긴장도가 훨씬 떨어지는 것을 다음 내원에서 종종 확인한다. 시작이 반이다.

아래 사진. 나이트 가드나 교정기를 보면, 최후방 치아 부분과 송곳니를 비롯한 앞니 부분에 주로 긁힌 자국이 집중적으로 보인다. 환자에게 치과 정기검사 때 꼭 챙겨 오라고 한다. 같이 리뷰하는 기회이다. 이때 본인의 습관에 대해서 배우고 다시 업데이트하게 된다.

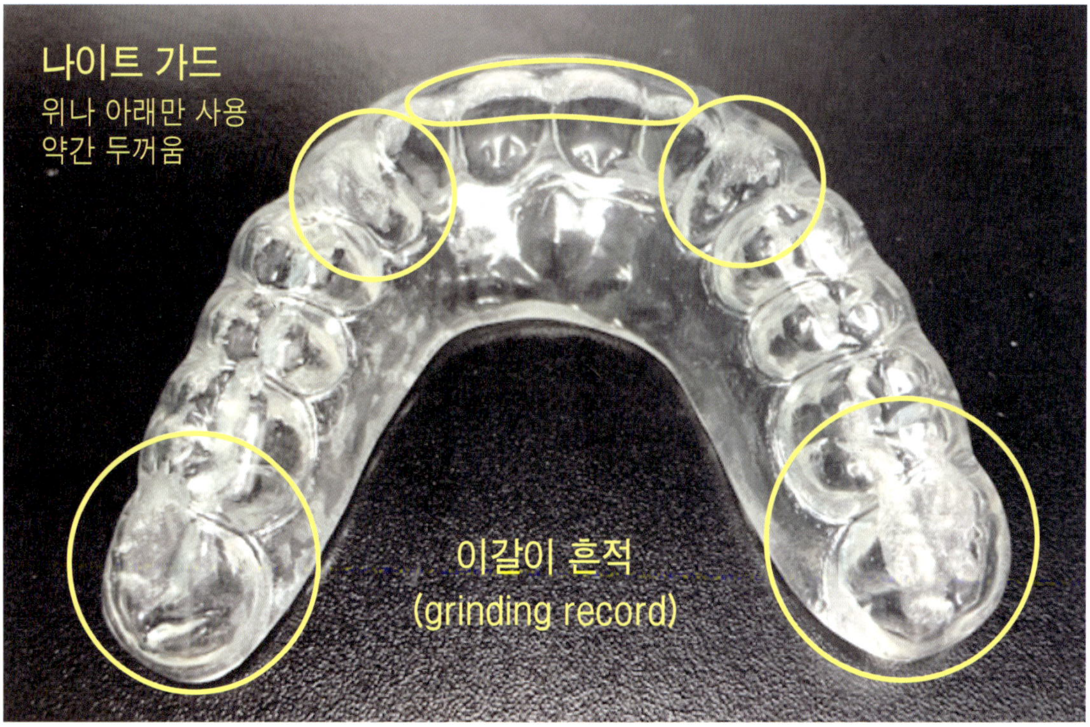

아래 사진. 위 전치부(앞니)의 전반적인 파괴를 보인다. 어금니의 상실로 앞니를 저작에 쓰면서 상당히 빠른 변화가 있었다. 어금니의 회복으로 저작기능을 복구하면서 앞니의 치료가 진행되었다. 앞니의 충격을 줄이면서 변화 속도를 많이 낮추었다.

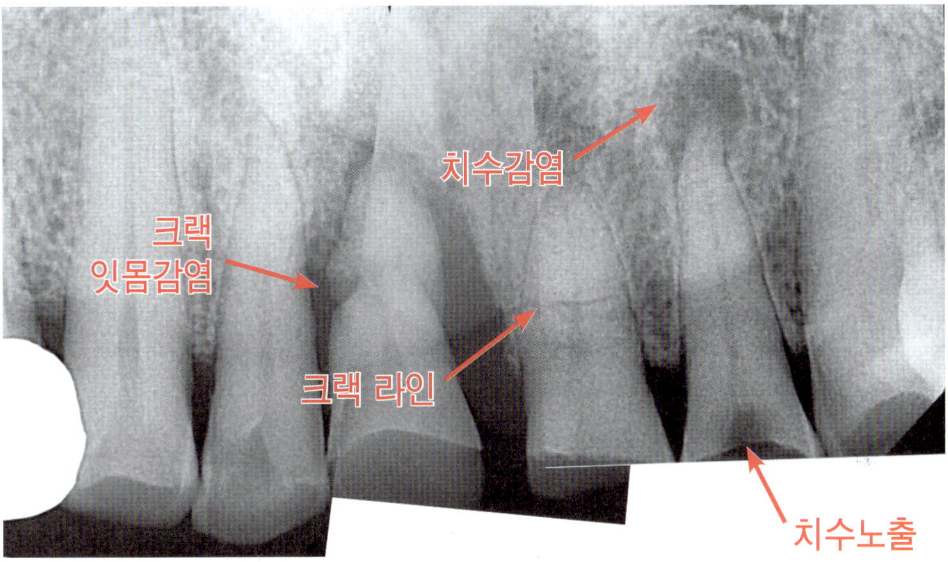

아래 사진. 감염원을 없애고 (여기서는 보이지 않지만) 어금니 또한 보강했다. 그리고 앞니 또한 충격에 견디고 외모도 고려해서 마무리했다. 치료는 중간목표이고, 마지막 목표는 예방이다.

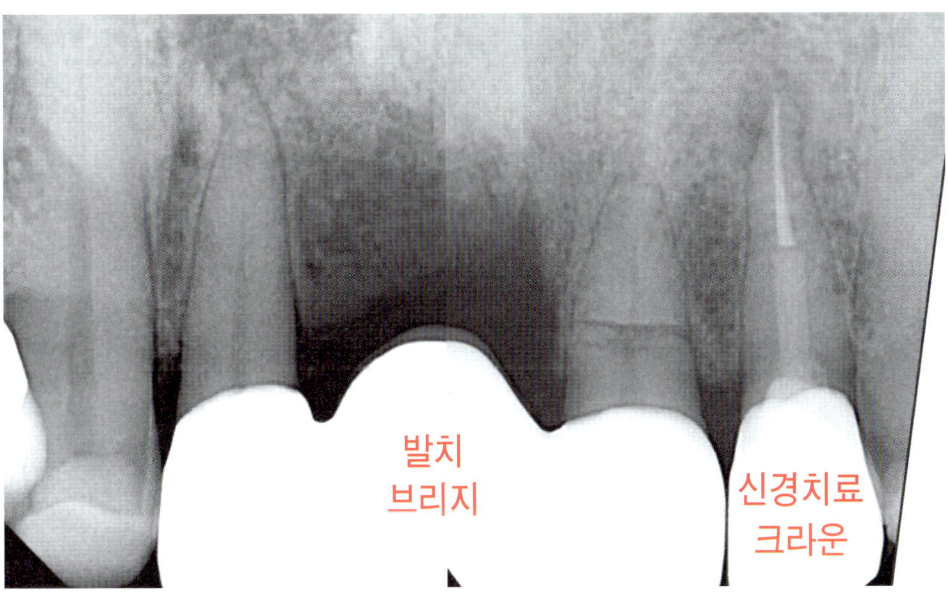

아래 사진. 앞 환자의 측절치(2번) 치료 수년 후 치아의 손상을 보여 다시 임플란트 치료로 이어졌다. 나이트 가드로 방어했는데 나이트 가드 사용이 습관화되지 않아 중절치의 크랙(1번)도 조금씩 커지는 것이 보였다. 리뷰 후 환자 재교육으로 나이트 가드의 매일 밤 사용을 권하였다.

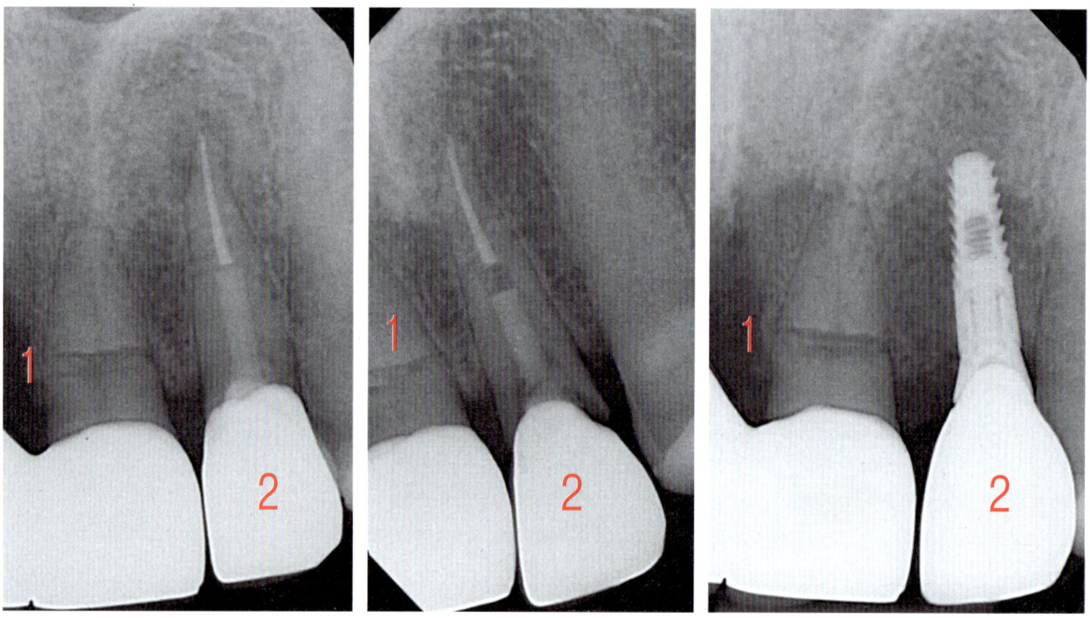

치료 이전의 상태로 돌아가서 보면 어금니가 없었을 때의 저작만으로 파괴된 것이 아니고 밤 이갈이도 줄곧 역할을 했다는 것을 짐작할 수 있었다. 제17장 임플란트의 독특한 문제에서의 임플란트 브리지의 파괴 그리고 다른 수많은 케이스에서 결국 **밤 이갈이의 기여도는 환자의 의지, 생각, 느낌을 훨씬 초월**하는 정도임을 갈린 정도, 변화의 속도로 간접 측정하고 증명할 수 있었다. 진단이 제대로 되고 그것을 환자가 인식하고 내면화할 때 비로소 예방의 습관 형성이 시작된다. 모든 치과 내원 때마다 다음의 단계 중 어딘가에 있는 환자를 재교육하고 격려해서 마지막 단계로 가도록 돕는다.

① 보여 주고 설명해도 밤 이갈이는 하지 않는다고 믿는 단계
② 밤 이갈이를 인정하면서도 나이트 가드는 만들지 않는 단계
③ 나이트 가드를 만들어도 매일은 쓰지 않는 단계
④ 나이트 가드를 매일 밤 쓰는 단계

경험적으로 볼 때 손상이 많아지고 비용이 커지면서 ①→④로 옮긴다. 부디 독자들은 손상과 비용이 커지기 전에 영민하게 4번으로 가길 바란다(제12장, 20대 50대 예방 시작 비교 그래프 참고). 치아 손상의 속도 결정단계 중 하나가 수면 시간이기 때문이다.

나이트 가드는 단단한 것, 소프트한 것, 겉은 단단하고 속은 소프트한 것, 치아 일부만 커버하는 것, 모든 치아를 커버하는 것, 위 또는 아래에 사용하는 것 등 종류와 디자인이 다양하고 두께도 다양하다. 개인마다 기호나 적응도도 다 다르다. 하지만 기본적으로 편하게 쓸 수 있고, 착용하고 이를 갈았을 때 어떤 부위에도 무리가 가지 않게 잘 디자인되고, 적당한 두께로 근육을 쉬게 해주어 턱관절에 가해지는 압박을 줄일 수 있고, 변형이 쉽게 안 되는 것으로 치과의사와 잘 상의해서 사용해야 목적에 맞게 보호하고 유지할 수 있다. 매일 쓰지 않게 되는 어떤 이유가 있다면 하나씩 풀어 가면서 적응해 가는 방향으로 습관을 만드는 것이 기본 목표이다. 전문가의 도움 없이 사서 쓰다가 일부 치아에 스트레스가 가중되거나 턱관절에 압박이 증가하면 오히려 안 쓰느니만 못한 경우가 생길 수 있으니 유의해야 한다. 밤마다 쓰기 때문에 서서히 변화가 생기는 것을 본인은 모를 수 있고, 이런 종류를 오래 썼을 때 위·아래 치아가 안 맞게 되거나 앞니가 벌어지거나 통증이 생기거나 이를 물었을 때 턱이 한쪽으로 쏠리는 경우도 발생할 수 있기 때문이다.

만일 인비절라인 투명교정기를 하고 있거나 할 계획이 있다면, 턱근육 이완 습관을 형성하는 데 있어서 이보다 더 좋은 기회는 없다. 하루 종일 착용하는 도구는 치아 맞닿기와 이갈이의 모든 기록을 보여 준다. 1~2주에 한 번씩 새것으로 바꿔서 치아 이동을 하는 긴 기간 동안 긁힌 자국을 보면서 자신의 턱근육 활동을 측정할 수 있다. 필자도 인비절라인을 하는 동안 턱근육 습관을 바꿀 수 있었다. 필자가 이를 이렇게나 가는지 그전엔 몰랐다. 한 환자는 인비절라인을 처음 사용하고 2주 만에 왔는데 형체가 남지 않을 정도로 손상이 돼 있었다. 이 정도로 망가지는 경우라면 밤에뿐 아니라 낮에도 이를 상당히 물거나 간다고 보이는데, 교육과 함께 리뷰하면서 서서히 인비절라인이 원래의 형체로 보존되어서 오게 되었다. 그만큼 훈련의 수준이 올라간 것이다. 그 훈련의 본질은 어떤 스킬을 요구하는 게 아닌, 단순히 힘을 빼는 훈련이다. 턱근육 '힘 빼기'가 '힘들다'고 환자들과 농담 반 진담 반으로 말한다. 치아 이동 장(제14장)에서 다루겠지만 힘을 주게 되면 치아의 손상도 일어나고 원치 않는 치아의 이동도 일어난다. 힘 빼기 훈련으로 교정치료가 쉬워지고 결과 또한 좋아진다. 치아 유지의 결과도 마찬가지이다.

결국 훈련을 통해 나이트 가드, 리테이너는 오래간다. 동시에 매일 확인할 것들의 리스트이다.

- □ 아침에 일어나자마자 볼살 물린 자국이 사라졌는지, 나이트 가드, 리테이너가 얼마나 긁혔는지 확인하기
- □ 생활 중 위·아래 치아가 맞닿지 않게 근육 힘 빼기
- □ 턱근육이 슬림해지는 얼굴 윤곽의 변화 확인하기
- □ 저녁에 하루 동안 턱근육 사용 검사, 마사지, 스트레칭하기

작은 것이지만 매일 반복적인 리뷰의 파워는 시간이 갈수록 크게 돌아온다.
그래서 필자는 재방문한 환자와 마주하면 항상 두 질문으로 시작한다.

① 치아 안 닿는 연습 하셨나요? 턱근육 하루 한 번씩 마사지하셨나요? 나이트 가드 매일 밤 쓰시나요?

② 님버스 칫솔로 솔질 대신 살살 누르는 터칭 하시나요?

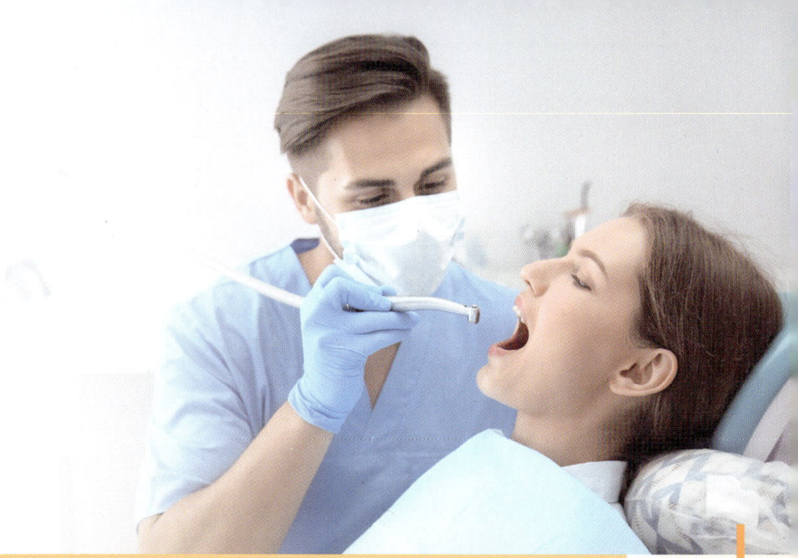

제 12 장

구강건강 안정성 지수
(Oral Health Stability Index; OHSI)

책의 중간쯤 왔다. 이즈음에서 필자가 환자에게 구강 교육을 하는 목표를 나누고자 한다.

필자는 **구강건강 안정성 지수(oral health stability index; OHSI)**라는 것을 개념적으로 만들어 보았다. 이것은 환자가 구강 교육의 흐름을 좀 더 쉽게 이해하도록 돕고, 목표를 함께 공유하는 데에 도움이 될 개념이다. 구체적으로 측정해서 숫자로 보여 주는 것 — 지난번 방문 때와 비교해서 치아의 양이 얼마나 줄었는지, 잇몸의 양이 얼마나 줄었는지(또는 늘었는지), 치아의 위치가 변했을 때 수치로 얼마나 감점 또는 가점을 할지 등을 실제 측정하여 지수로 나타내는 것 — 은 현실적으로 어려움이 있지만, 목표를 설정하는 데에 개념적인 가이드라인이 될 수 있다. 미래에 스캐닝 기술의 발달로 1분 만에 스캔해서 치아 양, 충치 유·무, 파절 상태, 잇몸의 양, 색, 염증 정도, 치석, 스테인, 치아 위치 변화 등을 한꺼번에 데이터화, 수치화할 수 있다면 비교·분석이 가능하고 OHSI 그래프를 환자별로 그려 나갈 수 있겠지만, 지금은 환자 내원 시 함께 거울로 확인하고 사진과 엑스레이로 과거와 현재 상황을 비교하는데, 일관성 있는 지속적 관찰은 환자 교육에 큰 역할을 한다.

아래 그래프는 처음 내원 V1(visit 1)에서부터 시작, 내원 때마다 교육과 치료가 반복되고 연습하면서 지수 또는 점수가 점점 상승하고 진폭은 줄어든다. 최고치인 1에 수렴하고 안정기로 들어가면 좋은 습관이 형성된 결과로 볼 수 있다. 그것이 목표라는 것을 환자에게 알리고, 목표가 실현 가능함도 알린다. 이것을 알리는 것은 굉장히 의미 있고 환자의 결정과 실천에 중요하게 기여한다.

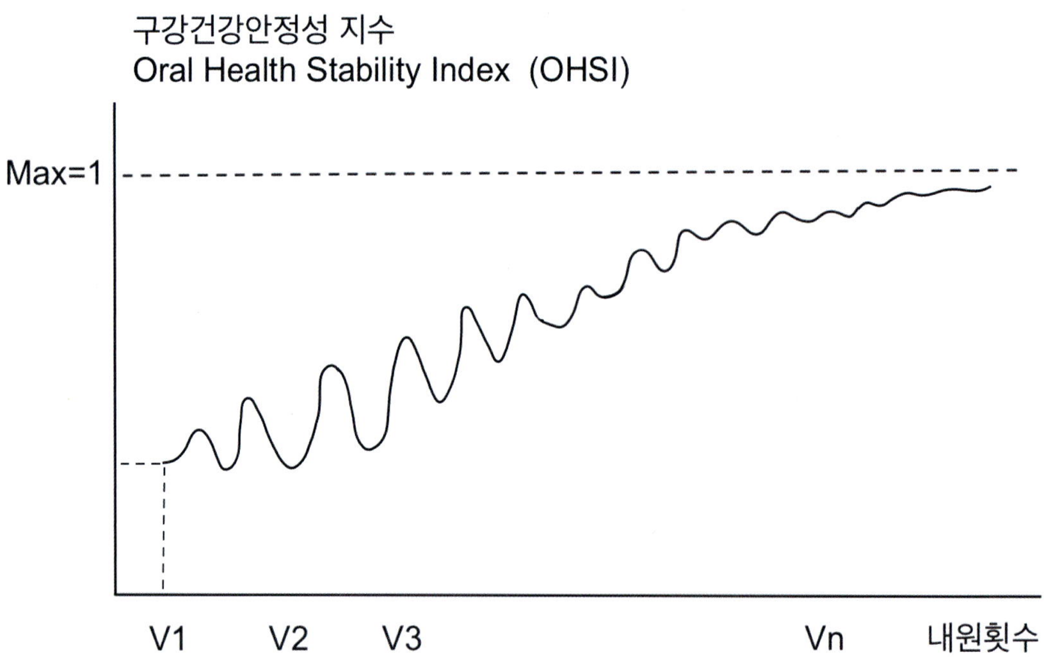

환자는 2가지 인상을 받는다.

- 아, 거의 변함없이 유지하는 것이 가능한가 보구나!
- 이 치과는 이 목표를 향해 나를 훈련해 줄 준비가 돼 있구나!

환자들에게 치아는 어느 정도 쓰다가 문제가 되면 교체하는 것이라는 체념적인 생각이 일반적이라는 것을 알게 되었다. 동시에 치아 사용과 관리에 조심하는 태도도 인생 후반부에 가서야 생각한다. 잇몸이 재생한다는 말에 '잇몸이 재생된다고요?'라며 눈이 동그래지는 경우나, 100년 치아 유지가 가능하다는 말 등에 고무되는 경우를 자주 본다. 그 뒤에 단서가 붙는다. 치아를 상식적으로만 대하면 가능하다는 것.

OHS 지수는 이런 개념이다

주기적으로 치과에 오는 환자가 잇몸염증 없고, 충치도 파절도 없고, 닳지도 않고, 발치하거나 잃은 치아도 없고, 치아 위치도 그대로이고…인 경우를 OHS 지수의 최고치라고 가정했다. 치과 전문지식 없이도 OHS 지수는 날이 갈수록 낮아지는 방향이라는 것은 누구나 짐작할 수 있다.

OHS 지수가 증가하는 경우가 있다. 충치치료, 심하게 손상된 치아에 크라운을 하는 것, 잇몸 문제가 치료와 훈련으로 회복되는 것, 치아가 빠진 부위에 임플란트나 브리지 등으로 복구하는 것, 치아 위치나 모양을 개선하는 것 등이다. 홈케어를 잘 해서 잇몸염증이 줄고 솔질을 줄여 잇몸재생이 일어나면 OHS 지수는 오르고, 지난 방문과 이번 방문에 변화가 없으면 OHS 지수가 약간 증가한다고 개념을 만들었다. 방문을 무한대로 잡았을 때 무변화로 일관하는 것은 악화, 결손, 노화에 저항하여 개선의 의미로 보고 약간의 가점을 한다.

반대의 경우에는 OHS가 떨어진다. 치료나 관리가 오히려 상태를 악화시키는 경우는 치료 자체를 대미지(damage)로 보고 OHS는 내려간다. 과도한 치료도 OHS 감점 요인이다. 이 책에서 설명하는 구강관리 개념의 핵심은 최소주의(minimalism)라는 것을 서문에서 언급했다. 개선된 하나의 결과에 이르는 데에 드는 치료의 양, 기간, 비용 등이 적을수록 최적의 치료가 되어 OHS를 높이고, 그 반대로 갈수록 OHS를 더 낮춘다.

이런 방향에 대한 이해를 그림으로 나타내서 시각화할 수 있다. 환자는 나투라치과에서 제공하고자 하는 교육의 목표를 정확히 알게 되고, 동의하는 환자는 함께 목표 달성에 집중할 수 있다.

첫날부터 시작해서 치료와 예방훈련을 조금씩 받다가 최고점에 가까워진 후 계속 유지하는 전체의 과정에서 여러 변수가 있겠다. 첫 내원 시 환자의 나이나 전신건강 상태, 구강 상태, 주기적 훈련의 기회 여부, 내원 횟수, 치료의 실행 등 여러 가지가 있지만, 일단 환자들이 실천하기 쉽고 흥미를 가질 수 있을 정도로 최대한 단순한 교육내용으로 뇌리에 남게 반복 훈련한다. 지금까지 계속 언급한 2가지다. 그러면 환자들은 거의 대부분 앞과 같은 그래프를 그리는 것을 볼 수 있다.

복구나 치료에 대한 제한적인 개인 사정이 있을 때는 가장 불편하거나 아픈 부분만 먼저 치료하고 첫날부터 예방 교육을 시작한다. 다음 내원 시 전체적인 상태가 조금 좋아진 것을 환자가 업데이트해 준다. 필자는 엑스레이, 사진, 거울 등으로 환자에게 변화를 확인시켜 준다. 환자는 의욕이 생긴다. '이 훈련을 잘 하면 이런 곡선을 만들겠구나.' 하는 예측을 불러일으키게 된다. 이런 사이클에 들어가게 되면 당장 치료를 받지 못하는 경우라도 개선, 유지하다가 기회가 되면 조금씩 치료를 받는다. 곡선은 점차 상승하고 진폭은 줄어든다.

상승곡선의 희망을 보지 못할 때 또는 필자가 처음 한두 번 방문에서 어떤 이유에서든 개선의 희망을 못 보여 주면, 주기적인 예방 사이클로 진입하지 못하고 문제가 생길 때만 치과에 가는 '치료' 사이클에 남게 된다. 그래서 첫 방문이 환자에게는 결정적 접촉점이 된다. 문제 발생 시에만 올 경우 OHS는 결국 하향곡선이 된다. 가끔씩 큰 치료로 치아를 복구하면 그래프는 순간 크게 상승한다. 주기적 사이클에 머물지 않거나 개선 효과를 경험하지 못하면 다시 내려가는 곡선을 탄다. OHS 커브 상승의 핵심은 습관 형성이고, 주기적인 훈련 없이 일시적으로 오른 그래프는 장기적으로 계속 하강한다. 더욱 하강할 때쯤이면 환자의 연령은 대체로 높고 건강, 경제력, 광범위한 치료에 대한 부담감 등의 복합적인 이유로 포기하게 된다. 치료를 하자면 갈수록 비용이 커지고, 원인을 차단하는 원리를 배우지 못하는 사이클에서 계속 머문다. 이런 오랜 패턴에 머문 환자를 기회 될 때마다 설득해서, 부담되는 치료는 잠시 놔두고서라도 **'예방' 사이클로 지속적으로 권유**한다.

연령이 증가할수록 동시다발적으로 발생하는 상황을 수습해야 하는 경향이 생긴다. 칫솔질은 더욱 열심히 한다. 밑 빠진 독의 구멍은 연령 증가에 따라 결국 커져서 물은 채우자마자 빠져 버리는 상황이 될 수 있다. 치과 방문 첫날부터 빠진 밑을 막는 훈련을 병행해 가야 조금씩 채운 물이 그대로 유지되는 때를 맞는다.

아래 그래프에는 같은 환자가 첫 내원부터 어떤 과정을 그릴 수 있는지 2가지 시나리오를 그려 봤다. 예방이 치료보다 낫다는 것은 누구나 안다. 그러나 그것을 몸소 체험해 본 사람은 드물다. 실효성이 높은 구강질병 예방법을 보여 주는 것, 그리고 그 예방법이 간헐적으로 치료하는 것보다 쉽고 비용이 훨씬 낫다는 것을 체험하게 해 주는 것. 그래서 앞에서 말했듯이 첫 방문의 30분이 중요하다.

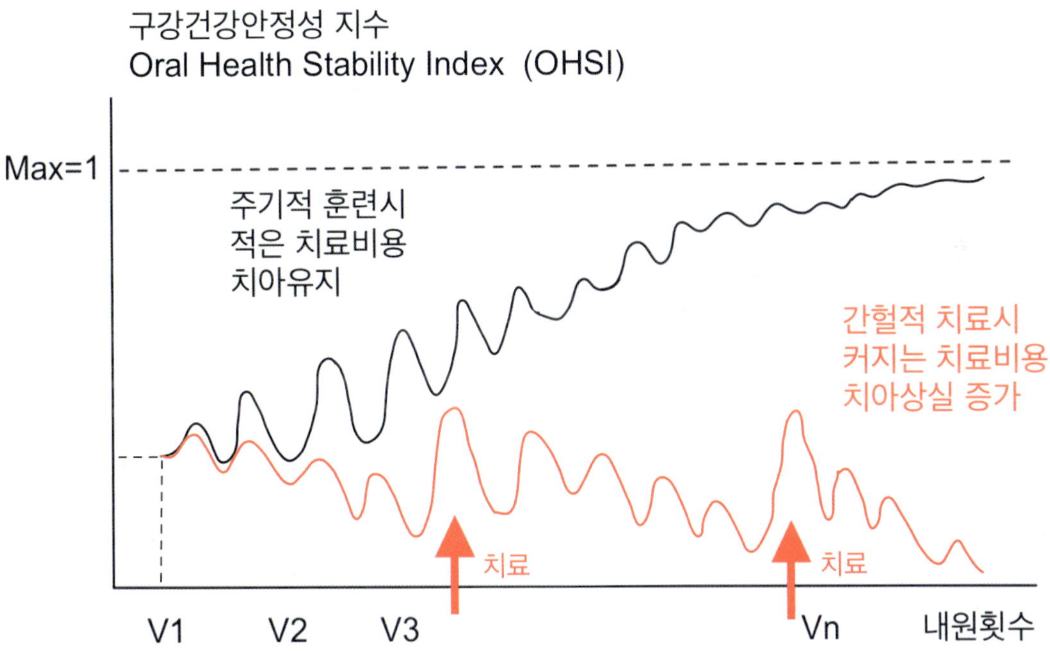

주기적 훈련을 20대와 50대에 시작하는 두 시나리오를 보자. 50대는 치아가 많이 손상된 상태에서 교육을 시작한다. 20대의 습관보다 50대의 습관은 대체로 더욱 강하고, 20대는 흡수능력, 변화 가능성이 커서 50대에 비해 더 쉽게 배울 수 있다. 반면에 20대는 치통과 치료를 덜 겪어서 예방에 대한 필요성, 절실함이 50대보다 떨어지는 면이 있다.

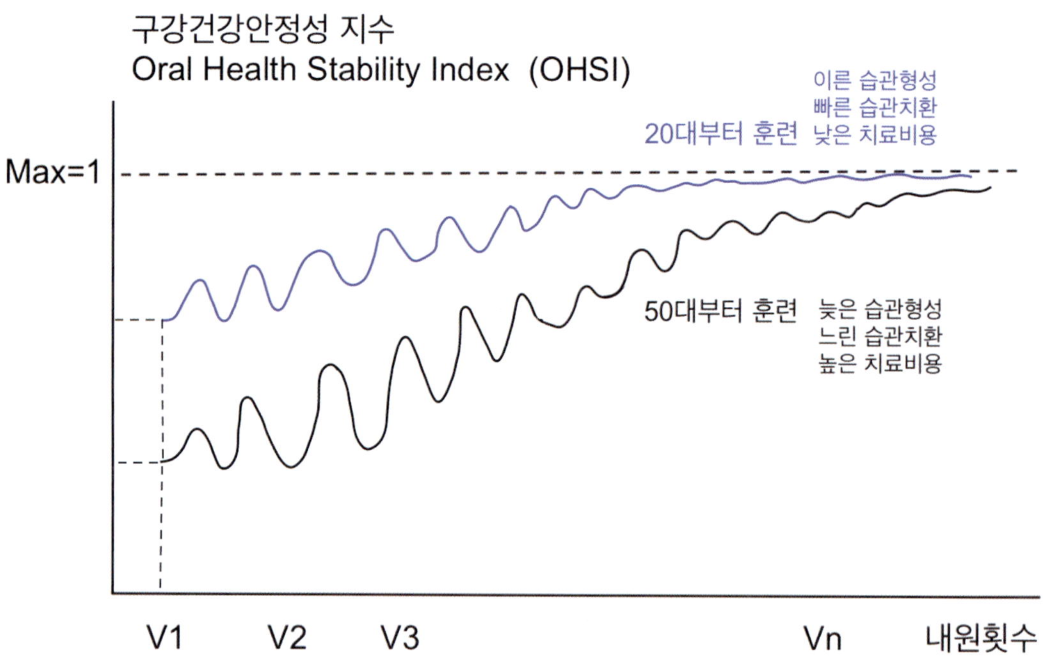

그러면 20대가 아니라 1~2세부터 교육하면 어떨까? 아이들의 구강 교육을 담당하는 부모를 교육하면 어렸을 때부터 두 영역의 훈련은 자연스레 생활화된다. 이 방법을 나투라치과에서 진행하고 있는데, 그것은 부모 환자가 칫솔 사용을 배우고 집에서 아이들에게 전수하는 방법이다. 또한 아이들 치아 문제로 치과를 처음 방문하게 된 경우는 아이들이 교육받는 과정을 부모도 같이 보고 듣기를 권한다. 이 교육을 동시다발적으로 여러 장소에서 한다면 어떨까. 마치 3-3-3 칫솔질이 전 국민에게 퍼졌듯이. 좀 더 세련된 1:1 레슨과 같은 방식으로 효과적으로 행할 수 있는 장소가 늘어난다면, 얼마나 되는 장소와 어느 정도의 기간을 써야 한국과 같은 인구 규모가 제대로 교육될 수 있을까?

예방에는 시간과 비용이 든다. 교육자의 교육에도 비용이 든다. 그러나 이것은 다음 세대의 구강건강을 증진시켜 다음 세대의 치아 상실에 대한 치료비용을 크게 낮출 수 있다.

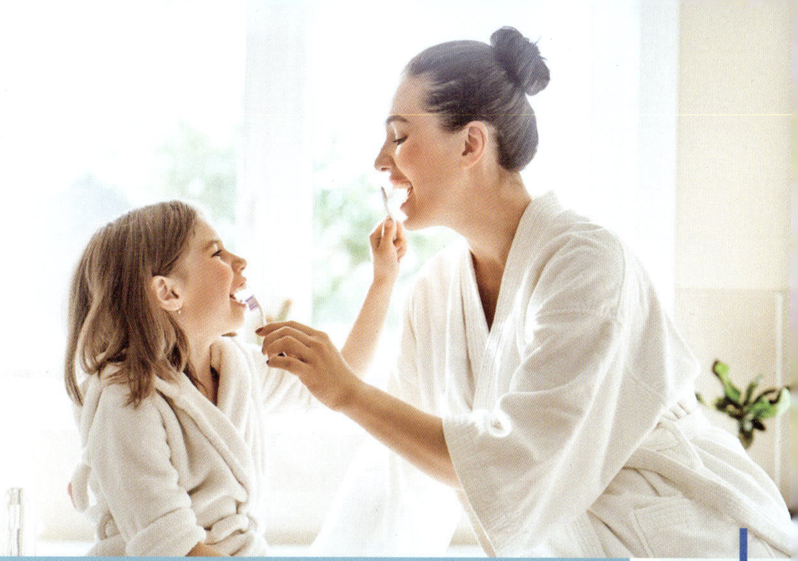

제 13 장

턱관절 문제는 왜 발생하고 어떻게 해결할까?

제8장의 마지막 질문으로 시작해 보겠다.

치아는 생물학적으로 자유롭게 형성되었는데 그러면 위 치아들이 아래 치아들과 정확히 맞아 떨어질 확률은 어느 정도일까? 게다가 치아는 늘 조금씩 움직인다는 사실도 알았다(제8, 14장 참고). 그런데 양쪽 어금니로 물면 왜 늘 치아는 전체적으로 잘 맞는 느낌을 받을까? 예외적인 사람들이 있다. 오른쪽만 맞닿는다든지 아니면 안쪽 치아들은 맞닿고 앞니는 전혀 맞닿지 않는 경우(open bite)도 있다. 필자가 매일 만나는 대다수 환자의 경우 양쪽 어금니로 물었을 때, 그 위치에서 거의 모든 치아가 잘 맞는다. 그래서 그 위치를 아래턱의 원위치로 생각하고 그 위치에서 안정감을 느낀다.

의자에 앉았는데 의자가 끄떡끄떡하면 앉아 있는 내내 불편하다. 기우뚱해서 넘어질 것 같으면 본능적으로 다리 길이를 맞추고 싶어진다. 아무 생각 없이 편하게 이를 물었는데, 일부 치아만 맞닿는다면 이 높이를 맞추고 싶어진다. 우리 몸이 반응하는 방식이다. 더 정확히 말하면 치아가 잘 맞으면 편안해하고, 아니면 불편해하는 '마음의 습관'이 만들어졌다. 어정쩡하게 맞닿으면 치아 주변의 신경이 모든 치아가 잘 맞닿게 맞추라고 명령하고, 우리는 신경의 말을 듣고 밤에 이를 열심히 간다. 걸리적거리고 튀어나온 것들을 불편하게 여기는 몸의 센서들(sensors)이 내일 아침에 일어날 때 편안하게 골고루 잘 맞닿기를 원한다는 오더를 내린다. 솟은 부위는 꽉 물고 갈아 낮추고 껄끄러운 부위는 갈아서 매끄럽게 하는 과정이 매일 밤에 이물기, 이갈이로 나타난다. 그러면 아침 식사 때 안심이 된다. 그런데 이 만들어진 '마음의 습관'은 절대적인 것일까? 유익하고 필요한 것일까? 끄떡끄떡 움직이는 의자가 절대로 넘어지지 않게 설계되어 있고 그것을 확실히 안다면, 크게 개의치 않을 수도 있지 않을까(제13장 참고)?

다음 그림은 치아 마모를 시간에 따라 보여 준다. 상당히 단순화된 표현인데, 실제 이갈이는 매우 복잡한 패턴의 움직임이고 치아 갈림의 세기, 속도, 범위도 계속 변한다. 수면 중 턱근육의 움직임은 의식 중에 재현하기 어렵고 불편한 범위까지 확장된다. 치아들이 맞닿아 갈린 부위로 환자에게 맞춰 보라고 하면 매우 힘들어한다. 무의식중 턱근육의 움직임은 상상 이상이다. 처음에는 맞닿는 면적이 그리 크지 않다가 연령 증가와 함께 점차 맞닿는 면적이 커진다. 치아의 마모가 커지고 음식을 가는 속도와 효율이 증가한다. 음식의 갈림이 좋아지면 음식 맛도 잘 느낄 수 있다. 치아는 서서히 짧아지고 씹을 때 기준의 근육 길이는 짧고 두꺼워져서 발휘할 수 있는 힘도 더욱 강력해진다. 얼굴 하부 1/3이 나이에 따라 짧아지는 그림을 기억할 것이다(제7장 참고).

<유튜브 나투라치과: #18>

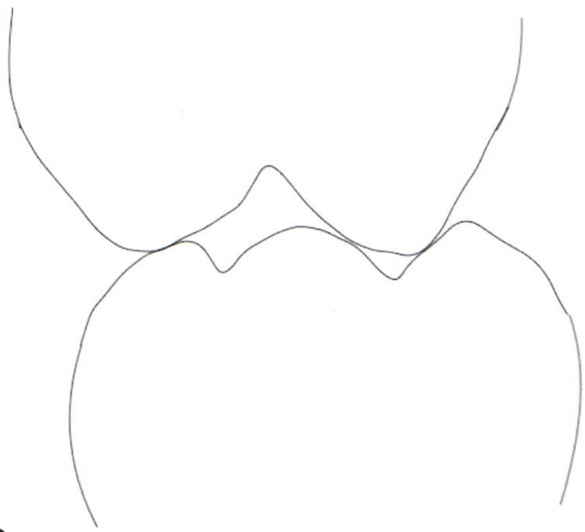

❶

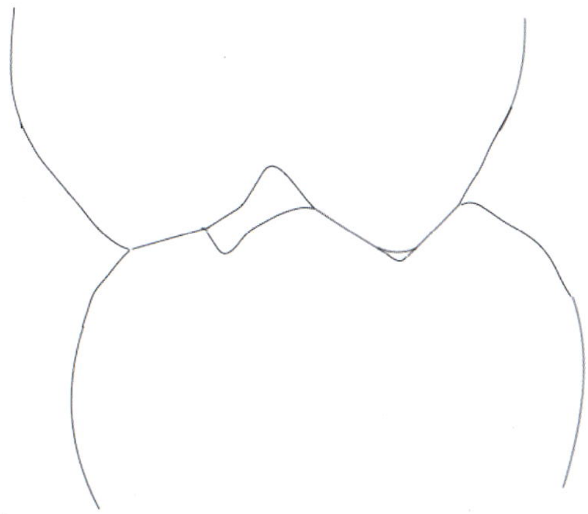

❷

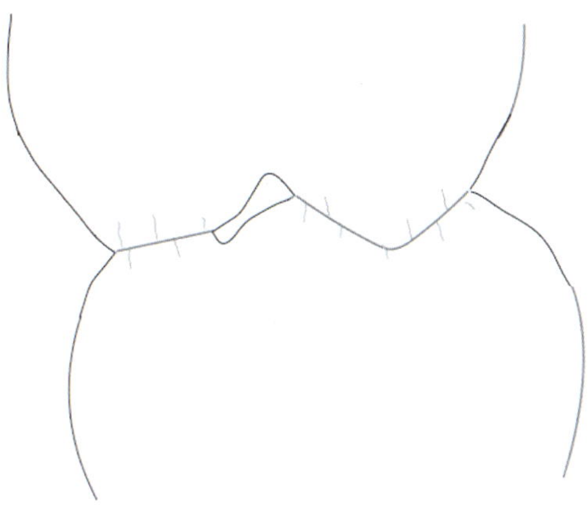

❸

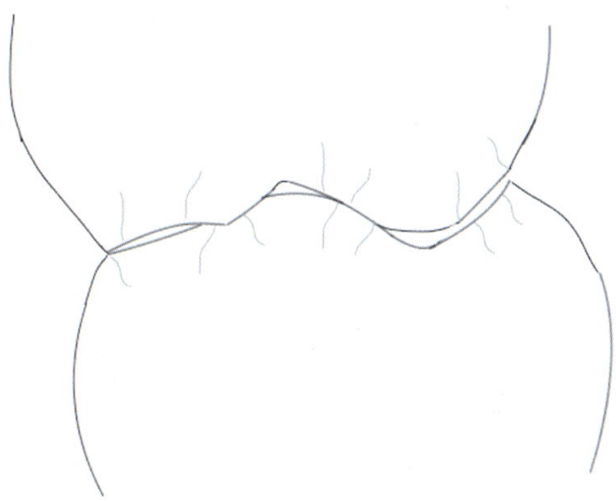

❹

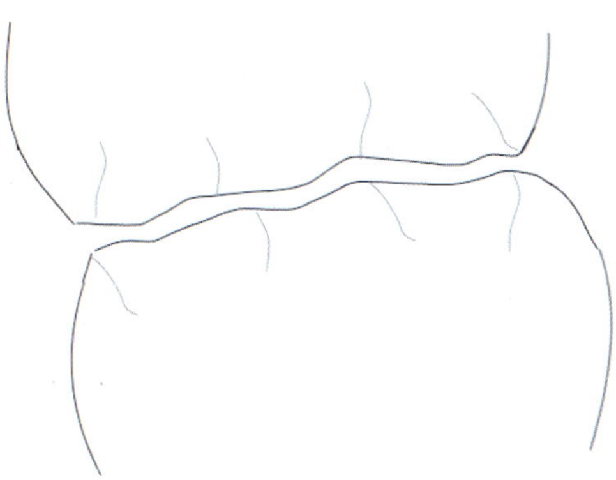

❺

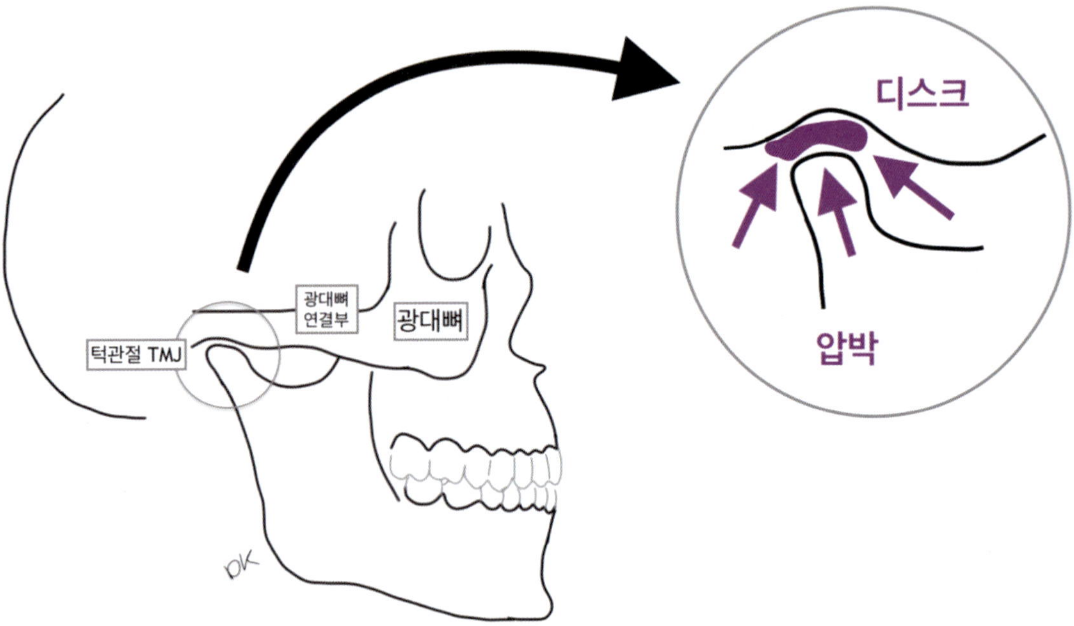

턱관절 구조. 턱을 크게 벌리지 않을 때 디스크(보라색)의 정상 위치

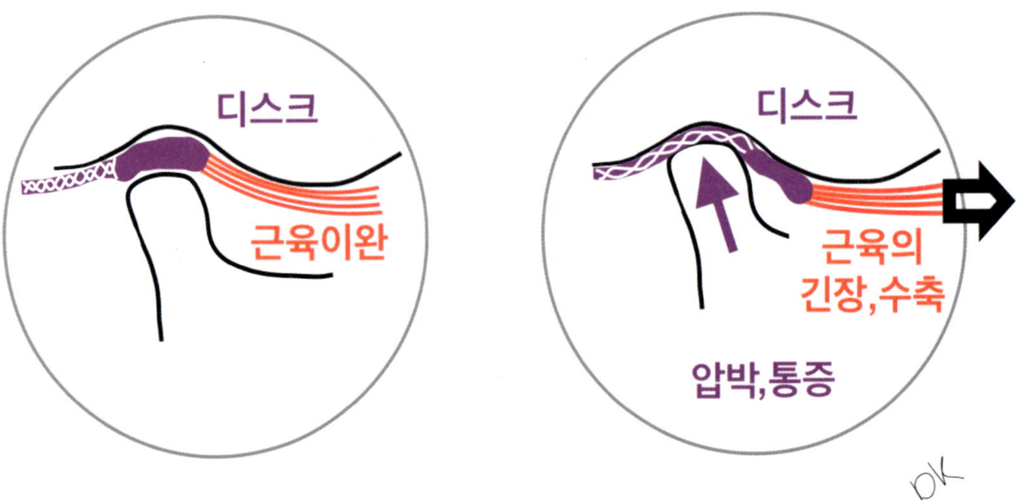

왼쪽은 정상 턱관절, 정상 디스크 위치. 디스크 앞은 근육, 뒤는 탄성이 좋고 신경분포가 많은 디스크를 잡아주는 디스크 후방 조직(retrodiscal tissue). 오른쪽은 스트레스하의 턱관절, 즉 턱관절 장애의 상황. 습관적인 근육의 압박으로 디스크를 누르는 동시에 앞의 근육은 수축함으로써 디스크가 전방으로 이탈. 따라서 디스크 후방 조직에 압박이 가해지며 통증 증가

근육에 힘이 들어가고 짧아지면 턱관절의 공간, 즉 디스크 공간이 찌그러지면서 디스크는 제자리에 들어갈 수 없어 주로 앞으로, 간혹 옆으로 밀려나게 된다. 입을 크게 벌릴 때 아래턱 관절부위가 움직이면서 밀려났던 디스크가 드디어 제자리에 들어가면서 '딸깍'하는 소리가 난다. 이 과정이 반복되면 디스크는 뼈(condyle)에 의해 마모되어 구멍이 나기도 한다. 치아가 갈려 짧아지면 디스크의 원래 공간은 점차 줄어들고 디스크 후방에 연결되어 있는, 신경이 많이 분포된 조직을 점차 누르는 상황이 심화되고 통증은 증가한다. 통증 증가에 대한 자연스러운 반응으로 턱근육은 수축하고 스트레스는 더욱 커진다. 이 상태의 만성화, 갈수록 악화되는 상태를 총칭하여 턱관절 장애(TMJ disorder)라고 한다. 즉, 턱관절 장애의 원인은 근육의 불필요한 수축과 긴장이다. 제7장 턱근육 이완 훈련 마지막 부분에서 턱관절 장애 해결이 이미 시작되었다는 언급은 여기로 연결된다.

불필요한 수축, 긴장이 왜 일어나는지 필자 나름대로 관찰, 고찰한 것은 다음과 같다.

① 자율적인 턱근육 수축의 습관화(태어나면서부터 평생 있어 왔던 자율적 근육 활동)
② 치아 잘 맞물림의 만족감(끄떡거리지 않는 의자에 앉은 안정감)

이 둘은 삶에 전혀 필수적이지 않으며 큰 해만 된다는 것이 필자의 결론이다. 이 두 원인은 거의(스스로 훈련된 환자를 아직 본 적이 없지만 어딘가 있을 수도 있기에) 모든 사람에게 깊이 뿌리내린 몸의 습관, 마음의 습관 상태이다. 턱근육의 자율적 움직임은 태어나면서부터 시작되는 본질적 특성이다(제3장 참고).

TMJ 전문가들의 해결책은 필자가 제시하는 것과 약간 다르고 방법에 있어 다양하다. 하지만 근육수축에 의한 압박(compression)이 턱관절 장애의 근본 원인이라는 것에는 이견이 없고, 일차적 해결방법으로 압박 완화(decompression)를 말하고 있다. 전통적으로는 압박 완화를 유도하는 장치들을 사용한다. 필자는 TMJ 장애 치료 또한 최소주의에 입각해서 이 책에서 시용하는 설명, 훈련을 통해서 해결한다.

초기에 '점'으로 맞닿던 교합상태로부터, 마모가 진행되면서 '면'으로 맞닿게 될 때 심적 안정감은 커질 수 있다. 발가락 끝으로 걷다가 발바닥으로 걸을 때의 안정감이라고나 할까.

아래 그림에서는 치아 이동이라는 변수는 넣지 않았는데, 치아가 움직인다는 사실을 함께 고려하면 더 복잡하고 가변적인 상황에서 맞닿을 때마다 안정감을 느끼고 싶어한다. 그러기 위해서 치아에 가하는 스트레스와 끊임없는 갈림은 치아의 소모 속도를 극대화한다.

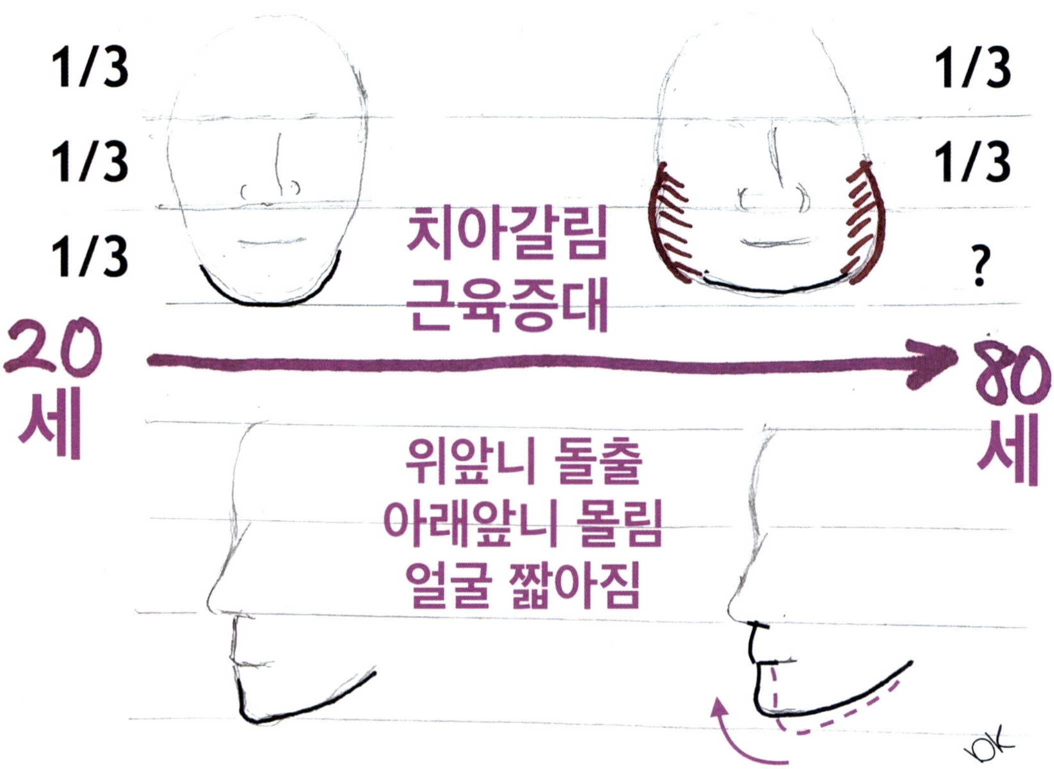

치아가 자연스러운 구조물이고 조금씩 움직인다는 걸 받아들이고, 치아들이 맞닿을 때 접촉률 100%에 가깝게 하겠다는 생각을 한번 접어보면 어떨까. 하루는 45%가 맞닿다가 며칠 후에는 55%가 맞닿고, 한 번은 오른쪽과 앞쪽이 더 맞닿고 다음은 왼쪽과 오른쪽이 더 맞닿고…. 변화의 폭을 조금 과장하긴 했지만, 구조상 이런 식이 되는 것이 오히려 정상적이다. 그리고 대부분의 시간은 치아들이 안 닿게 근육 스위치는 꺼 둔다. 그러면 치아와 치아 주변은 늘 느슨한 상태이다가 음식을 씹을 때만 힘다운 힘이 가해지고, 대부분의 시간은 치아가 잘 맞닿는지 아닌지 확인조차 하지 않는 휴식기로 들어간다.

앞에서 치아들이 잘 맞으면 편안해하고, 아니면 불편해하는 '마음의 습관' 상태가 만들어졌다는 표현을 했다. 치아구조, 기능, 치아의 라이프 사이클을 몰랐을 때는 치아들이 100%에 가깝게, 더 많은 면적이 맞닿을 때가 정상이라고 여겼다. 마치 끄떡거리는 의자 다리를 맞추고 싶은 것처럼. 하지만 치아를 알면 이러한 비상식적인 목표의식은 사라지고, 치아도 스트레스 없이 평생 사용할 수 있다. 어느 정도의 밸런스 상태이고 그러한 범위 내에서는 자유로움이 허용되는 상태이다.

치아를 맞추게 하는 것은 어느 기관인가? 치아가 맞는지 치아 주변의 감각신경이 정보를 받고 더 잘 맞게 하라는 명령이 내려지면, 맞추는 기관은 턱근육이므로 이들이 쉬지 않고 켜져 있는 습관이 형성된다. 쉼 없이 늘 켜져서 스트레스가 최대가 되면, 효율이 떨어진다고 말한다. 예를 들어, 주차 후 엔진을 켜 두는 것이 비상식, 저효율이듯, 훈련되지 않은 [감각신경–턱근육–치아] 체계는 최저효율로 작동한다. 쉽게 말해 치아가 오래 못 간다. 턱관절 문제는 이렇게 습관적으로 과열된 근육 상태가 문제의 발단이라고 필자는 본다.

다음의 몇 가지 예들은 턱근육 문제를 이해하는 데에 도움이 될 것이다. 단, 사고나 오래된 습관으로 턱, 턱관절의 중대한 구조적 손상이나 결함이 없다는 전제하에서 회복되는 예들이다. 구조적 문제의 초기검사, 진단을 위해서는 TMJ 전문가 등의 의뢰가 필요할 수 있음을 알린다. 그렇다 하더라도 턱근육 이완, 턱관절 내의 압력 완화, 위·아래 치아 사이 공간 두기는 문제해결을 위한 필수요소이다.

사례 1

환자는 치과에서 마취하고 충치치료로 필링을 해서 느낌이 정상이 아니기도 했고 음식을 씹어 보기 전에는 높이가 적절한지 알기 어려웠지만, 조정하는 색종이로는 높이가 정상으로 나왔고 마취가 풀린 뒤에 치아를 맞닿거나 물어 보면 편안한 느낌이 들었다고 했다. 바나나 같은 부드러운 음식은 괜찮았는데 질긴 채소나 칩 같이 단단한 것을 씹으려고 하면 치아가 시큰거리며 전기가 흐르듯 불편했다.

힘줘 씹을 때 필링의 약간 높은 부위가 부딪혀 민감도를 높인다. 불편감을 없애려는 노력이 밤사이 더 심한 이갈이, 이물기로 나타나면서 근육은 피로해진다. 습관적으로 이미 긴장해 있다가 더 깊은 긴장 상태로 들어가면서 입이 벌어지지 않게 될 정도로 근육의 경직이 생긴다. 다음 날 음식을 먹으려고 입을 벌리려는데 입이 잘 벌어지지 않는다. 갑자기 겁이 나면서 '입을 벌리지 못하게 되나' 하는 우려는 턱근육의 스트레스를 더욱 강화한다. 입 벌리기가 점점 제한적이 되고 숟가락이 안 들어갈 정도가 되면, 완전한 패닉 상태가 된다. 일이 손에 안 잡히고 신경은 온통 턱근육과 높은 필링에만 쏠린다. 앞에서 배운 대로 느슨한 상태로 편안한 범위 내에서 적절히 운용해 나가면 치아의 이동으로 서서히 맞게 될 수 있다. 그러면 근육긴장, 근육경직의 수준까지 안 갈 수 있다. 이런 상황으로 가는 경우는 평상시 근육이 이미 피곤해져 있다. 근육피로가 습관적이라는 뜻이다.

물론 이런 상태의 필링은 치과에서 최대한 빨리 재조정하는 것이 좋겠다. 치료와 회복은 대체로 염증을 줄이고 경직된 근육을 이완하는 방향이다. 소염진통제, 얼음찜질(아이스팩), 스트레칭, 마사지, 근육 힘 빼기 등에 대한 교육과 처방 등이 되는데, 상태의 기간이 짧을수록 회복이 쉽다. 상태가 길어지면 근육과 신경 그리고 환자의 마음가짐도 이미 적응이 돼 버리고, 통증을 동반한 진전된 턱관절 장애, 우울증의 단계까지 가는 경우가 생긴다.

사례 2

치료를 위해 마취액을 주사했는데 근육에 대한 자극을 시작으로 급성의 근육통증 → 근육염 → 근육경직 → 개구 제한(closed lock)으로 가는 사례도 있다. 바늘에 의한 단순 반응으로 시작되는 것 같지는 않다. 심리적 불안, 스트레스와 기존 근육피로의 영향이 있다고 보는데, 마취 주사에 대한 공포는 폐구근으로 입을 다무는 방식으로 나타나고, 치료가 끝난 후 주삿바늘에 의한 근육통증이 남지 않는데도 입을 벌리기 힘든 상황까지 간다.

회복과 처방은 동일하다. 근육의 회복이 주 내용이기 때문인데, 환자들은 턱관절 또는 뼈에 이상이 있어 수술을 받아야 하는 우려에 사로잡혀서 문제해결에 장애를 느낀다. 그래서 교육이 중요하다. 스트레칭을 하면 근육통이 상당하다. 얼굴 부위는 매우 민감하여 이 부위의 통증은 심리적으로 강한 방어적 기전이 작동하기에 턱을 벌릴 때 통증이 생기면 더 이상 턱을 벌리려고 하지 않는다. 할 수 있는데 하지 않는 것이다. 통증 자체는 어쩌면 참을 수 있을 텐데도, 겁이 나서 입을 벌리지 않는 상황이다. 두려움이 컨트롤하는 상태가 되면 턱관절 문제는 해법에서 멀어진다. 이럴 때는 교육할 때 확신을 주는 것이 큰 도움이 된다.

한번은 근육의 급성 경직, 개구 제한이 마취 후 사랑니 발치 도중에 발생했다. 보통은 통증이 예상되어 긴장하다가도 마취가 되고 아무 느낌이 없으면 안심하며 긴장감이 풀리게 마련이다. [통증 → 긴장]의 순서인데, 이 경우는 통증이 없어졌는데도 다른 체계로 긴장이 계속된 경우였다. 심리적인 원인이 컸고 치과에 오기 전부터 근육긴장이 과도하다가 치료 직전에 급성 경직상태가 되었다. [긴장 → 통증 → 더 긴장]의 사이클이 이미 형성되었다. 소염진통제, 아이스팩을 사용하고 근육 마사지를 해 가면서 턱이 열리게 유도해서 발치하였다.

사례 3

친구들과 농구를 하다가 농구공이 턱을 강타했다. 그 후로 턱을 벌리고 다물 때 뭔가 삐거덕거리고 예전처럼 스무드하지 않다가, 점점 심해지면서 턱에서 딱딱 소리가 나고 씹을 때 치아가 잘 맞지 않게 되었다. 입 벌리는 것이 제한되고 머리도 아프고 턱관절 통증도 증가했다. 이것 또한 턱근육에 가해진 한 번의 충격이 턱근육으로 하여금 스스로를 보호하기 위해 늘 힘을 주게 된다. 언제 또 날아올지 모르는 충격에 대비해 경계 태세에 들어간 턱근육은 쉬지 못하게 된다. 이런 경우 응급처치가 굉장히 중요하다. 그리고 교육으로 이해시켜 턱에 힘을 빼도록 돕는다.

이런 상태가 9개월 정도 된 환자를 본 적이 있는데, 턱근육, 얼굴 부위를 약간만 건드려도 펄쩍 뛸 정도로 근육통이 만성화돼 있었다. 입을 벌리지 못하니 당연히 제대로 식사를 할 수 없었고 만성 스트레스, 우울증까지 온 상태였다. 그야말로 턱관절 장애가 삶을 완전히 장악해 버린 상황이었다. 입을 최대한 벌려 보라고 했더니 조금 하다가 통증으로 포기했다.

먼저 교육을 했다. 턱 구조에 관한 것, 근육 문제라는 것, 수술을 받아야 하는 구조적인 문제가 아니라는 것(근육 문제가 주된 원인이라는 것을 검사, 진술, 엑스레이 등으로 확인한 경우에 해당된다. 근육 문제는 가장 보편적이고 일반적인 상황이기에 여기서 중점적으로 다룬다), 근본 원인은 오랜 습관이라는 것, 통증을 느끼면 힘이 저절로 들어갈 텐데 그래도 최대한 힘을 빼라는 것 등. 그리고 아주 아주 아주 중요한 것은 문제해결이 생각보다 쉽다고 확신을 주는 것이다. 9개월 동안 실패한 상황이기에 만일 여기서도 실패한다면 이 상황은 이제 아주 긴 상태로 넘어가는 기로에 서 있었다. 소염진통제, 얼음찜질을 사용하면서 통증을 완화하고, 통증은 주로 근육통이니 조금만 참으라고 얘기하며 입을 더 벌릴 수 있게 천천히 스트레칭을 도왔다. 9개월 동안 뭉친 근육을 스트레칭하는 건 쉽지 않지만, 서서히 시도했고 환자 스스로도 조금 더 턱을 벌릴 수 있게 되었다. 그리고 근육을 천천히 누르며 아픈 근육을 마사지했다. 그리고 다시 입 벌리기–마사지–얼음찜질을 반복하면서, 통증이 심하겠지만 괜찮아진다고 안정시키며 서서히 근육이 이완되고 입이 더 벌어지는 것을 환자와 관찰했다. 집에서 스스로 할 수 있는 릴랙스, 운동, 스트레칭, 마사지를 가르쳐 주었고 소염진통제, 얼음찜질 숙제도 내줬다. 1주 후에 다시 와서 상태를 확인하고 재교육, 재치료를 했다. 통증, 부기, 개구 제한이 서서히 줄어들면 상황에 맞춰서 얼음찜질은 핫팩으로 바꿔 혈액순환을 도모하고 진통제 사용도 서서히 줄였다. 그리고 입을 어느 정도 벌릴 수 있게 된 이후 나이트 가드를 만들어 치아 충격을 완화함과 동시에 근육수축을 어느 정도 줄여 힘이 덜 들어가게 교육하고 사용하게 했다. 한 달 정도 후 거의 완전히 정상화되었고 그 후 3~4년 동안 턱관절 장애는 전혀 없었다. 혼자 해결할 능력이 생겼고, 더 큰 것은 스스로 예방할 수 있는 습관이 형성된 것이다.

원리를 알면 공포에서 벗어날 수 있고 한 번의 회복 경험은 자신감을 갖게 하며, 그 고통이 컸던 만큼 턱근육 이완, 치아 안닿기의 새로운 습관 형성은 더 견고히 형성된다.

사례 4

초등학생 아이가 학교에서 몇 차례 턱이 빠졌다. 턱이 빠져서 다물지 못하는 상황을 영어로 'open lock'이라고 한다. 탈구(dislocation)라고도 하는데, 이 경험을 한 독자들이 더러 있을 것이다. 크게 하품을 할 때 아래턱이 위턱의 언덕을 넘어서서는 제자리로 뒤돌아 갈 수 없는 상황이다. 이것 또한 아래턱의 관절목에 붙은 근육의 과도한 긴장과 수축으로 관절이 앞으로 빠진 것이 근본적 원인인데, 사람들 앞에서 겪은 당혹감은 턱이 빠지지 않도록 더 힘을 주게 한다. 턱근육도 방향과 깊이에 따라 다양한 근육들로 나뉘어 턱을 벌리고 닫고 한쪽으로 움직이는 등 다양한 동작을 섬세하게 하지만, 간장 속에서는 모든 근육에 힘이 들어가서 밧줄로 꽁꽁 묶어 놓은 듯한 상태가 된다. 근육 상태는 늘 피곤하지만 힘을 빼지도 못하는 상태이다.

소염진통제, 얼음찜질은 기본이고 릴랙스, 운동, 마사지와 함께 교육하고 리뷰했다. 그리고 나이트 가드(스플린트) 사용도 같이 하면서 근육이 정상 사이클로 돌아오게 하였다. 탈구 시 턱을 제 위치로 넣는 방법을 환자와 환자 부모에게 알려 주는 것도 중요하다. 응급처치를 할 줄 알면 긴장을 많이 낮출 수 있고, 긴장이 낮아지면 탈구는 잘 발생하지 않는다.

[치아가 맞닿으면 → 근육 이완하기] 훈련이 되지 않았다면, 어떠한 사람도 잠재적인 턱관절 장애로부터 자유롭지 않다. 이전에 말했듯이 쉬지 못하는 턱근육의 기본상태는 약간의 충격으로 얼마든지 턱관절 장애로 발전할 수 있는 전 단계인데, 많은 사람들이 이 언저리에서 살고 있다. 이런 상태는 위·아래 치아가 항상 잘 맞아야 한다는 집착, 스트레스성 습관 등에서 비롯된다고 필자는 본다.

'제7장 턱근육 훈련'에서 턱근육 이완을 하는 이유와 치아를 안 닿게 하는 기본적인 내용 등을 다루었다. 폐구근은 머리와 얼굴 옆면에 전체적으로 분포한다. 턱관절(TMJ)은 귀 바로 앞쪽에 위치하는 관절이고, 이 관절 주변으로 근육들이 복잡하게 얽혀 있다. 턱관절 장애(TMJ disorder)에 주도적 역할을 하는 근육은 광대뼈 뒤쪽, 광대뼈 연결부 아래에 집중되어 있다.

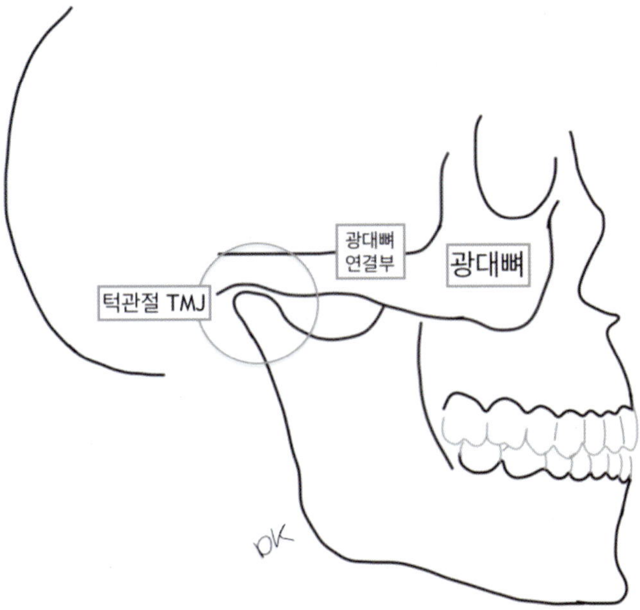

광대뼈(zygoma), 광대뼈 연결부(zygomatic arch), 턱관절(temporomandibular joint)

근육 촉진과 마사지 시 광대뼈 연결부 바로 아래 움푹 들어간 부위가 주요 부위이다. 이 부근의 근육들이 가장 피곤해져 있고 누르면 엄청나게 아프다. 환자들의 잦은 질문은 어디를 눌러야 하는지인데, 피부-뼈 사이에 기본적으로 근육은 존재한다. 눌러서 아프고 묵직한 부위는 쉼과 운동이 부족하고 일을 많이 한 근육이다. 그런 근육을 찾아서 얼마나 일을 했는지, 켜져 있었는지 확인하고 지그시 누르며 풀어 준다. 매일 5분으로 근육 습관 바꾸기가 가능해진다. 힘 빼기가 익숙해질수록 근육 뭉침과 통증은 줄어든다. 마사지보다 근육 사용 확인이 더 중요하다.

주의! 턱근육 마사지, 근육 강화 운동 시 무리한 힘 사용은 오히려 턱근육의 긴장을 만들 수 있다. 근육은 이미 피곤해져 있다는 것을 기억하자. 조심히 천천히 촉진하듯 할 것을 권한다. 이 근육들은 매우 작고 얇은 근육들이고, 매우 피곤한 상태이다. 힘 빼기로 유연해지도록 훈련하는 것이 주된 부분이다.

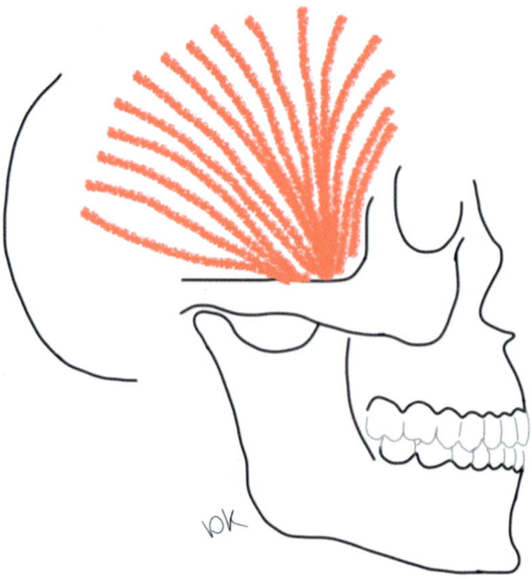

템포럴 근육
TEMPORALIS MUSCLE

템포럴리스(temporalis) 근육. 폐구근. 부채처럼 납작하고 넓게 퍼져 있다. 두통의 원인이 될 경우가 많다. 매우 얇은 근육이므로 살살 누르면 피로감이 잘 풀린다. 이 근육은 납작해서인지 과하게 누르면 오히려 근육통과 두통이 더 커질 수 있다.

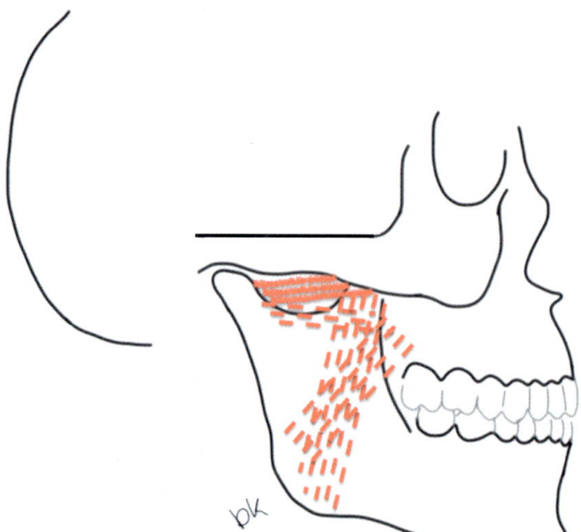

테리고이드 근육
PTERYGOID MUSCLE

테리고이드(pterygoid) 근육. 크게 두 그룹이며 일부는 광대뼈 연결부 아래 깊게 느낄 수 있고, 나머지는 뼈의 안쪽에 위치한다. 턱관절의 콘다일(손가락 같은 뼈 부위)에 직접 연결되어 디스크 빠짐, 딱딱거리는 소리, 턱의 탈구 등에 직접적인 역할을 한다.

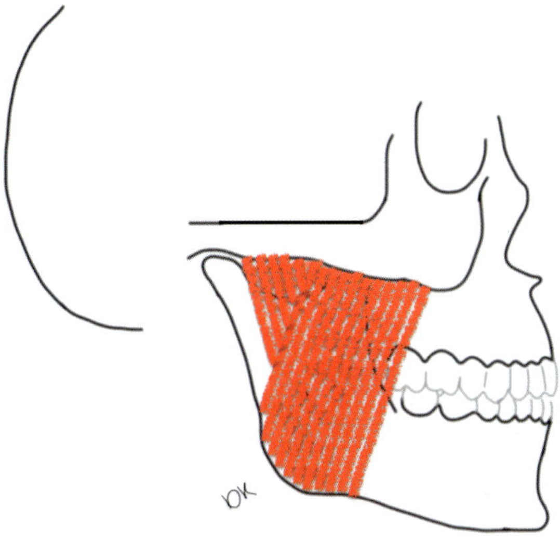

마세터(masseteric) 근육. 바깥에 위치해 촉진이나 마사지가 가장 쉽다. 이중층으로 존재한다. 강하게 씹는 힘을 발휘하는 만큼 묵직하고 늘 피곤한 근육이다. 강하게 씹을 때 근육수축이 보인다. 얼굴의 형태변형에 기여하는 바로 그 근육. 광대뼈 연결 부위 바로 아래 속으로 들어가는 부위는 마사지에 통증을 느끼는 부위. 앞 · 뒤로 조금씩 눌러 마사지하고, 턱관절 바로 앞에 움푹 들어간 테리고이드 근육까지 깊게 마사지한다. 처음 할 때 상당히 아플 수 있으니 심한 통증은 피하면 좋겠다. 심한 통증으로 근육 사용이 과도하다는 정보를 얻는 것이 중요하다. 그것으로 행동과 습관을 개선하는 것이 가장 중요한 목표이다.

턱근육 강화 운동을 매일 조금씩 한다면 근육의 역량을 넓히고 통증 완화에 기여하고 경직도 풀 수 있다. 역량이 낮고 쉽게 피곤해지는 근육이 계속 긴장할 때 탈구가 더 쉽게 일어난다. 노년에 다리운동 부족과 영양부족은 근육을 약화해 균형을 잃기 쉽게 만들고 대처 능력을 떨어뜨려 잦은 낙상을 일으키게 하는데, 이것은 모두 '근육 역량의 부족' 때문이다. 저역량의 고단한 턱근육은 치료 시 턱을 오래 벌리지 못하고 턱을 덜덜 떨리게 만들기도 한다. 역량을 증가시키기 위해 '제7장 턱근육 훈련'에서 언급한 근육의 최적화 사이클을 참고하면서 스트레칭도 함께 다루겠다. 턱근육 강화 운동과 스트레칭은 방법이 거의 비슷하고, 단지 턱근육에 힘을 주는지 빼는지의 차이이다.

턱근육 강화 운동

주먹 또는 손바닥으로 턱을 좌-우-아래-앞에서 천천히 밀 때 혹은 손가락으로 아래 앞 치아를 천천히 내릴 때, 턱근육에 저항하는 힘을 줘서 턱이 움직이지 않는 방식으로 5초씩 수차례 반복한다.

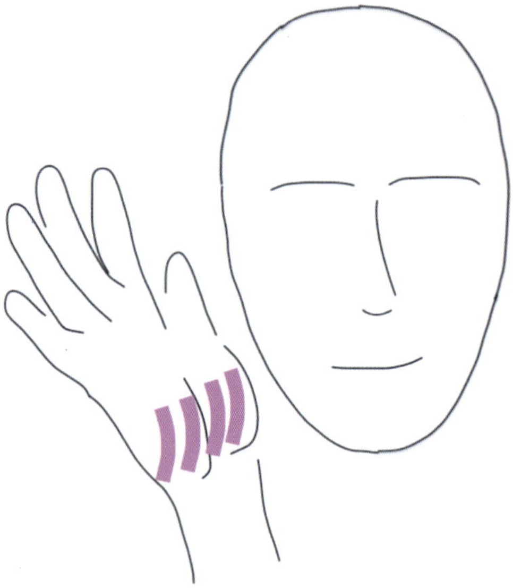

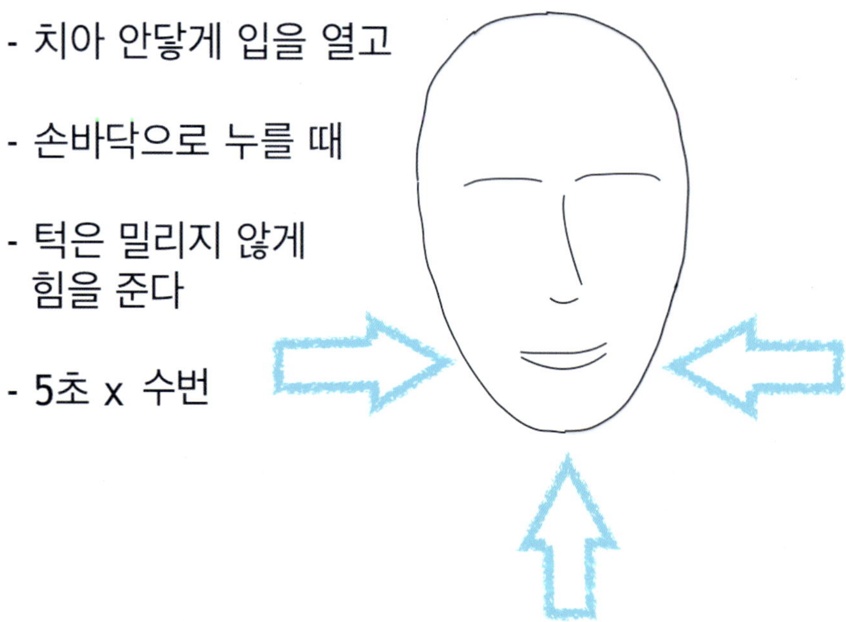

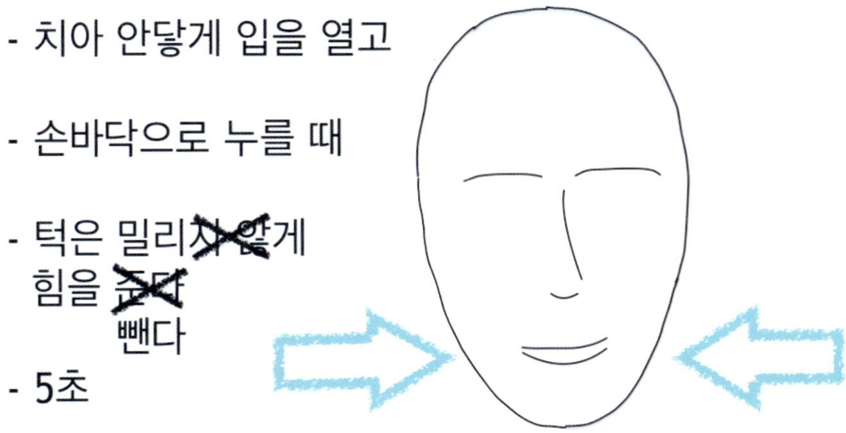

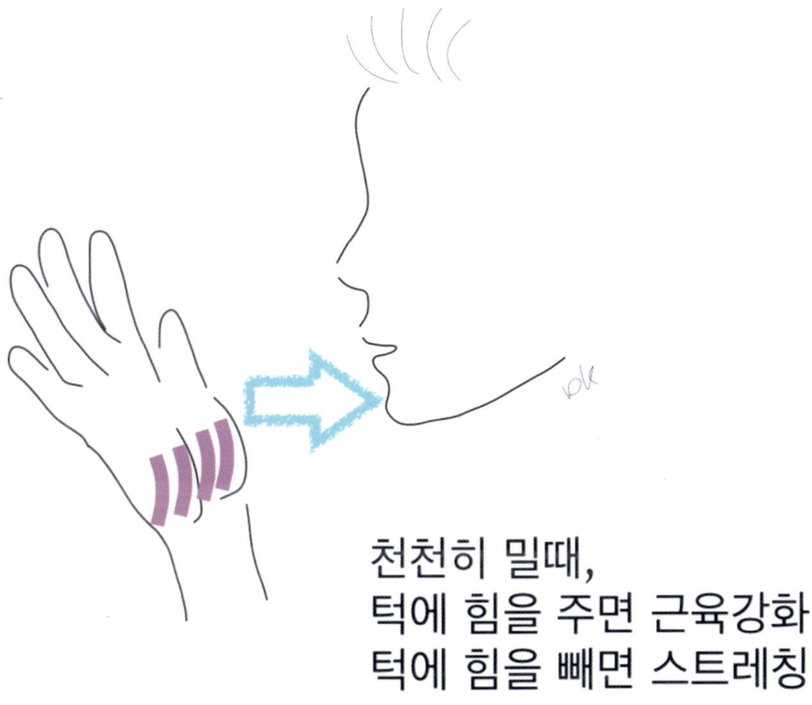

턱근육 스트레칭

스트레칭은 근육긴장, 통증을 풀어 주는 가장 효과적인 방법이다. 턱근육에도 해당된다. 다만 턱관절 움직임의 제한 또는 턱관절 탈구의 경험이 있는 경우는 작은 범위에서 하는 것이 좋겠다. 턱근육 강화 운동처럼 하되, 턱근육에 힘을 빼고 스트레칭이 되도록 천천히 실행한다.

아래 그림은 필자가 생각하는 턱관절 장애의 악순환이 형성되는 과정이다. 쉬지 못하는 근육은 피곤하며 짧아지고 묵직해진다. 불편감으로 인해 근육은 더 힘을 주어 통증으로 넘어간다. 스트레스 상황에서 빠져나오기가 어렵다.

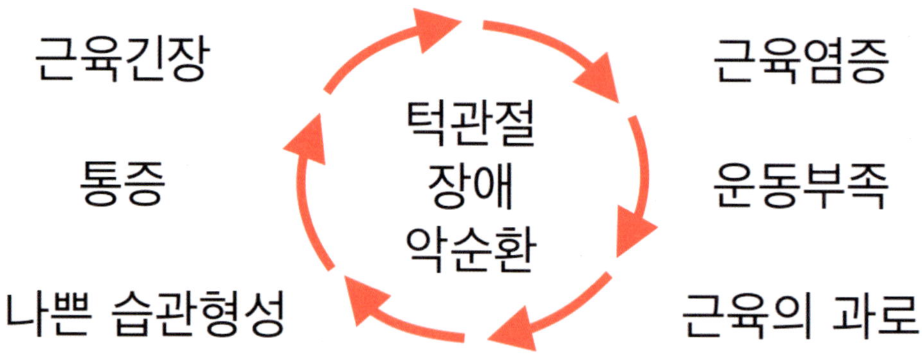

필자는 한두 고리를 끊는 것보다 여러 부분을 동시에 차단함으로써 악순환에서 쉽게 나올 수 있다고 환자들을 교육한다. 매일 조금씩 실행해서 좋은 습관을 만들면 악순환의 고리는 좀처럼 형성되지 않는다.

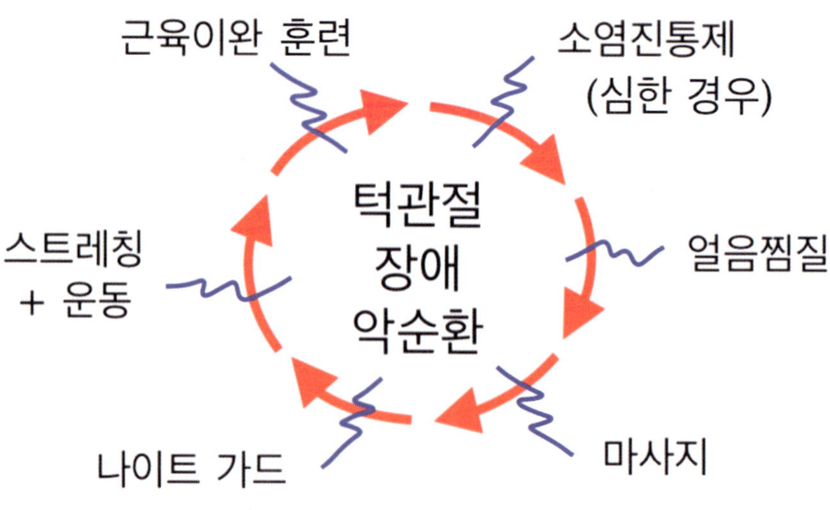

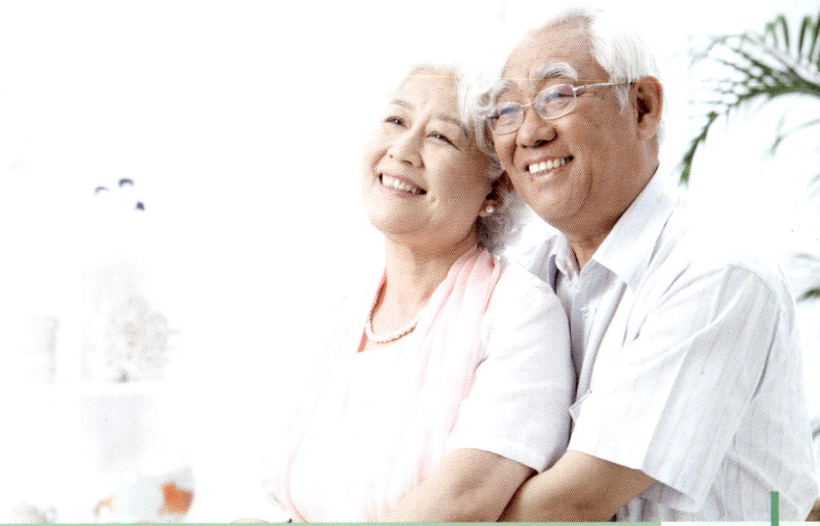

제 14 장

치아의 위치, 이동 그리고 리테이너

치아는 언제나 움직일 준비가 되어 있다. 그리고 늘 움직인다. 눈에 잘 보이지 않고, 속도가 느리고, 느껴지지 않지만, 움직인다. 오랜 시간 후에 옛날 사진을 비교해 보거나 안 쓴 지 오래된 리테이너를 착용해 보면 달라져 있다.

앞에서 언급한 OHS(구강건강 안정성) 지수는 치아 위치를 잘 유지하면 조금씩 올라가게 개념을 만들었다. 계속 유지하는 것이 목표 중 하나이기 때문이다. 10년 후에 치아가 한쪽으로 몰려 있거나, 벌어져 있거나, 앞으로 튀어나온다면, OHS의 감점 요인으로 작용한다. 치열이 어긋난 상황에서 교정치료로 바람직하고 보기 좋은 치열을 가지는 것은 OHS의 상당한 증가요인이다. 교정치료 후 리테이너를 사용하지 않게 되면 치아는 '원래의 자리+힘을 받는 방향'으로 움직인다. 뿌리와 뼈를 연결하는 작은 스프링 같은 치주인대의 작용이다. 그와 동시에 치아가 이동하는 힘의 근원인 턱근육의 힘으로 치아 전체(dentition)는 지속적으로 한 방향으로 이동한다.

아래 그림. 분쇄하는 머신(machine)을 만든다면 그림의 디자인처럼 고려할 것이다. 축을 중심에 둠으로써 압력이 분산되고 최대한 오래갈 수 있는 디자인이다. 스트레스는 중앙이 가장 높고 주변으로 갈수록 내려간다. 힘의 균형으로 분쇄도 잘 되고 축도 휘지 않도록 작동된다.

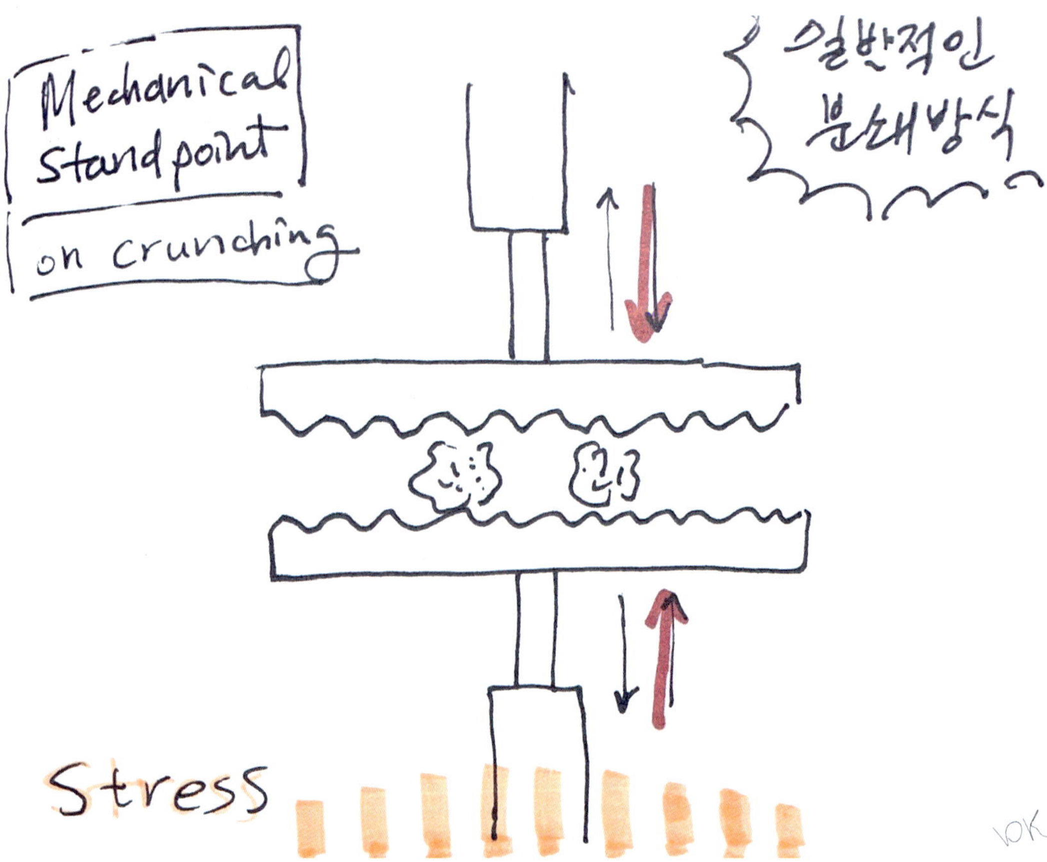

아래 그림. 대부분의 저작근 위치는 얼굴의 양옆 그리고 일반적 예상을 깨고 치열에 대해서는 후방이다.

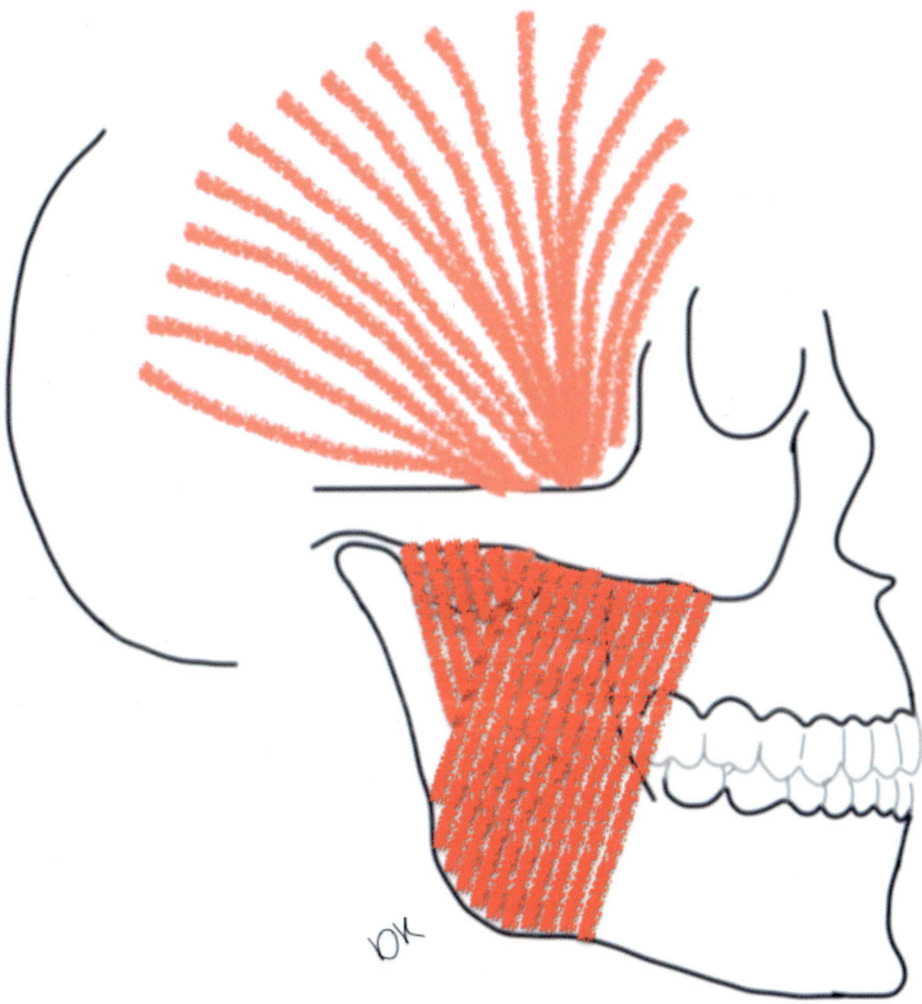

아래 그림. 턱근육-치아구조를 닮은 머신을 만들어 보면 이런 그림이 나온다. 언뜻 봐도 오래 가기 어려워 보이는 디자인이다. 힘의 불균형으로 스트레스 분포가 한쪽으로 쏠려 있다. 피스톤에 가장 가까운 최후방에 스트레스가 집중된다. 따라서 현실에서도 최후방 치아의 치료와 상실이 가장 흔하다.

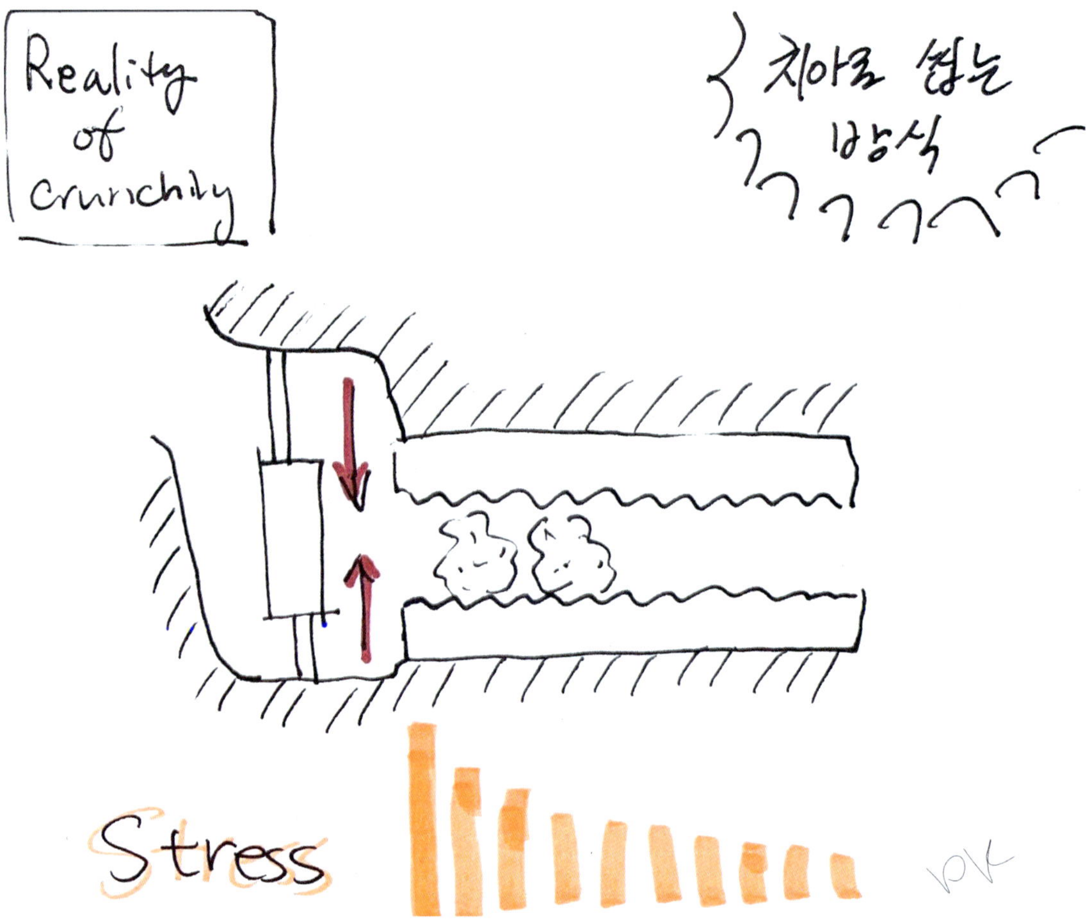

아래 그림. 후방으로 치우친 힘의 사용이 80년간 치아를 누르고, 갈아 깨뜨리고, 뒤에서 앞으로 미는 힘이 동시에 일어나는 과정을 종합적으로 보여 준다. 잘 맞지 않던 자연적 형태의 치아도 갈려서 잘 들어맞게 된다. 뒤쪽이 맞닿고 앞쪽이 떠 있는 그림은 힘을 고려한 과장된 표현이다. 실제는 대부분 뒤쪽, 앞쪽 다 맞닿고 갈린다.

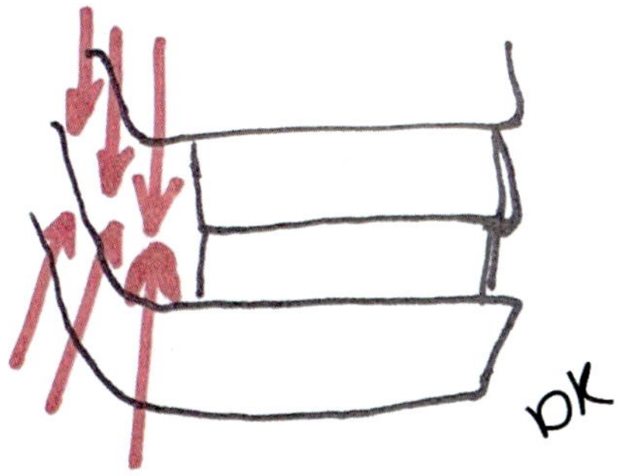

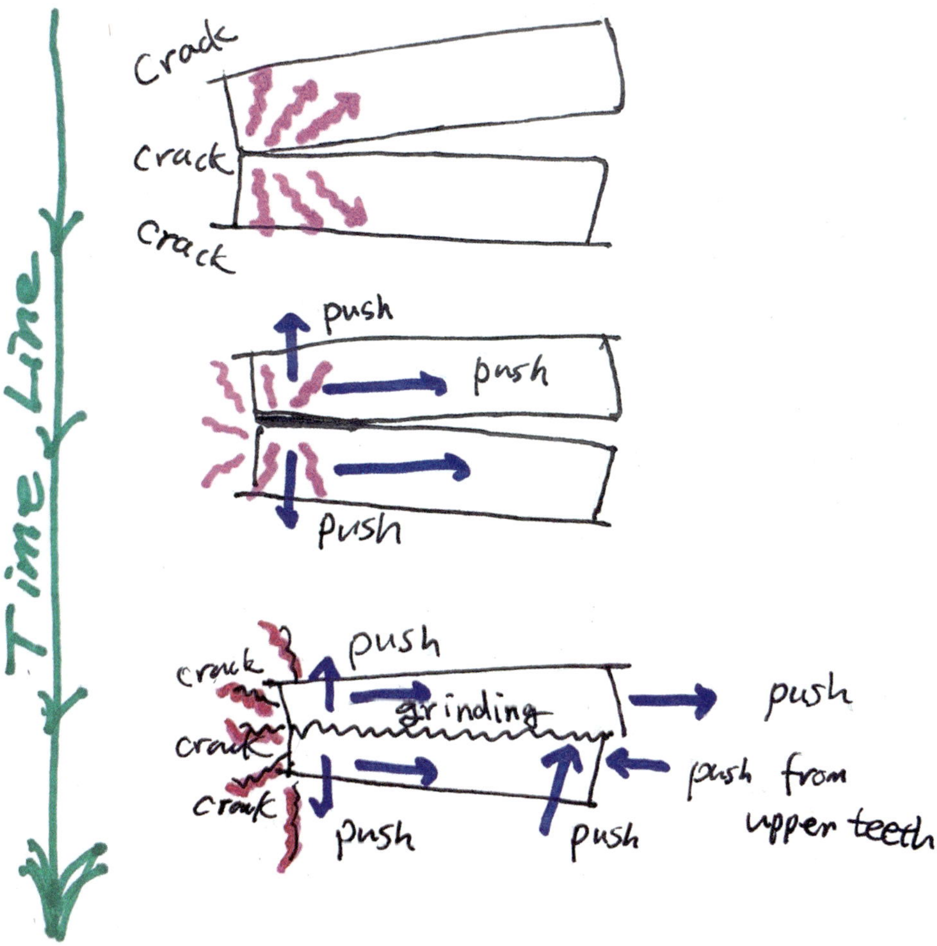

아래 사진. 인비절라인 또는 그 유사한 투명교정장치는 하루 20~22시간 이상 쓰고 수개월~수년 동안 1~2주마다 새것으로 교체하며 진행하는 치열교정 도구이다.

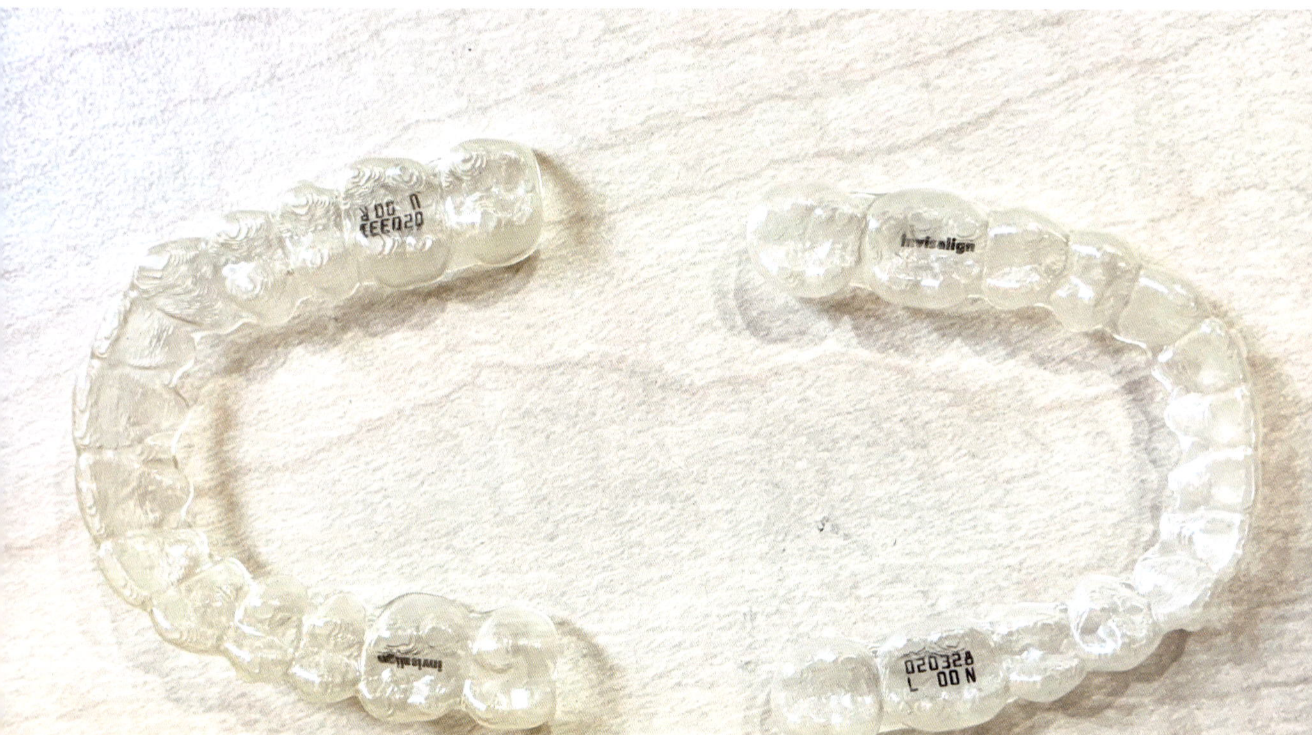

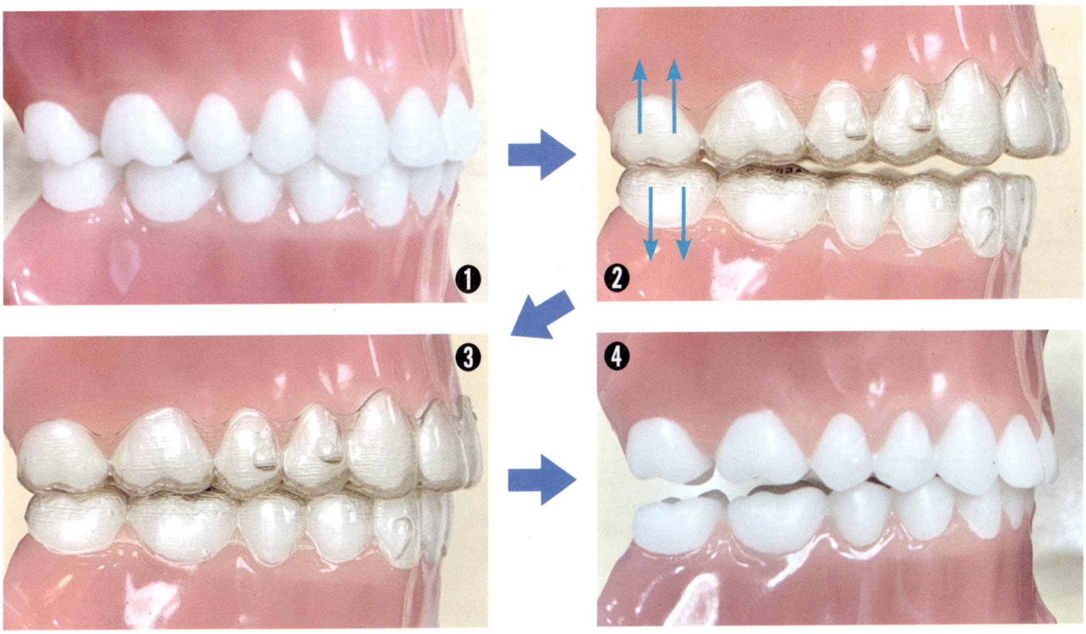

❶ 투명교정을 시작하기 전 위 · 아래 치열이 반듯하지 않아도 편하게 물면 대체로 치아가 잘 맞는다. 오랜 이갈이의 결과다.
❷ 교정기를 끼면 그 두께로 인해 후방 치아 부위가 먼저 맞닿는다.
❸ 맞닿아 있는 습관, 무는 습관은 힘이 지속적으로 먼저 맞닿는 부위를 밀어 누른다.
❹ 장기간 교정이 진행되는 동안 그리고 끝난 후 투명교정기를 빼면, 안쪽 어금니들은 밀려 들어가서 결과적으로 앞니가 먼저 맞닿게 된다.
(제7장 턱근육 훈련)

이 진행 방향은 턱근육의 다반사적 수축으로 치아에 불필요한 힘이 전달되는 습관을 보여 준다. 치아 이동이 계획한 대로 진행된다면 투명교정기를 착용하고 살짝 맞닿았을 때 ❷와 같이 뒷부분에서만 맞닿는 것이 확인되고, 눌리는 현상(intrusion) 없이 치아 이동이 되어야 한다. 만일 1달 후 환자가 내원했는데 ❸, ❹와 같은 상태라면, 환자의 턱근육이 계속 켜져 있는 것을 보여 주는 좋은 기회가 된다. 이것을 교육의 기회로 삼고 치아든 투명교정기든 위 · 아래가 맞닿지 않게 턱근육 스위치를 꺼 두는 연습으로 유도한다. 인비절라인은 보통 2주에 한 번씩 새것으로 갈아 끼므로, 2주마다 이갈이 흔적을 비교할 수 있다. 밤에 이갈이를 측정하고 줄이는 훈련을 동시에 할 수 있는 매우 좋은 기회다.

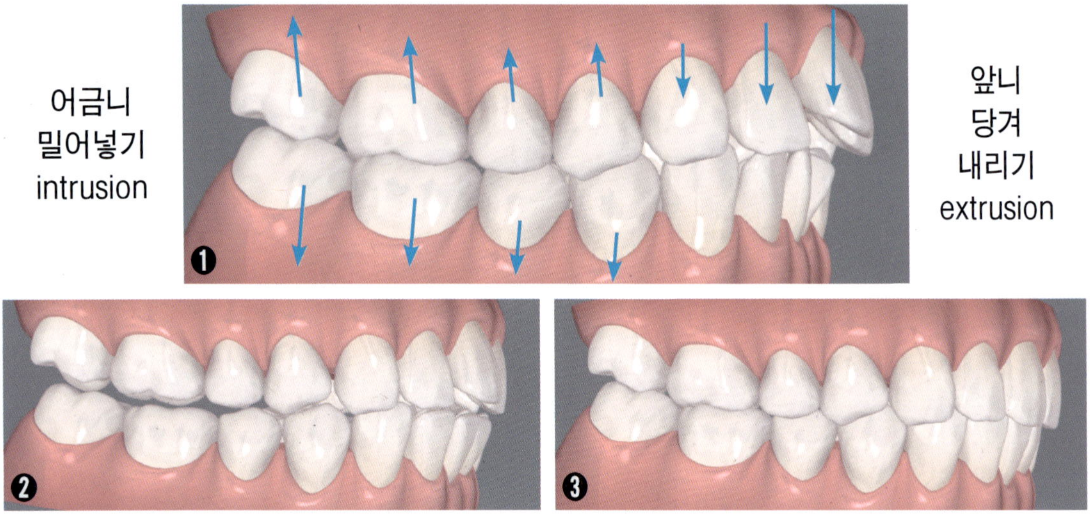

출처: Invisalign. Modified by Dongho Kang.

위 그림과 같이 치아 밀어 넣기(intrusion)를 의도적으로 해야 할 경우도 있다. 웃을 때 잇몸이 많이 보이는 경우, 어금니는 맞닿고 앞니는 맞닿지 않아(anterior open bite) 면을 끊을 수 없는 경우, 아래 앞니가 위 앞니의 잇몸경계 부위를 깊게 누르며(anterior deep bite) 물었을 때 아래 앞니가 안 보이는 경우, 치아가 전체적으로 길게 나와서 턱근육, 턱관절에 오히려 피로감을 유발하는 경우 등에는 오히려 치아를 계획적으로 눌러 넣는 것이 치료의 주된 목표가 되기도 한다. 이런 의도적인 경우가 아니라면 턱근육 이완 훈련을 통해 투명교정치료의 진행과 치료 후에 매우 안정적으로 유지할 수 있는 기초를 닦을 수 있다.

아래 왼쪽 그림은 위·아래 치아의 기울기가 없이 정확하게 맞부딪히고 힘도 균일하다고 가정한 상황으로서, 한 방향으로 기울어지는 힘은 보이지 않는다. 오른쪽 그림은 현실의 치열 상황으로, 약간의 기울기도 있고 뒤에서 누르는 힘은 치아를 앞으로 미는 힘으로 전환된다.

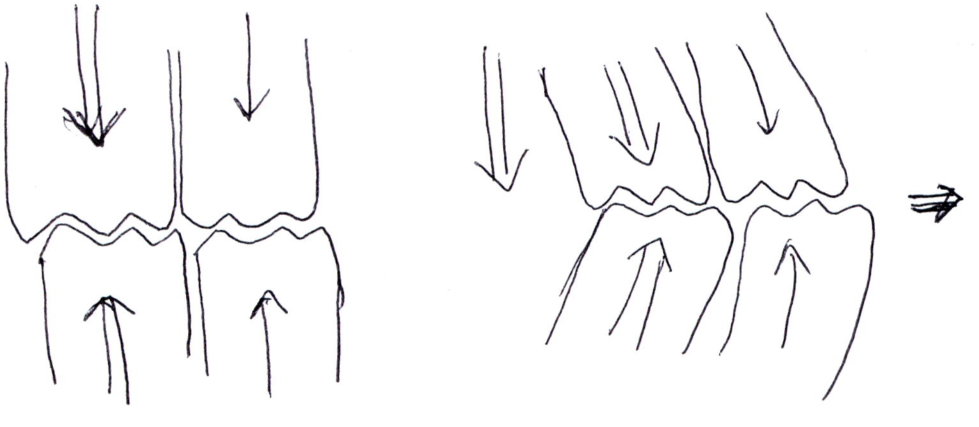

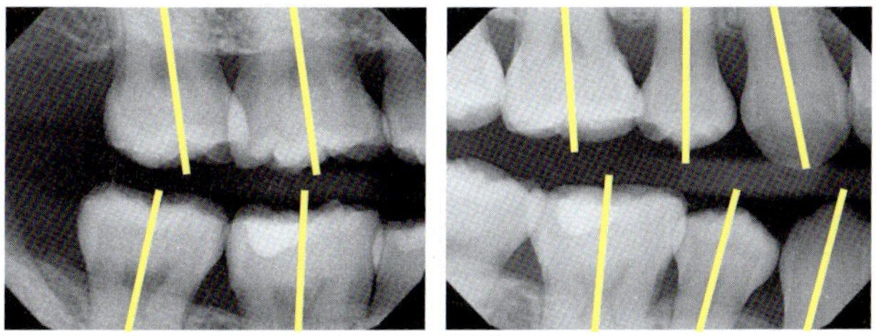

- 치아의 장축은 살짝 기울어져 있어 턱 힘은 치아를 앞으로 넘어뜨리는 힘으로 작용됨
- 투명교정으로 장축을 세웠어도 턱 힘 빼기와 유지장치를 꾸준히 하지 않으면 유지 불가능

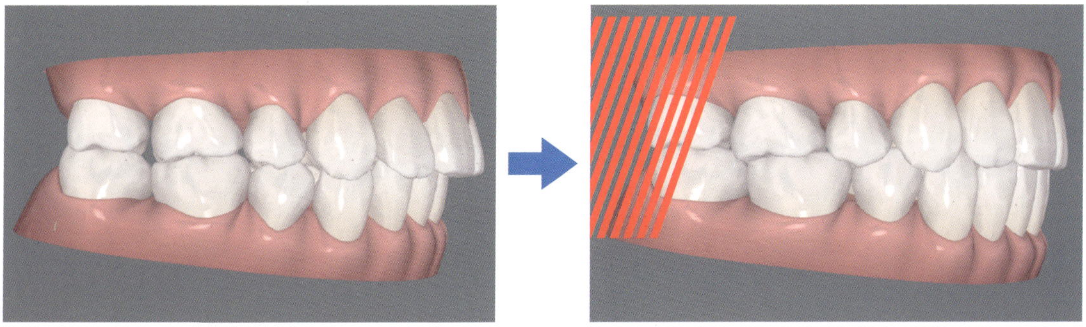

출처: Invisalign. Modified by Dongho Kang.

위는 과거에 발치와 교정치료를 했지만 위 앞니가 살짝 돌출된 것이 고민이었던 환자가 2번째 교정치료를 한 케이스이고, 아래는 매우 심한 위 앞니 돌출이 오랜 시간 뒤 잘 마무리된 케이스이다. 원인을 잘 파악하고 차단하여 되돌아가지 않도록 치료 결과를 잘 유지하는 것이 관건이다.

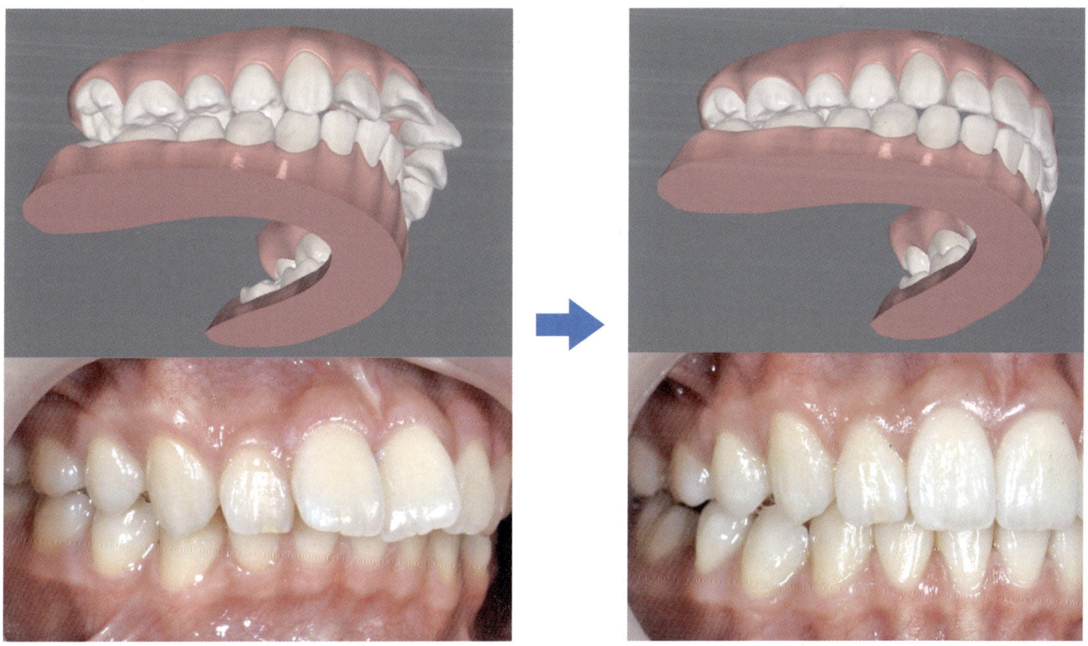

출처: Invisalign. Modified by Dongho Kang.

아래 사진들은 바로 앞 케이스의 치료 전 상황이다. 밤에 이갈이, 특히나 전방 이갈이 습관이 매우 강해서 위 앞니를 점차 밖으로 튕겨나게 할 정도의 습관이었다. 오랜 치료로 턱관절 상태 리뷰, 턱근육 이완 리뷰를 지속적으로 했다. 리테이너를 여러 개 줬었다(훈련이 잘된 경우는 10년 이상 동일한 리테이너로 잘 유지하는 경우도 종종 있다). 화살표는 꽉 물었을 때의 자리이고, 두꺼운 선은 이를 앞으로 갈았을 때를 표시했다. 애초의 원인, 다시 돌아갈 수 있는 원인의 큰 부분은 조절되지 않은 턱근육 습관에 있다.

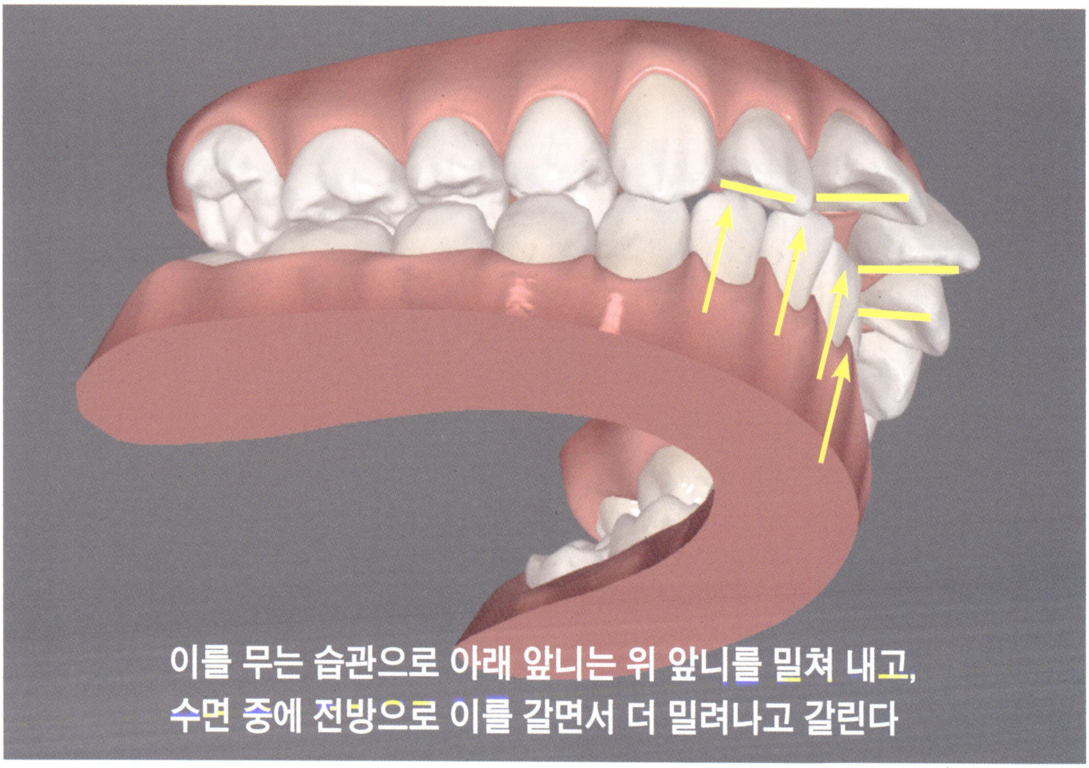

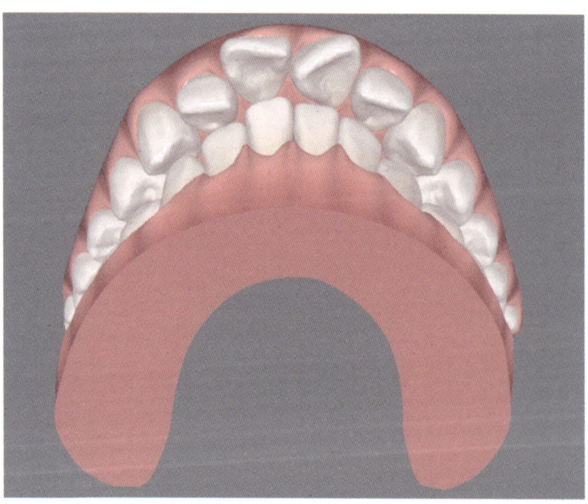

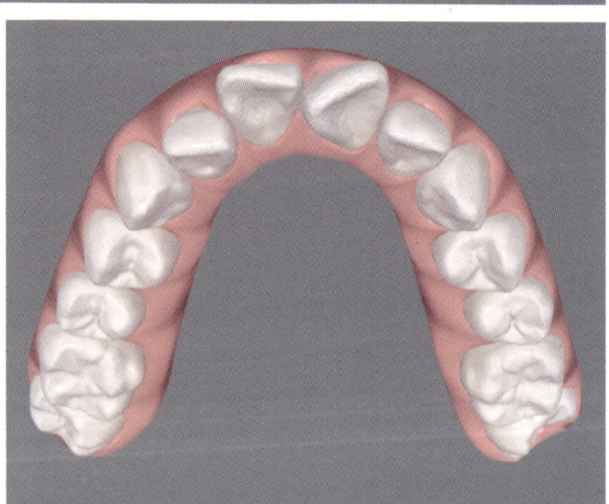

출처: Invisalign. Modified by Dongho Kang.

10대 때 치열이 교정을 꼭 해야 할 정도가 아닌 상황이라면 그리고 턱근육 이완 훈련을 하면서 나이트 가드 대신 리테이너를 쓴다면 치아 이동도 막고 치아 손상도 막을 수 있으므로, 치료의 최소화와 치열 유지의 최적화를 이룰 수 있다. 교정을 해야만 리테이너를 쓴다는 고정관념에서 벗어나서, 교정치료 없이 리테이너를 쓰는 것이 훨씬 경제적이고 쉬운 방법이다. 교정을 해도 교정을 안 해도 치아는 계속 움직인다. 이것을 환자에게 설명해 주고, 치아가 움직여서 교정해야 할 상태로 방치한 후에 교정치료하고 리테이너를 쓰는 것보다, 힘든 교정치료를 피하고 리테이너를 쓰도록 권하고 있다. 예방의 관점으로 생각을 전환하면 더 나은 선택을 할 수 있다.

위 치열의 기울어짐 현상

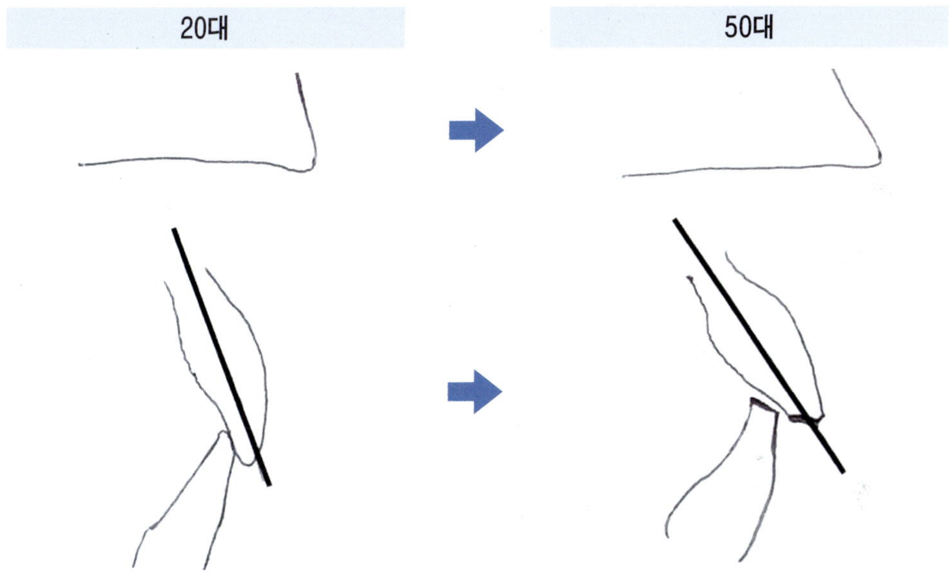

아래 치열의 몰림 현상

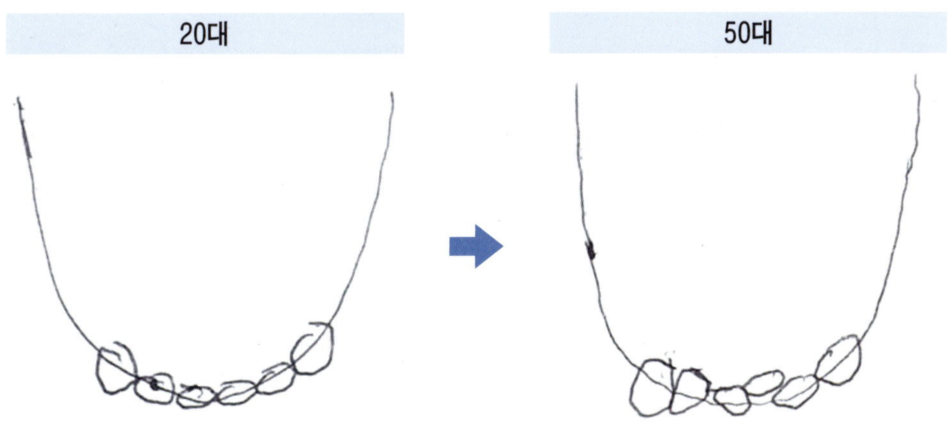

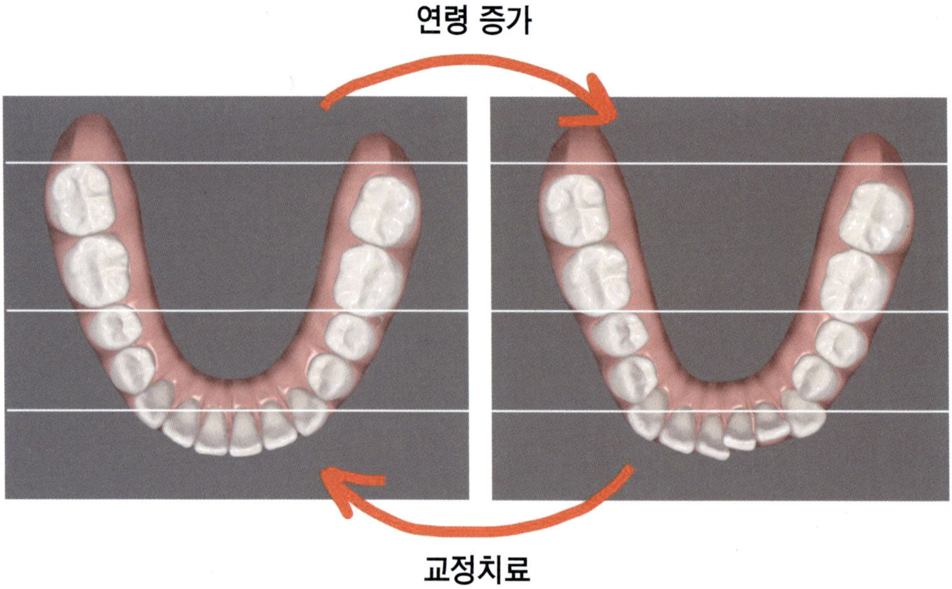

출처: Invisalign. Modified by Dongho Kang.

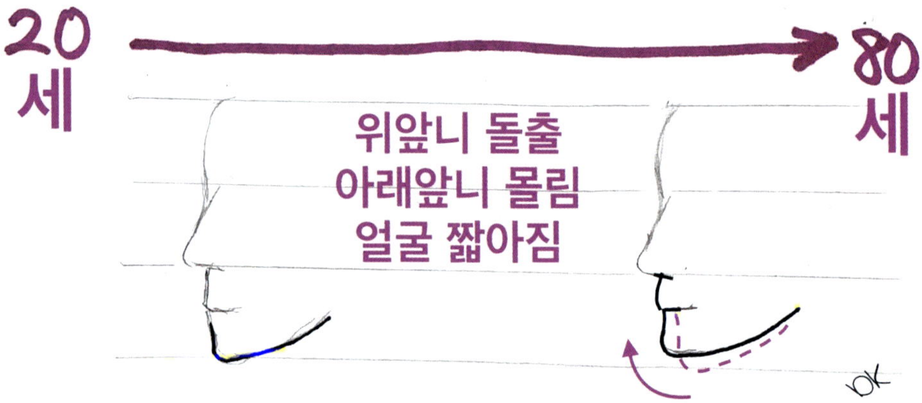

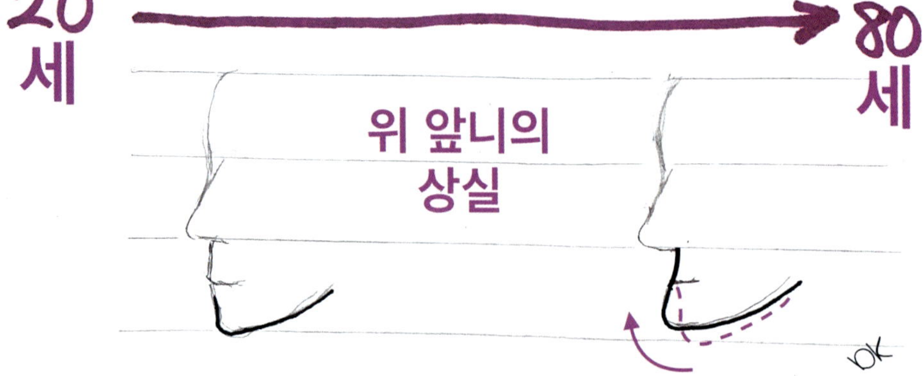

치아는 온 방향에서 가볍고 길게 미는 힘에서 짧고 큰 충격 그리고 길고 강하게 억누르는 힘까지 매우 복잡하고 다양한 시간, 방향, 강도로 충격을 받는다. 충격이 가장 빨리 누적되는 곳에 먼저 크랙이 생기고, 힘의 균형에서 벗어난 쪽으로 치아는 움직인다. 힘의 종류에 따라 파절 – – – – – 이동 사이 어딘가에 놓인다. 아주 단단한 물체의 짧고 큰 힘은 파절을 일으키고, 탄력적이면서 지속적인 힘은 치아 이동을 일으킨다.

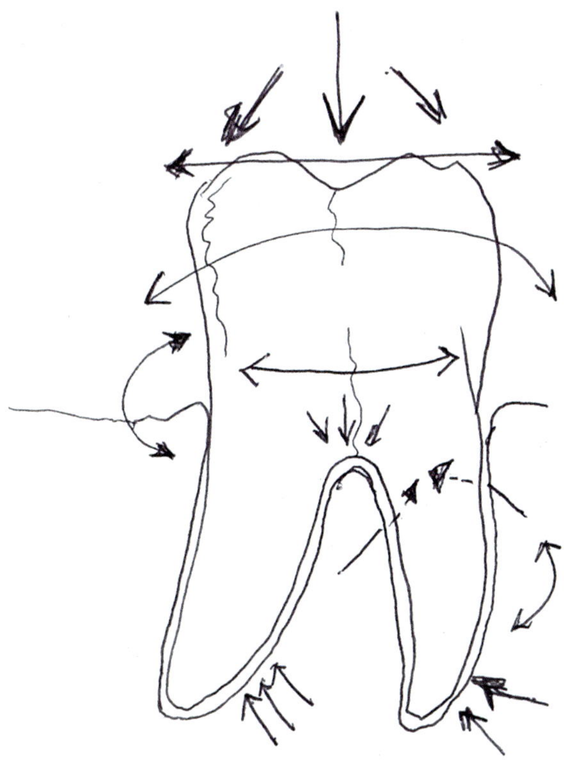

뿌리와 뼈 사이의 충격흡수 스프링과도 같은 치주인대는 치아에 무리한 힘이 가지 않을 때 느슨하고 공간이 크다. 식사할 때의 시간인 하루 평균 15~30분 정도만 힘을 쓰기에, 치아를 움직일 정도의 충분하고 긴 시간이 아니면 치아 이동은 결국 0에 가깝게 유지할 수 있다. 자는 동안 리테이너, 나이트 가드를 사용하면 그 두께만큼 또는 가는 패턴에 따라 치아의 일시적인 이동이 일어날 수 있지만, 하루 사이클로 볼 때 생활하면서 원래 자리를 회복한다. 이 '원래 자리'는 모든 치아가 100% 맞닿는 위치가 아님을 상기시키고 싶다. 맞닿는 비율도, 맞닿는 위치도 조금씩은 계속 바뀔 수 있다. 어느 정도의 범위 내에서 밸런스를 유지하는 것, 그래서 1년, 5년, 10년 후에도 거의 변함없는 치아의 모양과 위치를 약간의 자유 안에서 유지하는 것을 '원래 자리'라고 보는 새로운 관점을 제안한다.

치아를 움직이는 것에서도 원리는 유사하다. 교정에서 치아를 효과적으로 움직이고자 한다면, 탄성이 높고 약한 힘을 지속적으로 발휘할 수 있는 철사가 가장 효과적이다. 유연한 철사는 치주인대의 공간을 느슨하게 하면서도 뼈의 흡수, 첨가가 빠르다.

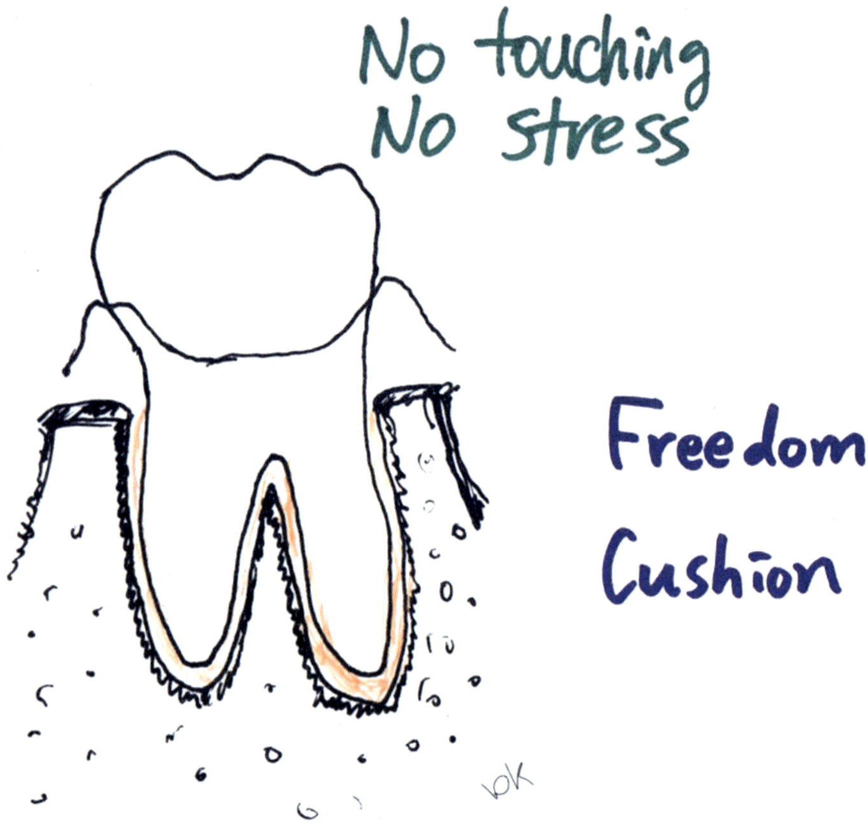

다음 페이지 그림. 이번에는 높은 스트레스로 장시간 치아에 힘이 가해지는 상황을 봤다. 뿌리와 뼈 사이의 작은 스프링인 치주인대는 찌그러지고 공간이 줄어 엑스레이에서 잘 보이지 않는다. 주변의 뼈는 과잉반응을 보여 하얗게 나타난다. 뼈도 힘에 의해 더 강인해지고 밀도가 높아진다. 충격을 흡수할 조건이 취약해져 힘이 치아에 전달되므로 치아파절 속도가 매우 높다. 장시간 치아를 누르긴 해도 워낙 큰 힘으로 치거나 꽉꽉 누르기에 치아 움직임이 빠르지는 않지만, 치아의 마모가 일어나는 대로 위·아래 치아는 매우 긴밀하게 가까워져서 늘 톱니바퀴처럼 정확히 맞닿아 있다. 접촉률은 점차 100%에 가까워진다. 치아가 짧아지면서 얼굴 하부 1/3의 길이는 짧아지고 턱은 좌·우로 불룩하게 튀어나오는 전형적인 얼굴의 변화를 보인다. 이 경우, 변화가 빠르다. 잇몸질환이 생기기 전까지는 이런 상황이다.

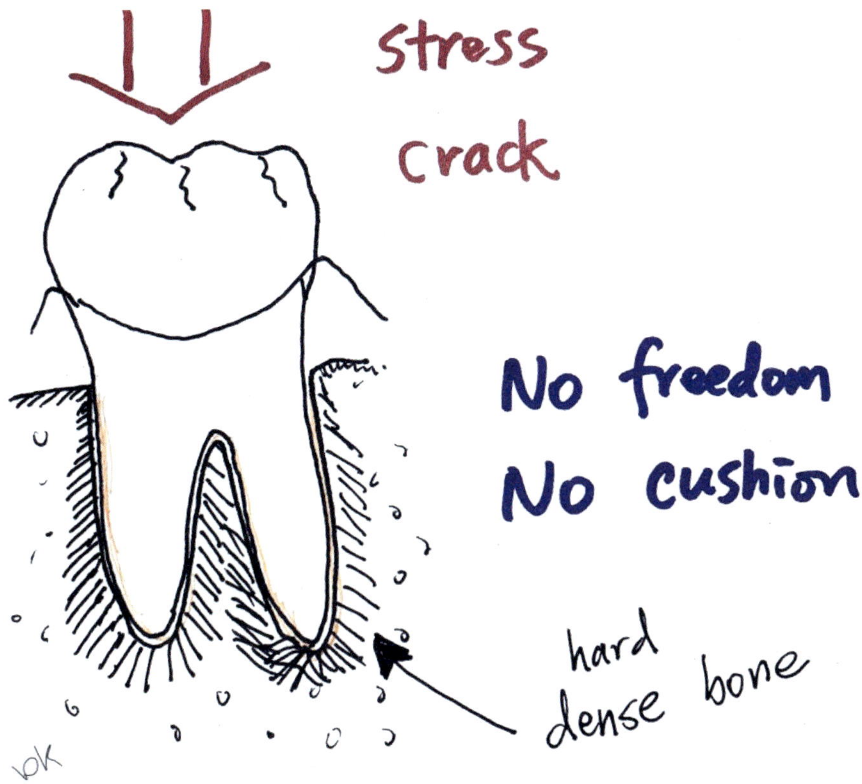

여기에다 1가지를 겹쳐 생각해 보자. 하루 사이클의 치태 제거, 수개월 사이클의 치석 제거가 제대로 안 된 채 살아온 40~50세를 넘은 환자들은 잇몸질환으로 잇몸뼈가 녹아 더 이상 단단하게 고정된 치아가 아니다. 이 상황은 이전 그림에서 본 건강한 느슨함과는 다르다. 염증으로 인해 잇몸뼈의 가변성이 커지면서 생긴 움직임인데, 꽉 무는 습관으로 치주질환과 뼈의 파괴 속도가 빨라지면서 원래 자리에서의 이탈은 급속화되고 계속된다. 훈련의 부족이 지속되어 하나의 문제는 또 다른 문제를 돕는 상승작용에 의해 파괴와 상실이 사방에서 진행된다. 그야말로 끝없는 변화의 연속, 파괴의 연속이다.

이런 상황에서 환자가 처음 내원하면, 마치 실타래를 풀듯 인내하며 하나씩 풀어 나간다. 그 과정에서 2가지 핵심 훈련 과정이 첫 실타래 풀기의 키가 된다. 급히 치료할 것부터 조금씩 치료하고, 숙제를 주고, 다음에 오면 함께 숙제 검사를 하고, 또 업데이트하는 과정을 지속해 가면 어느 순간 실타래가 풀려 있다.

아래 사진. 전치부의 움직임을 고려하면서 밤 이갈이 상황을 보자. 4개의 전치부가 특히 많이 마모되었다. 청소 마모로 치아가 가늘어지면서 치아 사이의 틈이 커져 삼각형에 가까운 모양이다.

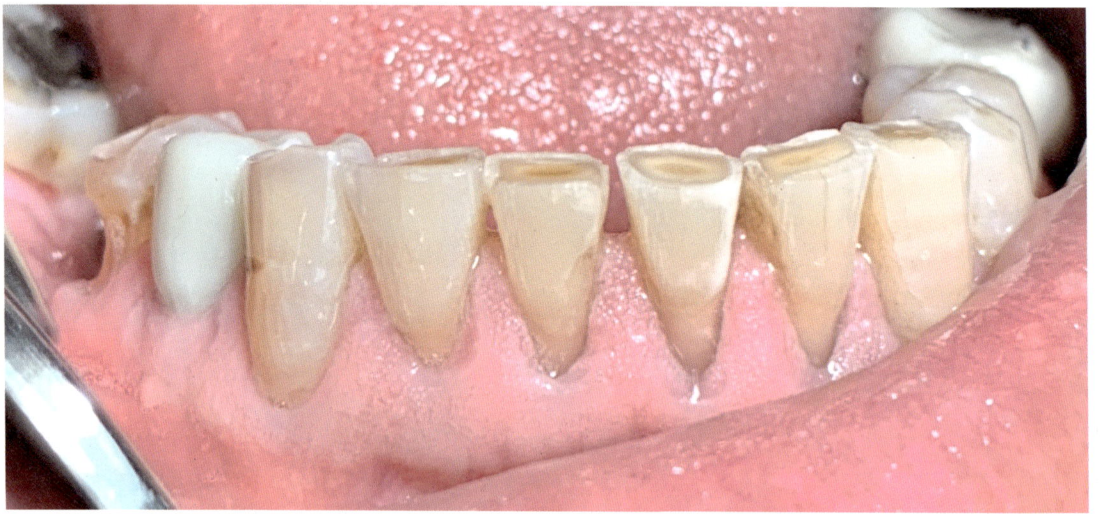

30~40년 전에는 전치부가 아래 그림으로 표시한 상태에 가까웠을 것이다. 높이는 위 치아와의 관계로 계속 유지된다. 위 치아의 모양, 위치, 갈림 속도, 이갈이 패턴(오른쪽 앞 또는 왼쪽 앞, 어느 쪽이 더 우세한지) 등에 따라 갈린 모양이 결정된다. 이 경우는 앞·뒤로 턱이 이동할 때 한쪽 우세가 없었던 듯하다. 전후좌우로 평탄하게 골고루 갈려 있다.

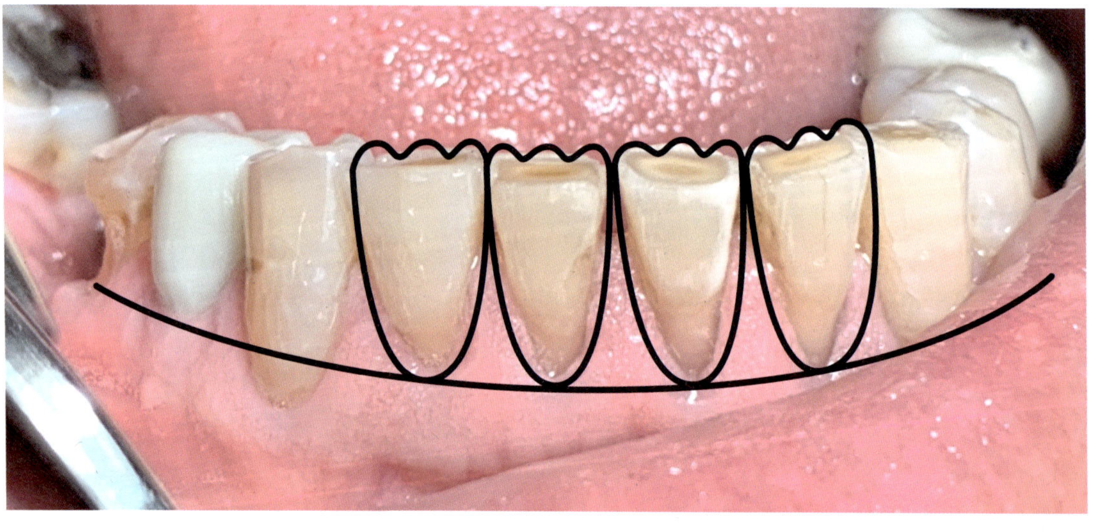

아래 사진. 어금니들은 굉장한 힘을 받고 손상되어 크라운, 크랙, 상실 등을 보인다. 앞니들은 턱의 큰 움직임에 의해 빠른 속도로 갈리면서 위 전치부와의 공간이 생기는 족족 위로 서서히 움직인다. 물론 위 전치부는 갈리면서 내려온다. 치아는 저항이 낮은 쪽으로 또는 밀리는 방향으로 움직이는 경향이 있으므로, 다른 치아들보다 갈리는 속도가 빠른 것은 치아 상태를 비교함으로써 짐작할 수 있다. 치아–뿌리의 경계부가 3~4mm 올라가 있는 것도 알 수 있다. 수면시 앞으로 이를 크게 가는 습관의 결과이다. 계속 진행되면 수직파절도 발생할 수 있다.

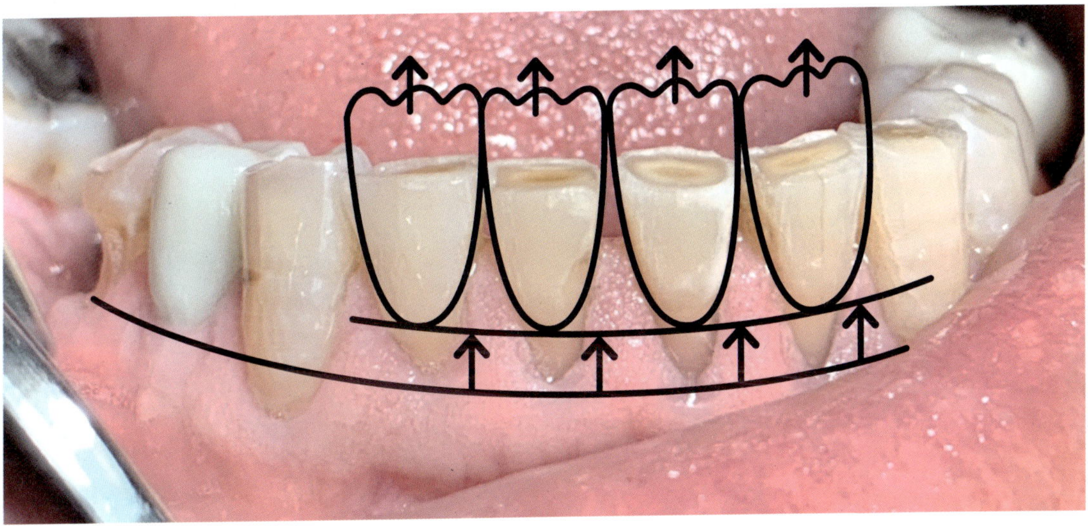

시간 흐름에 따른 입체적 변화를 수십 년의 차이를 두고 보여 주는 사례이다. 하루의 변화는 우리 눈에 들어오지 않지만, 변화는 확실히 일어난다.

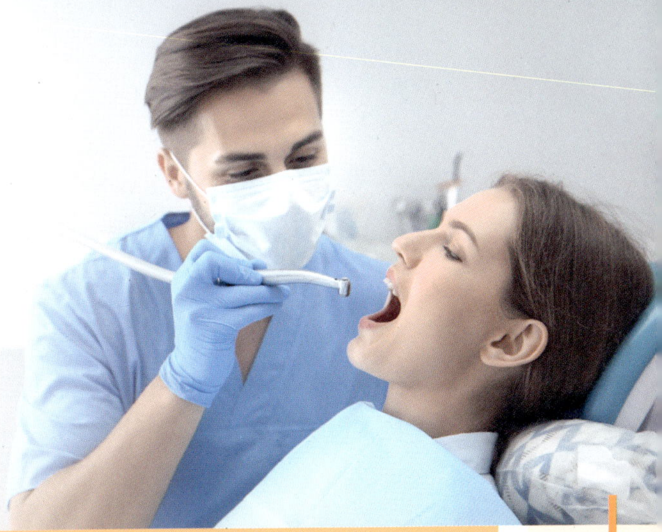

제 15 장

씹는 즐거움의 딜레마

맛있는 음식을 먹는 건 인생의 큰 낙이다. 하루 종일 치아를 보는 직업을 가진 사람으로 그 점을 늘 확인한다. 제13장에서 닳지 않은 새 치아들은 점으로 맞닿다가 시간이 지나며 맞닿는 면적이 넓어지면서 치아 접촉률이 증가하는 것을 보았다. 두 치아의 접촉면을 봐서도 그렇고, 전체 치아가 한 번 씹었을 때 동시에 맞닿는 면도 점점 넓어진다. 이것은 음식을 한 번 씹을 때 분쇄하는 효율이 증가해 음식의 맛을 느끼는 효율도 높아진다는 뜻이다. 이전엔 10번을 씹어야 갈리던 정도가 5번 만에 비슷한 갈림 수준으로 변한다. 같은 수의 치아가 계속 존재하는 조건에서 나이가 들수록 한 번에 맛을 느끼게 씹을 수 있는 치아 상태로 바뀐다.

그러나 음식을 씹을 때는 치아로 치아를 갈지 않는다. 음식을 잘 씹을 준비는 밤사이 일어나는 듯 보인다. 이갈이 소리를 내는 때는 오직 밤이기 때문이다. 밤에 칼을 갈고, 낮에 칼을 쓴다고도 표현할 수 있겠다. 예방을 생각하자면 밤에 씹을 준비를 하는 것, 저작효율을 높이는 것을 최대한 막아야 치아를 100년 유지할 수 있다고 필자는 본다. 저작효율에 연연하지 않고 음식을 씹고 음식 맛을 느끼는 적절한 수준에서의 훈련을 권한다.

환자들의 교육내용 중 밤 이갈이 컨트롤 외에 필자가 꼭 포함시키는 것은 다음과 같다.

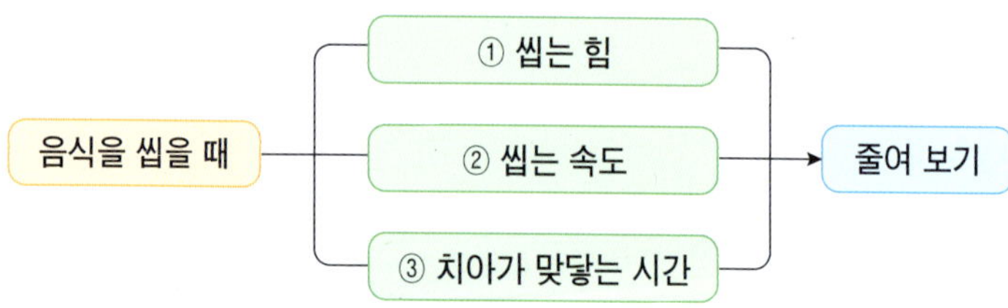

그렇지만 치아 손상의 대부분은 밤에 일어난다고 필자는 본다. 이 가는 소리를 낮에는 들어 본 적이 없다는 점(비정상적인 파괴력), 치아의 끝과 끝이 맞닿을 정도의 범위로 턱 움직임이 커진다는 점(비정상적인 운동범위) 등을 기억하며 다음으로 진행하겠다.

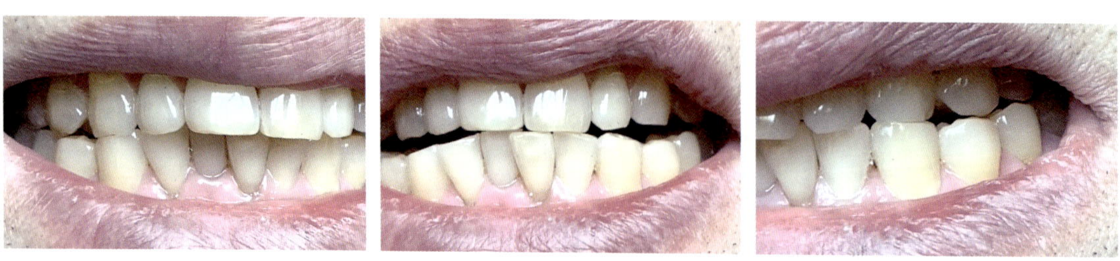

일단 치아는 교육되고 훈련되기 전까지는 '열심히 손상되어' 왔다. 씹을 때는 당연히 써야 하는 치아니 별생각 없이 써 왔을 것이다. 일반적으로 치아 손상은 시간의 함수일 것으로 생각하지만, 이

제껏 열심히 손상되어 온 탓에 씹을 때만 썼을 때와는 전혀 다른 그래프를 그리게 된다. 50세 전·후로는 이전에 일어나지 않았던 치아파절이 여기저기서 일어나고 치료비용도 커지기 시작한다. 그래도 음식 씹을 때의 즐거움과 만족은 타협할 수 없다. 씹는 실력이나 접촉률이 증가되어 왔으니 씹고 맛보는 것에는 베테랑인데, 갈수록 불편하거나 아프고 치아 수가 줄어드는 핸디캡이 생기기 시작한다. 받아들일 수 없다. 갈비를 마음껏 못 뜯는다거나, 사탕이나 얼음을 깨 먹지 못한다거나(얼음을 습관적으로 깨 먹는 환자도 있었다), 게장, 멸치무침, 무말랭이 등 음식의 제한이 많아진다.

환자에게 사진과 거울로 치아 상태를 보여 주면 상황이 본인들 생각보다 심각한지 조금 놀란다. 아프지는 않지만 앞으로 뭔가가 부러진다 해도 이상하지 않을 정도로 자신들이 봐도 불안한 듯하다. 이렇게 교육부터 시작한다. 무릎관절 디스크는 재생이 안 된다. 재생세포가 없다. 치아도 마찬가지이다. 평생 쓸 양이 정해져 있다. 무릎관절은 무거운 걸 들거나, 등산을 하거나, 축구를 할 때 예전 같지 않아 스스로 절제하게 된다. 시력도 그렇고 청력도 그러니 모든 걸 아낀다. 반면 음식을 씹는 치아에게는 태도가 사뭇 다른데, 그건 음식 쾌감을 느끼는 순간이라서 그렇지 않을까 한다. 타협이 잘 안 되는 것 같다. 씹을 치아가 없어지고 치료비가 많아지면 약간은 양보한다.

한국의 음식은 음식의 맛 체험을 극대화하기 위해 치아에 힘을 상당히 써야 하는 음식문화가 아닐까 한다. 갈아서 반죽을 만들어 굽고 삶고 뜨거운 포트에 푹 끓이는 서양 음식과는 달리, 한국 음식은 물리적으로 질기고 단단하고 음식 맛이 깊다. 양념도 2중, 3중 들어가 있고 만드는 과정도 말리고 버무리고 데치고 볶고 튀기는 등의 여러 단계를 거치니, 음식 맛을 제대로 느끼려면 상당히 씹게 된다. 음식 맛의 쾌감은 깊고 다층적이다. 치아가 맞닿고 힘이 들어가는 시간이 길면 맛을 더 느낀다. 주스(즙)가 더 나온다.

음식의 예를 들어 보겠다. 씹는 힘, 씹는 방식과 맛을 한번 상상해 보자.

- 바나나
- 생낙지
- 마른오징어
- 사과 껍질
- 나초(칩)
- 갈비를 씹다가 예상치 못하게 뼈조각을 씹을 때
- 땅콩, 아몬드, 캐슈너트 그리고 오래된 찐득한 아몬드
- 딸기, 키위의 씨
- 상추 또는 깻잎무침
- 갈비의 골막
- 마른 멸치조림

바나나나 고구마, 요거트는 사실 치아가 전혀 맞닿지 않아도 맛을 느끼고 소화할 수 있다. 땅콩은 최대한 갈면 땅콩버터의 가루같이 되겠지만, 치아의 마모와 충격도 커진다. 가루가 될 정도로 갈지는 않더라도 치아가 살짝 맞닿는 수준에서 땅콩을 요령껏 잘게 씹을 수 있다. 잇몸질환이 있는 치아는 흔들림이 커지고, 세게 씹는 습관은 치아 사이 음식이 끼는 힘과 양, 낀 음식이 잔존하는 시간 등을 증가시켜 잇몸질환, 충치질환에 다시 영향을 준다. 또한 치아가 벌어지거나 움직일 확률도 높아진다. 치아 위치 유지도 우리의 관심사이다. 마른오징어는 길고 강한 힘을 써야 하므로 치아가 깨지기도 하고 밀리기도 하는 힘을 받는다. 어떻게 씹는지도 충격량에 차이를 만든다.

아래 사진. 밀리기보다 한 번의 집중된 충격으로 깨진 경우이다. 올리브를 씹다가 씨가 있을 걸 예상 못 하고 마음 놓고 씹다가 사고가 발생한 경우였다. 20대의 치아라면 크랙까지는 안 갔겠지만 수십 년의 스트레스, 특히 밤에 가중되는 스트레스로 회복력이 결여된 치아의 누적된 손상은 한 번의 사고로도 깨질 수 있다. 환자는 밤 이갈이의 영향, 식사 시 천천히 씹는 습관의 중요성 등을 크게 깨닫게 된다. 그리고 밤에 나이트 가드는 필수라는 것을 이해하게 된다. 특히 50대 이후는 누구에게나 일어날 수 있다.

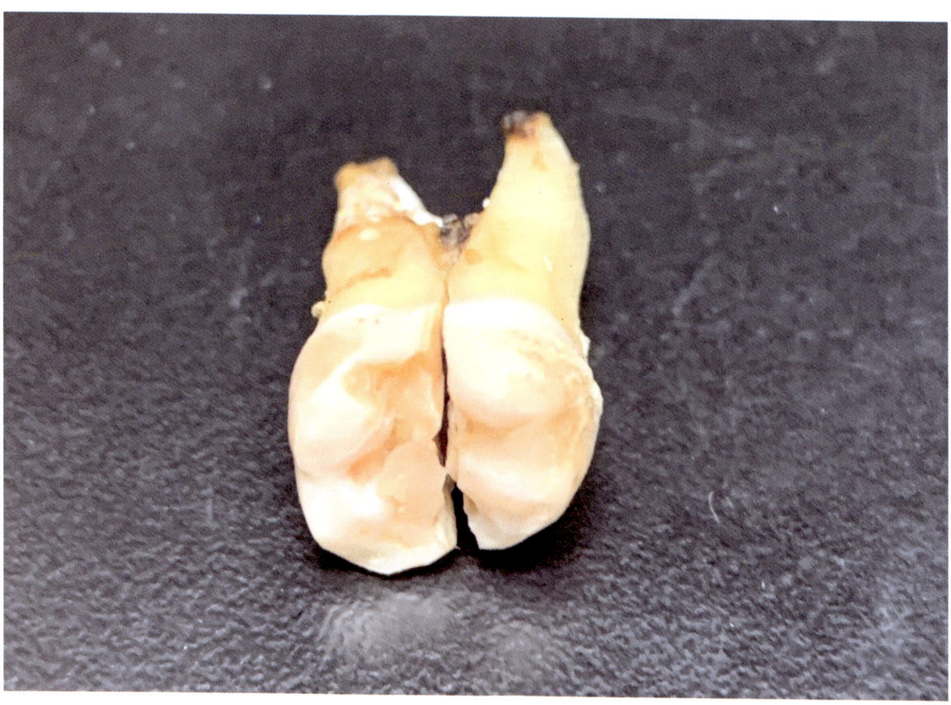

아래의 경우는 오래전에 깊은 충치로 신경치료, 포스트, 크라운의 치료경력이 있는 치아인데, 팝콘 중 터지지 않은 단단한 옥수수를 잘못 씹었던 경우이다. 엑스레이에서 두 치아 나란히 신경치료 크라운이 된 것이 보이는데, 충격을 받은 치아에는 포스트가 있다. 포스트는 신경치료 시 충치를 제거하고 치아 상당 부분이 상실됐을 때 뿌리와 치아머리를 연결해 주는 필수 부분인데, 충격이 포스트로 전달되면서 뿌리가 크랙 됐음을 짐작할 수 있다. 발치 직후의 표면을 잘 보면 치주인대와 붙은 잇몸뼈는 이미 크랙 라인보다 1mm 정도 위에 있는데, 이는 크랙이 서서히 진행되고 있었고 크랙을 따라 박테리아 진행이 있어 뼈가 이미 녹았다는 것을 보여 준다. 그래서 팝콘을 잘못 씹는 일회적인 사고로만 크랙 된 것이라기보다는 그전부터 포스트 주변으로 스트레스 전달이 지속적으로 일어났음을 보여 준다. 주로 밤에 생기는 스트레스와 씹을 때의 스트레스가 합작으로 진행했던 크랙이 이번 사고로 확실한 파절을 일으켰다고 본다. 나이트 가드 사용, 치아 안닿기 훈련, 천천히 씹는 훈련 등으로 수명을 더 연장할 수도 있었다.

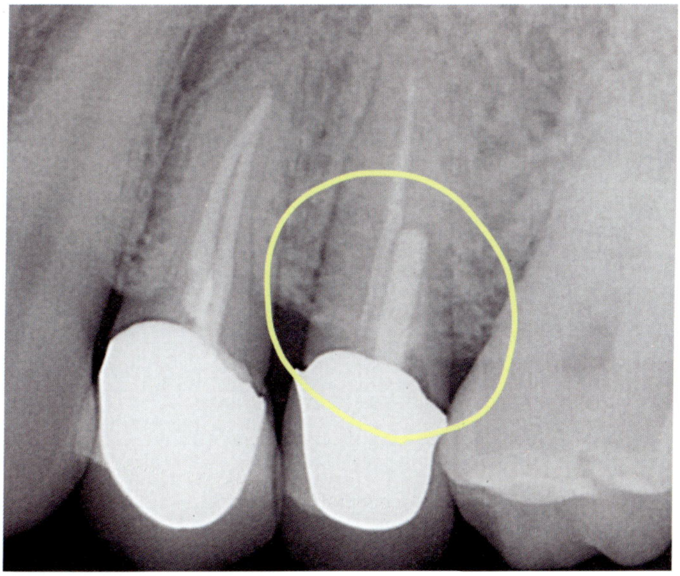

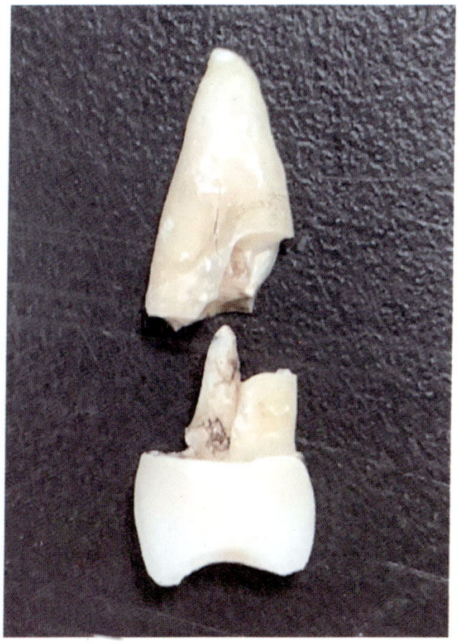

신경치료, 포스트와 크라운

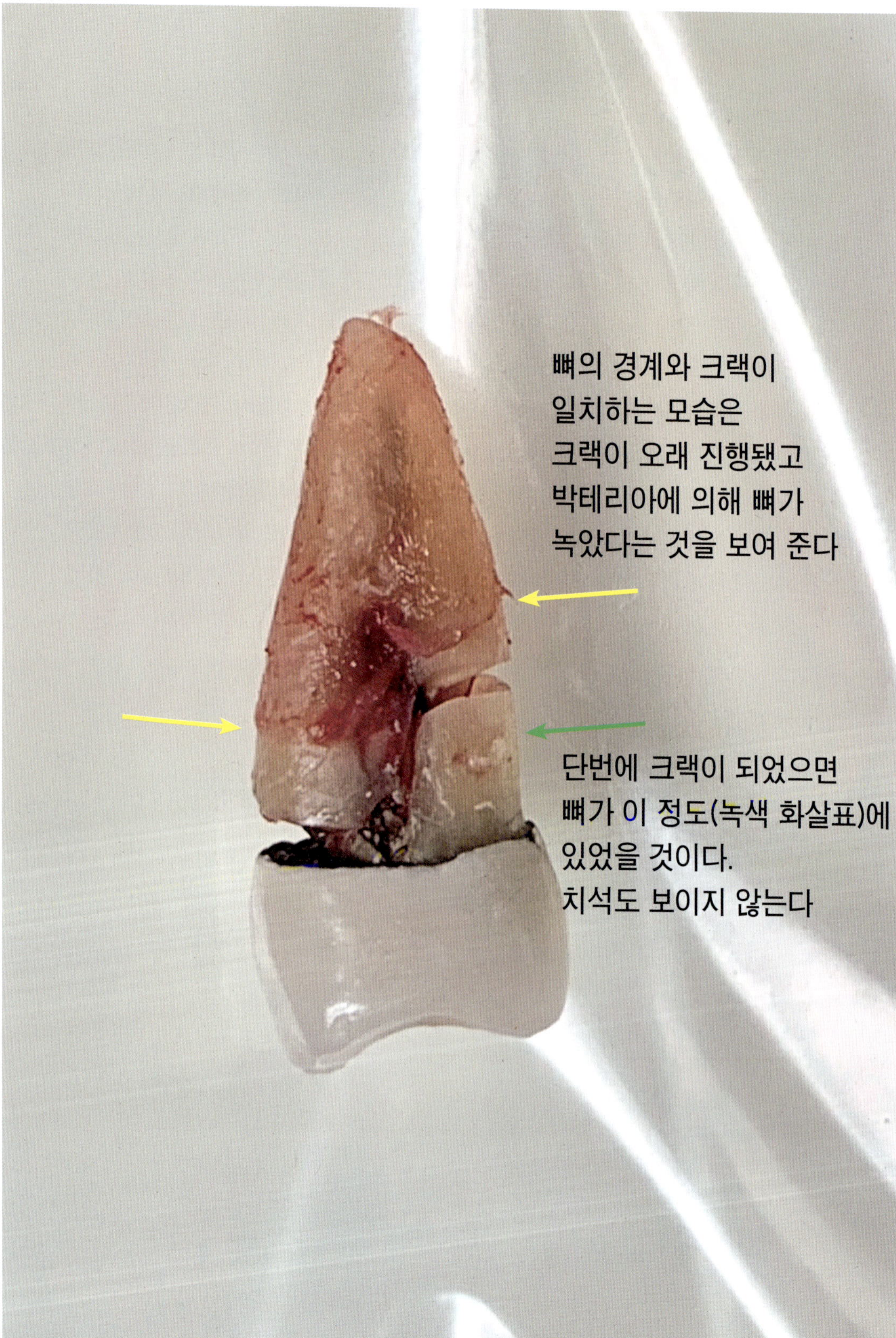
뼈의 경계와 크랙이
일치하는 모습은
크랙이 오래 진행됐고
박테리아에 의해 뼈가
녹았다는 것을 보여 준다
단번에 크랙이 되었으면
뼈가 이 정도(녹색 화살표)에
있었을 것이다.
치석도 보이지 않는다

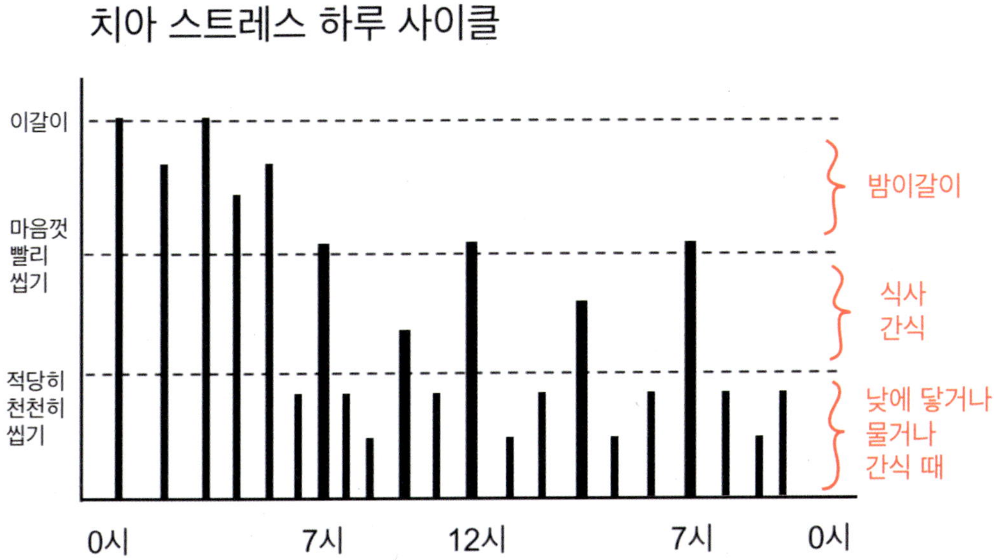

위 그래프. 하루 24시간 동안 치아의 스트레스를 그래프로 표현하면 가장 큰 스트레스는 밤에 뇌파에 따라 여러 차례 간헐적으로 일어나고 그다음은 식사 시간이며, 그 외에도 심적 스트레스나 과도한 힘을 쓸 때 습관적인 물기, 터칭의 시간이 하루 종일 골고루 진행된다. 스트레스 레벨을 3등분 했을 때, 위 2/3를 줄이거나 없애는 방식으로 하루의 치아 스트레스를 크게 완화하는 습관의 변화는 50년 이후 큰 보상으로 돌아올 것이다.

아래 그래프와 같은 상황이 목표다. 막대그래프의 숫자도 많이 줄었다. 맞닿는 시간을 없애고 간식 횟수도 많이 줄인다. 특히 중요한 밤사이 스트레스는 나이트 가드로 완화한다.

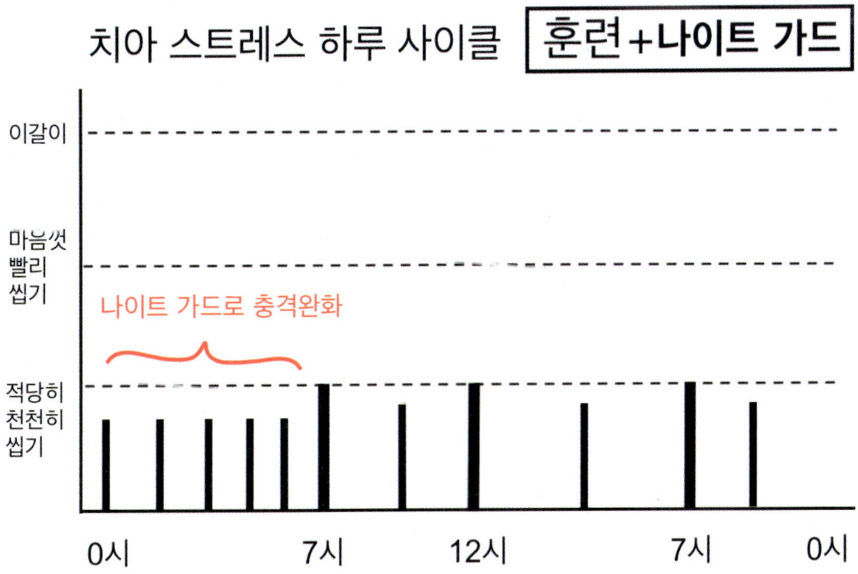

아래 그래프에서 훈련 없이 나이트 가드나 투명 리테이너를 사용하지 않았을 경우, 50대부터 치료가 많아지는 경향을 간단하게 시각화했다. 이것은 필자의 임상경험이고 정확한 통계는 아니다. 잇몸질환이나 다른 변수들은 고려하지 않고 충격만을 고려해 본 개념적 그래프이다(예외적인 상황도 있고, 모든 치아가 남은 80세 환자도 가끔 본다). 치아의 손상은 잇몸의 회복처럼 개선될 여지 없이 누적되고, 동일한 충격으로 인한 손상의 속도는 기존 손상이 많은 치아가 더 빠르다는 점을 고려하였다. 50대에 크라운 치료를 한두 개 하면서 턱 훈련, 나이트 가드 사용에 관심을 갖게 된다. 그 전에 치료의 경험이 없으면 교육을 들어도 필요성을 덜 느낀다. 크라운 한두 개를 했다면 다른 치아들도 곧 크라운을 할 정도로 손상이 상당히 진행됐을 확률이 크다. 앞의 두 치아 크랙 사례를 언급하면서 천천히 살살 씹기를 권하면 교육 효과는 커진다.

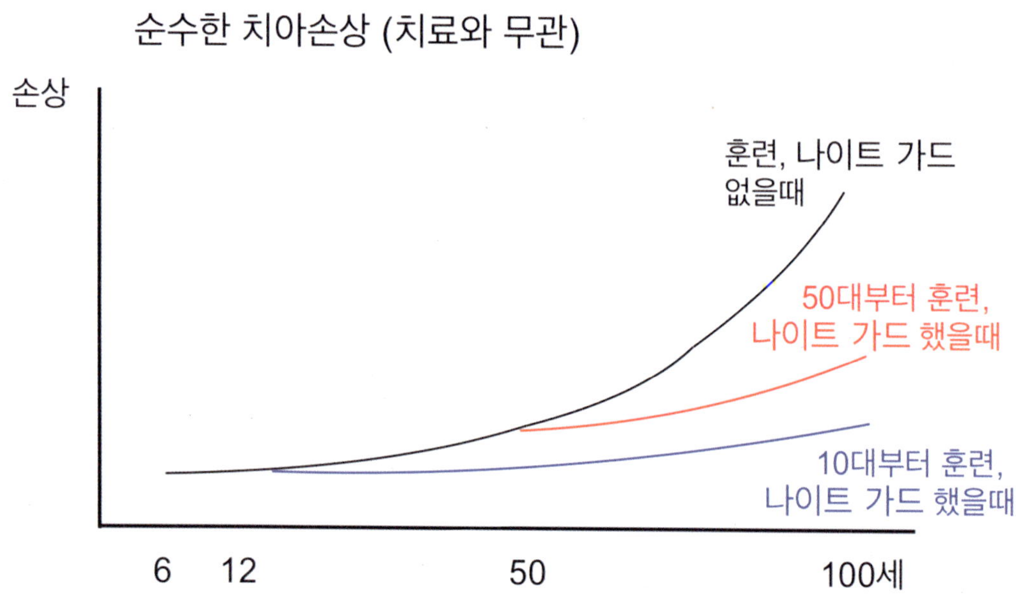

아래 그래프에서 예를 들어, 이 교육을 10대부터 시작하면, 훈련되지 않았을 경우 50세에 할 크라운을 100세가 되어야 하지 않을까 추측해 본다. 한 개인이 평생 받을 치료와 비용은 지금 수준의 10분의 1 이하로 떨어질 수도 있다. 일반인은 의식이 없을 때 일어나는 대미지가 장기간 어떤 상황으로 움직이는지 알지 못한다. 지속적으로 알려 주고 선택할 기회를 주는 것이 필요한 부분이다. 개인 훈련이 더욱 효과적이려면, 이 훈련내용이 사회가 이미 받아들이는 상식적인 수준으로 공감대가 형성되면 가능하다. 개인과 사회가 동시에 같이 바뀌면 큰 상승효과를 낼 것이다.

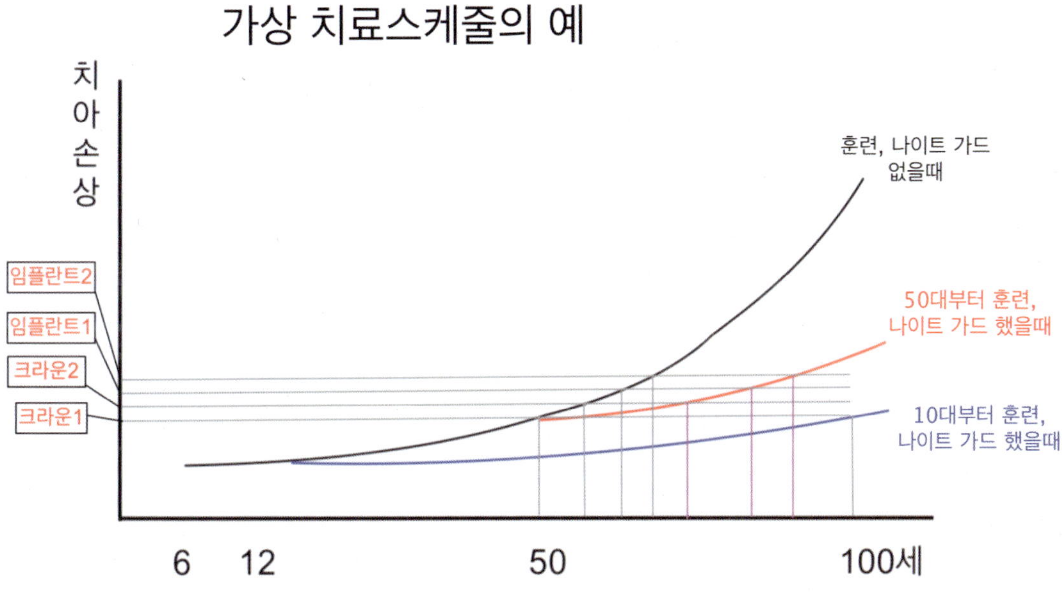

임플란트 사용 팁

치아뿌리는 뼈에 직접 부착되어 있지 않고 치주인대라고 하는 얇은 연결부가 쿠션 역할을 한다. 제8장(치아구조)에서 보았듯이 수많은 마이크로 스프링이 뿌리 전체에 아주 얇게 깔려 있다고 생각해 볼 수 있겠는데, 뼈와 치아를 잡아 주기도 하고 충격흡수도 하고 적절한 조건에서는 치아 이동도 할 수 있게 하는 부분이면서 잇몸질환이 진행되는 부분이기도 한, 장·단점을 골고루 갖춘 매우 중요한 부분이다. 치주인대로 인해 치아의 충격흡수 능력은 월등히 높아져서 치아가 쉽게 깨지지 않는다.

반면 임플란트는 치주인대 없이 바로 뼈에 붙는다. 쿠션이 있는 치아는 질긴 섬유질의 고기나 채소 씹기에 최적화되어 있지만, 임플란트는 탄력이 없는 철근의 느낌이어서 밀접감, 충격 완화는 마주 닿는 자연치에만 의존하게 된다. 살짝 덜 맞닿게 교합이 되어야 강하게 씹을 때의 완충능력 부족을 대비할 수 있다. 그렇다 보니 정교하게 씹기를 좋아하는 환자는 긴밀감을 주는 치아보다 임플란트는 덜 갈리고 덜 씹히는 것처럼 느낄 수밖에 없다. 씹는 효율이 약간 부족하다는 느낌 때문에 씹는 힘이 더 들어가기도 한다. 저작효율과 저작하는 힘 사이에서 타협하는 것이 길게 잘 유지하는 데에 필요한 지혜일 것 같다. 이것도 시간이 지나면 적응이 되는 것 같다.

아래 엑스레이. 치주인대가 있기에 치아는 이동할 수 있고, 치주인대가 없는 임플란트는 한 자리에 고정되어 있다. 위·아래 치아의 지속적인 터칭과 누름은 후방 근육의 힘에 의해 치아를 전체적으로 앞으로 미는 근원적 힘이 되어, 임플란트와 치아 사이의 틈을 조금씩 넓힐 수 있다. 그러면 음식이 쉽게 끼는 불편감이 생기고, 힘을 쓰는 잦은 청소로 이어진다면 더 큰 공간을 만들기도 한다. 치실 사용 시 적당히 타이트하던 접촉이 갈수록 느슨해진다면, 턱근육 힘 빼기를 더 연습할 것을 권한다. 훈련이 잘 되고 나이트 가드 또는 리테이너를 잘 쓰면, 벌어지는 것을 막을 수 있다.

치아 상실 상황에서 임플란트로 복구할 때까지 수개월~수년의 세월이 존재할 수 있다. 가장 안쪽 어금니를 상실했을 때 혀와 볼은 그동안 치아가 있던 자리를 자유롭게 차지하는 여유를 당분간 누린다. 혀와 볼의 근육은 물릴 위험이 없으면 긴장감이 떨어지기 마련이다. 그러다가 임플란트 크라운이 갑자기 들어가면 한동안 그 자리를 차지하고 있던 혀와 볼은 씹히기 쉽다. 잘못 크게 씹히면 볼록하게 튀어나오고 그 부분이 계속 씹히게 된다. 심한 경우는 단단히 섬유화가 되어 레이저로 잘라 내야 한다.

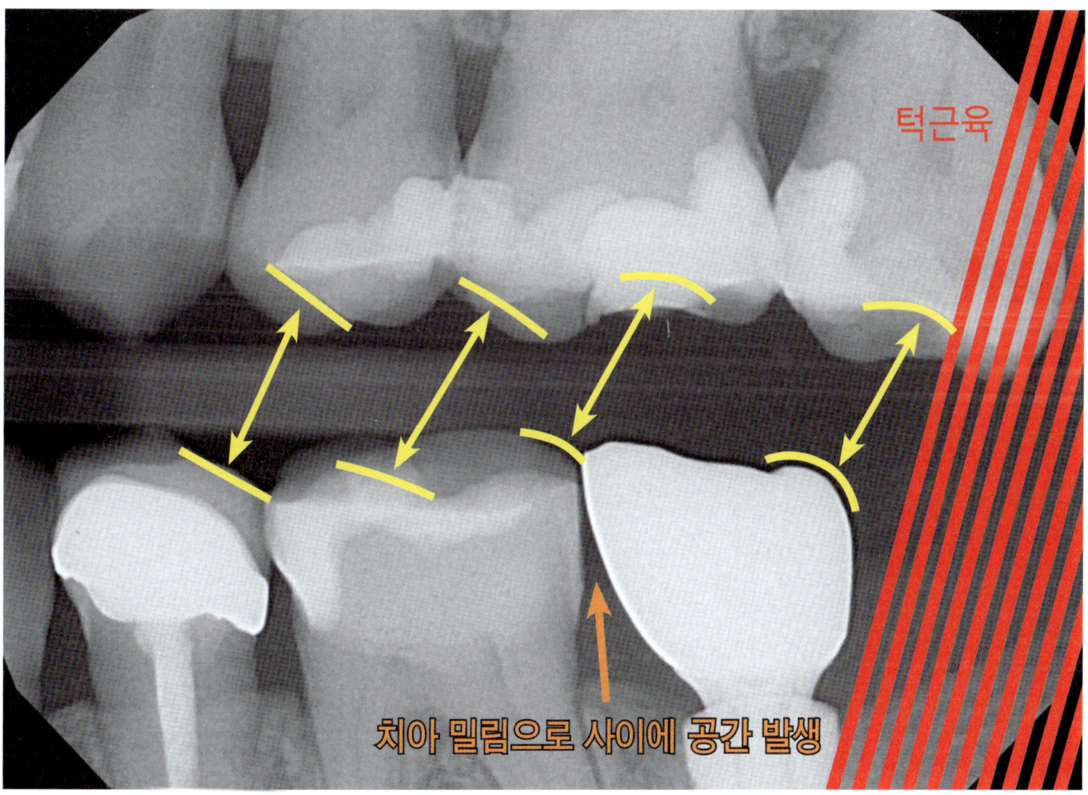

임플란트 크라운으로 음식을 씹는 건 의족으로 걷기 연습을 하는 것과 유사하지 않을까 한다. 임플란트가 있기 전에 주로 쓰였던 틀니는 잔존 치아들과 잇몸에 기대어 힘을 받으니 의족과 더 비슷하겠다. 거기에 비하면 임플란트는 뼈에 박혀 힘을 받는 것이니 저작의 힘이 월등하다(제17장 참고).

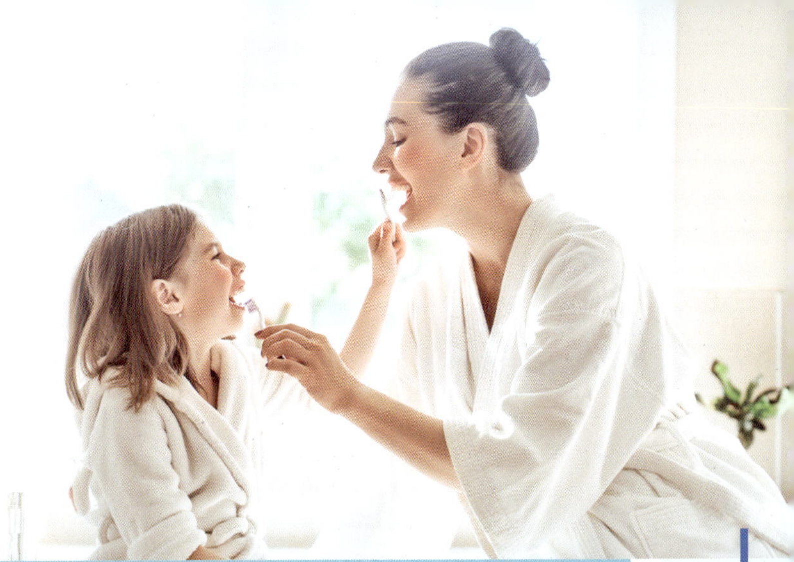

제 16 장

치과와 통증

제8장에서 인체에서 가장 단단한 치아 속의 치수조직은 민감해지기 쉽고, 어떻게 회복하는지 그리고 어떤 경우에는 왜 회복하지 못하는지를 구조적인 측면에서 보았다.

1. 치수염에 의한 통증

치아 속의 신경이 충치에 영향받거나 깨져서 직접 외부로 노출되는 경우 엄청난 통증이 생긴다. 참기 힘든 치통으로 마취제가 치과에서 제일 먼저 쓰이기 시작한 것은 그럴 만도 하다. 이런 경우는 치수조직에 회복할 수 없는 감염과 염증을 동반하는데, 마취 상태에서 세균감염 된 치수조직을 제거하는 신경치료는 염증, 압력과 함께 통증을 사그라들게 한다. 신경치료는 치아 중심에 구멍을 뚫고 들어가야 할 수 있는 치료로, 본질상 치아를 약화시킨다. 그래서 크라운으로 치아를 덮는 치료로 치아파절을 막는다.

충치가 작은 경우에는 치료 전·후 별다른 느낌이 없고 바로 편하게 씹을 수 있다.

충치가 아주 깊어 신경과 가까운 경우, 감각이 완전히 차단된 마취 상황에서 충치 제거 후 필링을 한다. 충치가 신경과 맞닿아 있는 경우는 신경 노출이 우려되기에 남아 있을 수 있는 충치 의심 부위를 확인차 청소해 보기가 주저된다. 확인하려다가 신경이 노출되면 바로 신경치료로 넘어가야 하므로 노출 직전까지 최대한 청소를 하고 필링을 하는 쪽으로 가닥을 잡는다.

일반적으로 마취가 풀리면서 약간의 불편감은 있지만 서서히 완화된다. 물리적으로 필링과 신경이 거의 붙어 있게 되면 서서히 신경에 불편감, 통증, 염증을 유발하기도 한다. 어떤 경우에는 수년 동안 문제없는 상태로 유지되기도 하고, 어떤 경우에는 수개월 후 신경에 비가역적 염증, 엄청난 치통이 유발되어 신경치료가 필요한 단계가 되기도 한다. 충치 청소를 잘 마친 후 염증, 통증 컨트롤을 동시에 잘 하면 신경치료의 확률을 낮추는 데에 도움이 된다. 염증과 통증의 정도가 심할수록 치수조직의 비가역적인 손상 확률은 커진다.

그런데 치과에서 마취가 없다면 어떻게 될까?

깊은 충치치료나 크라운을 할 때처럼 통증이 유발될 경우 마취가 있고 없고에 따라 치수조직의 상태는 180° 바뀔 수 있다. 마취의 역할은 감각신경의 스위치를 잠시 꺼 두는 것이므로, 마취가 되지 않은 상태에서 동일한 치료를 한다면 스위치가 최대로 켜져 있게 된다. 원인 #1에 의한 결과로서 신경 활동의 과열은 통증 전달에 그치지 않고, 그 부위 조직에 염증 또는 다른 문제의 원인 #2로 등장한다. 한 예로, 대상포진은 신경 속에 잠복하던 바이러스가 신경을 타고 발현되어 전형적인 바이러스 수포, 통증 등을 일으키고 2주 후에 사라지는, 고령층에게서 자주 보는 바이러스 감염인 것이 익히 알려져 있다. 이때 감각신경을 활성화 또는 '발작적인' 상태로 만드는 바람에 신경 자체가 1~2년 만성 통증의 원인이 되는 고약한 질병이다. 마치 신경 스위치의 ON과 OFF가 뒤바뀐 듯한 상황이다. 질병의 원인은 바이러스, 결과는 통증이었는데, 나중에는 통증이 새로운 문제의 원인, 결과는 통증에 의한 부작용과 우울증 등으로 치환된다. 만일 수포가 나타났다가 사라지는 대략 2주 정도의 기간 동안 통증을 느끼지 않을 만큼 진통소염제를 줄곧 사용한다면, 수포가 사라지면서 통증도 함께 가라앉을 확률이 높다. 신경 스위치를 최대한 꺼 둔 상태에 적응시킨 결과이다.

치료가 잘 됐을 때 정상 상태로 빠르게 회복되는 것은 치료 전·후 통증의 강도와 기간이 최소인 경우였다. 장기간 통증을 느끼게 되면 정상으로 돌아오는 시간이 길었다. 마취로 감각신경이 눈치채지 못하게 눈을 가리고 지나가면, 상황이 종료된 이후 신경은 아무 일 없었다는 듯 정상에 가깝다. 그러나 신경이 다 느끼고 오랫동안 켜져 있는 경우, 신경은 켜져 있는 상태에 익숙하게 된다. 감각신경에서 뇌로 전달된 통증은 운동신경으로 돌아 나오며 근육을 활성화한다. 아프니까 웅크리게 되고 이를 물게 되고 긴장하게 됨으로써 통증을 증가시킨다. 새로운 통증은 다시 감각신경을 통해 뇌로 들어간다. 이런 악순환의 고리를 형성하고, 장기화된 사이클은 습관으로 바뀐다. 습관적 통증 상태가 가능해지는 과정이다.

습관적 통증 상태에서 늘 빠지지 않는 것이 턱근육의 긴장과 이물기, 이갈이 습관이다. 어떤 환자는 1년 365일 턱근육 긴장 속에 산다. 치아의 파괴 속도, 잇몸의 스트레스, 볼살의 씹힌 자국 등은 최고조에 달한다. 그러나 습관이 오래되기 전에 순환고리 중 한 군데, 그보다는 여러 군데에서 동시에 차단하면 회복은 상당히 빨라질 수 있다. 통증을 느끼더라도 근육에 힘을 빼고 지낸다든지, 심한 경우는 진통제를 사용하는 등 원인을 빨리 찾아 제거하면 순환고리는 금방 깨진다.

치수에 염증이 서서히 증가하면 찌르는 듯한 극심한 통증이 왔다가 사라지기를 천천히 반복한다. 점차 간격은 줄고 강도는 증가한다. 마지막 단계에 도달하면 3~4일간 극치의 통증이 지속된다. 진통제가 도움이 안 될 정도인데 이 시기가 비가역적 단계가 되고, 이 지점을 넘어가면 쉽게 말해 신경이 죽어서 오히려 통증이 줄어들고 사라지는 시기로 접어든다. 치수조직이 천천히 괴사되면서 압력이 증가하고 뿌리 끝 부위의 뼈가 녹으며 고름이 나갈 길을 만든다. 상당히 긴 시간 동안 이 과정이 진행되면서 잇몸뼈는 계속 파괴된다. 적절한 치료가 바로 뒤따르면 치아의 수명, 기능을 거의 회복할 수 있지만, 치료가 늦어질수록 수명과 기능회복의 여지가 줄어들게 된다.

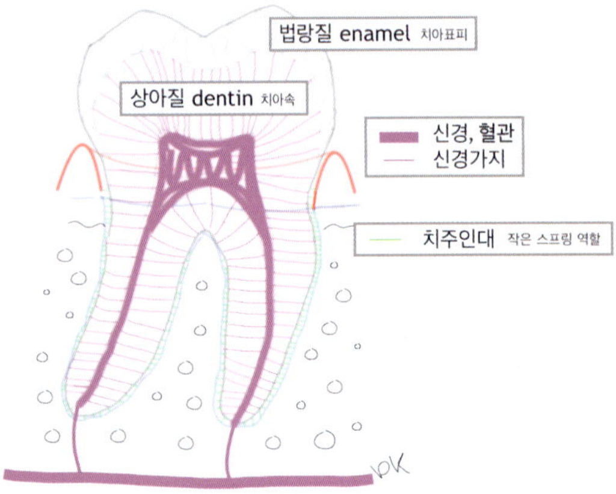

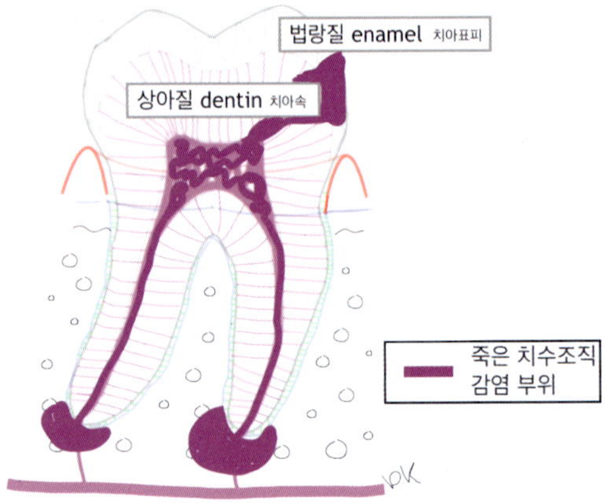

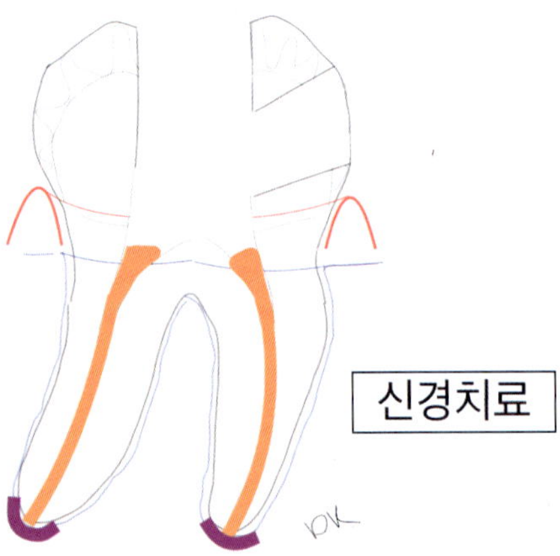

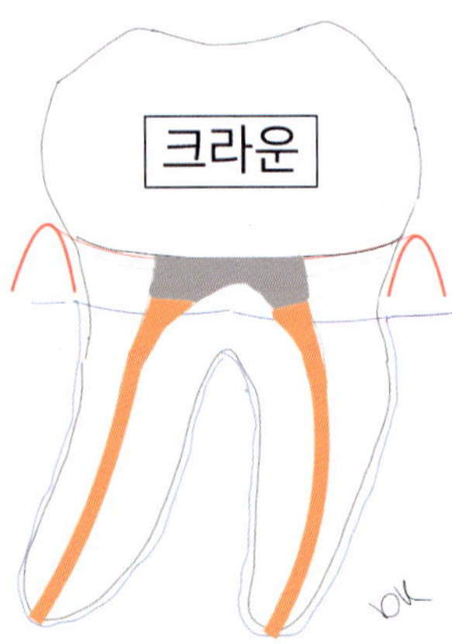

2. 치아 주위조직에 의한 통증

치아 외부인 뿌리 주변에서의 잇몸염증, 치주 감염, 농양 등 치주조직의 파괴는 묵직하고 기분 나쁜 통증을 일으킨다. 막판으로 가면 참을 수 없는 통증으로 이어지고, 심한 치주파괴로 치아는 상당히 많이 움직이고 밀려 나온다. 이를 다물 때마다 혹은 다른 쪽으로 씹어도 이 치아가 먼저 맞닿기에 통증은 더욱 커진다. 환자가 발치를 원할 정도의 통증이다. 충치로 인한 신경 노출의 경우는 신경치료로 통증 완화와 치아 유지가 가능하지만, 심한 잇몸질환(periodontal abscess)의 경우는 치아 자체를 제거해야 통증이 완화된다(아래 사진).

치주파괴는 치아를 잡아 주는 조직이 약화되므로 자연히 치아는 움직이고 자리에서 이탈하여 맞닿는 치아와 과도하게 터치되어 힘을 받기 마련이다. 비정상적 충격은 잇몸파괴 속도를 가속화한다. 잇몸질환이 계속 진행되는 동안 붓고 가라앉기, 아프고 낫기를 반복한다. 대부분의 잇몸질환의 경우 딥 클리닝과 막 제거를 시작하고, 이탈한 치아가 덜 맞닿게 조정해 주는 것이 빠른 회복에 큰 도움이 된다. 조정의 정도는 얼마나 많이 이탈했고 충격이 가해지는지에 따라 달라지겠다. 동시에, 치아 안닿기 연습과 나이트 가드 사용을 고려한다.

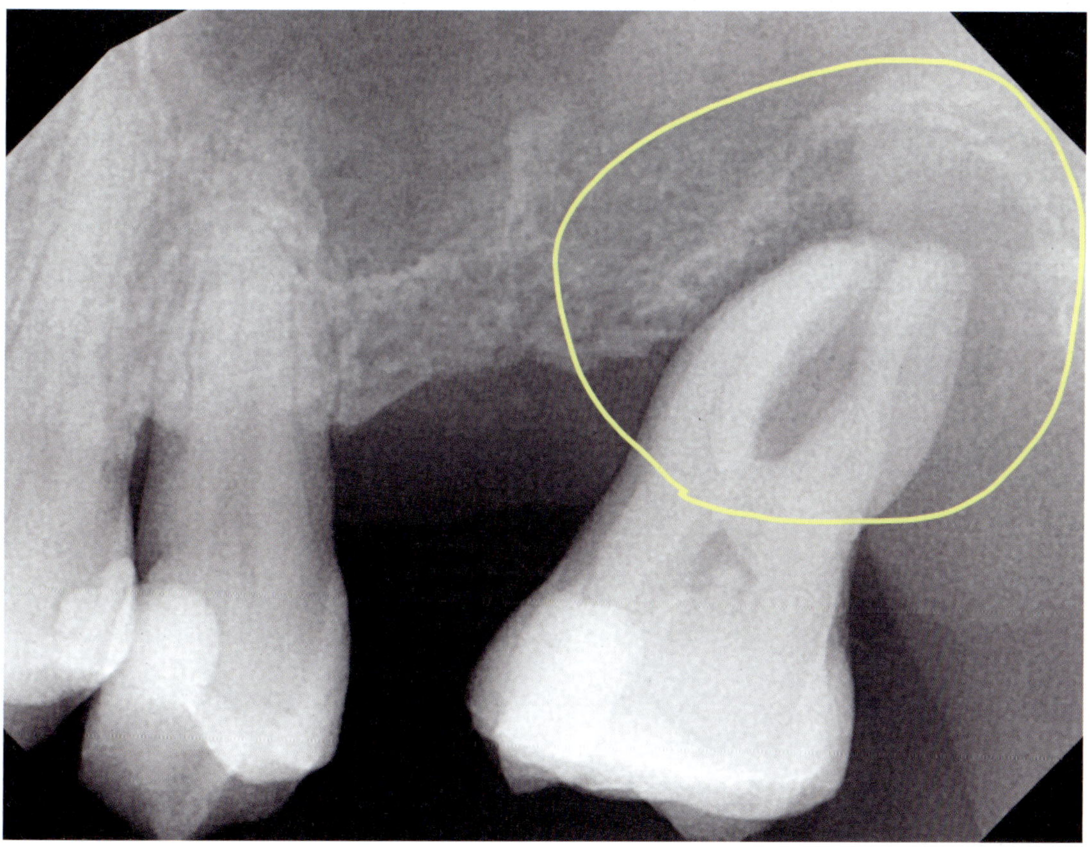

3. 시림, 간헐적 통증, 지속적 통증

치아에 가해지는 과도한 반복자극은 시림, 민감성을 야기한다. 시림, 민감성은 칫솔질, 이갈이, 씹기, 찬 것, 뜨거운 것, 단 것, 신 것 등에 다 적용된다. **반복자극을 멈추고 원인을 제거하면 수일 후 시림, 민감성은 사라진다.** 자극의 기간, 강도가 선을 넘으면 시림, 민감성은 이제 간헐적인 통증의 단계로 진전된다. 원인을 제거하면 통증은 시림, 민감성 단계로 내려오고, 이것도 점점 사라진다. 간헐적 통증 단계에서 원인이 무시되면 점차 지속적 통증으로 진행되고, 계속 무시되면 신경의 과열, 비가역적 치수염으로 신경치료가 필요한 단계로 진행된다. 시림, 민감성, 통증 등으로 신호가 올 때 빨리 인지해서 행동을 조절하면, 쉽게 예방하고 불필요한 치료를 줄일 수 있다.

4. 필링, 크라운 후의 불편감, 통증

인생 전체를 통해 치아를 수면 중에 갈아 맞춰 온 과정 속에 긴밀한 치아 접촉 습관은 이미 우리 삶에 깊게 자리 잡고 있다. 반복되는 힘은 치아뿌리 주변조직을 매우 단단하게 만들고 움직일 자유를, 느슨함을 줄인다. 완충 시스템의 결여는 결국 치아파절을 가속화한다(제13, 14장 참고).

이런 상황을 고려할 때 충치치료나 크라운 치료 시 약간의 두께 변화는 씹을 때 불편감, 시림, 통증을 야기한다. 따라서 긴밀한 접촉 시 필링에 닿는 부위가 없도록 제거해 주는 것은 매우 중요하다. 색깔이 묻어나는 종이를 씹어서 높은 부위를 찾아 조정한다. 그러나 음식을 씹는 상황에서는 접촉시간이 길어질 뿐 아니라 더욱 강하고 복잡한 힘과 움직임이 일어나는데, 종종 종이 씹는 것으로 저작을 재현하지 못하면 부딪히는 부위를 놓치는 경우가 발생한다. 종이를 음식처럼 맛있게 씹지 않아서 놓치게 된다. 특히 마취 상황에서의 씹기는 감각을 통해 미묘한 운동을 조절하는 실제 상황과는 큰 차이가 존재한다. 마취가 풀린 후 환자는 '조금 지나면 불편감이 없어지겠지….' 라는 생각으로 지나치지만 그 불편감은 시림, 통증으로 발전할 수 있다. 특히나 새로 해서 잘 맞지 않는 필링이나 크라운이 불편감의 원인이라는 것을 짐작하기에, 밤사이 이갈이는 높은 부위를 갈아 없애는 방향으로 더욱 적극적으로 일어나는데 그것이 통증을 가중시킨다. 이 경우에는 빠른 시일 내에 치과에서 재조정받기를 권한다. 조정 후 대부분 통증, 시림, 불편감은 사라진다. 이것 또한 길어질수록 회복도 느려진다.

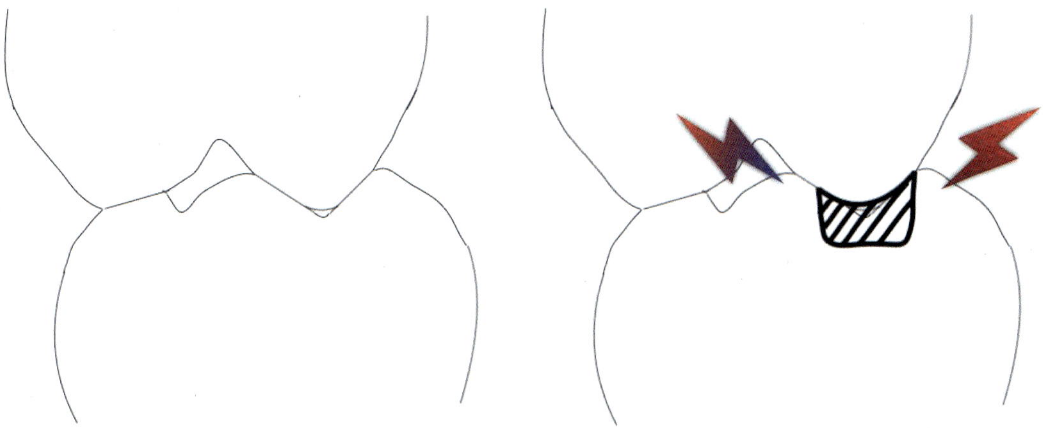

그럼 **느슨하게 치아를 사용하는 경우는 어떨까?** 치아의 주변조직이 느슨한 경우 치아의 움직임과 충격흡수는 훨씬 여유 있다. 물론 필요한 조정은 당연히 해야겠지만 이와 같은 약간의 치아 모양 변화에 따라 불편감, 통증이 덜 발생하는 이유는 밤마다 이갈이를 진행해서 치아를 맞추겠다는 목표가 없기 때문이다. 이 습관은 훈련에 의해서만 도달되는 상태이다. 환자와의 대화를 통해 치아의 마모도 등을 검사해 보면, 정도의 차이는 있지만 긴밀한 상태, 경직된 잇몸조직, 갈린 치아는 거의 한결같다. 이런 상황에서는 약간의 두께 변화에 쉽게 적응하지 못한다. 훈련이 되면 근육은 느슨하고 치아에는 눌림이 없고 간혹 맞닿는 것으로써 서서히 새로운 균형을 찾는다. 제13장에서 턱관절 문제에 관해 언급한 것과 같이 **치아 접촉률이 낮아도 자연스러운 상황으로 이해하고 받아들이면 접촉점들이 매 순간 바뀌더라도 느슨한 균형을 이루고, 장기적으로는 치아 보존에 가장 핵심적인 내용을 소화할 수 있게 된다.**

교정치료 때는 모든 치아를 흔들어서 헐렁한 상태에서 움직이는 상황이니 치아끼리 맞닿는 부위는 계속 변한다. 이때는 씹을 때 어느 일부만 맞닿아도 그다지 아프지 않다. 치아들이 상당히 느슨하기에 약간 더 힘을 줘 씹으면 치아들이 찌그러지면서 스트레스는 더 분산된다. 교정을 해 본 사람은 교정 중 치아가 많이 흔들린 기억은 있어도 아파서 씹지 못했던 기억은 치료기간 전체를 보아 별로 없었을 것이다. 와이어를 새로 바꾼 후 며칠은 뻐근하며 아프지만 1주가 지나면 그 통증도 없어진다. 이 정도의 큰 범위로 치아가 움직이고 이탈하는 것은 '치아 이동'이라는 특수한 목표가 있을 때만 발생하는 상황이다. 교정장치, 와이어나 투명교정장치에 의해 가이드 되는 특수상황인 것이다. 반면, 교정이 끝나거나 일상적인 상황에서는 생리학적인 자유가 주어지는 안정된 상태가 목표가 된다. 그 상태가 지금까지 설명한 잘 훈련된 상태이다. 위치 유지, 치아 보존을 위해 밤에 리테이너, 나이트 가드가 전체 그림에서 여기에 들어가게 된다.

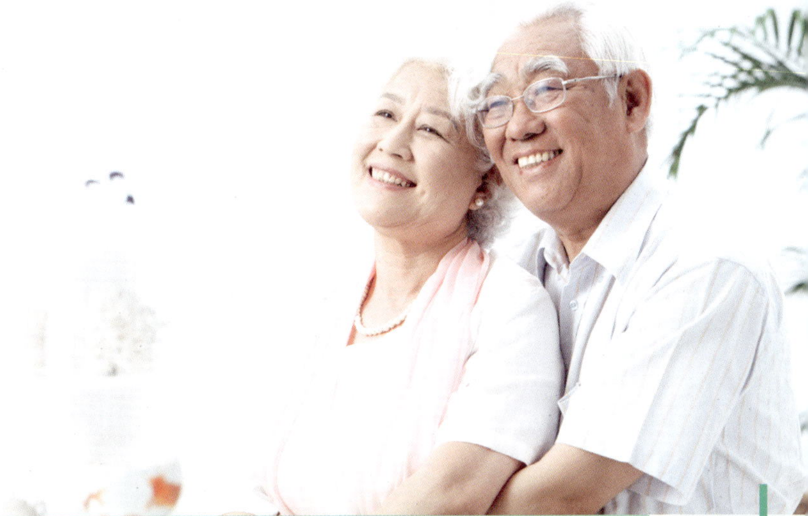

제 17 장

임플란트의 독특한 문제

임플란트 크라운이 흔들거린다며 새 환자가 내원했다.

> DK: "언제부터 흔들거리기 시작했나요?"
>
> - 환자: "3주 정도 되었어요."
>
> DK: "이전에도 흔들린 적이 있었나요?"
>
> - 환자: "네, 2년 전에 처음으로 흔들렸고, 이번이 2번째입니다."
>
> DK: "임플란트는 언제 했나요?"
>
> - 환자: "8년 전에요."

이 상황을 이해하기 위해 먼저 임플란트의 구조를 살펴보자.

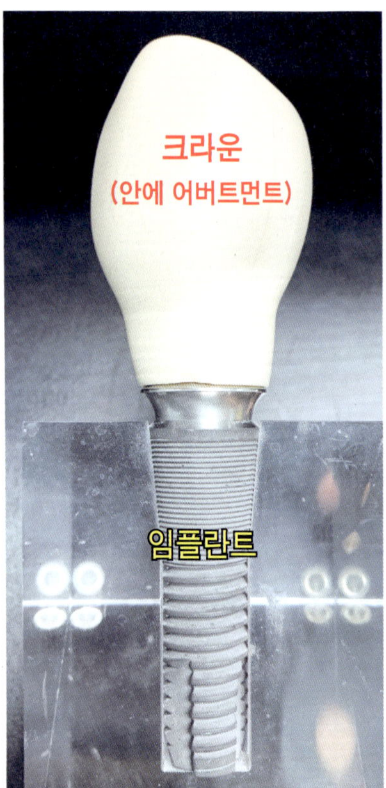

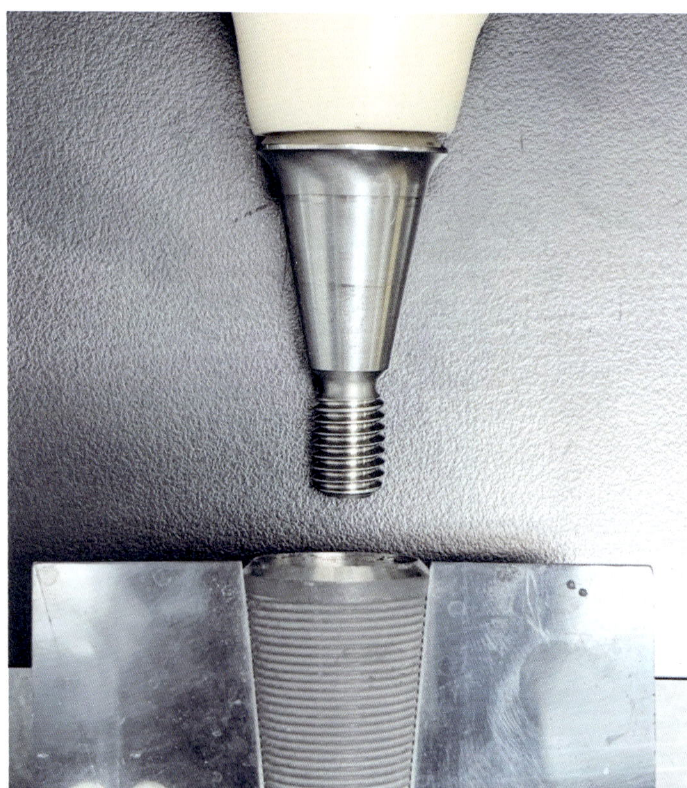

임플란트는 뿌리에 해당하는 부분이고 그 위에 어버트먼트(기둥)와 크라운으로 구성된 머리 부분, 이렇게 크게 두 부분으로 나뉜다. 이 두 파트를 작은 스크루(나사)가 연결하고 있다.

아래는 임플란트 내면의 나사 면을 보여 준다. 연결나사가 느슨해진 후 계속 씹거나 갈면 연결나사와 임플란트 내면은 마찰이 생겨 서로를 갈아 버린다. 필자는 이것이 자동차 바퀴의 나사가 약간 풀린 상태에서 차가 움직이는 것과 유사하다고 환자에게 설명한다. 그래서 흔들림이 미세하게라도 느껴지면 그 즉시 치과로 가서 연결나사를 풀고 나사와 임플란트의 내면을 청소하고 나사의 상태를 확인해야 한다고 교육한다.

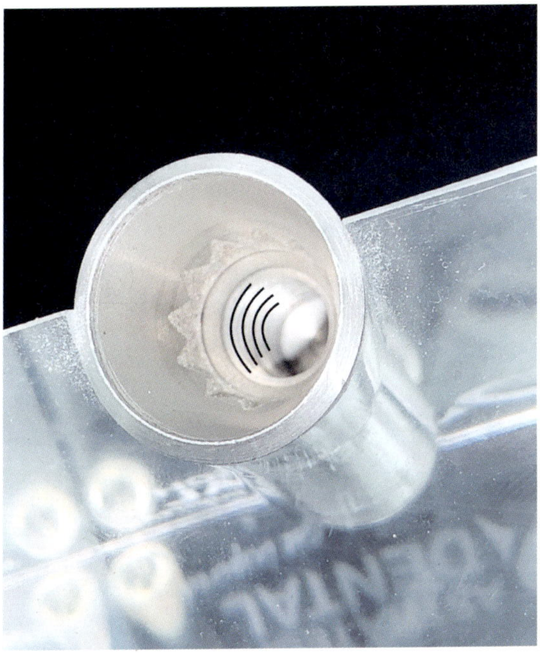
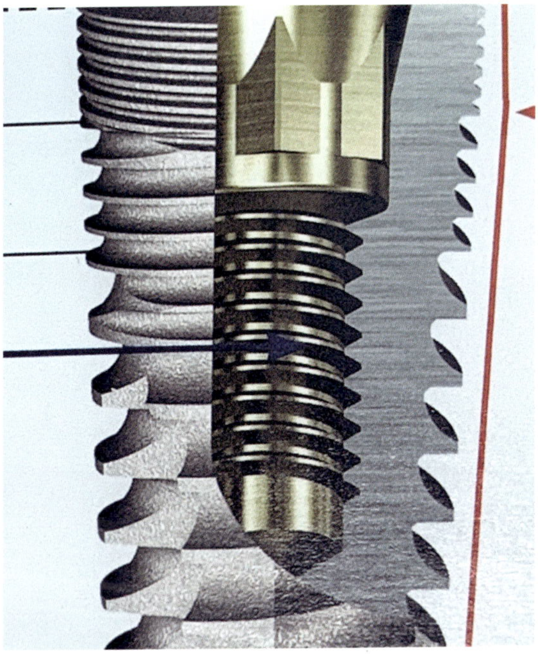
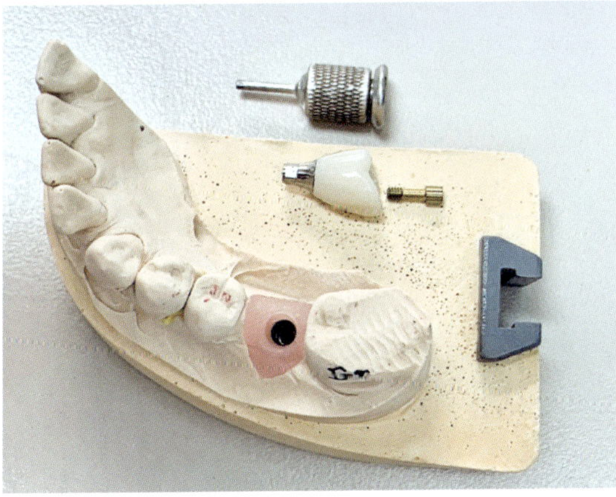
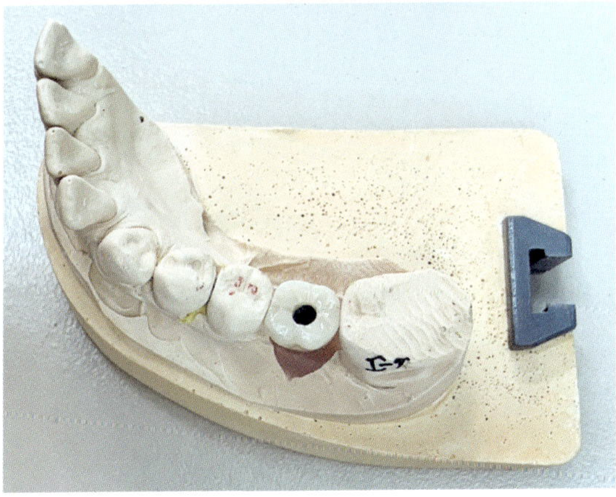

연결나사를 거즈로 닦았을 때 만일 검게 갈린 부분이 나온다면 나사는 손상됐음을 알 수 있다. 임플란트 내면도 아주 작은 마이크로 브러시로 닦아 보면 검게 묻어 나온다. 연결나사는 새것으로 바꿔 끼면 되지만 임플란트 내면이 손상되면 더 큰 문제가 되니, 임플란트 크라운이 약간 움직이는 느낌이 있으면 환자는 바로 치과에 가서 후속 조치를 받아야 한다. 환자가 문제 발견 즉시 내원했고 나사의 손상이 보이지 않는다면, 필자는 일단 나사를 조이고서 기다려 보자고 한다. 나중에 또 풀리면 스크루 교체를 고려해야 한다는 것도 환자에게 알린다. 임플란트 내면의 손상은 수명을 단축하고, 연결 부위의 정확도를 낮추어 미세한 움직임을 발생시켜 결국 임플란트 벽의 파절 또는 찢어짐을 일으킨다.

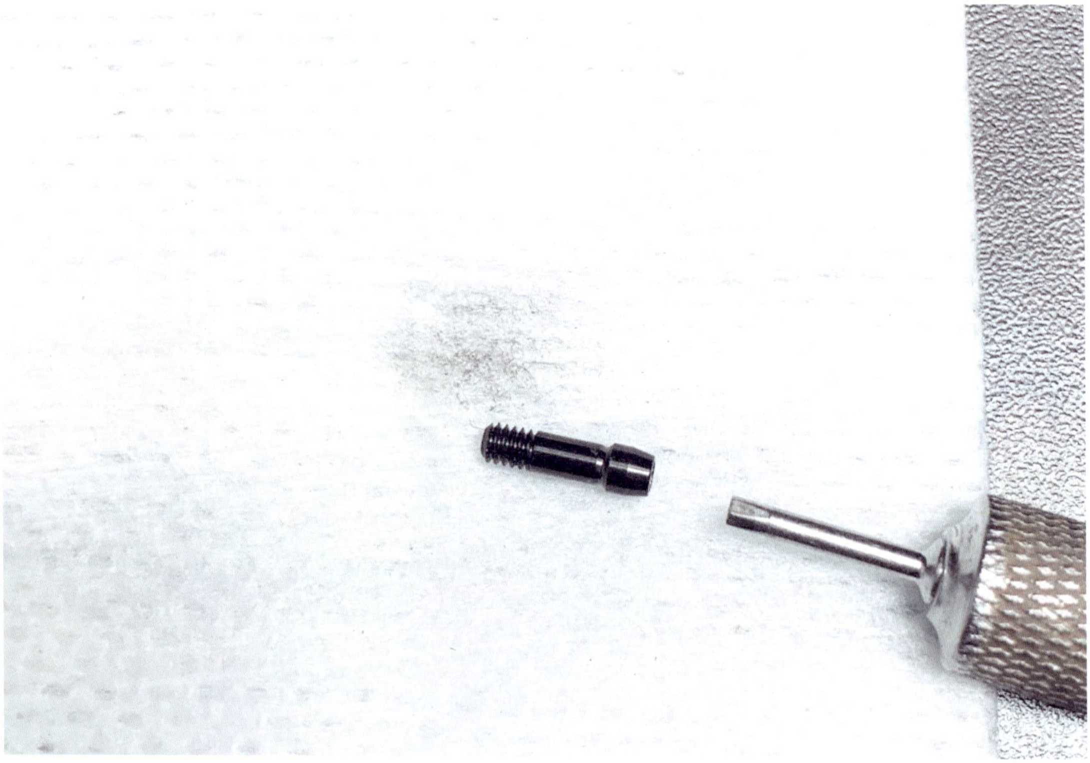

다시 대화 속 환자의 경우로 돌아가서 — 환자는 처음 임플란트를 심은 후 6년 만에 연결나사가 풀려 조이는 처치를 받았고, 그로부터 2년 후에 나사가 다시 풀렸는데 그 상태로 3주 동안 이를 갈고 씹는 것이 지속된 상황이었다. 처음에는 나사가 풀리는 데에 6년이 걸렸고 그다음에는 2년이 걸렸다. 처음 상태보다 나사 면의 정확도가 떨어진 것을 짐작할 수 있었다. 환자의 이갈이 상태를 확인했더니 전체적으로 상당한 손상이 보이고 밤에 나이트 가드는 쓰고 있지 않았다. 아래 그림처럼 이를 갈 때 대미지의 가장 큰 힘은 수직적 누르기보다는 수평적 이갈이다. 이 환자의 임플란트 크라운을 조사했더니 이갈이 시 상당한 힘이 크라운 씹는 부분 중 가장자리에 집중된 것으로 발견되어, 그 부위를 조정했다. 그리고 나이트 가드 사용, 평상시 턱근육 이완, 치아 맞닿지 않기, 하루 1분 턱근육 누르기 검사, 마사지 등의 교육을 했다.

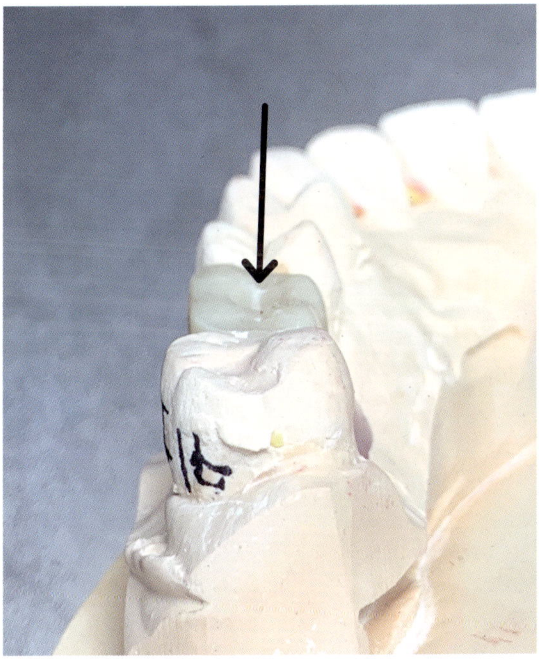

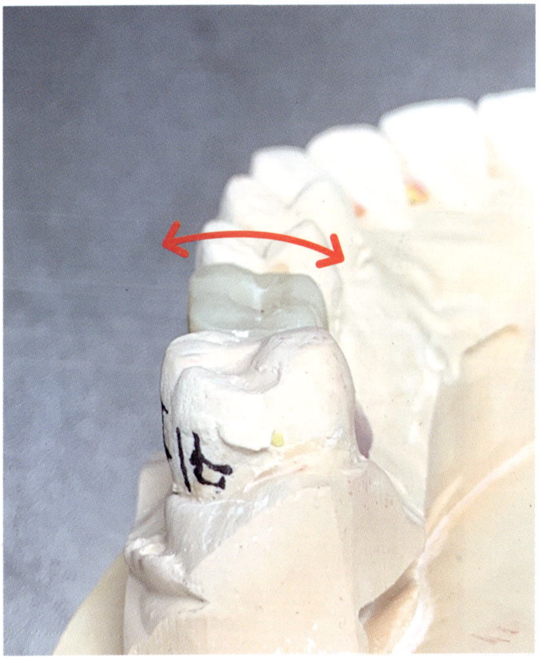

아래 사진. 한 환자는 위 앞니의 임플란트 브리지가 흔들거려서 내원했다. 일반적으로 3개 임플란트에 5개 치아 브리지는 상당히 견고하다. 임플란트 브리지가 정확히 들어가지 않았지만 사진의 왼쪽, 중앙의 브리지는 시멘트로 어버트먼트와 상당히 견고하게 붙어 있고, 오른쪽은 시멘트 약화로 떨어져 있었다. 역시나 속에 있는 연결나사들이 풀린 상황이었다. 아래의 치아 모델 사진에서 앞니들이 얼마나 손상됐는지 확인된다. 뾰족한 앞니가 거의 평면이 됐는데, 밤 이갈이의 전·후 턱 운동의 수평적 힘은 임플란트 3개의 연결나사, 시멘트를 손상시킬 정도였다. 연결나사 분리, 청소, 수평적 힘의 분산을 위한 브리지 조정을 했고, 나이트 가드를 제작해서 밤에 사용하도록 했다. 먼저 안정적인 상태로 유지하면서 훈련으로 기본기를 다지고, 연결나사가 또다시 풀릴지 한동안은 테스트하기로 했다. 연결부의 안정성이 어느 정도 확인되면, 정확한 브리지 제작으로 안정성을 더욱 높이기로 하였다.

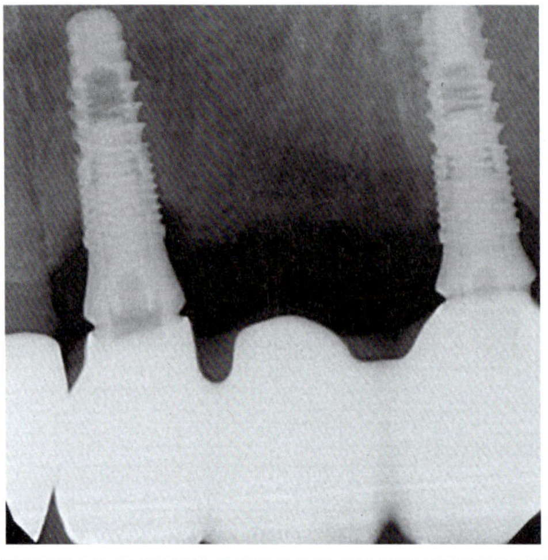

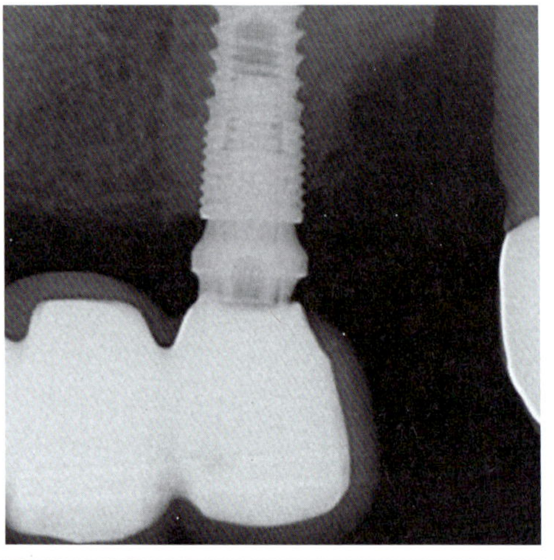

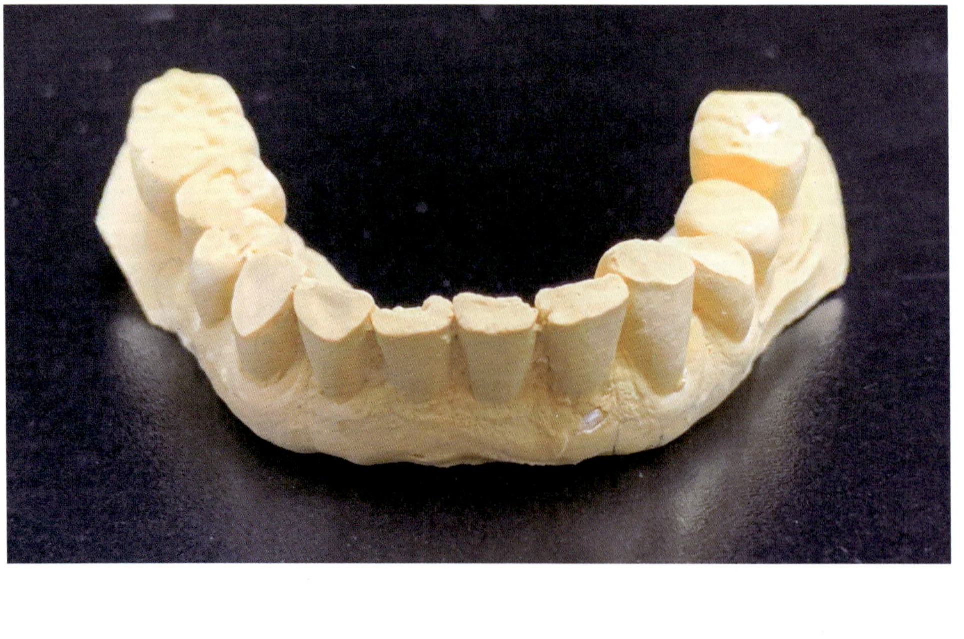

치아에서 종종 보는 크랙은 임플란트에서도 발생한다. 치아에 비하면 드물지만, 몇 가지 조건이 맞아야 한다. 씹는 힘이 강하고, 밤 이갈이 보호가 안 되고, 임플란트의 연결나사 풀림을 눈치채지 못하거나 방치하는 것 등이다. 심한 경우 연결나사와 임플란트 내면의 손상뿐 아니라 임플란트의 벽이 깨지는 상황까지 간다. 치료는 임플란트 제거 → 뼈이식 → 임플란트 심기로 진행된다. 상황에 따라서 한 번에 할 수도, 몇 개월의 시간차를 둘 수도 있다. 동시에 원인을 없애는 훈련이 필수이다.

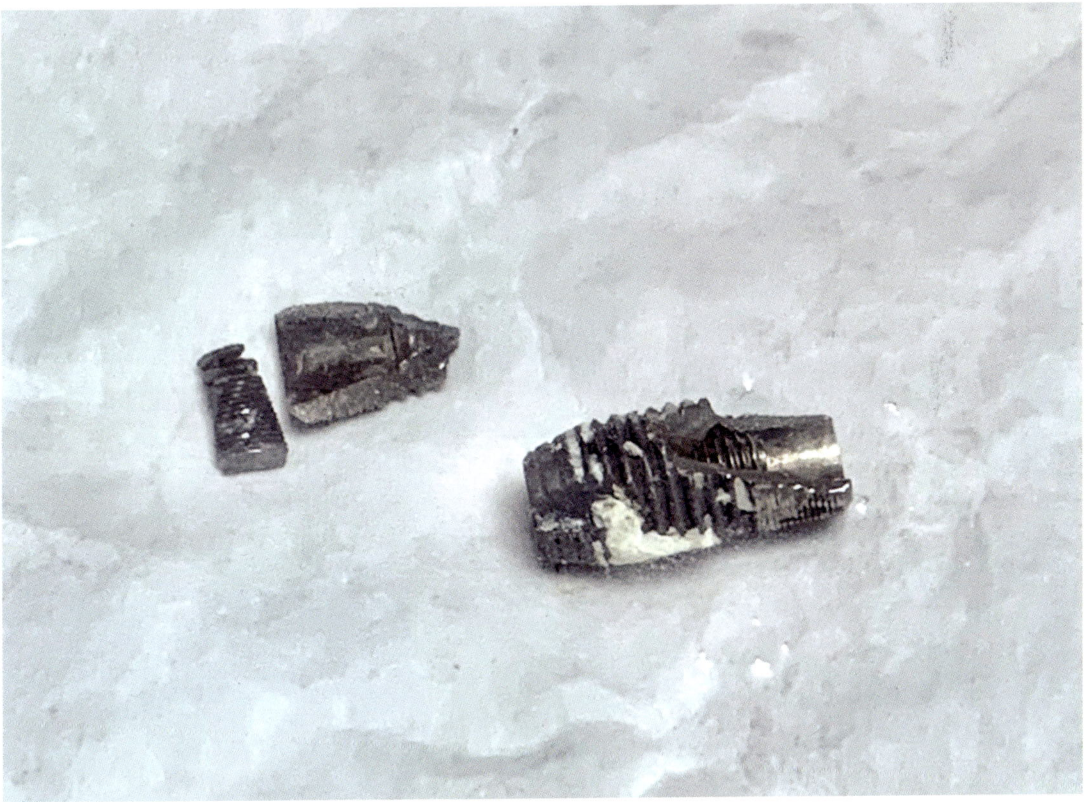

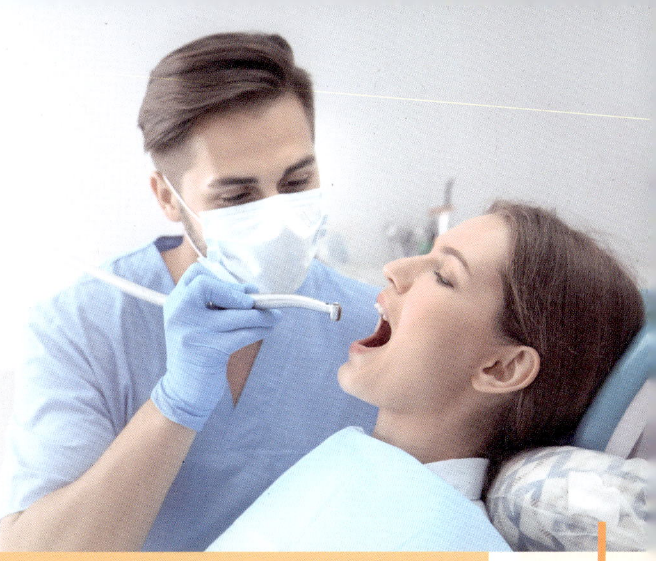

제 18 장

구강세균과 전신건강

황인성

구강미생물, 마이크로바이옴

우리 몸의 구강에는 장에 이어 2번째로 많은 수의 미생물이 서식하고 있다. 침을 삼키고, 음식물을 씹고, 음료수를 마시는 행위에도 불구하고 구강의 미생물은 볼 점막, 혀, 치아의 표면에 달라붙어 독특한 성질의 군락을 이룬다. 대부분은 상주균으로서 무해하지만 특별한 조건이 되면 이들은 직·간접적으로 이웃에게 전파되어 이웃의 구강건강에도 영향을 미친다. 대표적인 구강 질환으로는 치주염, 치은염, 치아우식(충치), 구강암 등이 있는데, 모두 구강미생물(입속 세균)과 연관이 있는 것으로 알려져 있다. 최근엔 구강과 연관이 없을 것으로 여겨지던 질병도 구강미생물과 연관된 것으로 밝혀지고 있는데, 구강은 호흡기와 위장을 비롯한 인체 여러 내장 기관의 입구로서 인체의 전반적인 건강에 중대한 영향을 끼치고 있음을 알 수 있다. 특히 한 번에 대량의 미생물 개체를 판별할 수 있는 차세대염기서열분석법(NGS)의 적용으로 과거에 배양이 되지 않아 연구가 불가능했던 구강미생물의 존재를 알 수 있게 되었고, 미국국립보건원(NIH) 주도로 2007년부터 10년 동안 약 2,600억 원이 투자된 **휴먼 마이크로바이옴 프로젝트(HMP)**를 토대로 구강미생물과 전신질환의 연관 연구가 폭발적으로 증가하고 있다.

마이크로바이옴이란 한 유기체에 공생하고 있는 미생물 군집(microbiota: 박테리아, 곰팡이, 바이러스 등)과 이들이 지닌 유전체(genome)를 총체적으로 일컫는 말이다. 특정 생리화학적 환경에서 서식하는 미생물 군집으로서 시간과 규모에 따라 서식지와 역동적인 상호 작용을 하며 서식지의 기능에 중대한 영향을 미친다. 인체 마이크로바이옴을 구성하는 대부분의 미생물은 공생균(symbiont)이며, 인간에게 필요한 비타민과 아미노산을 생산하고 소화와 양분의 흡수를 돕거나, 대사와 발달을 조절하거나, 병원균(pathogenic microorganisms)의 생장을 억제하는 유익균(beneficial microorganisms)으로 활동한다. 하지만 서식 부위가 바뀌거나 군체의 수나 조합이 불균형(dysbiosis)해지면 다양한 소화기질환, 비만, 당뇨병, 자폐증, 뇌질환 발병의 위험도를 높이는 병원성(pathobiont)을 나타내기도 한다. 이처럼 인체 마이크로바이옴은 인체의 건강과 면역체계 유지에 중요한 역할을 하는 필수 공생미생물(commensal microorganisms)로 여겨지며 나아가 제2의 인체 기관, 제2의 인간 유전체로도 불리고 있다.

HMP는 총 48곳의 인체 부위에서 31,596개의 검체를 채취해 마이크로바이옴을 분석했다. 단일 부위로는 분변이 5,904개의 검체로 가장 많고 구강 점막이 4,292개로 2번째로 많다. 하지만 위장기관과 구강으로 크게 구분하면 구강 부위가 총 9,324개로 위장기관 부위의 9,189개보다 약간 많다. 이는 상대적으로 구강 검체의 채취가 쉽고, 검체 간 차이가 크며, 구강 내의 세부 부위별로 미생물 종이 매우 다양하게 분포하기 때문이다(다음 페이지 그림). HMP를 통해 파악된 인체의 구강미생물 정보를 집대성한 인체구강 마이크로바이옴 데이터베이스(HOMD)는 2022년 5월 현재까지 약 774종의 구강미생물에 대한 정보를 담고 있다. 이들 중 약 57% 정도만 공식적인 명칭을 부여받았고, 13%는 배양이 되었으나 아직 명명되지 않았으며, 30%는 현재의 방법으로는 배양이 불가능한 것으로 알려져 있다. 774종 대부분은 입안에서 상주하는 공생미생물인데 한 사람에게서 이만큼 다양한 종이 발견되는 것은 아니고 지금까지 입속에서 발견된 미생물을 모두 더한 것으로 보면 된다. 한 사람의 입안에는 평균적으로 약 200종의 미생물이 자리 잡고 있다고 알려져 있다.

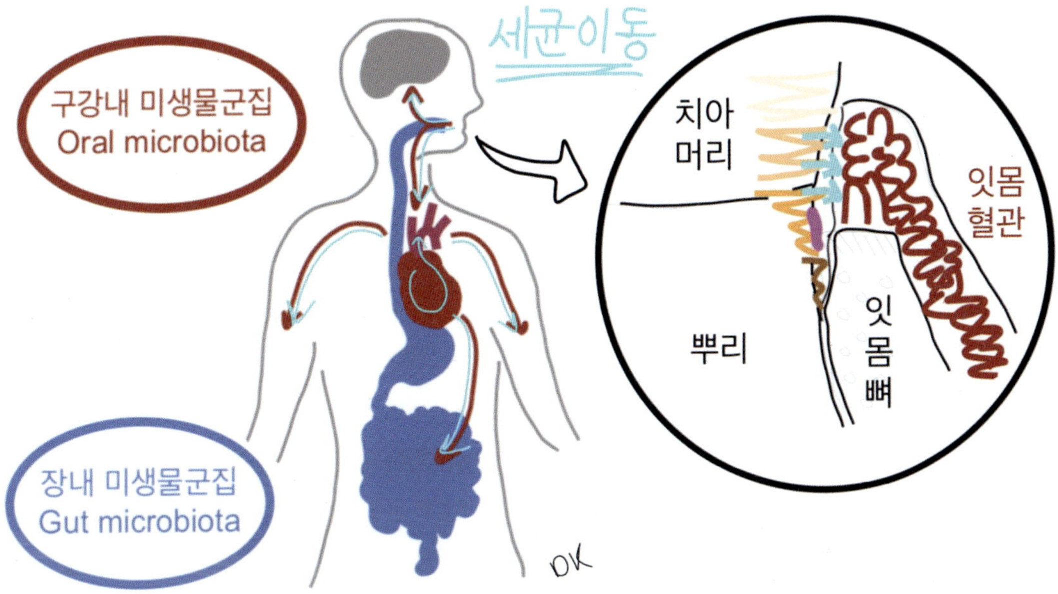

구강미생물과 알츠하이머병 – 종횡무진 진지발리스

알츠하이머병(AD)은 치매(dementia) 환자의 약 75%를 차지하는 대표적인 인지기능 장애 질환이다. 최근 대만의 한 연구진들은 대만의 건강보험연구데이터베이스(NHIRD)에 등록된 건강인 18,672명과 만성 치주염 환자 9,291명의 10년간 자료를 비교한 추적조사를 통해, 만성 치주염을 10년 이상 앓는 사람이 AD에 걸릴 확률이 약 1.7배 높다는 연구 결과를 발표했다. 미국의 한 연구진은 질병통제센터(CDC) 주도로 약 6,000명을 최장 26년간 추적 조사한 대규모 국가건강영양조사(NHANES Ⅲ, 1988~1994) 자료를 분석해 치주염이나 구강 질환이 AD 발병과 AD에 의한 사망률을 높인다는 결과를 보여 주었다.

치주염은 구강미생물에 의해 촉발되고 심화되기 때문에, 자연스럽게 AD와 구강미생물 사이의 관계를 의심하게 된다. 치주질환을 유발하는 대표적인 병원성 박테리아로는 포피로모나스 진지발리스(*P. gingivalis*)가 있다. 진지발리스는 그 이름에서 유추할 수 있듯이 잇몸(gingiva)에서 주로 발견된 치주염 유발균으로 유명하다. 산소가 희박한 혐기 조건에서 당분이 아닌 단백질을 먹으며 자라기 때문에 잇몸세포 안에 침투한 후 긴 시간 잠복할 수 있는 아주 악질적인 병원균이다.

그렇다면 진지발리스는 AD와 어떤 연관이 있을까? UCSF 연구진이 2019년에 발표한 중요한 논문에서 그 실마리를 엿볼 수 있다. 이들은 우선 AD 환자의 뇌에서 진지발리스 유래 효소인 진지페인(gingipain)이 유독 많이 발견되는 사례들을 보고했다. 진지페인은 진지발리스만 지니고 있는 효소인데 진지발리스의 생장에 필요한 아미노산을 공급하기 위해 절대적으로 필요한 단백질 분해효소이다. 사람의 뇌에 세균의 침투 흔적이 있다는 것에 놀란 이들은 진지발리스가 AD를 유발한다는 가설을 세우고 생쥐를 이용한 실험에 돌입했다. 생쥐의 구강을 진지발리스로 감염시킨 후 생쥐의 뇌에서 일어난 변화를 관찰했는데, 생쥐의 뇌에서도 진지페인을 발견할 수 있었고, 대표적인 AD 지표인 아밀로이드단백질($A\beta_{1-42}$)도 함께 축적되는 것을 관찰했다. 나아가 진지페인의 효소활성을 억제하는 약물을 생쥐에게 먹였더니 AD 지표물질이 축적되는 것을 방지하는 효과를 볼 수 있었다. 이 연구가 발표된 후 AD 치료에 대한 새로운 접근법으로서 진지페인 활성을 억제하는 방법이 주목을 받았고, 미국의 한 기업은 임상시험까지 진행하기도 했다. 2021년 10월에 643명을 대상으로 하는 2/3상 임상시험[GAIN Trial(GingipAIN Inhibitor for Treatment of Alzheimer's Disease Trial)] 결과가 발표됐는데, 타액에서 진지발리스가 많이 발견되는 환자군에게만 AD 진행 지연 효과를 볼 수 있었다. 비록 완전한 AD 치료제를 기다려 온 시장의 기대치를 충족시키지 못했지만, 적어도 생애 전 주기를 통해 구강위생을 강화하면 인지기능 저하를 늦출 수 있는 중요한 예방의학적 실마리를 제공한 셈이다. 또한 세균에 의한 감염과 이로 인한 염증반응도 치매의 주요 발병 원인 중 하나가 될 수 있다는 새로운 관점을 제시했다고도 할 수 있다.

이처럼 구강에만 국한된 줄 알았던 진지발리스의 악행이 구강을 제외한 온몸 구석구석에서 드러나기 시작하면서 진지발리스는 핵심병원체(keystone pathogen)라는 별명을 얻었으며, 치료제에서 더 나아가 중화항체나 백신을 개발하려는 시도도 다각도로 이루어지고 있다.

구강 바이오필름

구강의 미생물은 장내 미생물처럼 산도(pH)의 균형을 유지하고 유해균의 생장을 억제하는 등 인체의 생리 활동에 필요한 다양한 환경을 제공한다. 구강미생물은 여느 미생물과 마찬가지로 군락을 이루기 좋아하는데, 구강의 환경은 다양한 미생물이 모여 군락을 이룰 수 있는 좋은 환경을 제공한다. 미생물 군락은 시간이 지나면 세포외고분자물질(EPS)로 통칭되는 기질로 덮이게 되고, 그 안에서 서로 유전자를 교환하며, 보호를 받으며 생장하면서 얇은 막 형태의 바이오필름을 형성한다. 바이오필름으로 뭉친 박테리아는 면역세포의 감시에서 자유롭고 항생제 내성 유전자를 서로 교환해 항생제에 대한 내성을 강화해 주기도 한다. 항생제에 내성이 생긴 박테리아는 자칫하면 사람의 목숨을 앗아가는 치명적인 무기로 돌변할 수 있기 때문에 내성을 유발하지 않는 항생제를 개발하거나 항생제 내성이 생기지 않도록 감염을 다루는 일은 학계와 의료계의 커다란 숙제로 남아 있다.

구강의 미생물은 주로 치아의 표면에 바이오필름을 형성한다. 잇몸 위로 드러난 치면(치은연상)과 잇몸 아래로 드러나지 않은 치면(치은연하)에 모두 바이오필름이 만들어지는데, 눈에 보일 정도로 쌓이면 치태(plaque)가 되고, 미네랄 등 무기질이 추가되어 경화되면서 치석(calculus)으로 발전한다. 구강에서 바이오필름을 만드는 미생물의 종류와 역할에 대한 연구도 활발히 진행되고 있다. 코리네박테리움(*Corynebacterium*)은 바이오필름이 타액 성분과 섞여 치면에 붙는 뼈대를 제공하는 균이다. 뉴클리어툼(*Fusobacteria nucleatum*)은 다른 세균과 달라붙는 성질이 강해서 바이오필름이 성장하는 매개체 역할을 하는 박테리아 중 하나인데, 입안에 가장 많이 존재하는 녀석으로 구취를 유발하고, 위장관을 통과해 대장에서 증식하며 대장암을 유발하는 것으로도 유명하다. 바이오필름의 겉에는 주로 연쇄상구균(*Streptococcus*)이 자리 잡고 있다. 이들 중 뮤탄스(*Streptococcus mutans*)균은 유기호흡을 통해 산소와 당을 소비하면서 이산화탄소와 함께 젖산과 초산을 만들어 주변의 산도를 높이는데, 산도가 높으면 치면이 부식되는 치아우식증(충치)이 발생하기 때문에 뮤탄스균을 충치균이라고 부르기도 한다. 동시에 유기호흡의 부산물인 이산화탄소는 바이오필름 안쪽에 자리 잡고 있는 혐기성 박테리아의 생장에 도움을 줘서 악순환의 고리를 단단하게 만든다.

구강미생물이 자라는 또 하나의 중요한 장소는 혀이다. 혀의 표면에서 많이 발견되는 네이세리아(*Neisseria*)와 로시아(*Rothia*)는 구강에서 질산이온(NO_3^-)을 아질산이온(NO_2^-)으로 환원하는 능력이 있다. 질산이온은 타액에 혈액의 약 1,000배 정도 높은 농도로 존재하는데, 아질산이온으로 환원된 후 위장관에서 일산화질소(NO)로 변환된 후 혈관에 흡수되는 것으로 알려져 있다. 이처럼 외부로부터 유입된 일산화질소는 혈관을 확장시켜 혈압을 낮추고, 대사증후군을 억제하며, 산화스트레스를 낮추는 등 건강의 유지에 도움을 주는 일을 한다.

허파에도 구강미생물이

구강미생물은 얼마 전까지만 해도 청정지역일 것이라고 여겨지던 허파에서도 발견된다. 여러 연구에서 구강의 위생과 천식(asthma), 만성 폐쇄성 폐질환(COPD), 폐렴(pneumonia)과 높은 연관성(association)이 있다고 알려졌다. 아직 구강미생물이 이러한 질환을 유발하는지 인과성(causality)까지 밝혀진 것은 아니지만 호흡을 통해 허파로 미세유입(microaspiration)되는 경로가 이미 잘 알려져 있어 발병의 원인 중 하나로 높은 의심을 사기에 충분하다.

대장암과 구강미생물

타액을 타고 삼켜진 구강미생물은 보통의 경우 위에서 분비되는 위산과 소장에서 분비되는 담즙산에 의해 제거되고, 대장에 와서도 이미 정착하고 있는 미생물의 텃세에 눌려 정착하지 못한다. 그러나 어떤 식으로든 우리 몸의 균형이 깨지면 구강미생물이 대장에 새롭게 식민지를 건설해 각종 장 질환을 유발할 수도 있다. 실제로 염증성 장질환(IBD)이나 담낭염(sclerosing cholangitis) 환자의 변에서 구강미생물이 더 많이 발견되고 있고, 대장암 환자의 대장에서 뉴클리어튬(*F. nucleatum*) 균이 특히 많이 발견되고 있다. 쥐 실험에서는 뉴클리어튬 균에 감염된 대장암세포가 감염되지 않은 대장암세포보다 더 쉽게 전이(metastasis)되는 결과를 나타내기도 했다. 뉴클리어튬 균은 세포 사이의 연결을 약화시켜 다른 조직이나 장기로 침투하는 능력이 있어 태반에 침입할 경우 조산(preterm birth)이나 사산(stillbirth)을 일으킬 위험이 있으며, 이 외에도 구강암, 구취(halitosis), 치수감염(dental pulp infection) 등의 전신질환과도 연관이 있다고 알려져 있다.

류마티스 관절염

류마티스 관절염(rheumatoid arthritis; RA)은 시트룰린화된 단백질에 대한 과도한 면역반응에 의해 유발되는데, 시트룰린화된 단백질에 대한 항체가 많을수록 발병률이 높은 것으로 알려져 있다. 공교롭게도 이 항체의 양은 구강에 있는 진지발리스의 양과 비례하는데, 아직 진지발리스에 의해 류마티스 관절염이 발병되었다고 단정할 순 없지만, 진지발리스가 지닌 진지페인 효소가 시트룰린화된 단백질을 만든다는 것은 이미 잘 알려져 있기 때문에 진지발리스가 원인균이라는 의심을 사기엔 충분하다. 치주염과 연관이 있는 것으로 알려진 악티노마이세템코미탄스(*Aggregatibacter actinomycetemcomitans*)라는 다소 긴 이름을 가진 박테리아도 다른 경로를 통해 시트룰린화된 단백질을 만드는 능력이 있다.

심혈관질환

구강의 건강이 심혈관질환에도 중요하다는 연구 결과도 많다. 국내에서는 2002부터 2003년까지 건강보험관리공단의 주도 아래 40~79세 연령대의 478,245명을 대상으로 진행한 코호트 연구 결과가 최근 발표됐다. 이 결과에 의하면 통계적으로 건강검진 시 구강검진을 한 그룹은 하지 않은 그룹에 비해 심혈관질환에 걸릴 위험율이 10% 정도 낮았다. 또 다른 연구에서는 충치균으로 알려진 뮤탄스균이 심내막염 환자의 심장 판막에서 발견됐는데, 상한 잇몸을 뚫고 혈관을 타고 온몸을 돌아다니는 녀석임을 알 수 있다.

임플란트 주위 감염

치아 임플란트 시술 건수가 증가하면서 임플란트 주위 감염(peri-implant infections)도 증가했다. 대략 전체 임플란트 시술자 중 30%, 심긴 임플란트 중 20%가 임플란트 주위의 감염을 경험한다. 감염 초기에는 임플란트 주위조직에 염증이 발생해 출혈을 일으키는 임플란트점막염(implant mucositis)이 주로 발생한다. 관리를 소홀히 하면 치주 아래 뼈구조까지 염증이 퍼져 치주낭(치아와 잇몸 사이에 벌어진 골, 잇몸주머니)이 더 깊어지는 임플란트주위염(peri-implantitis)으로 발전한다. 더 심해지면 치주뼈가 녹아내리는 골용해(osteolysis)까지 각오해야 한다. 임플란트 주위에 모여 염증을 유발하는 세균과 자연치아의 주위에 모여 치주염을 유발하는 세균은 그 구성원이 매우 다르다. 구강미생물이 자연치아와 임플란트 표면의 미세한 재질 차이를 쉽게 구분할 수 있기 때문이다.

보통 임플란트 식립 후 빠르면 30분부터 박테리아에 의한 감염이 진행되기도 하는데, 이때 형성된 바이오필름은 임플란트 주위의 환경을 변화시켜 구강미생물의 균형을 깨 임플란트주위염을 악화시킨다. 이 때문에 임플란트를 시술할 때 항생제를 사용하게 되는데, 구강의 미생물을 모두 제거하는 것도 건강한 구강미생물의 균형을 교란하는 것은 마찬가지이다. 앞으로 항생제 처방과 처방 후 구강미생물 생태계를 어떻게 복원할 것인지 고민해 볼 필요가 있다.

구강미생물과 전신질환

우리와 함께 공생하고 있는 미생물이 우리 몸의 경계를 침범하지 않는 이상 서로 호혜적인 관계를 유지하지만, 구강부터 항문까지 이르는 내장 기관의 세포 방어벽이 느슨해지면 미생물은 그 틈을 비집고 우리 몸속으로 침범할 수 있다. 내장 기관의 깉은 점막(mucosa)으로 이루어져 있는데, 음식물을 씹고 소화시킨 후 양분을 흡수하는 과정에서 온갖 물리적이고 화학적인 도전에 직면한다. 장의 점막이 손상을 입게 되면 염증성 장질환(IBD)이 발생하거나 과민성 대장증후군(IBS)이 나타나는데, 점막을 통해 우리 몸속으로 침투한 이물질이나 세균을 제거하기 위해 열심히 일하는 면역세포들에 의해 염증반응이 발생하기 때문이다. 나아가 과도한 면역반응은 장내 마이크로바이옴의 균형을 망가뜨리고, 균형이 깨진 상태에서 유해균이 득세하는 악순환이 지속된다. 이처럼 장내 마이크로바이옴 균형이 깨져 발생하는 난치병 중 하나인 크론병을, 건강한 사람의 대변을 이식하는 대변 마이크로바이옴 이식술(fecal microbiome transplantation)을 통해 치료한 사례가 많이 보고되고 있다.

이와 비슷한 일들이 구강에서도 나타날 수 있다. 잘못된 방식으로 칫솔질을 하거나, 칫솔질을 게을리하는 경우 치아와 잇몸의 경계가 벌어진 사이로 바이오필름이나 치태가 자리 잡게 되는데, 시간이 지나 잇몸이 붓고 피가 나는 이유도 역시 면역반응에 의해 염증이 생기기 때문이다. 이때 느슨해진 잇몸세포 방어벽을 뚫고 확장된 혈관을 타고 구강미생물이 온몸을 돌아다니게 되면 전신에 걸쳐 각종 염증성 질환이 유발될 수 있다. 앞에서 소개한 진지발리스, 뉴클리아툼, 뮤탄스균 모두 구강에서 발견되는 박테리아이지만, 뇌의 염증반응을 촉발해 알츠하이머를 일으키거나, 대장이나 태반까지 침투해 대장암이나 조산을 유발하거나, 심혈관질환을 유발하는 지경까지 이를 수 있다. 이 외에도 다양한 구강미생물이 전신질환과 연관이 있다는 증거가 계속 쌓여 가고 있다.

아직은 밝혀야 할 것도 많고 가야 할 길도 멀지만, 이전과는 달리 구강미생물의 역할이 새롭게 조명을 받으면서 구강미생물의 조성(profile)과 양을 분석해, 구강의 건강뿐만 아니라 전신의 건강 상태를 파악하려는 노력도 다양하게 시도되고 있다. 가까운 미래에는 구강과 구강미생물을 통해 전신질환을 치료하는 상상도 가능하다. 타액 이식술이 가능해지면 번거로운 대변 이식술을 대체할 수도 있다. 건강한 사람의 구강에 서식하는 미생물의 조성을 알아내고 그 조성을 유지할 수 있는 유익균을 찾아내 일상적으로 섭취하는 것도 가능하다. 많은 연구가 진행되고 있으니 가까운 미래에는 지금보다 더 구강미생물을 이해하게 될 것이다. 이들과 조화롭게 상생하는 길을 찾아 구강과 전신건강을 유지하고 회복하는 지름길을 발견하는 날을 상상해 본다.

1. Chen et al. Alzheimers Res Ther. 9, 56 (2017)
2. Dominy et al. Sci Adv 5, eaau3333 (2019).
3. Chen Y et al. Front Cell Infect Mi 12, 815318 (2022).
4. Rubinstein MR et al. Cell Host Microbe 14, 195–206 (2013).
5. Kim et al. J Clin Periodontol 49, 251–259 (2022).

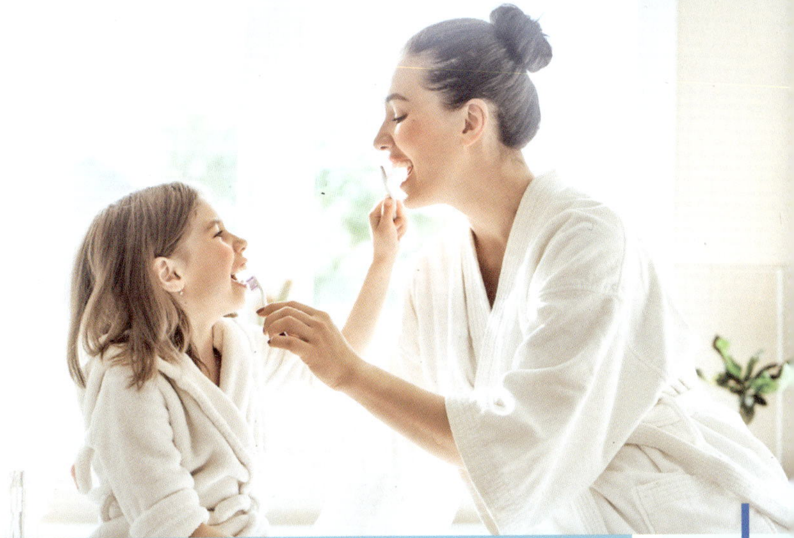

제 19 장

시장경제에서 치과 예방 교육하기 Ⅰ: 무한한 수요, 부족한 공급

한 환자가 불편한 잇몸 상태로 치과 몇 곳을 들렀다가 나투라치과에 '견적서'를 들고 와서 내보인다. 환자의 머릿속에는 이미 무슨 치료가 필요한지 반복 학습을 통해 숙지가 돼 있다. 이미 비슷한 얘기를 몇 번 들었을 테니 또 다른 치과를 찾은 이유는 물어볼 필요도 없다. 최소비용으로 최대 결과를 얻는 시장경제의 원리에 충실한 것이고, 좋은 치료를 받고 싶으면서도 더 저렴한 치료비를 '네고'하기 위해서다.

첫날, 환자는 기대했던 얘기 대신 원인, 회복 후 원인방지 방법, 본인의 과거 경력에 비추어 예방이 없으면 앞으로 어떤 상황이 될지, 여기까지 오게 된 기여 요소들까지 포함한 내용을 함께 관찰하면서 설명을 주로 먼저 듣는다. 기대했던 비용 얘기를 바로 듣지 못한 환자가, 생전 처음 듣는 예방 교육을 얼만큼 소화해서 차후에 상태가 어떻게 바뀔지 지금으로서는 알 수 없다. 그러나 회복의 여지를 경험해 보지 못한 시스템 속에서 지금껏 치아를 사용해 온 환자에게는 시스템 밖으로 나와 볼 수 있는 좋은 기회가 될 것이다.

환자마다 교육의 결과는 다양하다. 같은 교육을 받아도 학생마다 다른 성과를 내는 것과 같다. 꾸준히 예방하러 온다고 가정한다면 결국 좋은 성과를 이루는 건 필자의 경험으로 봐서 거의 확실한데, 유사한 수준에 이르는 시간은 환자에 따라 천차만별이다. 결과가 다양한 가장 큰 원인은 꾸준한 리뷰의 여부에 있다.

유럽 출신의 한 환자는 2014년부터 왔다. 아주 서서히 변화를 보이다가 필자가 이 글을 쓰기 시작한 2022년에 와서야 상당히 만족스러운 상태라고 동의했다. 필자는 그의 인내와 신뢰에 감사했다. 반면에 어떤 환자는 1~2년 만에 180° 달라진 상태를 보인다. 하지만 그것으로 끝이 아닌 경우를 많이 봐 왔다. 한 사람의 수십 년의 습관은 언제든 다시 돌아온다. 그래서 주기적인 리뷰가 필요하다. 구강관리는 눈으로 직접 확인할 수 없는 부분의 관리라서 쉽게 착각에 빠진다. 혀의 느낌으로 검사를 해서이다. 지난번에 잘했으면 지금도 잘하고 있을 거라 생각하고 싶어진다. 일관성 있는 주기적인 리뷰와 재교육은 아래와 같은 커브를 그리며 개선된다. OHS(구강건강 안정성) 그래프의 일부다(제12장 참고).

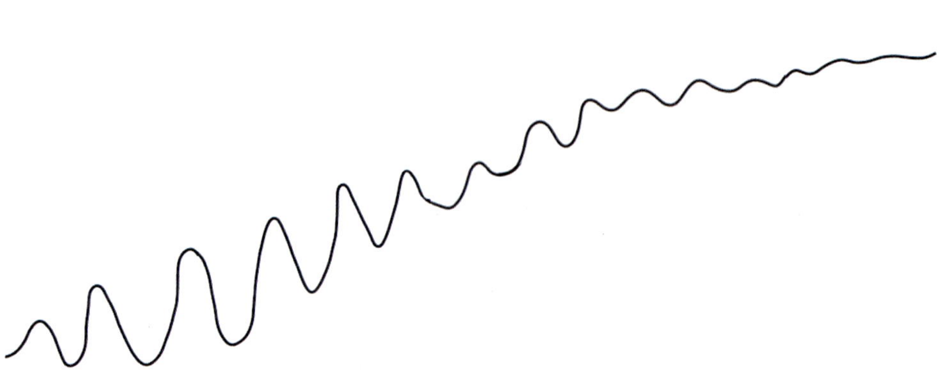

한 환자의 경우 타 치과에서의 치료계획은 모두 발치하고 임플란트로 가자는 내용이었다고 했다. 환자의 과거 구강관리 습관을 고려한 – 임플란트 관리에 대한 – 필자의 질문에 한편으로는 수긍하면서도, 다른 한편으로는 치료와 습관 형성에 상당한 시간이 걸리겠다는 짐작에 약간의 실망과 기대가 교차되는 감정을 드러냈다. 그렇지만 대다수는 시간이 걸리더라도 배우는 쪽을 선택한다. 훈련을 도와주는 치과를 찾아서 온 것이 그들의 가장 큰 동기이기 때문이다.

소비자는 여러 가게를 돌다가 구매하려던 제품의 가격이 가장 저렴한 곳에서 구매하게 될 것이다. 만일 그것이 동일한 물건이라는 전제라면 그러하다. 그런데 한 가게를 갔더니 다른 곳에서 전혀 보지 못한 물건인데 자신이 오랫동안 찾고 있었던 것이라면? 그리고 그 물건이 모든 사람이 찾을 만한 것이라면? 그리고 여전히 다른 가게에서는 찾을 수 없다면…? 그 가게는 다른 가게와 비교해 우위에 있다고 할 수 있다. 다른 말로는 차별화되어 있다고도 하겠다.

'어차피 잘 유지하지 못할 것이다.'라는 의사의 메시지는 치과의 치료철학, 그 철학에 기반해서 제시된 치료계획으로 환자에게 전달된다. 그래서 환자로 하여금 '그래? 어차피 유지 못할 거면, 나중에 몰아서 한꺼번에 치료하면 덜 고생하고 디스카운트도 더 받겠다.'라는 생각을 유도하게 된다. 환자는 최대한 치과 치료를 피하기 위해 나름 열심히 관리하다가 신호가 몇 번 오면 치과에 간다. 시장에서 선택권이 제한되면 제한된 상황에서 가장 경제적인 선택을 한다.

'유지할 수 있는 방법이 있다.' 또는 '더 좋아질 수 있다.'는 치과의 메시지는 예방 교육과 최소치료의 철학, 그 철학에 기반한 치료계획으로 환자에게 전달된다. 교육 후 다음에 얼마나 개선됐는지 반복적으로 보여 주는 치과는 쉽게 찾을 수 없는 귀한 물건을 진열한 가게와도 같다. 시간차 리뷰는 환자로 하여금 '구강 상태는 좋아질 수도 있구나!' 하는 새로운 눈을 갖게 하고, 과거의 집단적 신념에 균열이 가는 개인적 경험을 하게 한다. 일종의 패러다임의 전환이 된다. 이 배움이 새로운 서비스 영역이며, 사람들이 찾고 있는 것이다. 그래서 견적서를 가지고 오는 환자는 사라지게 된다. 비교 대상이 없기 때문이다. 시장에 새로운 선택지가 생겼고 장기적으로 더 이익이 된다는 계산(서비스 소비자, 공급자, 사회 전체, 모든 입장에서 볼 때의 계산)이 나오면 잠재적 수요는 널리게 된다. 즉, 모든 사람이 잠재적인 수요자다.

밑 빠진 독을 막았는데 물이 신싸 인 새는 걸 보여 주면 예방이 진정한 힘을 발휘한다. 보여 줘야 하는 것은 치과, 서비스 공급자의 일이다. 진열장에 귀한 물건을 올려 두는 것은 가게의 일이다. 소비자는 그런 가게는 없다는 경험적 결론을 내렸지만, 내심 찾기만을 늘 바라고 있다.

환자와 치과 서비스 공급자 사이에서의 신뢰가 **예방 교육**과 **최소한의 치료**라는 윈–윈 비즈니스 관계를 중심으로 서서히 확산된다고 상상해 보자. 예방이 치과 서비스의 중심내용으로 자리 잡게 되어 시장의 판도가 바뀌면, 이 움직임이 반영되어 의료보험제도에도 변화가 생길 수 있다. 전체 소비자가 요구하는 것을 공급자들이 외면해서 도퇴되는 수준에 도달하면, 업계의 룰이 새로이 만들어질 수밖에 없다. 그렇게 되려면 소비자가 요구해야 하고, 요구하기 위해서는 소비자가 알아야 한다. 이 책이 그 마중물 역할을 하게 되길 바란다.

언젠가는 그 귀한 물건이 모든 가게에 진열될 날이 온다. 지금은 공급이 수요를 따라가지 못한다. 다시 말하면, 당분간은 이런 신상품을 제공하는 공급자 시장이 될 수 있다. 머지않은 미래에는 예방이 가장 중요한 영역이 될 것이다. 예방은 치과의 다른 모든 영역을 포괄하며, 모든 소비자가 원하는 바이다. 수요는 무한하다. 선점하는 서비스 공급자는 이 흐름의 초기 수혜자가 될 것이다.

치과 의료 비즈니스계 안에서 대략의 구성원들을 보면 이렇다. 미국의 경우이지만 한국도 큰 그림에서는 비슷할 것으로 본다.

① 소비자: 모든 국민, 모든 사람
② 서비스 공급자: 의료기관, 치과병원, 치과의원
③ 치료와 예방 관련 제품을 연구 및 생산하는 기업, 제품 공급자
④ 기업의 제품과 정부 의료정책의 타당성을 돕는 연구기관, 대학
⑤ 소비자의 서비스 부담을 낮추며 소비자와 공급자를 원활하게 연결하는 보험회사
⑥ 공공의료, 연구지원, 기업과 보험회사 지원 등 재정을 지원하는 정부

세입과 세출을 맞추는 목표를 가진 정부를 제외하고, 자본주의 경제시스템에서 나머지 구성원들은 각자의 최대이익을 위해 움직인다. 지출을 최소화, 수입을 최대화하는 방향이거나 동일한 지출에 최대효용의 방향으로 움직인다. 환자는 치료비용, 구강관리 제품 구입비용, 보험료를 최대한 줄이고, 훈련으로 좋아져서 치료가 점차 줄어들어 OHS(구강건강 안정성) 지수가 점점 1에 가까워지는, 그래서 치과 방문 사이에 건강한 상태에서 아무 변화가 없는 수준으로 발전해 가는 것이 바라는 바이다. 단, 미용 목적의 치료를 자의적으로, 주기적으로 하는 경우는 있겠다. 이 부분은 새로운 소비의 영역이다.

OHS 지수가 1에 가까워진 환자가 걱정해 주며 묻는다.

> 환자: "이렇게 치료할 게 없어지면, 치과는 어떻게 해요?"
> - DK: "아… 네…."

치아는 갈수록 손상되고 치료받을 일들이 생기는 것이 '정상'이었던 패러다임에서 '꼭 그런 건 아니구나'를 환자가 경험하면서 치과가 보이기 시작했나 보다. 치과 경영이 어렵지 않을까 하고. 그런데 그 환자가 자신의 경험을 이미 여러 주변인에게 전했던 것은 잊은 것 같다. 치과와 환자 사이에는 자연스레 순환적인 상승효과가 발생한다. 아이러니하게도 교육과 치료가 함께 된 서비스가 빛을 발할 수 있는 건 지금의 의료시스템의 한계에서 그 이유를 찾을 수 있다.

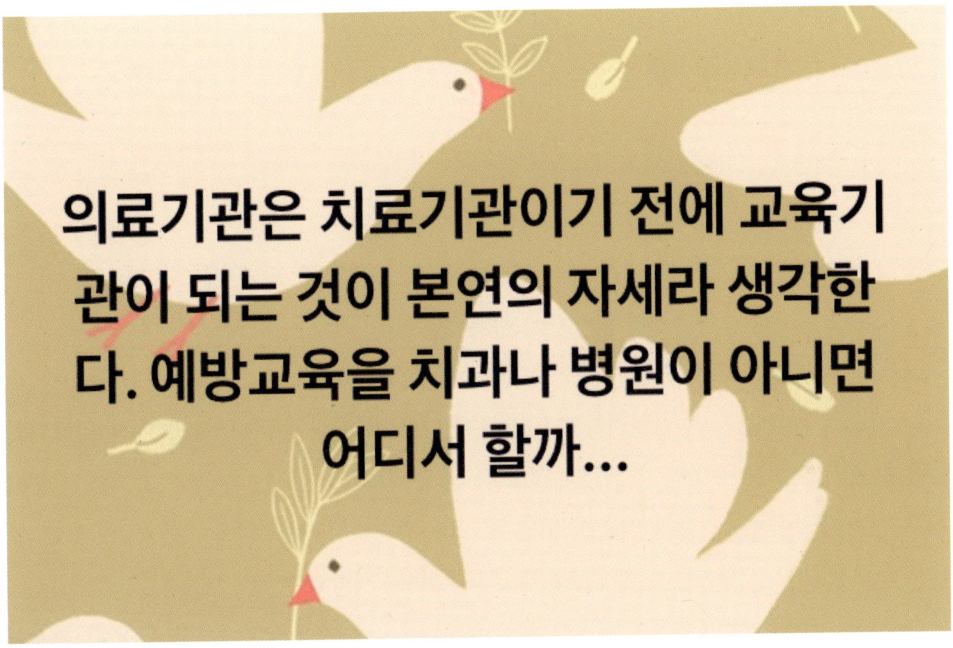

여기서는 자본주의 경제시스템 속 의료시스템의 조금 아픈 내용을 다룰까 한다.

미국의 치과의료보험체계는 '예방 교육 서비스, 예방 교육의 성과'에 대한 보상이 전무하다. 문제가 있어서 응급방문 후 반창고와도 같은 소소한 치료로 불편이 해소되면 응급처치(palliative treatment)라는 명목의 형식적인 소규모 보험급여가 있다. 그러나 동일한 문제가 발생하지 않도록 예방 교육을 한다고 해서 보상이 더 있지는 않다. 스케일링 시에도 검사, 엑스레이, 소아에게는 불소도포까지 어느 정도의 횟수 제한을 두고 미미하게 지급되지만, 예방 교육에 대한 보험급여는 없다. 소비자에게 예의상 또는 형식상 하는 정도라고 하면 정확하다. 그러니 치과에서 교육할 의욕이 생겨날 리 없다.

의료인으로서의 사명감에 의탁하는 건 사람에 대한 비현실적 신뢰에서 비롯된다. 다른 직종의 종사자처럼 의사나 치과의사도 다를 바 없는 사람이다. 만일 교육을 잘해서 치료가 줄고 과학적이고 객관적인 구강 상태 측정법(예: 3D 스캐닝, 치아 크랙 측정, 잇몸질환 진행 속도 측정 등)에 기반하여 구강건강이 증진 또는 쇠퇴됨을 보여 주는 점수제가 도입되고, 객관화할 수 있는 체계가 마련되어 예방이 잘되는 치과에 인센티브 급여를 지급한다면, 그리고 잘 예방한 경우에 발치나 임플란트 치료를 했을 때보다 더 많은 이익(건강을 잘 유지하게 해 준 것이 상실한 몸의 일부를 대체하는 것보다 사실 더 큰 만족감을 주므로 그에 맞는 비용을 제공하는 게 마땅할지 모른다), 아니면 적어도 비슷한 수준의 이익이 치과에 돌아간다면, 모든 치과에서 시간, 비용, 고통이 더 큰 치료보다 쉬운 예방에 중점을 두는 방향이 생겨날 것이다. 마치 이런 거다. '예방'을 했더니 박수(대가, 비용)를 못 받고 '치료'를 했더니 박수를 받으면, 치과는 '치료'를 하고 싶어진다는 것이다. 만일 예방이 대세가 되면 무엇보다도 환자에게 가장 큰 혜택이 될 것이고 가장 바람직한 의료서비스의 흐름, 예방의 보편화 현상을 만들 것이다.

이런 시스템에서는 예방을 아주 잘하든, 치료를 아주 잘하든, 치과는 비슷한 수준의 보험급여를 받고, 보험공단(회사)도 동일한 수준의 보험금 지급이 발생한다. 둘의 차이는 단지 환자가 치료를 덜 받게 되는 것이다. 예방의학자, 의료정책 담당자의 질병을 줄이는 큰 고민 중 한 부분의 짐을 덜게 되는 현상은 약간 다른 방향에서 생겨날 수 있다.

여기서 예방은 '아무것도 안 하는' 것이라는 인식에서 벗어나야 의료수가가 올라갈 수 있다. 의료수가가 올라야 치료자들은 예방에 관심을 더 가질 것이다. 예방 또한 치료처럼 실제로 뭔가를 하는 것이다. 예방은 치료보다 더 큰 가치를 만드는 일이다. 서비스가 행해지고 전달됨으로써, 그 결과 예방이 되는 것이다. 예방의 가치는 10년, 30년, 50년 후에 '그대로'임을 확인하면서 시간을 두고 증가하게 된다. 치료는 직후에 확인이 가능해서 가치가 더 있어 보이지만, 아무 변화가 없게 하는 것이 목표인 예방은 그 가치를 당장 확인할 수 없다. 그것이 예방과 치료의 서비스 만족도 측정에 있어서의 차이점이다. 문제가 터지고 나서의 수습은 당연히 할 일이므로 환자는 기꺼이 비용을 지불한다. 그러나 **예방은 수습에 드는 비용 발생 자체를 막으면서도 그 비용이 훨씬 적다. 그리고 눈에 보이지 않는다. '그대로' 있으니까.**

현재의 의료수가 체계에서는 간단한 치료는 수가가 낮고 고난도의 치료는 수가가 높은 경향이다. 그것이 어찌 보면 당연하다. 단순한 치료는 일반 치과의사(general dentist) 누구나가 할 수 있고, 고난도의 치료는 장기간 수련받은 소수의 전문의(specialist)에게만 국한되어 있었기 때문이다. 경제 논리에 맞다. 그러다가 정보의 시대에 경쟁이 치열해짐에 따라 고난도, 고수가의 치료를 하려는 일반의들이 점차 증가하고 치료 서비스의 공급이 흔해졌다. 전문의와 일반의 사이의 의료수가 격차는 아직 존재하고 희소성과 난이도에 따라 다르지만, 예전에 비해 점차 줄어들고 있다. 의료수가가 높은 치료는 예방이 제대로 안 된 결과로 상당히 무너졌을 때 필요한 치료들이다. 이전보다 더 많은 수, 더 높은 비율의 치과의사가 더 손상됐을 때 필요한 서비스를 제공할 준비가 되었다.

25년 전 필자가 한국에서 치과대학생이었을 때, 임플란트 치료의 전국적인 붐이 막 시작되고 있었다. 부산의 환자가 서울의 어느 대학병원의 명의를 찾아서 치료를 받던 때였다. (지금은 각 지역에 실력 있는 치과의사를 못 찾아서 서울까지 오는 일은 별로 없을 것이다.) 그 당시 공급 부족 상황은 치료비 상승으로 이어졌다. 대부분의 치과의사가 배우고 싶어했고 치과대학생들에게도 가장 큰 관심사 중 하나였다. 전 국민적 관심이 폭발했고, 환자들에게 치과의사는 두 부류로 인식될 정도였다. 임플란트를 하는 치과의사 vs 임플란트를 하지 않는 치과의사.

필자는 1999년에 유펜(University of Pennsylvania) 치과대학으로 왔는데, 물론 여기서도 가장 큰 관심사였다. 하지만 한국만큼은 아니었다. 여기서도 경제 논리가 빠질 수 없었다. 치아를 살리는 신경치료, 잇몸치료에 대한 비용은 한국에 비해 상대적으로 매우 높았고, 치아를 살리는 비용과 임플란트의 비용의 격차는 한국만큼 크지 않았다. 현재의 한국과 비교하면 나투라치과가 위치한 북부 버지니아지역 환자들은 임플란트 치료에 대해 여전히 큰 치료로 받아들이는 것 같다. 쉽게 또는 자주 하는 치료는 아니라는 인식이 있어서, 아직은 예방에 더 관심을 가질 수 있는 하나의 견인차 역할이 되는 것 같다. 그럼에도 불구하고 미국의 치과 의료시스템에 예방에 대한 보상이 전무하다는 문제가 여전히 존재한다.

임플란트 치료는 미국의 치과 의료시스템에서도 한국의 시스템처럼 인식이 점차 보편화되고 있다. 한국은 엄청난 속도로 현재의 단계에 들어왔다. 이제 한국의 임플란트 서비스는 어디서나 쉽게 받을 수 있을 정도의 기본진료가 되었고, 임플란트 부품비, 골이식 재료비, 수술비, 기공료 등 모든 것이 과다 경쟁에 의해 내려갔으며, 충치치료처럼 중년이라면 한 번 정도는 경험하는 일상적인 것이 되었다. 좋은 치료를 쉽게 받을 수 있다는 것은 치료가 필요한 상황에 처한 사람에게 매우 다행스러운 일이다. 희소성은 사라졌고 모든 것이 빠르고 쉽고 저렴해졌다. 적어도 미국이나 여러 다른 나라들에 비하면 그렇다.

그러면 치료가 아직 필요치 않은 사람 또는 치아에 대한 예방은 어느 정도나 발전되어 왔을까? 지난 25년 동안 임플란트 치료의 발전 속도와 혜택의 쉬워진 접근성에 비하면 예방은 어느 수준에 있을까? 임플란트 치료가 쉬워진 만큼, 그래서 치아 상실 시 체감하는 상실감이 줄어든 만큼 이 혜택이 예방의 절실함을 줄이는 요소가 되고 있진 않을까? 양날의 검일 수 있는 상황을 있는 그대로 한번 나열해 보겠다.

- 의료기술의 발달과 전 세계에서 유례를 볼 수 없는 빠른 적용으로 임플란트 치료의 쉬워진 접근성
- 과도한 경쟁으로 임플란트 치료비 저하, 그에 따른 치료재료와 치료 질의 저하 가능성
- 예방에 대한 무관심, 치아 상실 시기 조기화
- 예방 결여로 인한 2차, 3차 임플란트 반복 치료의 증가
- 결과적으로 전체적인 의료비의 증가

만일 예방 교육과 예방이 치과에 수익을 발생시킨다면 어떻게 될까? 모든 치과에서 예방의 결과가 조금씩 쌓인다면 치아 상실의 기회는 조금씩 줄게 될 것이고, 위에 나열한 항목들에서 한쪽으로 치우친 추가 중심 쪽으로 서서히 움직일 것이다. 과도한 경쟁이 줄게 되고 더 좋은 재료와 더 충분한 시간을 쓸 것이며, 예방으로 치아와 임플란트는 더 오래 유지될 것이다. 전체적인 치과 의료비용은 필요 이상으로 지출되지 않을 것이다. 결과적으로 환자, 국민에게 여러 종류의 여유가 발생할 수 있다.

치과의사의 치료 수준과 전문성이 높아질수록 반대로 예방의 영역에는 자연히 소홀해질 수 있다. 예방 교육으로 환자와 보내는 시간과 치료에 드는 시간을 비교해 보면 짐작할 수 있다. 예방 전선에는 치과위생사가 있다. 그래서 이제 예방은 치과의사의 몫이 더 이상 아닌 듯하다. 치과의사는 환자 검사 시 이미 생긴 문제를 찾아내고 치료에 집중한다. 대체로 미국은 지금 이런 분위기다.

모든 경제 주체의 목표인 이윤 극대화와는 거리가 있지만, 필자는 치과의사로서 최적의 구강관리가 어떻게 가능할지 환자들에게 제대로 알려 주고 싶었다. 환자의 질문에 제대로 된 답을 못 주면 전문가로서 면이 서지 않을 것이다. 인과관계가 바로 나타나지 않아 긴 시간을 두고 관찰하였다. 진짜 궁금했고 알고 싶었다. 각 환자 시간에 약간의 시간과 비용(교육 시에 사용한 칫솔을 환자에게 증정한다)을 들여 이런 방법, 저런 방법을 시도했고, 혼자 관찰하고 이해하는 것보다 환자 본인과 같이 보면 더 흥미로울 것 같아서 함께 관찰했다. 어떤 생각이나 계획이 없었다. 환자들이 올 때마다 그냥 계속 반복했다. 기록도 하고 가끔 사진도 찍고 환자에게도 보여 주었다. 솔직히, 해도 그만 안 해도 그만인 예방 교육을 반복해 본 것이다. 교육하고 칫솔을 주면서 환자에게 비용을 부가하지 않았다. 감사의 말과 훈련을 위해 이어지는 환자의 방문은 필자의 교육의 원동력이 되었다.

운 좋게도 결과는 예상치 못한 방향으로 서서히 흘러갔다.

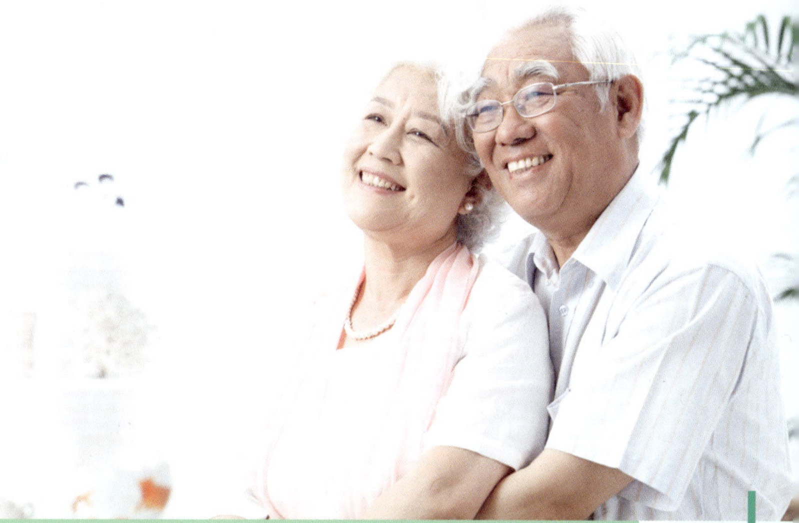

제 20 장

시장경제에서 치과 예방 교육하기 Ⅱ: 소비자의 편에서, 소비자의 것을, 소비자에게

- 구글, 페이스북, 아마존, 네이버 등과 같은 플랫폼 기업에서 사용자들이 돌아다니며 남긴 흔적(데이터)을 빅데이터화해서 사용자들에게 더 나은 정보와 서비스로 돌려주는 순환-심화 사이클은 방향이 제대로 맞춰져 있다면, 그리고 기업의 가장 큰 핵심가치가 사용자의 이익에 맞춰져 있다면 사용자들은 더 많이 모일 것이다. 만일 정보가 편향되거나 특정 집단에는 이익이 되고 다수에게 불이익이 있거나 투명성이 의심된다면, 그 플랫폼의 성장은 장기적으로는 멈추고 경쟁에서 도태될 것이다. 구글 갑질 방지법은 이런 상황을 보여 주는 하나의 좋은 사례가 된다.

- 제도권의 음반사업, 주로 큰 음반회사, 소속사, 라디오스테이션 등에서 제도권의 수순을 밟은 가수를 대중에게 선보이는 위에서 아래로의 방식은 난공불락의 음반계의 원칙으로 여겨왔으나, BTS는 팬과의 직접적인 교류, 팬들이 원하는 음악으로 공감대를 형성, 확대하면서 국경의 제한 없는 팬덤 A.R.M.Y(아미)와 함께 아래에서 위로의 방식으로 제도권 음반계를 뒤엎었다. 빌보드 뮤직 어워드에서 수상할 때 이들이 누구인지, 왜 상을 받는지 모르는 제도권에만 젖어 있던 사람도 많았다. 이제 음반업계는 BTS의 모델을 벤치마킹 하고 있다.

구글, 그리고 구글의 자회사인 유튜브가 없으면 필자는 어떻게 살까, 어떻게 비즈니스를 할까, 어떻게 정보를 얻고 모르는 길을 운전할까…. 필자는 구글 사용자이자 노예다. 애플도 마찬가지다. 애플컴퓨터와 그 프로그램이 없으면 필자의 개인정보, 사업정보의 효과적인 운용은 지금 상상도 못한다. 나투라치과의 모든 프로그램, 하드웨어는 애플과 관련된다. 그러니 필자는 애플의 노예 사용자이기도 하다. 글을 쓰는 이 시점, 구글로부터 이메일을 벌써 수차례 받았다. 요는 '미 의회가 미국형 구글 갑질 방지법 통과를 추진하고 있는데 그렇게 되면 소비자, 즉 사용자인 너는 많이 불편해질 것이고 비용이 높아질 것이니 의회에 의견을 보내라'는 법 통과 저지를 촉구하는 이메일이다. 소비자인 필자가 개인 흔적을 남기고, 그 흔적을 기반으로 한 광고 수익으로 성장하고 있는 구글이 노예 사용자에게 미 의회의 입법 저지에 대한 압박을 준다. 여러 편리한 기능과 정보를 미끼로 필자의 삶을 장악하고 필자를 흔든다.

전형적인 제조업이 아닌 혁신적인 플랫폼 기업, AI 기업, 빅데이터 기업인 구글이 그 어떤 전통기업보다도 더 많은 수익과 영향력을 지닌 국경을 넘는 다국적기업으로서 사용자를 위한 기업으로 함께 성장할 것인지 지켜보고 있다. 확실한 것은 필자는 지금 힘없는 소비자다. 이 기업들도 소비자들의 입장을 잘 안다. 앞으로 상당한 불편 또는 비용을 감수해야 할지도 모르겠다.

두 번째 예는 BTS. 필자는 콘서트도 한 번 안 가 본 사람으로 팬은 아니지만, 무명 때부터 BTS가 아미와 함께 공유해 온 시간, 관계, 성공 스토리는 잘 알고 있고, 그것으로부터 영감을 받았다. 그리고 그것으로 끝난 게 아니고 대등한 관계가 전폭적인 상호 지지로 계속되고 있는 것을 안다. 파트너십이 물리적 거리를 넘어 저렇게나 강력해지고 좋은 바이브를 만들 수 있다는 것이 놀랍다. 서로가 서로에게 없어서는 안 될 파트너임을 공개적으로 표현한다. 그 파트너십은 그들 성공의 원천이다. 함께 새로운 차원의 비즈니스 모델까지 만들었다. 그리고 그것이 기존의 모델을 압도했고 오랫동안 한쪽으로 치우친 힘의 불균형에 새로운 균형을 가져왔다. 아래로부터 올라오는 탄탄한 지지가 난공불락의 기존 판도를 바꾼 예다.

이 2가지 예는 모두 공유경제 또는 파트너십 경제이면서 약간의 온도 차를 느낄 수 있어서 가지고 와 봤다. 한쪽이 다른 한쪽과 대등한지, 아니면 월등히 한쪽이 우세한지의 느낌이다. 이 느낌을 기억하면서 계속 진행하겠다.

이전 장에서 운 좋게도 결과가 예상치 못한 방향으로 서서히 흘러갔다고 했는데…

나투라치과를 시작했을 때 분업 없이 환자의 변화를 지속적으로 관찰한 것이 어떤 흐름을 볼 기회가 되었다. 조금씩 데이터를 모았다. 교육–리뷰–교육–리뷰…를 한 환자에게 시간차를 두고 띄엄띄엄 계속해 갔고, 이 작업을 매일 여러 명의 환자에게 해 나갔다. 상태가 좋아진 경우나 나빠진 경우 환자에게 어떻게 했는지 물어보고 보여 달라고 했다. 교육받은 대로 했는데 결과가 예상 밖이면 교육내용을 수정하였고, 교육받은 대로 하지 않는 경우에는 다시 보여 주면서 재교육했다. 오차범위를 좀 크게 잡더라도 서서히 피할 것과 꼭 해야 할 것들이 나타나기 시작했고, 그 방향으로 서서히 진행해 갔다. 이전에 환자들이 해 왔던 방식은 너무나도 과격하고 크게 움직였기에 약간만 줄여도 상당히 긍정적인 결과가 나왔고, 이에 환자도 놀라고 관심이 커졌다. OHS(구강건강 안정성) 지수가 서서히 1에 가까워지는 방향으로 변화되었다(제12장 참고). 건강한 상태에서 지난 방문과 이번 방문 사이 변화가 거의 없다는 뜻이다. 같이 리뷰한다. 만족도는 상승하고, 최소주의 관리에 대한 확신은 강화된다. 한 환자가 2명에게 경험담을 나눈다면, 다음과 같은 상황이 생긴다.

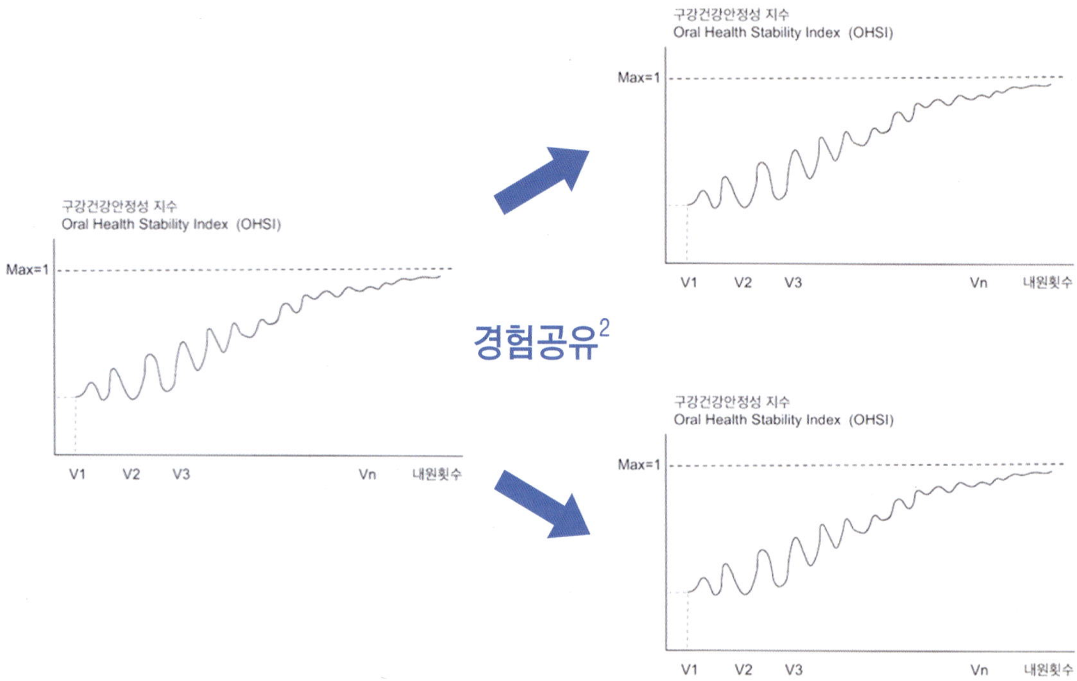

환자가 변화를 느끼는 데에는 시간이 걸린다. 그러므로 첫 방문이 가장 중요하다. 그 접촉점에서 예방의 효과를 미리 보여 주어야 다음으로 연결되기 때문이다. 매번 보여 주면 습관이 형성되고 OHS(구강건강 안정성) 지수는 오르게 된다. 그 사이에 우선순위에 따라 급한 것부터 단계적으로 치료해 가는 과정이 진행된다. 예방에 지속적으로 초점이 맞춰져 있으면, 치과에 대한 환자의 신뢰는 OHS 증가와 함께 증가한다. OHS 지수 증가를 매번 확인시켜 주면, 신뢰는 끊어지지 않고 강화된다. 치료에 집중하여 발생하는 일시적 OHS 증가만으로는 약간의 오해의 소지만 있어도 환자의 신뢰가 쉽게 낮아지거나 깨질 수 있다. 일시적 OHS 증가, 즉 치료는 예방보다 훨씬 큰 비용이 들기에 계속되는 치료를 경험한 환자들은 얼마 안 되어 또 치료해야 한다면 지칠 수밖에 없다. 만일 치과에서 적극적으로 치료를 줄일 방법을 알려 주고 교육하면 긍정적 관계의 틀이 마련될 수 있다. 자유경제 상황에서 다음 세대의 새로운 서비스 모델로 제안한다.

경험공유[2]

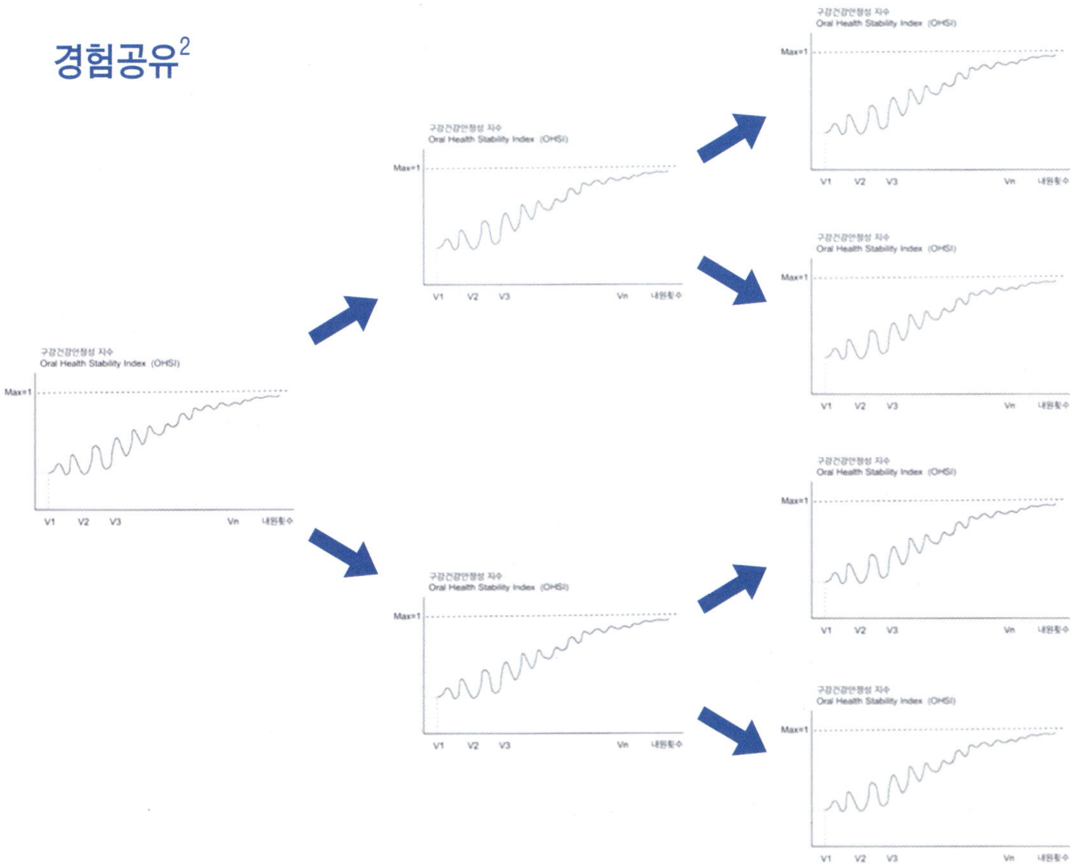

나투라에서 15년간 100년 치아의 핵심을 찾는 동안 관심을 가지고 궁금해하고 배우고자 하는 사람들이 늘어 갔다. 이 과정과 노력에 격하게 동의하는 사람들이 주변에 경험을 나누면서, 직접 체험하고 동참하고자 하는 새로운 사람들이 방문하고 있다. 이런 기회를 더 많은 사람에게 나누기는 물리적인 한계가 있다. 뮤직 아티스트는 한 번에 많은 청중과 만날 수가 있지만, 치과에서의 예방 교육은 1:1의 세팅에서 효과를 발휘하는 특성 때문에 파급 속도에 한계가 있다. 나투라치과를 넘어서서 어떻게 하면 더 많은 사람에게 전할 수 있을지 고민 중이다. 이것도 하나의 공유경제 샘플이 되었으면 하는 희망을 가진다. 필자가 알게 된 것들은 필자의 환자로부터 나왔지만, 필자는 새로운 결과를 모으고 모아 다음 방문을 준비하며 다듬고 종합 정리해서 다시 환자들에게 돌려준다. 그래서 환자는 매번 내적, 외적으로 조금씩 업그레이드된 모습으로 오고, 다음 방문 때 그동안 치과에서 업데이트한 정보를 또다시 얻어 간다. 내적 업그레이드는 이해력과 배움의 내적 성장이고, 외적 업그레이드는 그것의 실행 여부나 습관의 형성 등으로 볼 수 있는데, 내적 업그레이드만 되어 오는 경우는 겉으로는 전혀 진보가 없는 듯 보일 때가 있다. 그렇지만 교육을 접하기 전과는 완전히 다른 내면이고 생각이 바뀌었기에 기대를 품고 노력한 뒤에 계속 치과로 온다. 이 부분이 무시되어서는 환자가 결코 성장하지 못한다. 교육하는 입장에서는 꾸준히 기다리고 격려해서 다음에 환자가 기대감을 가지고 오도록 용기를 준다. 필자도 인내하고 격려하지 못했던 경우가 있었지만 그 실패 경험으로 많이 배웠다. 결국은 환자의 치과 의존도를 낮추고, 스스로 설 수 있게 치과가 돕는다는 것을 환자에게 알리면 신뢰와 교육 효과는 더 커진다. 필자는 환자의 몸, 치아와 잇몸에 관한 정보를 매번 환자에게 전달하고 그 사용법을 알려 준다. 이로써 환자가 치아관리에 있어 자신감이 커지고, 삶의 다른 영역에도 영향을 미치는 것을 본다. 예를 들면, 치아, 턱근육 관리의 훈련이 음식 습관, 흡연 습관, 운동 습관 등에 긍정적인 변화를 가져온 사례들이다.

한 치과에서 꼼꼼한 치료와 꾸준한 성공적 예방 교육을 병행한다면 환자는 계속적으로 증가한다. 훈련한 결과가 이전의 예방 방식과 비교했을 때 확실히 뛰어나고 쉽고 단순해서 실천하기 쉽고, 전동칫솔처럼 비싼 것이 아닌 저렴한 도구로 가능하면 소비자들의 진입장벽이 낮아진다. 서비스의 비교우위에 있으면 주변 치과들과는 차별화되어 환자의 유입이 늘어난다. 그뿐만 아니라 문제가 생길 때만 치과를 방문하던 그룹에 속했던 사람도 '문제가 안 생기도록 훈련해 주는 치과가 어디 있다더라'는 소문이 나면 한 번쯤 찾아가 보는 새로운 소비가 창출된다. 이것은 윈-윈의 상황이므로 자연적인 결과이다. 주변 치과와의 치료비 경쟁 차원에서 벗어나 완전히 새로운 차원으로 넘어간다.

한 지역의 몇몇 치과에서 예방 교육과 최소주의 치료를 시작한다고 상상해 보자. 그 치과는 시간이 지나면서 환자들을 서서히 끌어당긴다. 꼭 이 책에서 말하는 방식이 아니더라도, 어떻게든 적절한 치료와 예방으로 환자의 OHS(구강건강 안정성) 지수가 점차 높아지는 방법이면 유사한 현상이 생길 것이다. 블랙홀 현상이 생기면서 환자 수가 줄어드는 주변의 치과들이 이 치과의 경영 비법을 궁금해할 것이다. 시간이 많이 지나서 예방 교육이 전국 기본서비스의 핵심으로 자리를 잡으면, 예방 교육 경쟁, OHS 높이기 경쟁이 일어날 것이다. **여기서 치료의 수준은 매우 매우 매우 중요하다. 지금까지 이 책에서 예방에 대한 내용만 언급하고 있지만, 한 치과의 치료 수준이 낮다면 아무리 좋은 예방 교육 프로그램을 제공할지라도 설득력을 발휘하지 못할 것이다. 쉽게 말해서, 잘 먹히지 않는다. 치료도 잘 되어야 재치료할 상황을 막고 예방이 더 힘을 발휘한다**(제21장 참고)**. 이 둘은 동전의 양면과도 같은, 하나의 몸이다.**

이 변화는 꽤나 시간이 걸릴 것이고, 그동안 치과 의료수가에 변화가 따라올 것이다. 치과 의료수가는 계속 추가, 변화되어 왔다. 매년 새로운 코드가 추가되고 업데이트된다. 예방을 잘해서 치료할 것이 없으면, 필자의 환자가 치과 걱정을 해 줬던 것처럼 치과 경영난이 올지도 모르겠다는 우려도 현시점에서는 할 수 있다. 그러나 당장은 소수로 시작하므로 차별화 전략으로 환자들이 몰릴 수 있을 것이고, 정착되어 대다수의 치과에서 예방을 기본으로 하면 의료보험 수가에 예방 서비스가 반영되어 수가의 상승도 예상해 본다.

국민의 예방의식이 향상되면 예전 수준으로 가지는 않을 것이다. 치아를 상실하는 일이 드물고 충치도 잘 생기지 않는다. 예방 교육 서비스는 임플란트 서비스가 일반화되었던 것처럼 어디서나 잘하고 잘 받을 수 있게 될 것이다. 누군가는, 어디선가는 리뷰와 교육을 해 줘야 환자는 훈련되고 습관을 만들 수 있다. 그러면 보험수가, 보험청구 등에도 변화가 생길 것이다. 그때는 예방의 결과를 측정, 계산하는 방식이 체계적으로 도입되어 있을지도 모른다.

한 개인의 구강 데이터가 다 수집 및 저장되고, 어떤 치아가 언제 어느 치과에서 치료받았고 유지되는지 등의 모든 빅데이터가 철저한 개인정보법하에 잘 관리된다고 가정해 보자. 예를 들어, 한 환자가 A치과에서 수년간 환자로 있다가 어떤 사정에 의해 B치과로 옮겼을 때, 환자의 치과 진료기록, 엑스레이, 보험청구 등을 모두 AI로 계산해서 예방 관리비용이 각 치과에 지급되는데, 치과별 자료를 비교해서 예방이 잘 안 된 곳에 보험금이 지급된 것이 발견되면 보험금을 환수하는 시스템이 만들어질 수 있겠다는 예상도 해 본다. 본인의 개인정보가 어딘가에 저장되는 것에 대한 거부감이 지금은 당연히 있겠지만, 예를 들어 미국의 인비절라인 투명교정장치 회사인 얼라인 테크놀로지(Align Technology)는 이미 전 세계 천만 명 이상의 치아 디지털 이미지를 가지고 있다. 카카오, 네이버는 우리 일상의 소소한 개인정보까지 다 가지고 있다. 새로운 것이 아니고 이미 그런 개인정보가 어딘가에 쌓이고 있는데, 앞으로는 더욱 정교하고 체계적으로 변할 것이다. 법적 보호가 빠른 속도로 따라가야 할 문제이다.

다시 하던 얘기로 돌아와서, 사람의 눈으로만이 아닌 객관적으로 측정할 방법이 있다면 예방 서비스의 전·후 결과를 측정, 수치화함으로써 서비스 가치를 정할 수 있게 될 것이다. 예방을 더 잘하는 치과는 그렇지 않은 치과보다 그 서비스의 질과 비용이 높을 수밖에 없다. 행위-결과를 보여주는 획기적인 기술이 생기면, 모든 치과에서 치료보다 예방에 더 많이 노력하게 될 것은 분명하다. 모든 치과 의료시스템이 예방에서 가장 많은 수익을 남기는 구조로 바뀔 수 있고, 치과는 치료로도 수익이 되지만 어떻게든 예방을 하려고 노력하는 때가 올 것이라고 본다.

일반적으로 산업의 흐름은 이익을 추구하는 방향으로 흐르므로, 만일 정부나 국회에서 예방도 이익 추구의 흐름에 따르도록 제도개선을 한다면 치료는 감소하고 예방은 증가할 것이다. 이런 큰 방향 전환은 상당한 시간 속에 모멘텀(변화의 동력)의 빌드업(차곡차곡 쌓기)이 있어야 할 것인데, 그러면 그 전에는 어떻게 방향 전환의 가능성을 볼 수 있을까? 치과들, 시장의 서비스 공급자들이 바뀔 준비가 안 되어 있나면 저항이 생길 수 있다. 하지만 시장의 경쟁우위를 점할 수 있는 소수의 교육치료 치과가 소비자들과 연결해서 점차 아래서부터 변화를 일으키면 가능성이 있다. 숫자가 많아지면 어느 순간 티핑 포인트에 도달하고 개울물이 쓰나미가 되면, 위에서 아래로 내려오는 국가 차원의 제도개선도 기대할 수 있다. 시장의 판도를 'BTS–아미'처럼 바꾸려면, 지금은 그 행위 자체에 아무런 보상이 따라오지 않지만, 파급효과가 큰 예방 교육으로 비전을 가진 소수의 치과에서 먼저 시작하면 시장은 생각보다 빨리 바뀌지 않을까 한다. 시장은 굉장히 똑똑하고 빠르다. 소비자들이 시장을 똑똑하고 빠르게 변화시킬 것이다. 솔직히 21세기에 아직도 기본적인 구강 문제로 씨름하고 있다는 건 너무 원시적이다.

소비자들은 원한다.
치료하지 않기를. 잘 예방하기를.
누군가 100세 치아관리의 길을 보여 주기만을 기다리고 있다.

제도권의 구조를 바꾸는 것은 제도권의 게임 룰로는 어렵거나 불가능하다고 생각한다. 그렇지만 수가 절대적으로 우세한 소비자들이 있고, 무한한 수요가 있다. 만약 비전 있는 소수의 치과가 소비자들의 마음을 제대로 읽으면 아무리 오래 유지됐던 제도도 새로운 구조로 탈바꿈할 수 있다고 생각한다. BTS는 아미와 '직접' 소통하고 하나가 됨으로써 음반계의 공룡들을 어리둥절하게 만들었고, 결국 새로운 판을 짜는 흐름이 생겼다. 치료의 주도권을 예방이 가져오는 판 뒤집기에서 **치과의사가 게임의 룰을 바꿀 수 있는 중간자라고 필자는 생각한다.** 행정가도, 법 제정가도, 경영인도, 연구자도 룰을 이 방향으로 바꾸기에는 현실적 장벽이 높다. 그러나 치과의사는 절대다수인 환자와 매일 접촉하는 중간자이다. 환자와의 접촉점인 치과의사가 기존제도권과 치료 위주의 치과 의료시스템에 계속 머무느냐, 한 걸음 더 나아가 예방 위주의 시스템으로 업그레이드하느냐를 선택할 수 있다. 이 변화의 시작 열쇠는 치과의사들의 손에 있다고 믿는다.

환자, 치과, 사회가 함께 윈–윈–윈 할 수 있다.

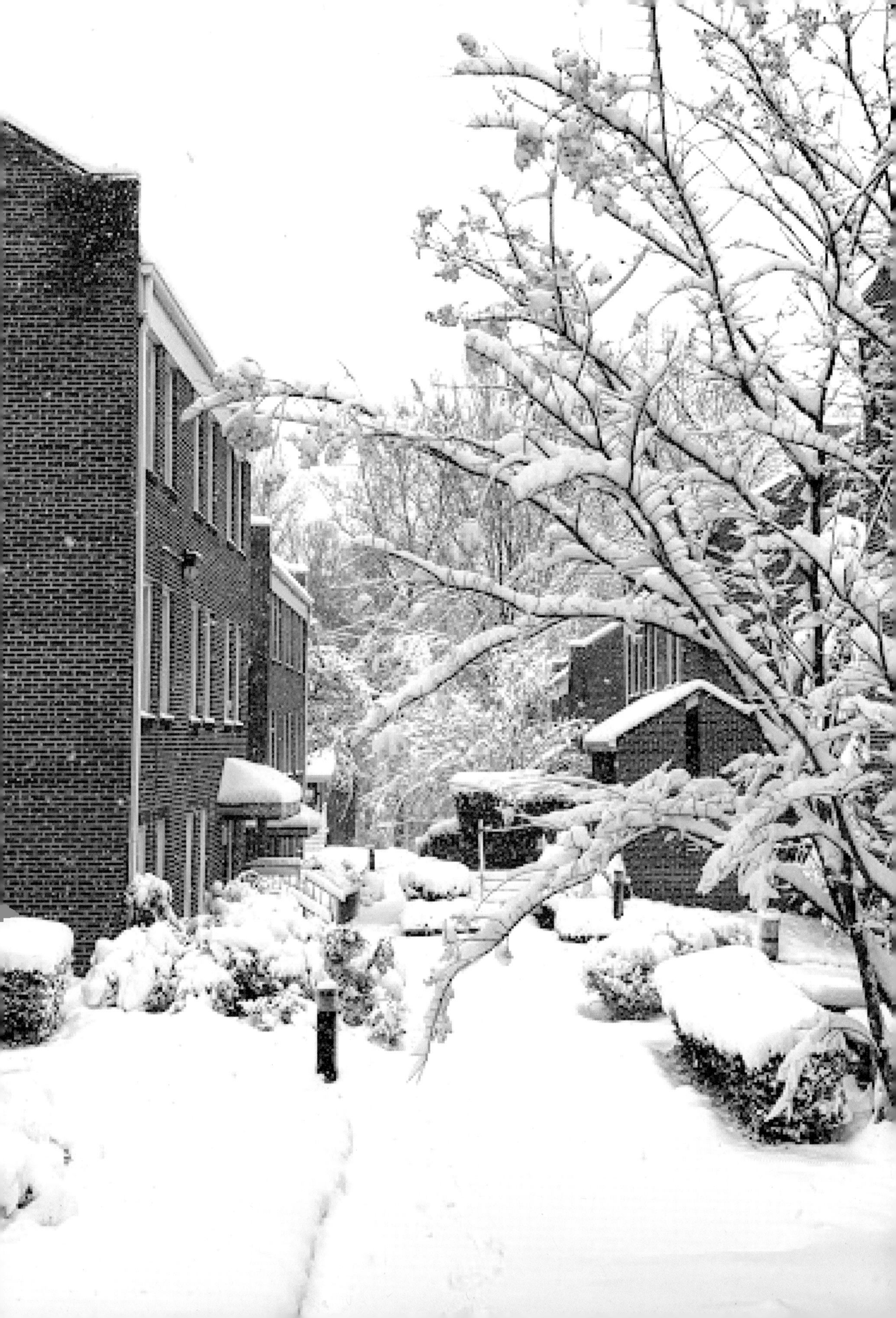

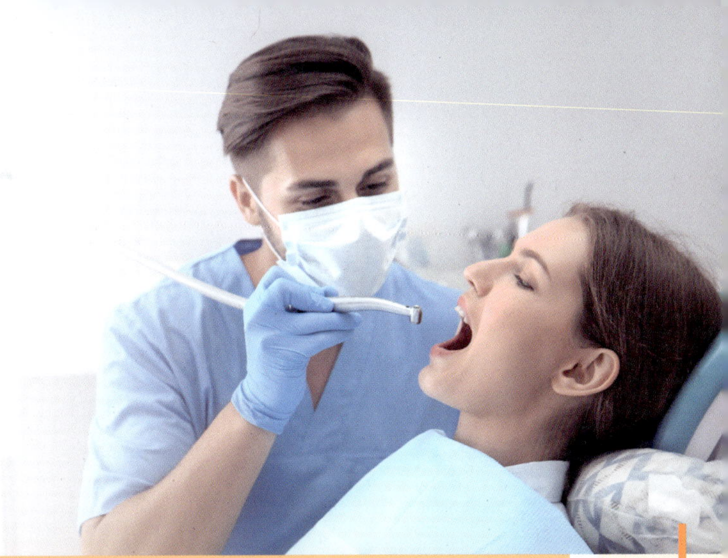

제 21 장

미니멀리즘 I : 예방적 치료 개념

예방은 치료가 잘 받쳐줄 때 비로소 빛을 발한다. 예방과 치료의 두 다리로 균형을 잡지 못하는 경우는 계속 삐거덕거릴 것이다. **해야 할 치료가 적기에 최소로, 주변 치아와 잇몸의 상황에 조화롭게 된다면 예방은 더 큰 효과를 볼 것이다.** 과도하게 됐거나 못다 한 치료 등으로 균형이 결여되면 얼마 안 가서 새로운 치료를 부를 수 있고, 너무 이른 또는 늦은 치료는 필요 이상의 치료로 귀결된다. 치료에는 예방의 요건이 포함되어야 한다는 게 필자가 생각하는 **예방적 치료 개념**이다. 관리가 어려운 디자인의 치료는 아무리 이쁘고 멋있어 보여도 좋은 치료라고 보기 어렵다(제6장 참고). 그런 치료는 예방적 치료 개념이 결여되었다고 볼 수 있겠다.

아래 파노라마 엑스레이. 10대 후반 환자의 사랑니 3개는 다 잇몸에 덮여 있지만, 표시한 부위는 여전히 박테리아 막이 형성되는 부위이면서 터칭이 안 되는 부위이므로 막 청소가 불가하여 잇몸질환, 충치질환이 예상된다. 이런 경우 환자에게 알리고 각 치아를 20세 전·후로 적절한 시기에 발치하도록 권한다. 도움이 될 수 있는 다른 예 둘을 먼저 보고 계속 이어 가겠다.

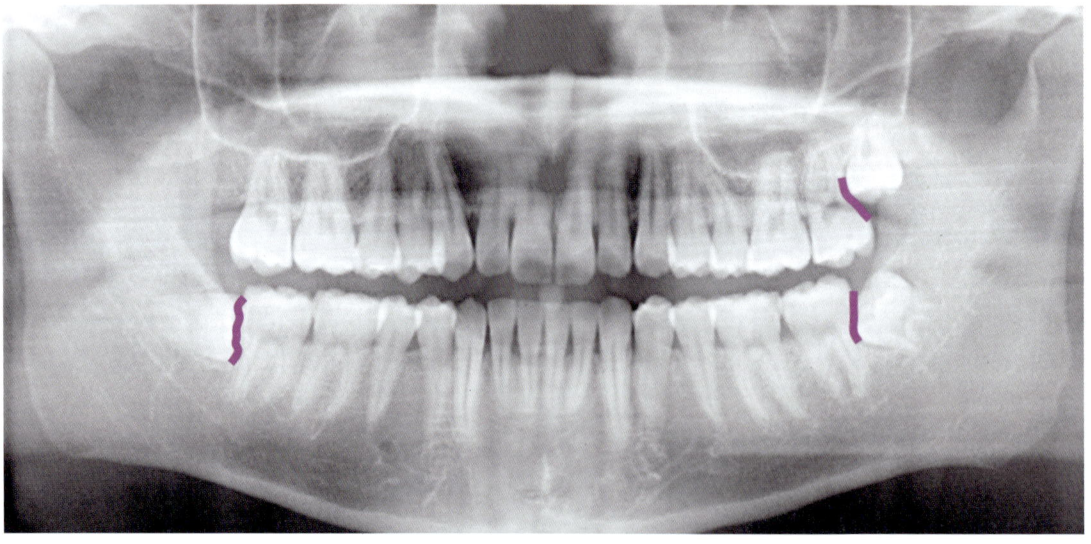

아래 케이스는 적절한 시기인 10대 후반에 사랑니 발치를 했고 1년 후의 엑스레이에서 사랑니 자리에 뼈재생이 완전하게 되어 마치 사랑니가 아예 없었던 것 같은 상태를 보인다. 이것은 시기적으로 재생능력이 왕성하고 잇몸질환, 충치질환이 없었던 상황에서 발치 이후 매일 터칭을 함으로써 가능했다. 환자는 매일 밤 투명 리테이너를 사용함으로써 온전한 예방이 되고 있다.

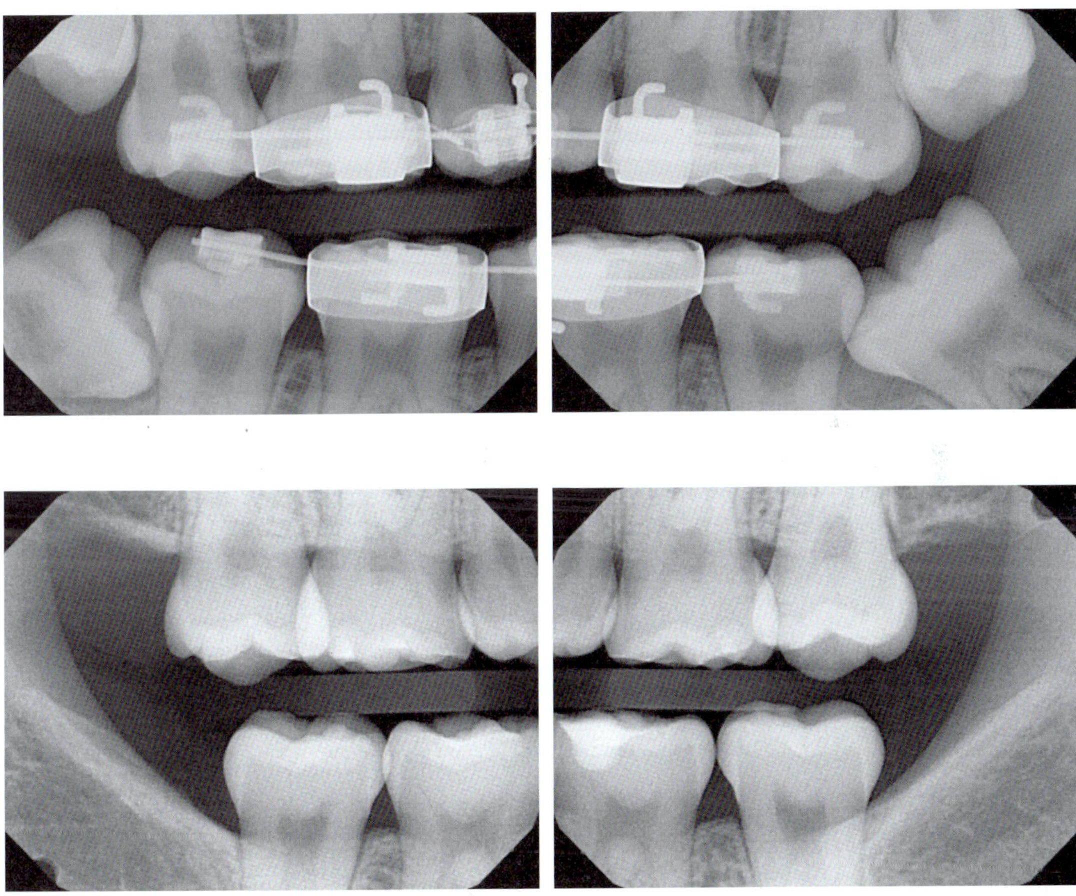

아래는 40대의 잇몸질환이 상당히 진행된 상태이다. 사랑니 발치 및 딥 클리닝의 치료계획이 있었고 사랑니 발치까지는 되었는데, 환자의 사정으로 연이은 치료가 중단되었다.

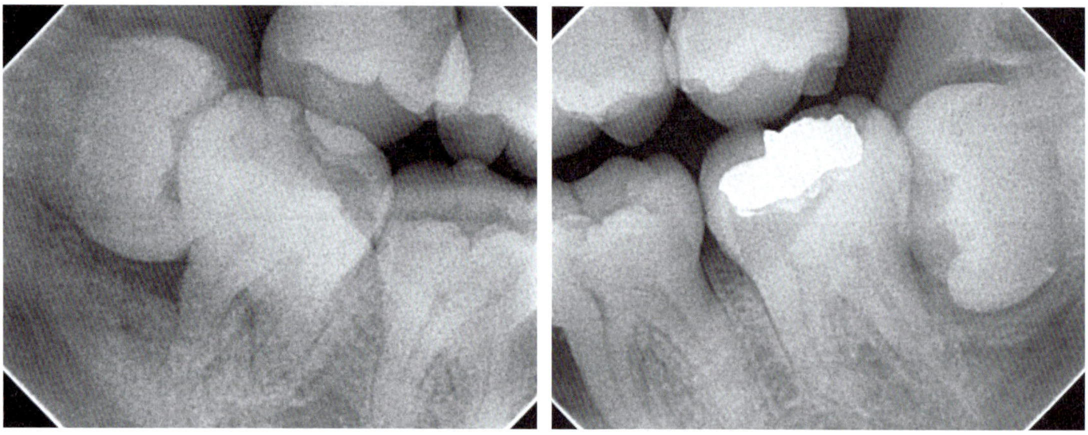

아래 엑스레이. 위의 환자는 10여 년 후 심한 잇몸질환 상태로 다시 내원했고 딥 클리닝, 교육이 재개되었다. 위 치아는 사랑니가 없었고 상대적으로 관리가 잘되고 있었다. 아래 사랑니 앞 치아의 뿌리 치석과 깊은 잇몸주머니 형성은 관리를 어렵게 만들고 있었다.

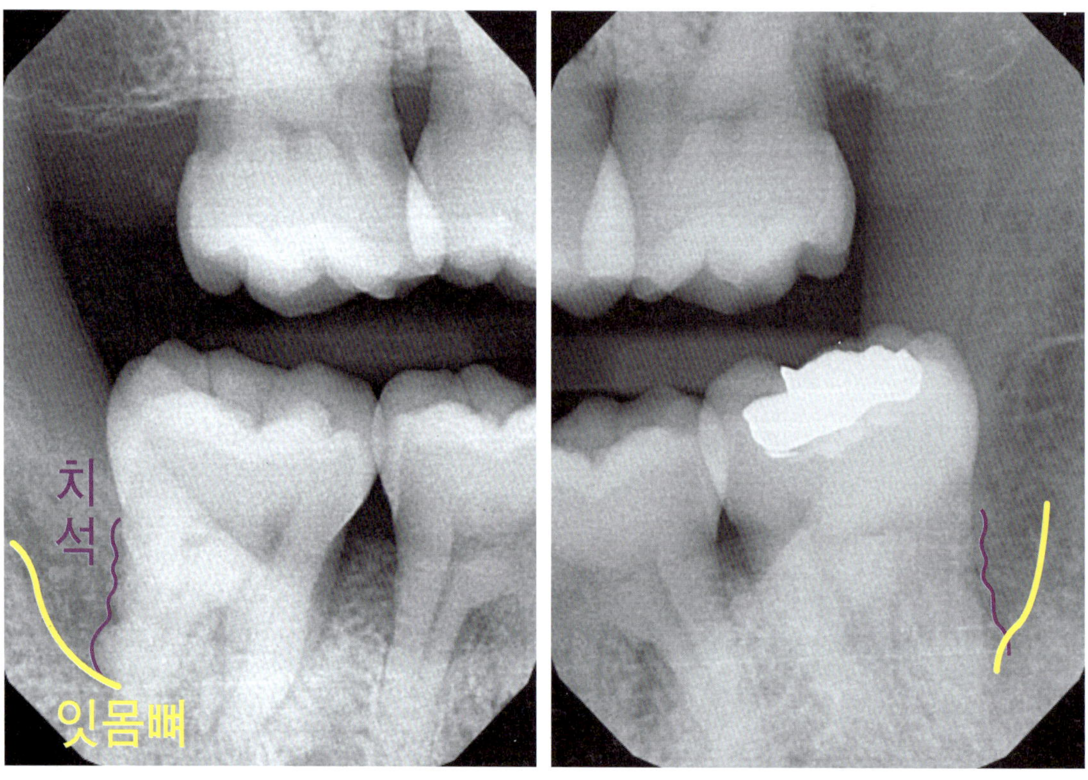

아래 엑스레이. 딥 클리닝 후 조금씩 회복되는 모습이다. 재생능력이나 치주질환의 정도를 보아 100% 잇몸뼈 재생은 기대하기 어렵지만, 최대한 안정적인 상태로 유지하는 것이 목표이다. 적기의 치료, 매일의 작은 예방은 가장 쉽게 최상의 결과를 유지할 수 있다.

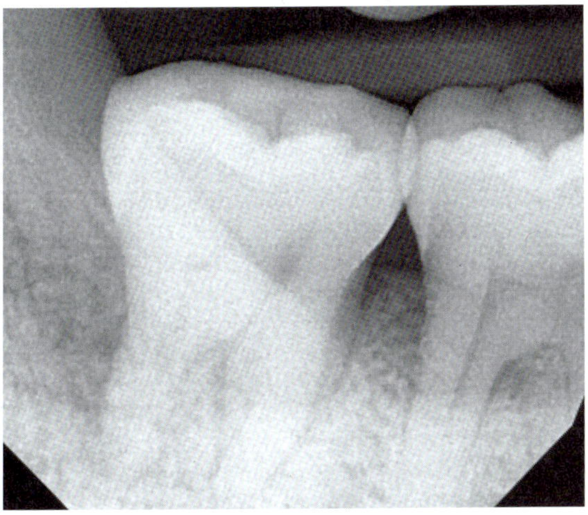

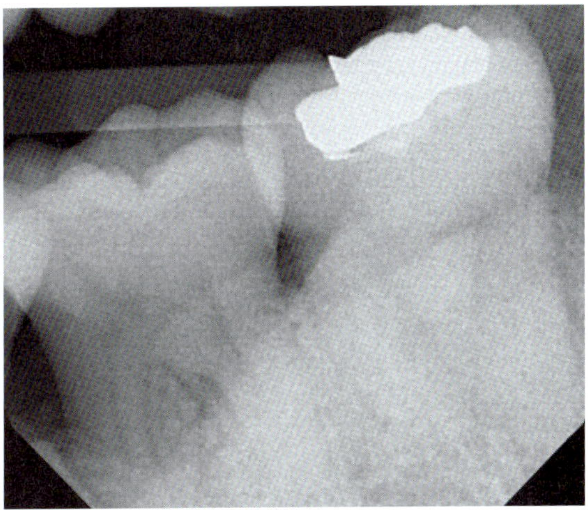

맨 처음 케이스로 다시 가 보겠다. 아래 사진의 사랑니는 앞의 파노라마를 찍기 18개월 전이다. 45° 각도였으므로 당시 사랑니 발치로 적절한 시기임을 상담하였다.

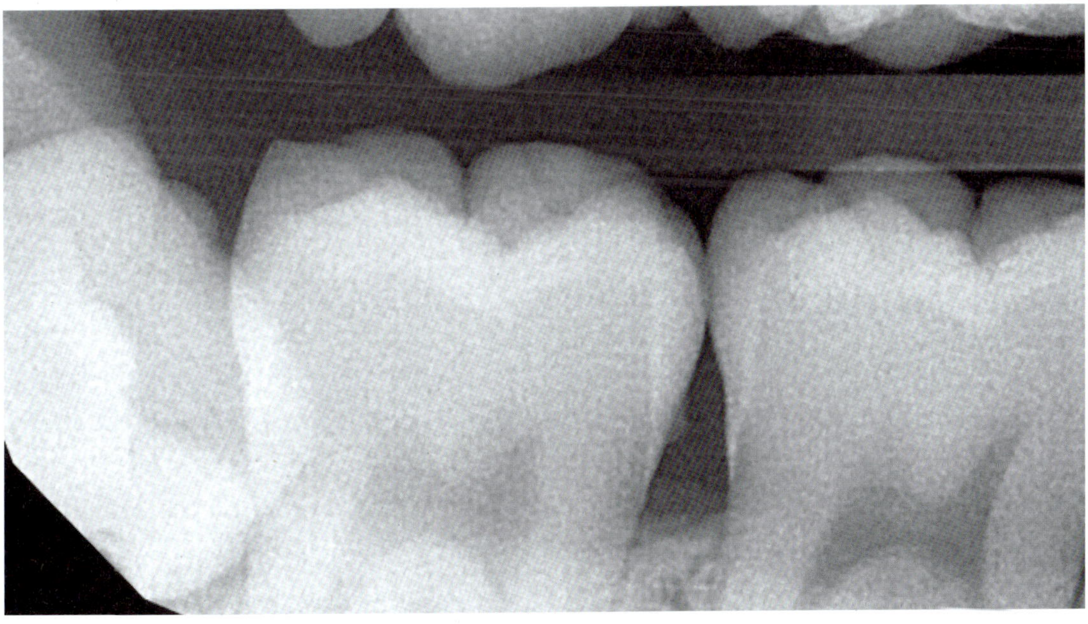

아래 엑스레이. 앞 엑스레이에서의 사랑니, 즉 아래 엑스레이의 1번 치아는 이제 수평으로 누워 뼛속에 묻혀 있다. 발치하는 데에 드는 비용, 시간, 치유기간 등이 더 커진다. 반대쪽 2번 치아는 발치 적기이다. 앞 엑스레이에서 바로 1번이 이 상태였었다. 사랑니 뿌리의 발달이 진행되면서 45° 에서 완전한 수평으로 깊어지는 경향은 흔하다. 상악 사랑니인 3번은 주로 성장하면서 미끄러져 후방으로 내려오기에, 현재도 발치는 가능하지만 6개월~1년 후에는 더 쉽게 발치할 수 있고 발치 후 불편감도 최소화할 수 있는 상황이 될 것으로 보인다. 치아를 삭제(검은색 선)하고 발치하는 방향(빨간색 화살표)을 표시했다. **같은 환자의 사랑니라도 최적의 발치시기는 발달에 따라 다를 수 있고 6개월 간격 검사로 최적의 시기를 결정할 수 있다.**

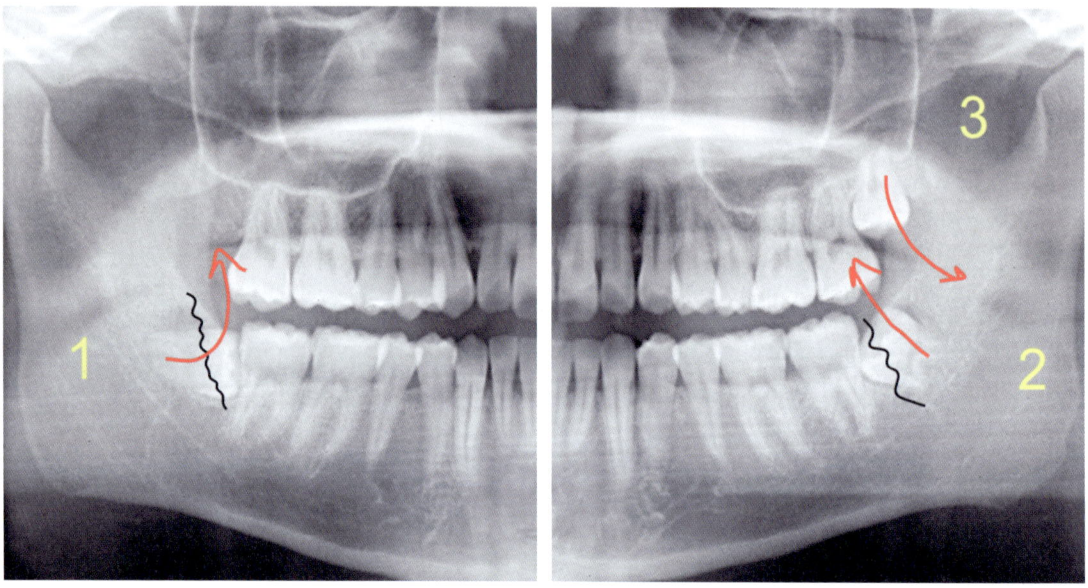

일반적으로 사랑니는 깊게 뼛속에 덮여서 앞 치아 사이에 치태막이 들어갈 틈이 없거나, 완전히 정출되어 터칭이 가능한 경우가 아니면 발치하는 것을 권한다. 시기를 잘 고려하고 미세모 칫솔로 터칭 훈련을 하면서 발치하면 중년 이후의 심각한 문제를 예방할 수 있다.

유치가 영구치로 바뀌는 시기는 모든 부모의 걱정거리이자 관심사이다. 영구치가 자칫 제대로 안 나오면 어쩌나, 안 예쁘게 나오면 어쩌나, 앞 치아가 튀어나오지 않을까, 유치는 언제 빼 줘야 하나, 교정은 해야 하나, 하면 언제 해야 하나 등 궁금증도 다양하다. 이 시기의 각 환자의 발달 상황은 치과의사가 예상할 수 없는 변수들이 많으므로, 너무 긴 공백을 주지 않고 주의 깊은 정기검사가 필요하다.

아래 상황과 같이 영구치 소구치가 유치 어금니의 뿌리를 따라 흡수하면서 유치를 자연적으로 빠지도록 돕고 유치의 자리로 들어가는 과정에서, 유치의 뿌리를 제대로 흡수하지 못하는 경우가 생길 수 있다. 동그라미가 없는 부위는 제대로 된 방향으로 올라오고 있지만, 나머지 세 군데(노란색 원)에서는 유치가 나올 생각을 안 해서 봤더니, 영구치가 한쪽으로 치우쳐 유치 뿌리를 제대로 흡수하지 못해 막혀 있는 모습이었다. 어긋난 방향으로의 정출이 계속되면 옆 영구치를 녹이는 경우도 발생한다. 영구치-유치 발육을 잘 관찰하다가 이런 상황이 발생하면 유치를 발치해 준다. 길이 열리면서 틀어진 방향의 소구치는 방향을 제대로 잡는다. 너무 이른 유치 발치는 잇따라 나오는 영구치의 자리 상실을 초래할 수 있고, 너무 늦은 발치는 영구치의 이탈, 옆 영구치의 흡수 등을 초래하기도 하며, 제자리까지 못 나온 채로 뿌리의 발육이 끝나기도 한다. 적기를 찾는 과정에서 6개월 정도의 주기적 확인은 필수적인 요건이다.

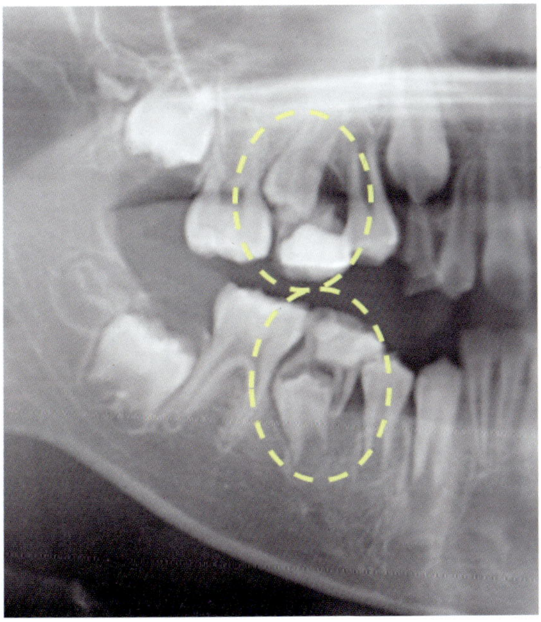
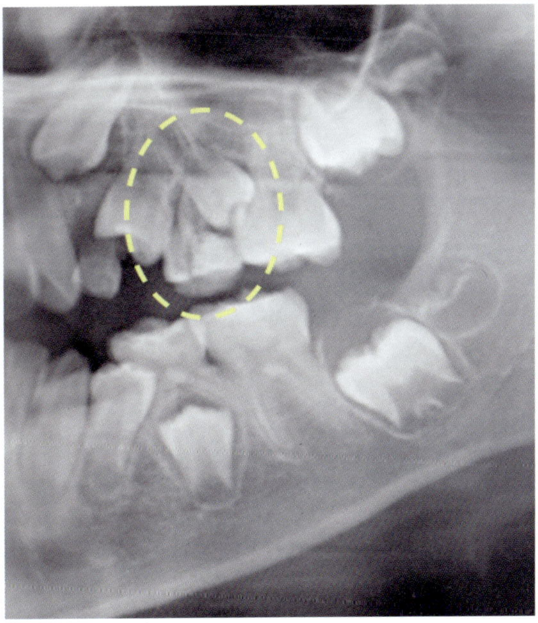

유치에서 영구치로의 발달 과정에서 이변의 상당 부분은 유치의 충치 예방의 실패에서 비롯된다. 충치 때문에 유치의 앞·뒤 길이가 줄게 되면 결국 뒤에 있는 영구치 대구치가 앞으로 쏠리면서 유치 밑에서 따라 나올 영구치 자리를 잃게 만들고, 총체적 공간 부족 현상은 앞니의 돌출 문제로 이어진다. 이런 현상은 교정치료 시 발치가 필요해지는 원인 중 하나이다. 필자는 발치 없는 교정을 선호하는데, 특히 공간 부족의 경우 각 부위에 유치가 1~2개 정도 남았을 때부터 시작하고 유치와 영구치 사이의 크기 차이, 앞으로의 골격발육에서 생기는 공간 등을 이용한다.

아래 엑스레이는 유치 어금니 둘과 그 뒤에 따라 나오는 영구치인 소구치 둘의 크기 차이를 보여 준다. 둘 간의 크기 차이에서 오는 공간의 여유분을 잘 확보한다면 발치를 줄일 수 있다. 영구치의 자리를 조금씩 잃게 하는 유치의 충치는 가급적 공간 상실 전인 초기에 치료를 받아 공간 상실을 막아야 한다. 그 과정은 막 청소 교육의 좋은 기회로 활용된다. 발치를 피하고자 하는 경우 영구치가 나올 공간 부족이 크면 유치 어금니가 2개 있을 때부터 교정을 고려할 수 있다. 그러나 교정치료 기간의 길이 또한 고려할 일이다. 충치 관리나 음식섭취, 운동이나 입을 사용하는 악기 연주 등과의 조화도 중요한 고려사항이 될 수 있다. 이는 타이밍과 관련되고 최소한의 치료, 발치를 피할 확률을 더 높일 수 있는 예로 참고하면 좋겠다.

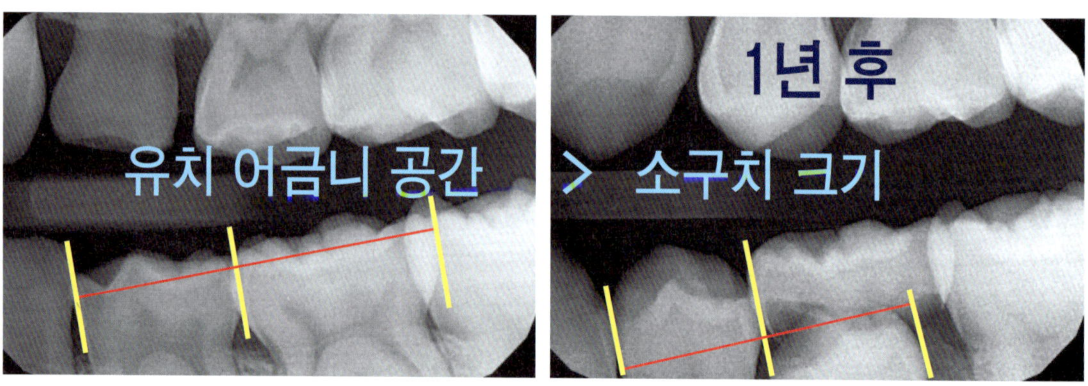

주기적인 치아발육, 골격발육, 충치 검사 등이 되어야 최적기를 놓치지 않을 수 있다. 적기를 놓친 이후의 시간이 길수록 교정 발치의 확률이 높아진다. 훈련 없는 턱근육 사용은 치아들을 뒤에서 앞으로 계속 밀고 있다. 최후방 치아부터 천천히 뒤로 밀 수 있는 인비절라인으로는 발치 없이도 가능하다(제14장 참고).

치열교정 상담으로 온 환자가 빠뜨리지 않고 하는 질문이 있다. 치료기간이 얼마나 되는지이다. 교정치료에 관심 있는 환자는 치료가 끝나면 그것으로 끝일 거라는 막연한 기대를 하는 것 같다. 필자는 이 질문을 기다렸다가 치료 이후에 관한 교육으로 들어간다. 즉, 치아교정을 크게 두 단계로 본다면, 하나는 치아를 움직이는 치료 단계이고, 다른 하나는 원하는 위치로 움직인 치아를 잘 유지해서 재발을 막는 단계이다. 첫 단계는 2년 정도이고 두 번째 단계인 리테이너 사용은 그 후 평생이라고 필자의 의견을 알려 준다. 의료서비스를 생각하는 소비자가 세부사항뿐만 아니라 전체 맥락을 알면 본인의 상황에 가장 맞는 결정을 시의적절하게 하는 데에 큰 도움이 된다. 서비스 공급자인 치과는 소비행위의 주도권이 소비자인 환자에게 있도록 정보를 최대한 공유한다. 치과 방문 시 정보에 대한 접근이 개방화되면 치과에 대한 소비자의 신뢰는 향상될 수 있다.

아래 사진과 같이 치아의 움직임은 교정을 하든, 교정을 하지 않든(반은 교정 경험이 있는 환자, 나머지 반은 교정 경험이 없는 환자의 모델이다) 지속적으로 일어나는 현상이다. 교정을 어렸을 때 했던 환자들은 리테이너의 지속적 사용의 실패로 중년에 2차 교정치료를 생각하게 되고, 어렸을 때 교정을 하지 않았던 환자들도 자연적인 치아 이동, 돌출로 중년에 교정치료를 생각하게 되는 상황을 자주 목격하게 된다.

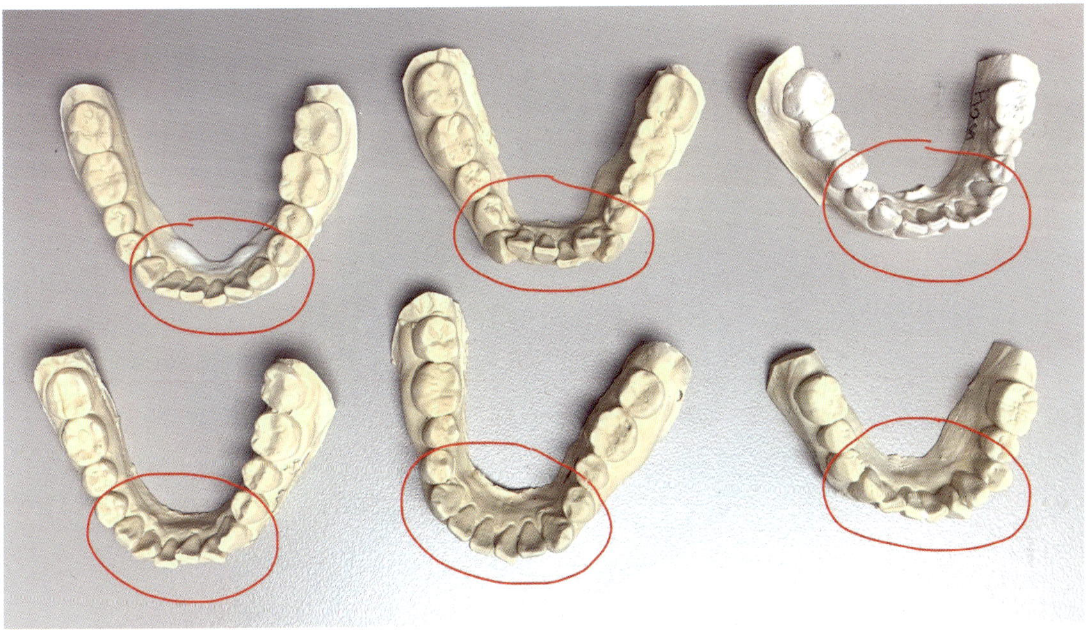

필자는 모든 환자의 변화를 관찰하고 나이트 가드가 예방 극대화에 가장 큰 기여요소 중 하나임을 보게 되면서, 나이트 가드 사용 권유를 일부 환자에서 전체 환자로 확대하였다. 그러면서 리테이너 사용 환자와 겹치게 되었는데 여러 다른 타입의 리테이너 중 나이트 가드처럼 치아보호도 해주는 투명 리테이너를 점차 선호하게 되었다. 물론 투명 리테이너 사용을 최대로 연장하기 위해 턱근육 힘 빼기 훈련도 동시에 진행하였다. 필자가 이전에 투명 리테이너를 잘 쓰지 않았던 이유는 밤 이갈이로 인해 잘 부러지고 수명이 짧았기 때문이었는데, 나이트 가드, 치아 안닿기 훈련이 전체 환자로 확대되면서 투명 리테이너 사용자도 오래 쓸 수 있게 점차 훈련이 되었다. 나이트 가드는 위나 아래 하나만 쓰기에 모든 치아 위치를 유지하지는 못한다.

투명 리테이너는 다음과 같은 용도로 사용한다.

① 치아 위치 유지
② 힘으로부터 치아보호
③ 밤 이갈이 기록지

특히나 교정이 필요하지 않거나 치열에 큰 문제가 없는 10대, 20대 환자에게 리테이너의 삼중 효과를 알리고, 앞 사진에서 보듯이 30년 후에 발생할 수 있는 치열의 쏠림현상과 치아 크랙을 예방하고자 하는 환자들은 나이트 가드보다는 리테이너 사용을 권할 수 있겠다. 필자도 투명 리테이너를 매일 사용하면서 긁히는 속도를 매일 확인하고, 이를 늦추기 위한 턱근육 훈련을 계속하고 있다.

리테이너는 교정 이후에만 쓰는 것으로 생각하는 고정관념을 깨고 **교정치료 없이도 교정 예방으로서 리테이너를 쓰는 것을 제안한다.** 리테이너는 현재의 치아 위치를 유지한다. 교정과 상관없이 모든 치아는 끊임없이 움직인다.

치과개원 시 치과명을 생각하다가 나투라덴트(Naturadent)라는 이름이 떠올랐다. 나투라(natura)는 자연, 덴트(dent)는 치아라는 뜻의 라틴어로 '자연스러운 치아'를 목표한다는 아이디어였다. 처음에는 완벽을 추구하는 치료를 해서 자연치에 가깝게 하겠다는 생각이 컸다. 치과대학에서 보고 듣는 대부분은 치료에 관한 것이다 보니 자연히 머릿속에는 어떻게 하면 치료를 잘할 수 있을까 하는 생각으로 차 있었다. 죽은 사람도 살렸다는 편작처럼 치과 명의가 되어 죽어 가는 저작기능을 살리는 치료, 미적 기능까지도 회복하는 치료를 하고 싶었다.

편작의 이야기에서는 그의 두 형도 의사다. 위나라 문왕이 편작에게 3형제 중 누구의 의술이 가장 뛰어난지 묻는다. 큰형은 환자가 아프기도 전에 치료하여 환자는 아픈지도 모른 채, 치료받았다는 것도 모른 채 병이 나았고, 작은형은 약간의 불편감이 있을 때 낫게 했기에 이 둘은 명의로 잘 알려지지 않았지만 큰형이 가장 큰 명의, 그다음이 작은형이라 생각한다고 편작은 답한다. 편작처럼 죽어 가는 사람을 치료해 살리는 건 대단한 일이라고 예나 지금이나 생각한다. 치과대학 졸업 후 치료 실력을 쌓기 위한 갈증은 점차 해소되었는데, 또 다른 갈증이 생겼다. 편작의 형들처럼 큰 치료가 필요 없도록 또는 적은 치료로 낫도록 돕는 것이 더 대단해 보이기 시작했다. 온갖 다양한 상황의 환자들이 찾아오는 현실의 치과 세팅에서 치료와 예방, 둘 다 상당한 수준이 된다면 자연스러운 치아, '나투라덴트'라는 목표에 조금 더 가까이 가지 않을까 해서 예방 수준을 끌어올리는 노력을 하게 되었다. 죽어 가던 상황에서 편작의 치료로 살아난 사람은 건강하게 얼마나 더 살았을까? 죽음에 이끌었던 원인의 총체는 그 사람 속에 습관이라는 형태로 여전히 남아 있다. 치아, 턱관절 문제의 근본 원인도 습관에 있다. 필요한 최소한의 치료와 함께 끊임없는 교육으로 습관을 바꾸는 것은 편작 3형제의 모든 노력이 합쳐진 것과 같은 접근이 된다.

지금까지 몇몇 예를 보면서 예방적 치료 개념을 생각해 보았다. 예방적 치료 개념이라는 단어는 이번 장에 와서야 언급했지만, 지난 장들 속에 흩어 놓은 많은 예들도 줄곧 같은 방향을 가리킨다.

가장 높은 수준의 의료서비스 관점에서, 예방은 과정이자 목표이겠다.

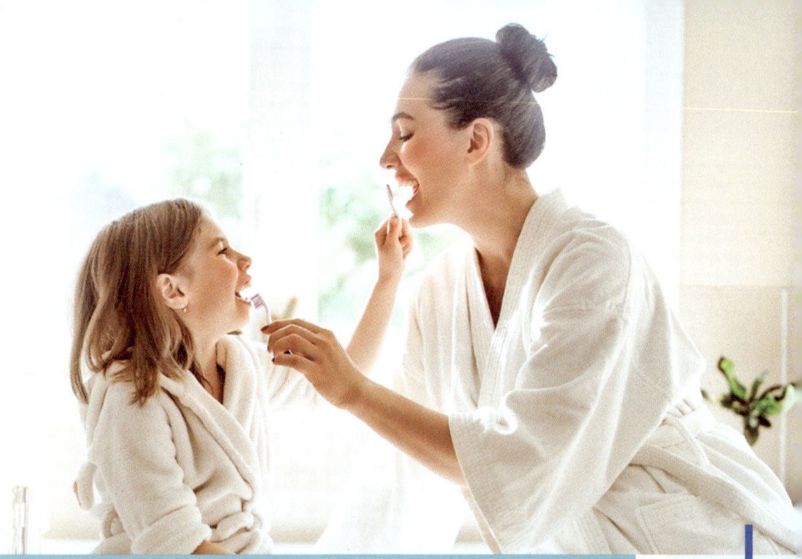

제 22 장

미니멀리즘 Ⅱ : 생각의 전환, 인내, 생활화

지금까지 예방에 관한 필자의 임상경험을 통한 생각을 가감 없이 털어놓았다. 각 환자에게 시간적인 제약으로 조각만 전달할 수밖에 없었던 아쉬움이 있었는데, 지면을 통해 퍼즐 전체를 보여줄 기회가 생겨서 기쁘다. 임상에서는 기본내용을 공통적으로 전달하고, 각 환자의 약한 부분이나 필요한 부분은 각자 상황에 맞게 보강한다. 직접 보는 경우 시간적 제약은 있지만, 주기적으로 만날 수 있고 질의응답의 기회, 함께 확인하는 기회가 있어 환자에게도 필자에게도 큰 교육적 효과가 있다.

훈련의 두 핵심 내용은 지극히 상식적인 내용이지만, 지금까지 해 오던 방식과 달라서 환자들에게는 상당히 생소하고 이질적으로 보이는 것 같다. 오히려 너무 상식적이라서 아무도 시도하지 않았던 것일까? '이렇게 쉬울 거면 왜 진작 알려지지 않았겠는가?'라고 반문할 정도로 상식적이다. 유독 치아관리에만 적용되고 있는 관습화되고 구조화된 개념은 우리를 평생 꽁꽁 묶고 있는 쇠사슬과 같아서 여기서 벗어나는 것은 시작부터 어려워 보인다. 이 책에 나열한 현상, 흐름, 결과 등은 필자가 매일 확인하는 것들이고, 필자의 환자들도 이 현상을 동일하게 경험하고 있어서 서서히 설득이 되어 간다.

평생 할 만큼 해 본 예방법으로 잘 보존이 되었는지, 필자는 환자에게 묻는다. 이 방향으로 더 가야 할 것이 아니고 정반대 방향으로 전환해야 해결이 보일 것이다. 환자들은 아주 솔직하게 물어본다. 어디에서도 이런 방법을 알려 주는 치과가 없는데, 그럼 다른 모든 사람이 하는 구강관리는 잘못된 것이냐고. 보통의 솔질로 평생을 잘 보존하여 잦고 큰 치료를 피한 경우도 간혹 있을 것이다. 그리고 각자의 독특하면서도 효과적인 방법들이 존재할 수 있다. 다만, 만일 누군가가 80년 이상 나름대로 성공적인 구강관리를 하고 있다면, 분명 미니멀리즘, 상식에 가까운 방법일 것임을 필자는 확신한다. 그리고 그것이 생활화된 경우일 거라고 본다. 잘 컨트롤된 범위 내에서 연이어 지속되어야 확인되는 결과이다.

두 그룹을 비교해 보면 대충의 상황파악이 될 것이다.

① 절대다수인 일반적인 칫솔질 그룹에서 나투라치과로 새로이 유입된 환자들
→ 이들 중 절반 정도는 치과를 안 다니다가 문제 발생으로 왔고, 나머지 절반은 정기적으로 다니던 치과가 있었다.

② 나투라치과의 훈련된 기존 환자들

일반적인 칫솔질 그룹에 있던 환자들이 나투라로 와서 예방을 배워 대부분 개선되고 상실 속도가 서서히 줄어드는 것을 보아 일반 그룹의 평균적인 상태와 나투라 기존 환자의 평균적인 상태를 비교할 수 있다. 이 변화의 핵심은 이전의 습관에서 새로운 습관으로의 치환이기에 한 환자의 입장에서 시간이 어느 정도 지나야 유의미한 개선을 보이기 시작한다. 배움의 초입에서는 되는 것 같다가도 돌아가고, 좋아졌다가 나빠지는 현상이 반복된다. 교육과 리뷰의 반복은 결국 습관의 형성을 목표로 하고 있다. 특히나 구강관리의 습관 형성은 마라톤과 같다. 전력 질주가 아니라, 잘 컨트롤된 페이스를 유지하면서 과하게 달리는 것을 피하는 것이다. 일반인들의 구강관리는 마치 100m 달리기처럼 한다.

필자가 제시하는 방법을 배워 갈 때 **환자들의 가장 큰 공통의 장애물은 '청소가 안 된 듯하다'라는 인식**이다. 즉각 확인방법을 평생 사용했기에 에러 메시지가 뜨는 것 같은 느낌이다. 과거의 습관과 감각은 100년을 내다보지 않고, 청소하는 그 순간을 보게끔 한다. 그렇게 되는 결정적 이유는 혀의 감각에 전적으로 의존하기 때문이다.

환자들 마음에 **2가지 강박적 기준점**이 존재하는 것을 발견한다.

① 치아는 매끄럽고 윤이 나는 것이 깨끗한 것이고 당연한 것이다.

② 치아는 늘 위·아래 정확히 잘 맞아야 정상이다.

구석구석 솔 터칭만으로 구강관리를 수십 년 하는 사람은 현실에서 찾아볼 수 없다. 적어도 필자가 만난 환자 중에는 없었다. 모든 사람이 매일매일 최선으로 열심히 구강관리를 한다. 그리고 치아를 느슨히 놔두지 않는다. 약간 안 맞으면 주로 밤 이갈이로 맞춰야, 그래서 그다음 날 잘 맞아야 만족한다. 이 두 강박감에서 벗어나야 100세 치아 보존의 현실화를 서서히 체험하게 될 것이다. 시간을 두고 마음에서 이 부분을 개의치 않게 훈련하는 과정은 습관 형성과 정확히 맞물린다. 이것을 염두에 두고 독자의 입장으로 가 본다.

그럼 독자는 어떻게 이 책에서 말하는 대로 잘 하고 있는지 확인할 수 있을까? 필자는 글을 쓰는 내내 이 점을 염두에 두고 있다. 글의 설명과 그림만으로 변화를 가져올 습관을 만들 수 있을까? 어떻게 하면 독자가 잘 이해하고 실천하는 데에 도움이 될까? 독자를 위해 누가 확인해 줄 수 있을까?

스스로 판단하는 방법들은 책 전체를 통해 반복적으로 설명했으므로, 독자는 이미 치아 보존, 최소한의 관리와 사용에 대해서는 누구보다 많이 알고 있다고 생각한다. 추가적인 확인으로 독자의 치과 방문 시 듣는 전문가의 검사 결과는 좋은 판단의 근거가 될 것이다.

'안 되는 느낌이었는데, 진짜 되네!'

'우연은 아닐까? 문제가 없다니, 계속 해 볼까?'

'왼쪽 위 안쪽은 치아 사이에서 피가 나는 걸 보니 내 팔이 많이 움직였나 보군.
솔을 천천히 갖다 대고 다음 검사 때 어떻게 되나 보자.'

등의 생각을 할 수 있다.

치석 제거 시 염증, 잇몸 상처, 치아 시림 정도, 충치의 발견 빈도, 이번 검사 결과가 지난번과 비교해서 어떤지를 알려면, 실력 있고 상식적인 치과, 내 상태를 잘 보여 주는 치과를 정해서 꾸준히 방문하는 것이 좋겠다. 마라톤이다. 계속 하다 보면 길이 보이게 마련이다.

습관의 형성이 탄탄해지면 내공이 쌓인다. 구강관리에서 예상 밖의 어떤 상황이 생겨도 크게 동요하지 않게 되는 것은 원리를 알고 여러 방법으로 수없이 확인해서 본인만의 지식과 습관이 되었기 때문이다. 스트레스 관리, 위기관리 능력은 기본기에서 나온다. 이 기본적인 실력은 습관화, 생활화에서 탄탄히 다질 수 있다. 예를 하나 들면, 교육을 많이 들었던 환자도 잇몸이 아프고 치아가 불편하다고 오는데, 알고 보면 치실 사용을 '청소하는 마음'으로 치석 제거를 목표로 열심히 했기 때문인 경우가 의외로 많다. 치실 또한 매우 조심하며 천천히 치아면을 타고 잇몸 속을 살짝 들어갈 때 잇몸에는 압력을 전혀 느끼지 않아야 하고, 낀 것은 요령껏 살살 빼내야 한다. 제대로 하면 불편했던 잇몸은 3~4일 후 편해진다.

책의 서두에서 가장 중요한 몇 가지를 추렸었는데 그중 2번째가 상식적 관리, 미니멀리즘, 최소주의 원리였다. 잘 배우고 열심히 하는 환자들이 가장 흔히들 하는 실수가 미니멀리즘, 최소주의에서 벗어나는 것이다. 칫솔을 잡은 팔은 움직이지 않는다. 손목만 살짝 움직인다. 마치 작은 글씨를 쓰는 듯한 동작이다. 글을 쓸 때 팔을 움직이면 정확한 글씨가 나오지 않는다. 구할 수 있는 가장 끝이 부드럽고 가는 칫솔을 연필 잡듯이 잡고, 글씨를 쓰는 동작을 먼저 연습해 본다. 바로 그 정도의 움직임으로 터칭을 한다. 힘이 들어가지 않는 매우 작은 동작이다. 깨끗한 느낌이 날 때까지 가면, 팔이 움직인 것이고 칫솔질이 된 것이다. 미니멀리즘에서 벗어난 것이다. 평생 해 오던 것이 맥시멀리즘, 최대주의였고, 그것 자체가 문제의 원인이다. 열심히 해서 성공할 것 같으면 치과 치료가 필요한 상황이 왜 생겼겠는가?

청소하겠다는 목표를 터치하겠다는 목표로 바꾸는 훈련이다.

의도: 청소 → 결과: 손상

의도: 터칭 → 결과: 청소

의도, 즉 생각이 바뀌어야 손의 움직임이 따라 바뀐다. 생각이 청소에 머물면 손상으로 귀결된다. 청소가 안 된 것 같다는 것이 바로 본질이다. 막 제거만 하면 그런 느낌으로 끝난다. 시린 것도, 아픈 것도, 잇몸에서 피 나는 것도, 충치도 없는 상태로 아무 변화가 없는 상태로 유지된다.

구강관리는 자주 하지 말고, 세게 하지 말고, 열심히 하지 말고, 오래 하지 말고, 큰 동작으로 하지 말고, 먹자마자 하지 말고. 치실이든 칫솔이든 살살, 꼼꼼하게, 천천히, 요령껏, 아프지 않게, 시리지 않게. 워터픽 물청소는 약하게 짧게.

지금까지는 혀의 감각으로 매끄러움을 찾는 즉각 인과확인방법에 좌우되었다면, 이제부터는 배우고 이해한 대로 잇몸의 감각으로 터칭을 확인하되 덜 매끄럽게 끝내고 다음 치과 방문에서 관찰되는 결과로 확인하는 **지연 인과확인방법**으로 바꾼다. 성격이 급하거나 완벽주의인 경우에는 즉각 확인방법을 당장 버리기가 쉽지 않을 것이다. 이 책에서 논한 내용에 고개가 끄덕여진다면, 논리적으로 받아들이고 이 '도저히 청소되지 않을 것 같은' 터칭 방법으로 꾸준히 연습해 보길 권한다. 확인은 다음 치과 방문에서 할 수 있다. 검사 결과를 참고하고 보완해서 그다음 방문 시 검사 결과에서 긍정적 강화 사이클을 이루도록 기본기를 충실히 한다. 즉각 확인방법을 평생 사용하는 경우, 그 순간은 만족할진 몰라도 중년을 넘어가면서 많은 구강 문제가 발생할 수 있다.

혼돈하지 말기를 바란다. 50대까지는 성공적이었는데 그 후부터 와르르 무너지는 경우라면 성공적인 구강관리를 해 왔다고 볼 수 없다. 잇몸과 치아는 어느 지점까지는 견디게 만들어졌고 잇몸은 염증에 저항해서 계속 재생되게 만들어졌다. 하지만 어떤 한계선을 넘으면 더 이상 같은 방법으로는 보존이 안 되어 문제가 눈에 보이기 시작한다. 그렇다면 높은 점수를 줄 수 없다. 구강관리에 대한 평가는 평생을 염두에 둔 평가여야 교육할 가치가 있는 방법이다. 교육내용이 계속 발전되어 왔고, 더 좋은 방식을 알게 되었다. 그 핵심에는 미니멀리즘이 있었다. 습관 형성, 그다음 단계로 습관의 생활화의 궁극 목표는 100년 치아 보존이다.

하루에 약간의 변화를 치아에 허용한다면, 10년 후에는 큰 변화를 볼 것이다. 뭘 하든지 하루 동안 변화가 있어야 한다.

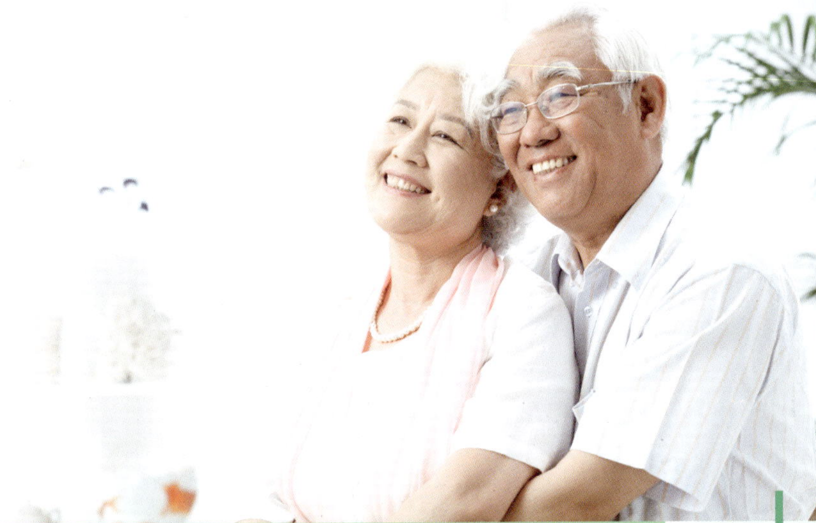

제 23 장

지구를 생각하는 치과의사의 '주제넘은' 장

글을 쓰고 있는 2022년의 여름은 역대 가장 뜨거운 여름이라고 한다. 끓는 더위로 철로가 휘고 산불이 여기저기서 쉼이 없다는 뉴스가 세계 곳곳에서 들려온다. 빙하는 녹아내리고, 이상기후의 징후들이 끝없이 나타난다. 그 와중에 러시아-우크라이나 전쟁으로 서방세계와 러시아 사이의 에너지 공급망 문제가 생겨 그린 에너지 정책의 선두에 있던 독일조차 갈탄을 다시 사용하게 되어 엎친 데 덮친 격의 탄소 증가는 기후온난화를 가속화한다. 그 직전에 온 세계를 동시에 강타한 코비드-19로 잠시 주춤했던 생산가동, 그로 인한 정부의 재난지원과 경기부양에 의해 한껏 풀린 현금으로 빈부의 격차 증가, 솟구친 자산가격의 붕괴, 전쟁으로 인한 공급망 차질로 인한 유례없는 엄청난 인플레이션, 인플레이션을 누르기 위한 양적 긴축과 기준금리 인상, 이로 인해 발생할 수 있는 경기침체에 대한 우려, 물류대란과 생산가동의 정상화 사이의 세계적 불균형… 문제는 끝없이 꼬리에 꼬리를 물고 돌고 돈다.

팬데믹 동안 필자의 거의 모든 활동이 소멸하고, 늘어난 건 정보탐색 활동밖에 없는 듯하다. 그중에 한 경제전문가의 말이 마음에 다가왔다. 요는, 현재의 GDP 산출에 포함시킨 것은 질보다는 양, 풍요로움보다는 풍부함에 중점이 있고, 그럴 수밖에 없는 건 수치화되는 데이터만이 비교분석할 수 있기 때문이라는 것이다. 이로써 가사나 자녀교육, 취미생활을 통한 자아 성취감, 자원봉사를 통한 지역사회에의 기여 등은 GDP에서 제외되므로 저개발국가에서 선진국으로 이행할 때 외적인 경제성장률은 늘었다가 점차 줄어들 수밖에 없고, 내적 성장과 질적 향상이 더 큰 부분을 차지하게 됨으로써 수치화에 반영이 덜 될 수 있다. 그렇다고 선진국이 개발도상국보다 삶의 질에 있어서나 모든 분야에서 앞섰다고 말할 수도 없다. 어쨌든 그래서 지금의 GDP 개념으로 '1% 성장이다', 아니면 '마이너스 성장이다'라고 하면 마치 망할 것처럼 반응한다. 성장이 크려면 많이 사고, 많이 쓰고, 많이 버려야 한다. 많이 짓고 만들고, 많이 사용하고, 많이 부수고 또 만들어야 고성장이다. 숫자화할 수 있는 것만 보여 주는 GDP 개념에 맞추어 억지로 성장의 숫자를 만들면 안심한다. 눈에 보이는 것, 그래프로 나타낼 수 있는 것에만 집중하고, 그 내면에 일어나는 보이지 않는 성장은 없는 것처럼 반응한다. 하지만 보이는 성장률이 높은 만큼 스스로 행복한가, 온 국민이 행복한가, 온 인류가 지구를 망치면서 행복한가? 미래세대가 더 행복해질 것인가? GDP 개념과 같은 계산방식은 도처에 존재하고, 이것은 우리의 의식에 스며들어 돌아볼 생각도 못한 채 산다.

치료는 전·후의 변화가 확연하게 눈에 보인다. 소비자는 지불한 것에 대한 서비스, 새 치아를 보고 만족하고 싶어한다. 예방은 눈에 보이지 않는다. 변화가 눈에 덜 띌수록 예방은 성공한 것이다. 오랫동안 눈에 띄지 않으면 더 성공한 예방이다. 그런 예방 서비스는 모든 치아를 치료해서 여러 번 새것으로 바꾸는 서비스보다 더 높은 비용이 지불되어야 마땅하다. 그런데 지금의 GDP 개념의 시스템에서는 보이지 않는 서비스에 인센티브를 주는 것은 불가능해 보인다.

제12장 구강건강 안정성 지수(OHSI: oral health stability index)에 대한 개념에서 말했듯이, 측정해서 수치화하기 어려운 구강 상태의 질적, 양적 향상을 표현한 OHSI는 질적, 양적 성장 GDP 개념과 동일하다.

"주기적으로 치과에 오는 환자가 잇몸염증 없고, 충치도 파절도 없고, 닳지도 않고, 발치하거나 잃은 치아도 없고, 치아 위치도 그대로이고…인 경우를 OHS 지수의 최고치라고 가정했다. OHS 지수가 증가하는 경우가 있다. 충치치료, 심하게 손상된 치아에 크라운을 하는 것, 잇몸 문제가 치료와 훈련으로 회복되는 것, 치아가 빠진 부위에 임플란트나 브리지 등으로 복구하는 것, 치아 위치나 모양을 개선하는 것 등이다. 홈케어를 잘 해서 잇몸염증이 줄어도 OHS 지수는 오르고, 지난 방문과 이번 방문에 변화가 없어도 OHS 지수는 약간 증가한다고 개념을 만들었다. 반대의 경우에는 OHS가 떨어진다. **치료나 관리가 오히려 상태를 악화시키는 경우는 대미지로 보고 OHS는 내려간다. 과도한 치료도 OHS 감점 요인이다.** 이런 방향에 대한 이해를 그림으로 나타내서 시각화할 수 있다. 환자는 목표를 정확히 알게 되고 목표 달성에 집중할 수 있다."(제12장)

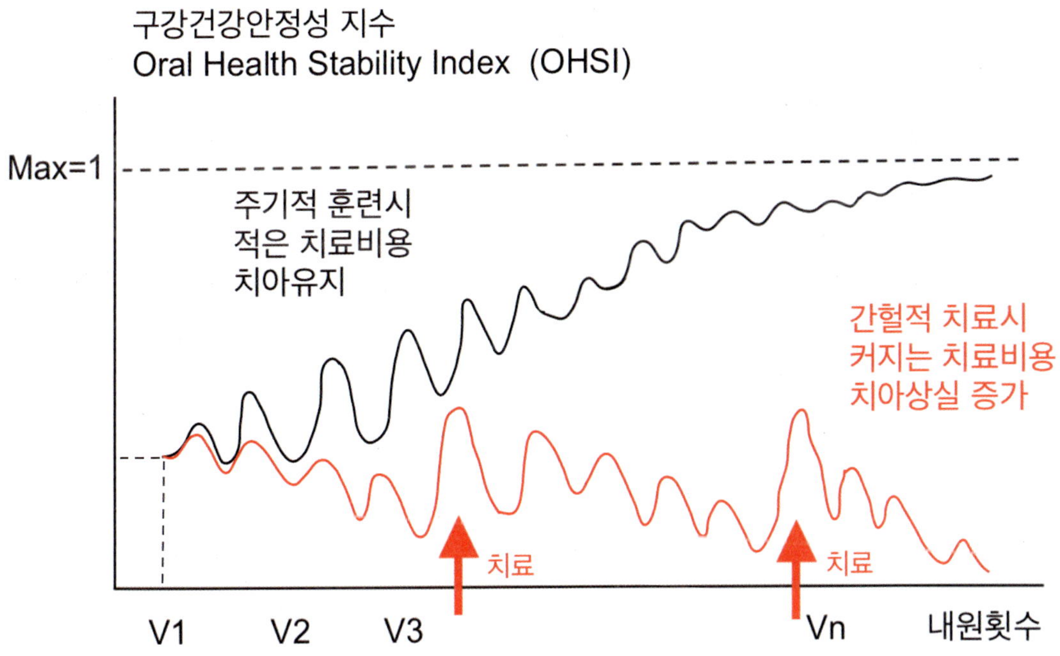

아래 사진. 인류가 살 수 있는 환경으로 지구가 유지 또는 회복되려면, 현존 GDP 개념에 혁명적인 수정, 즉 양적 성장만이 아니라 질적 성장까지도 포함한 새로운 GDP 개념으로 탈바꿈해야 하지 않을까? 그렇지 않으면 레밍의 집단점프와 같은 일은 불 보는 듯하다. 성인군자 같은 지도자들이 나라마다 동시에 출현하지는 않을 것 같다. 과도하고 불필요하게 사고 부수고 버리고 만들어 다시 사는 과정은 지구를 최대한 빨리 파괴하는 행위가 될 수 있고, 새로운 GDP 개념으로는 마이너스가 되는 부분이 존재할 수 있다. 양적 3% 성장(기존의 GDP 계산)을 위해 질적 –7%의 대미지(환경, 인권, 건강 등)를 냈다면 — 그런 측정방법이 있다면 — 전체적으로는 –4%의 역성장임을 보여 주어 경제활동 주체들을 재교육해야 하는 현실에 직면한 듯 보인다.

한 환경학자의 말이 기억난다. "인류가 뭘 해도 지구는 멸망하지 않는다. 핵폐기물이 넘쳐나서 인류는 사라져도 지구는 남는다. 그래서, 지구멸망이란 말은 잘못됐다."

지금까지 주제넘은 치과의사의 생각이었다. 이런 마음 자세로 치아 예방을 생각해 보았다. 문제 해결의 핵심은 크게는 지구, 작게는 구강 내가 다름이 없는 것 같다.

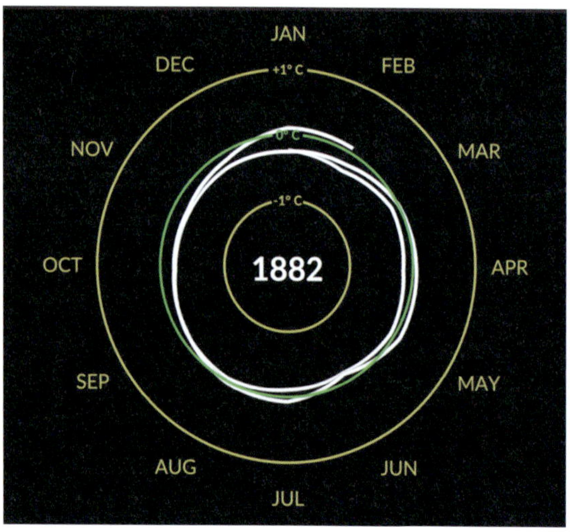

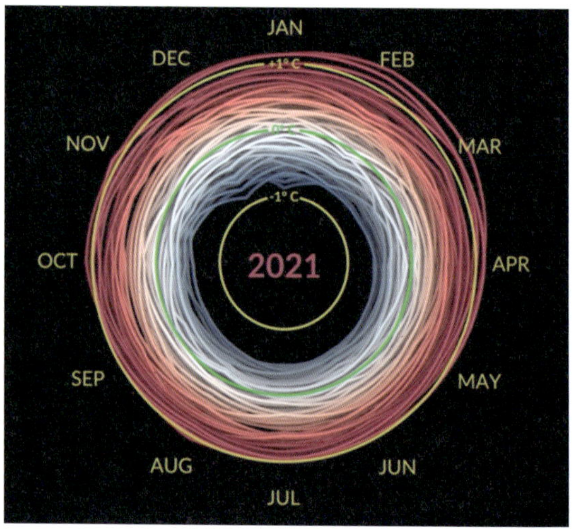

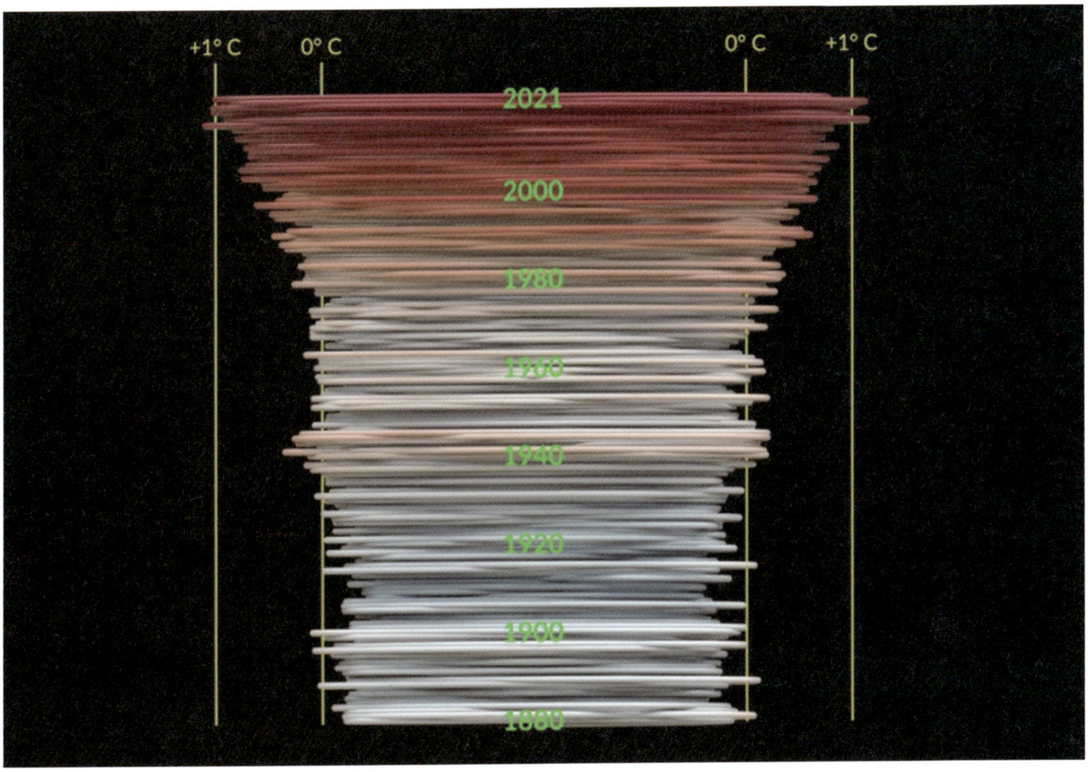

1880년부터 2021년까지의 기후변화를 보여 주는 동영상. 출처: 나사 기후나선 NASA climate spiral by Dr. Ed Hawkins.

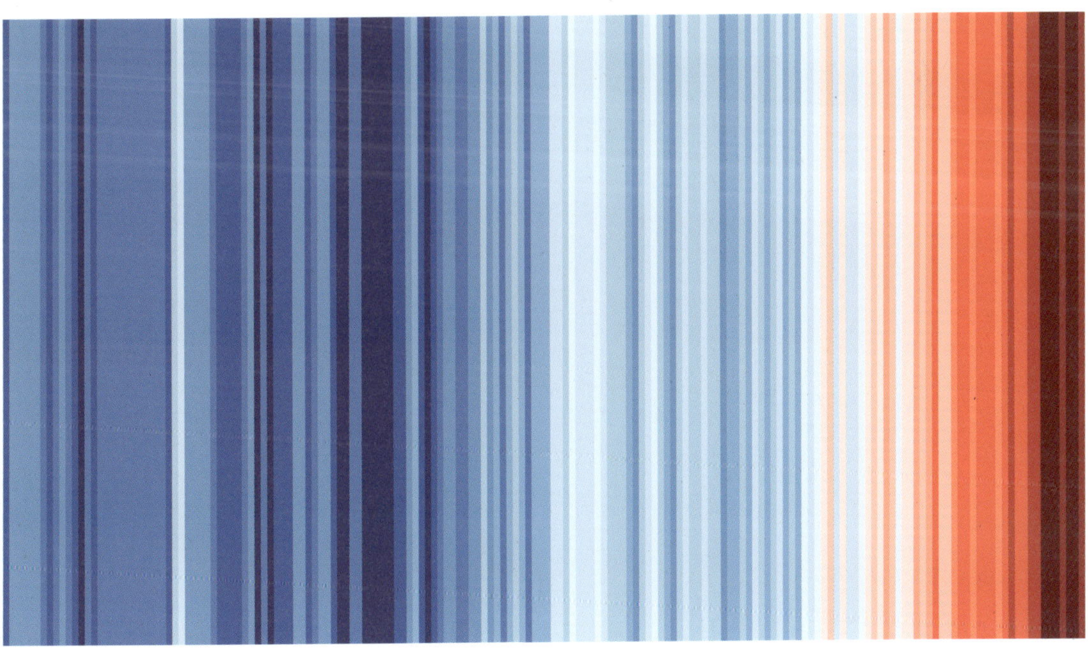

기후줄무늬(climate stripes). 출처: #ShowYourStripes by Dr. Ed Hawkins.

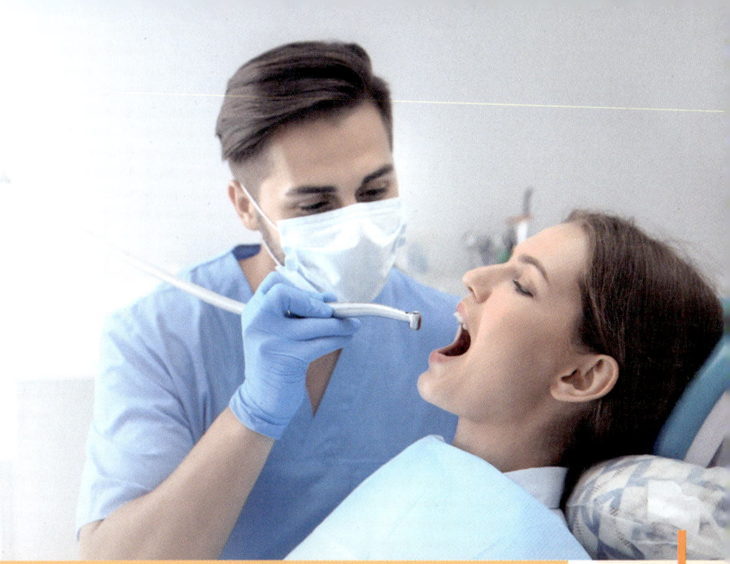

제 24 장

열린 진료, 열린 관계, 열린 사회

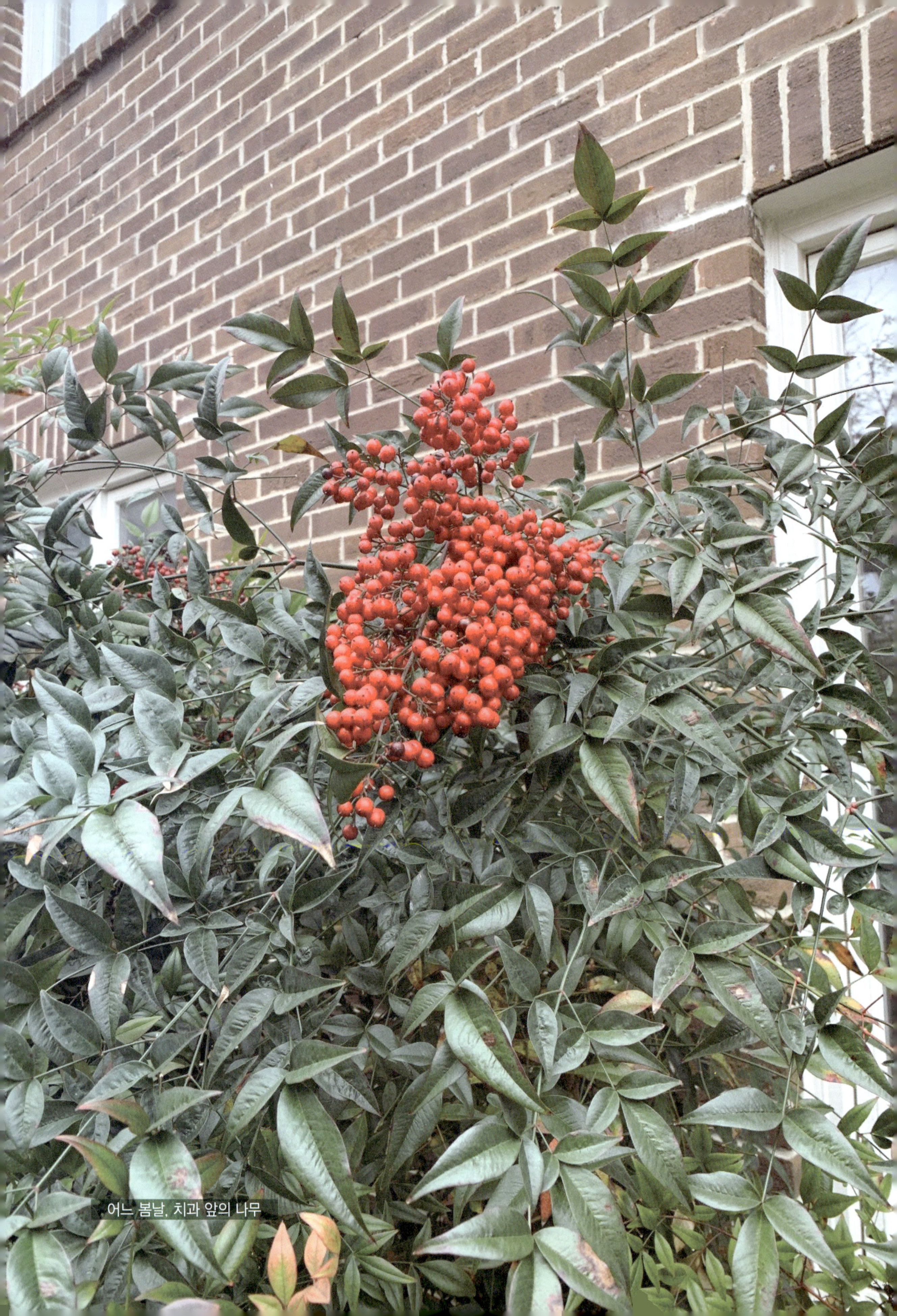
어느 봄날, 치과 앞의 나무

환자는 입안에 어떤 도구들이 들어가는 걸 보면 어떤 상황이 벌어지는지 모르니 두려운 상상을 하게 된다. **미지에 대한 공포(fear of the unkown)**인데, 개원한 지 얼마 안 되어 온 한 백인 환자가 치료할 때 과정을 설명해 주면 고맙겠다고 해서 그때부터 치료하면서 설명하는 습관을 조금씩 만들었고, 이제는 환자의 입장에서 중요한 상황에서는 항상 설명하는 습관을 갖게 되었다. 처음에는 '집중해서 치료하기 바쁜데, 설명까지…?' 하는 생각이 살짝 스쳤지만, 필자가 환자라 해도 어떤 상황인지 보고 싶고 설명도 듣고 싶을 것 같았다. 환자는 치료의 순간순간 '이 상황이 걱정해야 할 타임인가, 뭘 어떻게 준비해야 하지?' 하는 막연한 공포심이 있게 마련인데, 적절한 보여 주기와 정보전달을 이용하면 환자와 치과의사는 치료에 호흡이 잘 맞게 된다. 그 환자분께 진심으로 고마운 마음을 가지고 있다.

통증에 대한 공포 또한 핵심적인 부분인데 필자는 어떠한 경우에도 늘 환자의 통증, 불편을 최소화하려고 노력하는 치과의사의 마음을 계속 알려 준다. 치료 설명 시 마취 후에 전혀 아프지 않다는 설명도 빠뜨리지 않아야 환자는 치료 전날부터 걱정하지 않는다.

소통하지 못하는 것에 대한 두려움도 상당히 크다는 것을 후에 깨달았다. 그래서 아프거나 불편할 때는 언제든지 손짓으로 알려 달라고 부탁한다. 표현하지 못하고 꾹 참는 환자들도 많기 때문이다. 치과 의자에 누우면 과거 경험에 의해 온몸에 힘이 들어간다. 손을 꽉 쥔다. 어깨도, 턱도 긴장한다. 힘 빼고 편하게 하시고 안 아프게 해드리겠다고 여러 번 말한다. 환자가 입 벌리고 치료받을 때 소통이 쉽도록 하고, 언제든지 치료를 멈출 수 있다고 알려 주면 조금이라도 더 마음 편히 치료를 받을 수 있다.

예시 1

"오늘은 마취를 하고 치료합니다. 마취를 안 하면 아프고 시리고 불편하실 거예요. 마취 전에 마취젤로 얼얼하게 한 다음에 하니까, 마취도 최대한 안 아프게 하겠습니다."

(마취를 하면서)

"덜 불편하도록 천천히 할게요. 일단 마취가 잘되면 치료 중에는 아무 느낌이 없습니다."

(마취 확인 후 치료하기 직전)

"긴장 푸세요. 그리고 언제든지 불편하면 손을 살짝 올려 표시해 주세요. 바로 멈출게요."

(치료 시작하면서 여러 번 물어본다. 확인하고 있다는 것을 알리는 것은 환자의 불안감을 줄인다.)

"마취 느낌이 있으세요?"

예시 2

(크라운을 씌우거나 수술 후 실 제거 등의 방문 시)
"오늘은 마취가 필요 없는 치료예요. 아프지 않을 겁니다. 그래도 불편하시면 언제든지 알려 주세요. 치아가 약간은 시릴 수도 있어요."

예시 3

(본인도 모르게 긴장하여 입술, 혀에 힘이 많이 들어간 경우)
"힘 빼셔도 됩니다. 아픈 거 아니에요. 힘이 들어가면 치료 후 입술 가장자리가 갈라지기도 하고, 온몸이 아프기도 합니다."

"최대한 편하게 치료받으세요. 마음 놓으세요. 불편하면 언제든지 알려 주세요."

예시 4

(임플란트 수술, 신경치료 직전)
"오늘 임플란트/신경치료가 처음이시죠? 마취만 잘되면 전혀 아픈 거 없어요. 그리고 생각보다 간단하게 끝납니다." (이 한마디는 전날부터 걱정하고 긴장하던 환자의 마음을 편하게 한다.)

"임플란트/신경치료 전에 이미 해 보셔서 아시겠지만, 전혀 아프지 않습니다. 혹시 아프시면 마취가 더 필요한 거니까 알려 주세요."

예시 5

(대체로 충치는 처음에 물로 스프레이하면서 제거하고, 마지막은 천천히 돌아가는 진동이 느껴지는 도구로 마무리한다.)
"마지막 부분의 충치 제거는 진동이 좀 느껴질 거예요. 소프트한 충치는 갈리고, 좋은 치아는 그대로 남기는 거예요. 진동이 있는 건 속도가 느려서 그래요. 힘이 없어요. 이렇게 하면 충치를 제대로 제거하고, 신경 노출도 줄여 신경치료를 피할 수 있어요."

예시 6

(충치치료 필링 또는 크라운 치료 시)

"오늘 충치는 조금 깊었어요. 작은 충치치료는 치료 후 느낌이 없지만, 깊은 충치는 깊은 수술을 한 것과 비슷해요. 마취가 풀리면 조금 불편하고, 씹으면 시큰거리거나 아플 수도 있으니 며칠은 사용을 피하세요. 부드러운 음식부터 시도하시고, 씹을 때 부딪히는 부분이 있으면 계속 시큰하고 불편해지니까 치료 부위를 꼭 조정하러 오셔야 합니다."

"새로 한 크라운 부위로 부드러운 음식부터 천천히 시도하시고, 씹을 때 부딪히는 부분이 있으면 계속 시큰하고 불편해지니까 치료 부위를 꼭 조정하러 오셔야 합니다."

예시 7

(임시크라운을 하고)

"다음에 오실 때까지 임시크라운 쪽으로는 씹지 마시고, 치실 하지 마세요. 씹으면 깨지기도 하고, 치실 하면 빠지기도 합니다. 2가지만 잘 지키시면 문제없을 겁니다. 그래도 혹시나 임시치아가 빠지면 바로 연락 주세요. 임시치아가 빠지면 하루 이틀 만에 주변 치아들이 움직여서 나중에 크라운이 들어갈 자리가 없어지니까요."

예시 8

(모든 수술 후 주의사항)

"수술 후 2~3일이 통증 예방에 있어 가장 중요한 시간입니다. 최대한 통증을 느끼지 않도록 입안에 얼음을 하나씩 넣고 계시고, 식후마다 진통제를 계속 드시다가 통증이 줄면 진통제를 끊으시면 됩니다. 얼굴 양쪽에 얼음팩을 대고 통증과 부기 조절하세요. 뜨거운 거 피하시고 빨대, 흡연, 심한 운동, 음주도 피하세요. 붓거나 피가 날 수 있습니다."

설명으로 이해도가 커지면 환자는 치료 시 마음이 편해진다. 그리고 치료에 대한 정보를 많이 얻게 되고 치료 후 처치를 잘할 수 있게 되므로 문제가 커지기 전에 해결할 수 있다. 어떤 상황에서 치과로 연락해야 할지를 몰라서 고민하거나 연락을 안 하는 경우도 있는데, 이러면 다음 방문 시 원치 않는 방향으로 상황이 진전되기도 한다. 치과 의료진에게 익숙한 내용들이 환자에게는 생소하고 한 번 들어서는 이해가 잘 안 된다. 기억하기는 더욱 어렵기에 치료 중간, 치료 후 반복하여 주의사항을 요약해 전달하고 있다.

설명 연습을 하나둘 계속하다 보니 숙련이 됐다. 설명은 더욱 간결해지고 적절한 비유를 써서 내용이 환자의 피부에 가닿게 도울 뿐만 아니라, 치료 중에 설명하는 건 더 이상 노력이 들지도 진료에 방해가 되지도 않게 되었다. 오히려 환자의 치료 결정에 그리고 진료 과정에 도움이 된다. 환자는 상황을 앎으로 긴장을 덜 하게 되고 입술, 혀, 턱근육에 힘이 빠지면서 필자의 손에도 힘이 덜 들어가게 된다. 이렇게 긴장과 스트레스가 없는 상태에서 치료를 마치면 후유증이 줄어든다. 치과는 그 어떤 서비스보다 공포가 큰 서비스인데, 쉽고 명확한 커뮤니케이션으로 공포를 줄이고 이해도를 높일 수 있고 신뢰 또한 높일 수 있다.

차 정비하러 갔을 때 정비사로부터 문제에 대해 설명만 듣고서는 전문가가 아니니 판단이 잘 서지 않고, 또 얼마나 급한 문제인지도 알 수 없으니 결정하기도 힘들다. 신뢰 관계가 형성되지 않은 새로 찾은 정비소라면 더욱 결정이 어렵다. 그럴 때는 '문제 부분을 보여 주면서 설명해 주면 참 좋으련만….' 하는 생각을 자주 했다. 정비사가 문제를 보여 주면 고객이 더 쉽게 이해하고 결정할 수 있을 테니까.

환자가 대상이 아닌 주체가 되도록 치과 의료진이 돕는 것은 신뢰 관계, 치료 결과를 상향하는 중요한 요소라고 생각한다. 치료 전, 중, 후의 중요한 상태는 눈으로 확인하도록 보여 주고 설명한다. 사진을 찍어 보여 주는 것은 많은 경우에 설명을 줄인다. 치아에 금이 갔을 때 사진을 찍어 확대해서 보여 준다. 금 간 부위는 주로 충치와 공존할 경우가 많아 충치 제거 후 깨끗하지만 신경과 가깝게 깊어진 부위, 치료가 잘 마무리된 것도 보여 준다. 그리고 신경에 자극이 좀 오래 남을 수 있다는 것도 알린다. 어쩌면 신경치료 또는 크라운이 필요할 수 있지만, 지금으로서는 알 수 없다는 말도 꼭 한다. 불편감이 서서히 사라지는 것이 가장 바람직하고, 그렇지 않을 때도 환자 스스로 상황을 잘 기억하고 있어서 평소에 조심하게 된다. 나중에 상황이 바뀌더라도 환자의 이해도가 높아 문제해결에 있어 환자와 치과의사가 최선의 방법을 함께 찾을 수 있게 된다.

"근데 왜 치아에 금이 갔을까요? 금이 안 갔으면 이런 치료 안 받았을 텐데요…."

환자에게 이런 질문을 하면 환자는 스스로 답을 찾으려고 생각을 한다. 함께 문제를 몇 번 풀다 보면 실전에 강해진다. 밤 이물기, 이갈이를 언급하고 치아 맞닿지 않는 훈련, 턱근육 이완 훈련, 나이트 가드 쓰는 훈련으로 앞으로의 치아 크랙을 예방하도록 복습한다. 단편적인 정보는 머릿속에 활용되지 못하는 조각으로 남을 수 있다. 상황을 잘 이해하고 있는 누군가가 살짝 연결만 지어 준다면 입체적인 상황인식, 대처 방법의 그림이 마음속에 형성된다. 이것을 기회 될 때마다 짧게 언급한다. 그것이 환자의 마음에 남아서 다음 치과 방문 때까지 스스로 적용해 보고 검사해 본다.

다음 내원 시 턱근육 상태, 치아 상태를 다시 같이 확인한다. 환자의 마음에 서서히 전체 그림이 완성된다.

나투라치과에서 환자와 치과의사, 치과 어시스턴트, 리셉셔니스트의 관계, 즉 치과 의료서비스 소비자-공급자 사이의 신뢰 관계에서, 보여 주기와 설명하기는 지금 되돌아보면 핵심요소 중 하나였다. 처음 온 소비자에게는 더더욱 중요한 부분이다. 문제를 확인하고 치료 과정과 결과를 보여 주면서, 관리 실력과 습관이 어느 정도 나아지고 있는지도 함께 관찰한다. 치료영역뿐 아니라 100년 치아 예방까지도 돕고 설명해 주고 보여 주면 신뢰는 더욱 상승한다.

안 해도 그만일 수 있는 예방 교육은 필자에게 하나의 실험 기회라는 혜택을 줬다. 한 직종의 전문가가 자발적으로 문턱을 낮추고 모든 정보를 소비자나 일반 대중과 공유했을 때(공유경제), 이 자발적 서비스의 혜택으로 그 비즈니스가 더욱 활성화되는 것을 목격하고 체험한 소비자가, 동일한 일을 이제는 자신의 서버스업에서 서비스 공급자로서 동시다발적으로 시도해 나간다면 결국은 소비의 극대화와 소유의 극대화로 행복해지려는 욕구에서 소비 및 소유의 절제와 나눔으로 다 함께 더 행복해지고 자족할 수 있을 거라는 믿음으로, 이를 증명할 실험을 해 보고 싶었다. 갈수록 에너지와 자원은 고갈되고 부는 상위 극소수에게 몰리는 형태의 빈부격차도 기하급수적으로 벌어지고 있어, 이대로라면 결국 우리 아이들 세대는 대다수가 더 열악한 상황으로 갈 것 같다. 정부의 역할도 중요하지만 일단 필자가 할 수 있는 것부터 살펴보았다. 예방훈련이 잘되어 치과 치료에 대한 수요가 줄면 필자가 진료한 환자의 치과 치료비가 줄어들고 치아는 건강하게 남으니, 환자는 그만큼 덜 벌어도 생활의 질은 좋게 유지될 것이다. 물론 치과의 벌이가 줄 수 있겠다. 그렇지만 비슷한 생각이 있는 다른 직종 전문가들이 용기를 얻어, 예를 들면, 소송을 피하고 문제를 해결하는 방법이라든지, 집 관리법이라든지, 대입 관련 무료 정보라든지, 고혈압 · 당뇨 · 치매 방지 교육 등을 지속적으로 나눈다면, 서로의 소비를 줄여 주면서도 더 풍요로운 삶을 경험하지 않을까 한다. 이미 유튜브나 여러 매체를 통해 진행되고 있으며 유익한 정보들이 교류되고 있으니 그중에서 잘 분별할 힘도 키워야겠다.

구강 교육을 하면서 필자가 체험하는 또 다른 것은 환자들의 반응과 태도의 변화이다. 예상치 못한 좋은 정보에 희망이 생기고, 시간이 지나면서 실력이 늘고 습관이 바뀌면 삶의 한 부분에 자신감과 컨트롤할 수 있는 힘이 생기는데, 이 자신감은 삶의 다른 영역으로까지 확장되게 하는 촉매제 또는 가교 역할을 할 수 있다. 그리고 환자-치과의 관계는 긍정적으로 유지된다. 만일 이런 서비스 소비자-공급자 간의 관계를 모든 영역으로 전파하게 된다면, 소비자는 더 많이 앎으로 자신감이 커지고 정보를 공유하는 공급자에 대한 신뢰가 생기며, 공급자 또한 자기를 신뢰, 감사하는 것에 대한 감사의 마음과 남을 돕는다는 자긍심이 높아진다. 진가를 발휘하는 정보를 나누면 큰 선순환으로 돌아올 것이다. 직업이나 직장을 통한 지역사회 기여는 보여 주기 식의 일회성 특별행사보다는 소비자에 대한 관계와 서비스로 더 크게 기여할 수 있다고 생각한다.

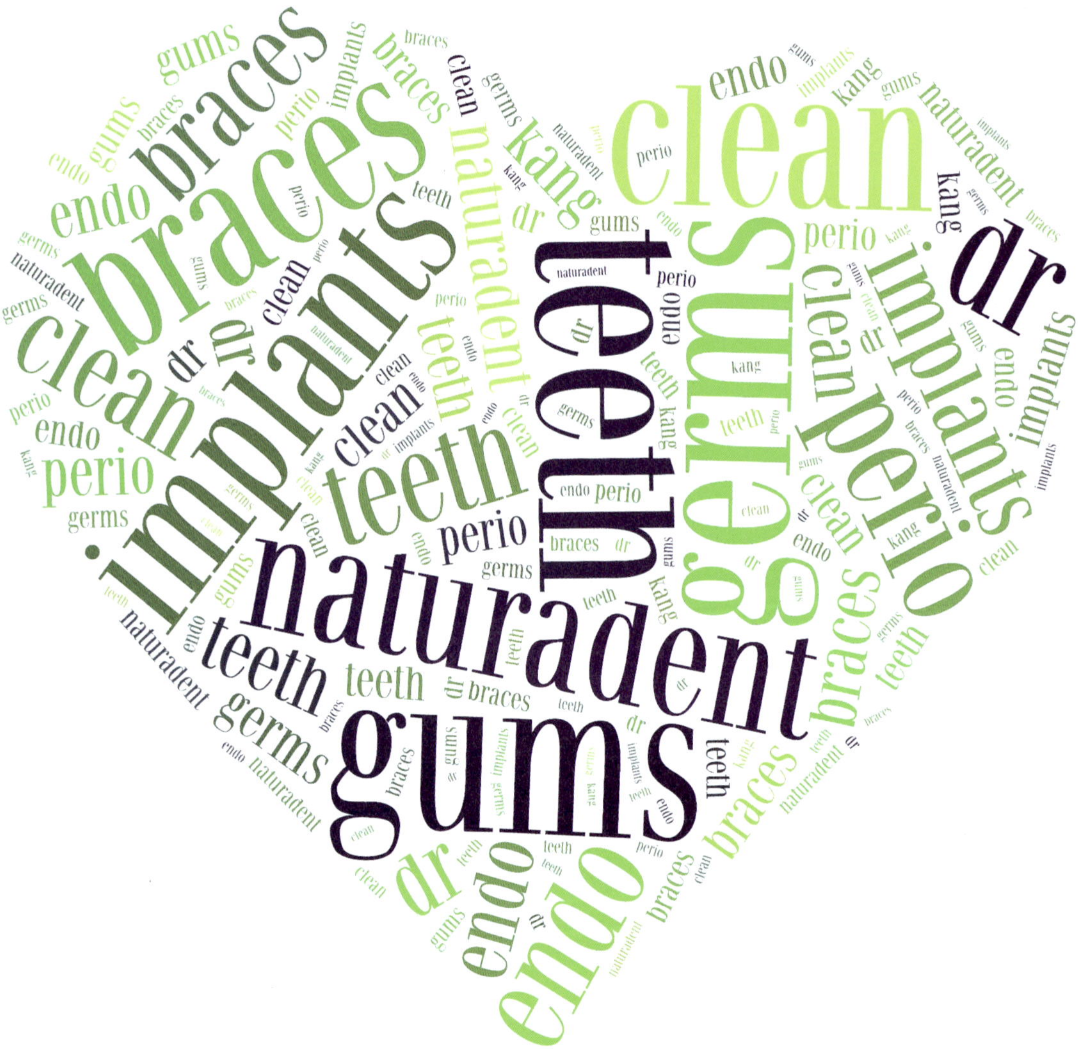

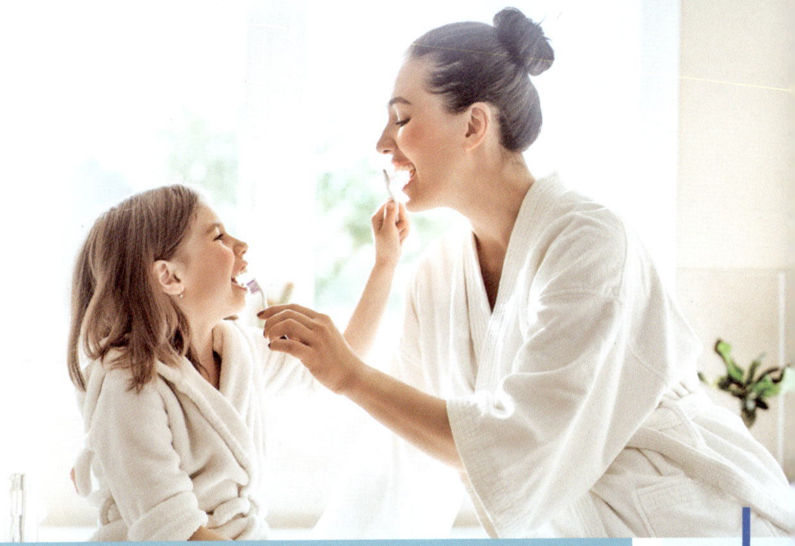

제 25 장

개인 구강관리를 넘어서:

To 일반인;

To 치과의사, 연구자;

To 치과대학 학생

일반인들에게

이렇게 지면을 통해 만나게 되어 반갑습니다. 치아 사용 설명법을 최대한 쉬운 표현으로 정리해 보았습니다. 많은 분에게 치아관리 및 치아 유지가 매우 어렵고 큰 고민거리인 것을 압니다. 직감적으로 느끼실 수 있게 필자가 환자분들께 쓰는 비유입니다.

안경관리는 어떻게 하지요? 2가지만 지키면, 안경은 웬만하면 문제없이 씁니다.

① 닦을 때 스크래치 내지 않는다 ······································ 솔질과 비교

② 떨어뜨리지 않는다 ·· 밤 이갈이와 비교

기본적인 것만 지키면 매우 쉽습니다.

지금까지 우리의 치아관리는 상식과는 완전히 반대로 하고 있었습니다. 사람들은 치아 마모 또는 치아 손상을 치아 유지로 착각하며 관리하고 있습니다. 그러면서 스스로 제대로 하고 있다고 또는 덜 열심히 해서 예방이 안 됐다고 생각하는 것이 오히려 손상을 가속화합니다. 밤에 일어나는 상황은 전혀 모르면서 이 안 간다고 자신 있게 말하는 분들에게, 필자는 잠잘 때 본인을 계속 지켜보고 있어야 알 수 있는 부분이라고 알려 드립니다. 아니면 잠자는 영상을 매일 밤 찍어 확인하는지 묻습니다. 만일 그게 아니라면 기록 도구나 충격방지 도구를 써 보면 알 수 있지 않겠습니까? 그리고 갈린 치아들을 보면 알 수 있지 않겠습니까? (물론 후자는 되돌릴 수는 없습니다.)

크게 보아 두 습관 영역에서 변화가 일어나야 한다는 내용을 줄곧 써 왔습니다. 습관 개선을 돕기 위해 어떻게 하면 환자 한 명 한 명을 이해시키고 볼 수 있게 도울까 해서 지난 15년 동안 내용이 불어났습니다. 아무런 설명 없이 "두 습관을 이렇게 바꾸세요." 했다면 아마 대부분은 바꾸지 않았을 겁니다. 30분간 설명하고 보여 줘도 어떤 사람은 '마술 같은' 칫솔법이라며 말이 안 되는 소리라고 댓글을 남기는 경우도 있었습니다. 한번 해 보고 알 수 있는 것이라면 누군들 안 했겠습니까? 이미 이런 내용이 널리 알려져 있었겠지요. 그만큼 생각과 습관을 바꾸기는 무엇보다 더 어려울지 모릅니다. 다행히도 관심을 가지고 꾸준히 오시는 대다수의 환자분이 스스로 느끼는 건강과 그대로 유지됨을 같이 보면서 필자도 확인할 수 있었습니다.

독자분들의 구강관리에 작게나마 도움이 되었으면 합니다.

동료 치과의사, 연구자, 대학교수에게

치과의사, 연구자, 교수 동료 여러분!

나이트 가드 디테일에 관해서 각자의 의견이 있겠습니다만 나이트 가드 사용이 치아보호에 중요한 역할을 하는 것에는 대부분 동의하실 겁니다.

칫솔 사용, 치태 제거에 관해서는 상당히 다양한 의견들을 봅니다. 필자 주변 치과의사들과의 대화를 통해서나 여러 유튜브 영상을 통해 저마다 다른 의견을 접합니다. 그리고 필자가 진료하는 환자분들이 지금껏 교육받아 온 관리법을 들어 보아도 그렇습니다.

치과의사가 생각하는 플라크 컨트롤(A), 교육받은 환자가 이해한 내용(B) 그리고 환자가 그것을 실제로 하는 행동(C) 사이에는 엄청난 갭이 있음을 알게 되었습니다. A를 전달하면, B로 이해하고, C를 행합니다. 환자들 사이의 갭 크기 또한 천차만별입니다. 수차례 교육 후 '어느 정도 잘 하겠지.' 하는 기대를 가지고 어떻게 하는지 환자에게 보여 달라고 하면, 매우 창의적인 방식으로 하고 있었던 것을 알게 됩니다. 환자는 스스로를 관찰하는 부분에 약합니다. 구강관리는 관찰 없이 느낌으로 평생 해 온 관리이기에, 칫솔 끝이 치아면과 잇몸을 어떻게 대하는지 확대해서 관찰한다면 모두가 다 충격을 받을 것이라 생각합니다. 확대 관찰이 없기에 배우기가 어려운 것 같습니다. 필자의 경험으로는 환자에게 개념과 방법을 최대한 쉽게 설명하고 치아 모델에서도 보여 주고 본인 치아에서도 보여 주는 것을 시간을 두고 적어도 5차례 정도 하면, 환자들이 약간 익숙해지고 이해하고 비슷하게 따라 하기 시작합니다. 6개월마다 한다면 약 2년, 3개월마다 하면 1년이 지나야 이해한 것을 실천할 정도가 됩니다. 대체로 복습과 재교육의 간격이 줄면 습관 변화가 빠릅니다.

한 방법을 제대로 테스트할 때는 전달 과정에서의 갭과 시간적인 갭이 존재한다는 점을 고려하게 되었습니다. 필자 나름대로 최대한 간단하고 쉽게 설명한 것이라 해도 환자는 좀처럼 쉽게 실천하기가 안 된다는 것을 알게 되었고, 환자 입장에서 이해하는 것과 환자의 질문과 어려움에 귀 기울이는 것을 배워야 했습니다. 환자의 의견을 들으면서 많은 힌트를 얻었습니다.

치과의사, 연구자 그리고 치과대학 교수분들께 한 가지 제안 드릴 것이 있습니다. 이 님버스 초미세모 솔 사용법이 개념부터 실제까지 맞는지 임상에서, 연구실에서, 강의실에서 연구해 보시길 부탁드립니다. 각자의 위치에서 동시다발적으로 노력하면 좋은 결실을 볼 수 있을 것으로 믿습니다. 나투라치과의 수천 명의 샘플에서 확인되는 이 현상이 어디서나 누구에게서나 확인될 수 있는 것인지, 임상적으로 의미 있는 차이를 만드는지 연구하여 논문으로 발표해 주세요. 나투라치과에서 나타나는 긍정적 변화는 임상적 관찰의 결과입니다. 이것이 연구로, 논문으로 이어진다면 구강관리 흐름에 큰 방향 전환이 일어날 수 있다고 기대해 봅니다. 이것은 아마도 여러분이 찾고 있었던 것일 수 있습니다. 여러분의 노력으로 전 세계 사람들의 치아 예방관리가 아주 쉽게 개선될 수도 있습니다. 이 단순한 방법이 검증된다면 대도시, 발전된 지역에 사는 사람들뿐 아니라, 치과 의료서비스 기회가 결핍된 지역과 나라의 사람들에게 더없이 좋은 소식이 되지 않겠습니까?

80년대에 일본 라이온사(Lion Corporation)의 미세모 칫솔을 필자가 처음 접하면서 시작된 경험이 그보다 훨씬 부드러운 님버스 칫솔로 이어졌고, 나투라치과의 환자분들과 함께 기존의 방법으로부터 더 나은 결과를 보이는 방향으로 서서히 변화하며 얻은 15년간의 임상 테스트입니다. 어렸을 때부터 두 훈련을 꾸준히 한다면 100년 동안 치과 치료가 거의 필요치 않게 하는 것이 목표이고, 인생의 중간부터 훈련을 한다면 앞으로의 질병과 손상의 속도를 현저히 줄이는 것이 두 번째 목표라고 환자분들에게 알리고 함께 목표를 설정합니다. 그리고 그 변화를 보여 줍니다. 습관의 형성은 단번에 되지 않고 쉽지 않다고도 말합니다. 자신의 구강관리를 돕는 전문가의 목표 투영은 그분들에게 큰 힘이 됩니다.

만일에 말입니다. 만일에 치과 예방이 성공적으로 자리를 잡는다면, 하나의 엄청난 성공 사례가 된다면, 다른 직업군에도 자극이 될 것입니다. 지금 시점에서 너무 멀리 내다보고 장담하기는 어렵겠지만 적어도 치과 예방의 성공은 환자–치과–사회의 윈–윈–윈의 가장 좋은 사례로서, 치과의사들의 사회적 책임 이행은 극대화되고 사회 모든 영역의 예방으로의 촉매제가 되지 않을까 하는 기분 좋은 상상을 해 봅니다.

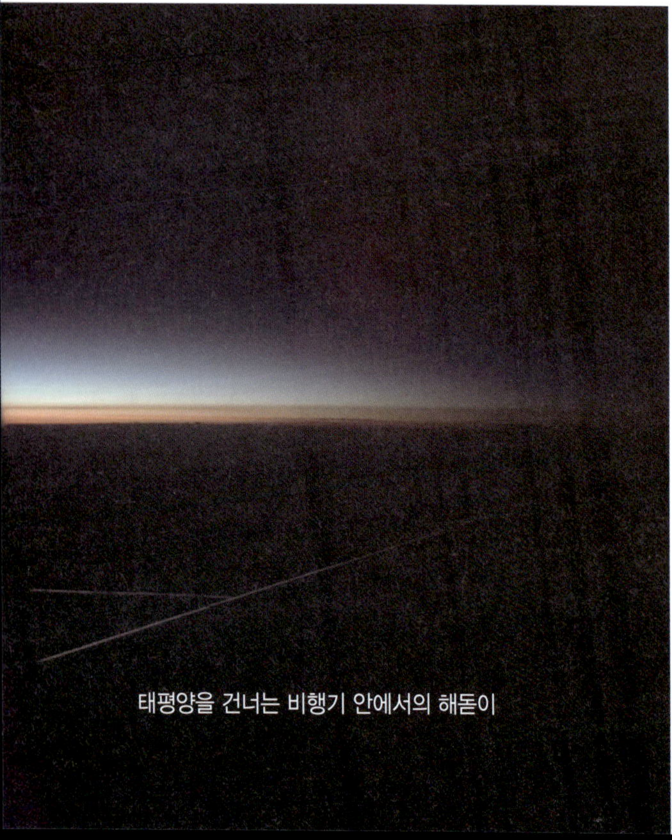

태평양을 건너는 비행기 안에서의 해돋이

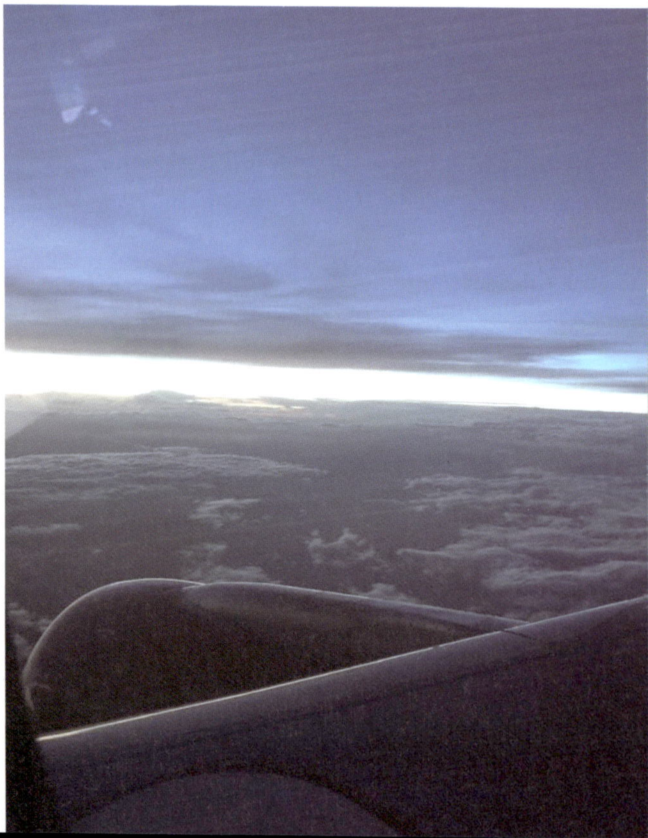

미래의 동료 치과의사에게

미래세대의 구강건강을 책임질 미래 치과의사, 치대학생 후배님들!

필자가 치과대학을 다녔던 1990년대는 예방치의학이 학점으로나 수업량으로나 병원 임상 면에서 비중이 큰 영역이 아니었습니다. 그 당시 학생들에게는 임플란트, 즉 치료의 한 분야가 가장 큰 관심 영역이었습니다. 지역사회에서 환자의 고충을 듣거나 국내 · 외 무료 진료 봉사에서도 예방은 큰일이 아니고 사이드잡이었습니다. 하지만 여러분의 시대에는 예방이 가장 핫한 때가 되지 않을까 합니다. 발전된 사회에서 예방은 모든 진료 영역의 중심에 있고 궁극적인 목표입니다. 보존과에서 충치로 인한 문제를 해결하는 것은 필링에서부터 신경치료, 임플란트까지 다양합니다. 보존과의 본질적인 임무에는 이미 생긴 충치를 다루는 것도 있겠지만, 아직 생기지 않은 충치를 미연에 다루는 것이 더 크다고 봅니다. 치주과에서는 치주질환과 끊임없이 싸웁니다. 루트 플레이닝부터 시작해서 온갖 치료가 개발되었지만, 그런 수술과 치료의 끝에는 치주질환과 잇몸 손상의 재발을 어떻게 막을 것인지에 대한 답을 다루게 됩니다. 교정은 [교정치료 후 리텐션]을 넘어서서 [교정치료 없는 리텐션] 또한 예방의 영역으로 고려해 볼 만합니다. 어차피 치아는 어긋나는 방향으로 서서히 움직이니까요. 어떤 영역도 예방을 떠나서는 빛을 발할 수 없습니다.

20세기까지는 치료에 대부분의 노력과 자본이 투입되었습니다. 열심히 달려왔고 많은 업적으로 인류의 삶에 크게 기여했습니다. 잘 발전되어 온 치료영역은 이제 '예방'이라는 동반자가 필요한 때가 되었습니다.

누구보다 더 뛰어나도록 치료영역 공부와 훈련을 끊임없이 하시길 바랍니다. 거기에 예방의 공부와 훈련이 함께 된다면 21세기형 치과의사로서 준비될 수 있을 것입니다. 그러려면 먼저 예방을 본인에게 가르치길 권합니다. 그리고 자신의 치아, 잇몸, 치아 위치, 치아 모양, 턱근육, 혀근육과 악관절 등의 변화를 자주 잘 관찰해 보셔야 합니다. 인과관계의 지속적인 관찰이 없으면 50세에 자신의 구강 상태는 학교에서 배우고 수련받은 것과 거리가 먼 상태를 보여 줄지도 모릅니다. 만일 자신의 구강건강을 유지하지 못한다면 환자들에게 어떤 방법을 권할 수 있겠습니까? 주기적으로 사진, 엑스레이를 찍어 두세요. 모델도 만들어 보세요. 하루를 보는 예방보다는 100년을 내다보는 본인의 예방법을 찾아보세요. 그 예방법으로 10년만 가도 안 됩니다. 50년만 가도 안 됩니다. 100년을 갈 방법이어야 합니다. 치과대학 공부를 하는 중에 찾게 된다면 매우 운이 좋은 겁니다. (그러나 그렇게 짧은 시간에 찾기는 쉽지 않을 겁니다.)

그리고 임상에서, 연구에서 본인의 방법이 반복적으로 검증되는지 보세요. 그리고 각자가 찾아낸 최선이라고 생각하는 예방법을 본인의 치과에서, 본인의 환자에게 전할 수 있게 조금씩 준비하세요. 앞으로는 치료와 더불어 예방 교육을 잘하는 치과가 인기가 높고 점점 많아질 것이고, 소비자의 수준이 갈수록 높아지고 예방 서비스에 대한 요구도 높아지게 될 것입니다. 서비스의 중심에 예방 교육이 있을 확률이 높습니다. 지금까지 예방은 치과 진료나 운영에 있어서 큰 변수가 아니었지만, 앞으로는 상황이 달라질 것으로 생각합니다.

미래의 환자는 좋은 치료를 받고도 싶지만, 아무리 좋은 치료라도 치료를 안 받을 방법이 있다면 그것을 선택할 것입니다. 그리고 필자의 경험으로는 대부분의 환자는 높은 수준의 예방을 위해 대가를 지불할 의향이 있습니다. 단, 그 서비스 수준은 여러분이 보여 주어야 합니다. 어쩔 수 없는 경우엔 좋은 치료, 그 외의 경우에는 예방. 둘 다를 준비한다면 어디에서 치과를 운영해도 잘될 것이고 명치의로 인정받을 것입니다.

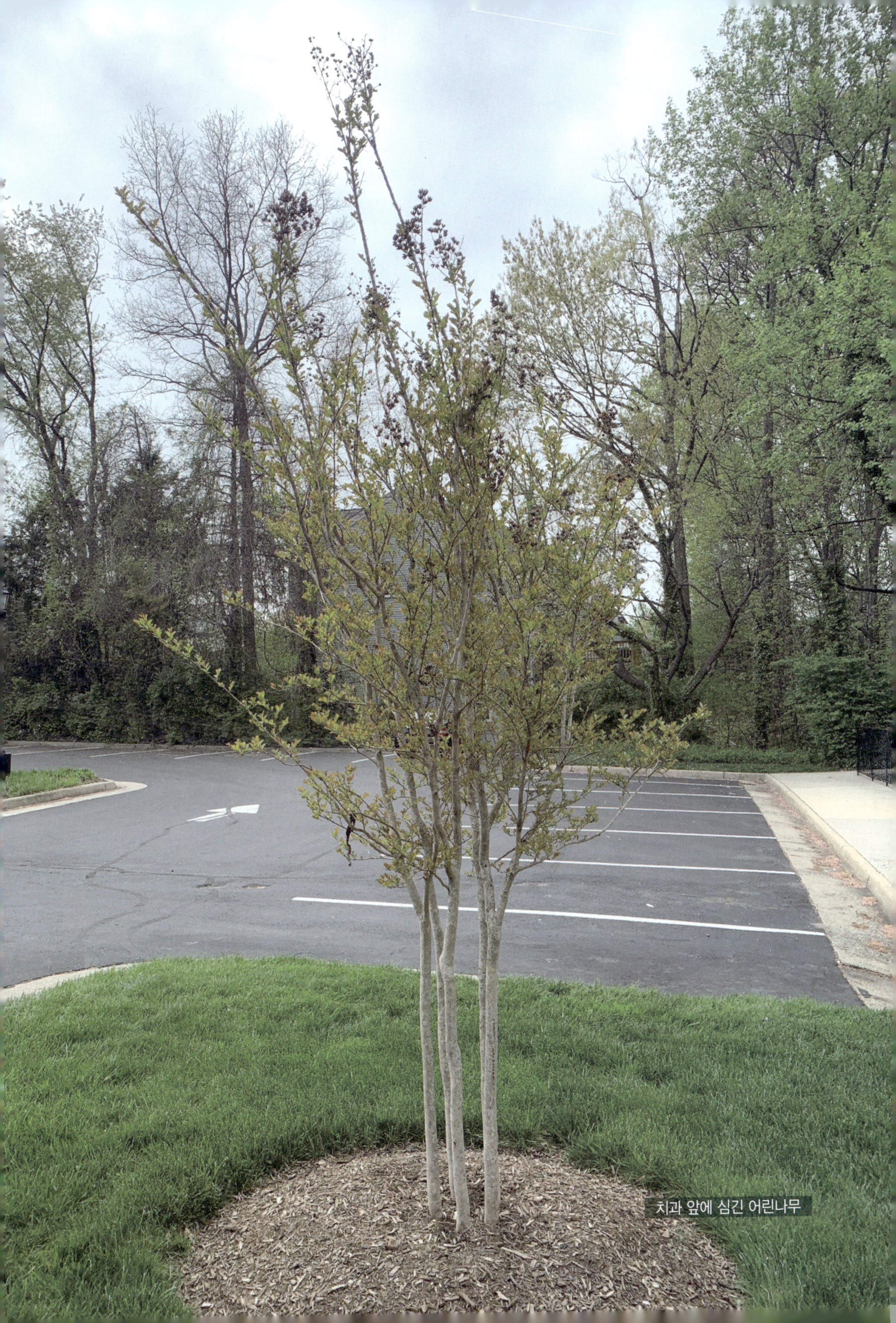

치과 앞에 심긴 어린나무

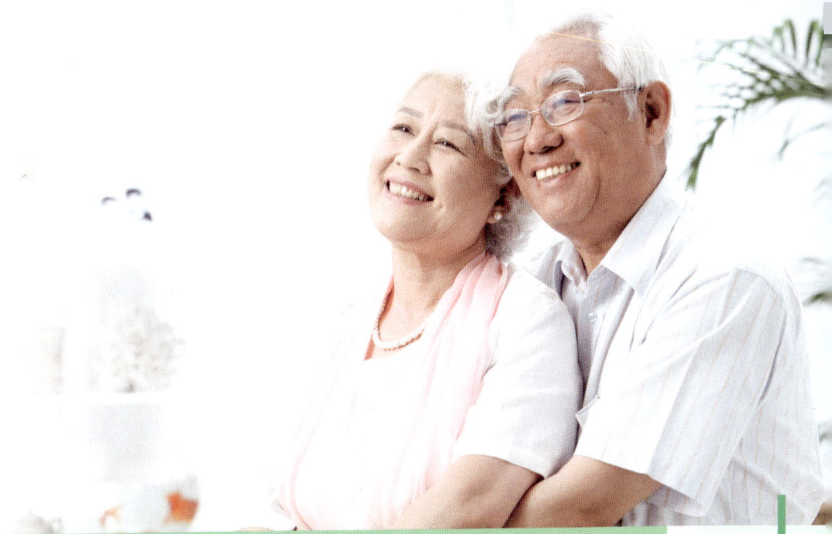

제 26 장

나의 치아 사용기

아래의 치아 모델은 50대 중년 남성인 필자의 현재 상태이다. 모델을 만들어 스스로를 보니 필자의 부족함을 볼 수 있는 객관화가 되었다. 앞니 안쪽은 수년 전에 한번 거울로 본 적이 있었는데, 잇몸이 2~3mm 밀려 뿌리가 보였다. 필자가 교육은 했어도 이 부위를 직접 보지 못해서 일어난 오류였다. 큰 동작은 아니었지만 팔을 움직이며 솔질을 했던 결과였다. 그때부터 팔 흔들기를 완전히 줄였고 잇몸재생의 모습을 최근 모델로서 확인했다. 블랙 트라이앵글도 보이지 않고 어느 부위에서도 뿌리의 일부조차 드러나 있지 않다. 이런 상황은 모든 환자에서 가능하다. 잇몸이 무한정 계속 올라오지는 않는다. 그래서 어디까지 잇몸이 올라올지 예측할 수는 없지만, 우리가 얼마나 최소한으로 하는지가 장기적인 결과를 결정한다.

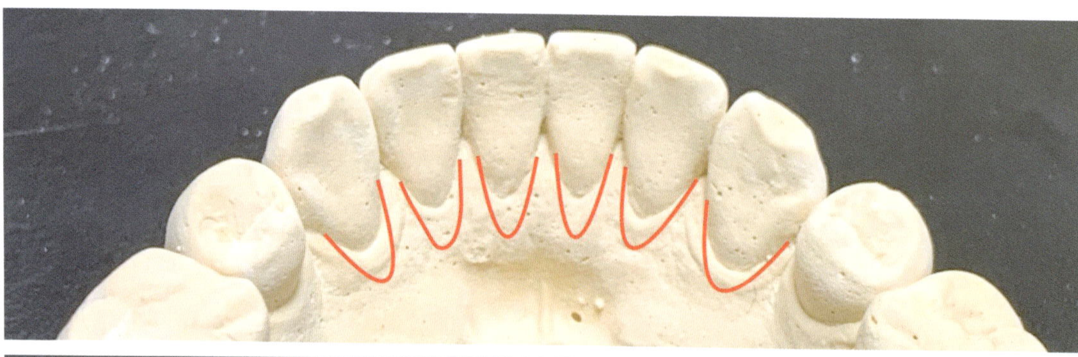

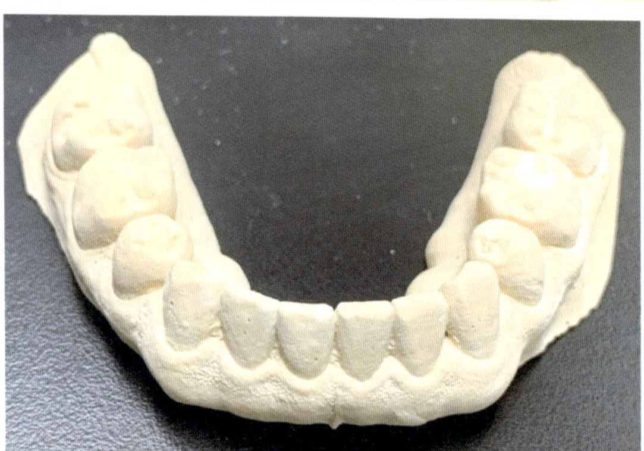

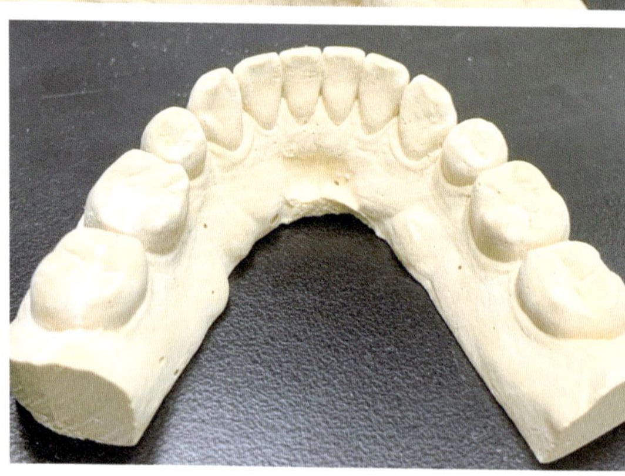

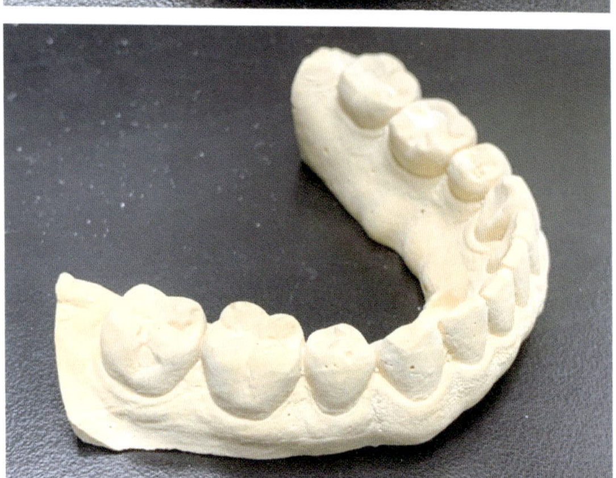

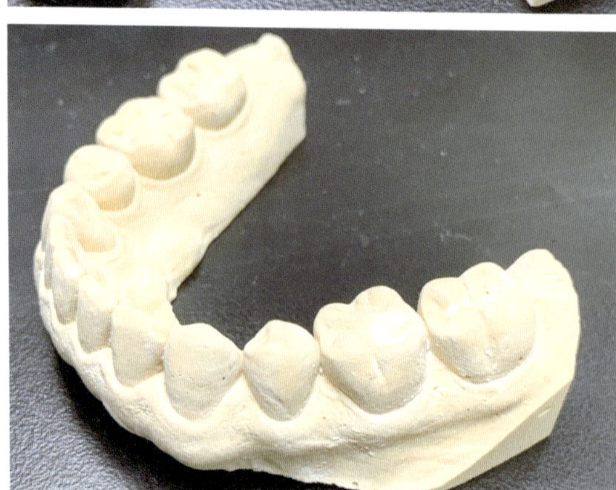

필자는 중학생 때 교정을 했다가 리테이너 사용에서 실패했고, 40대 초반에 인비절라인 투명교정을 한 이후 매일 밤 투명 리테이너를 쓰고 있다. 그리고 투명 리테이너를 매일 쓰면서 밤 이갈이에 대해 알게 되었다. 약 30년 동안 보호장치를 쓰지 않아서 치아 마모가 보이지만, 이제 리테이너 덕에 밤에도 치아 표면이 손상될 일이 없다. 아침에 일어나면 리테이너를 얼마나 갈았는지 혀로 느껴 보고 볼의 안쪽도 물린 자국이 있는지 확인한다. 리테이너를 빼고 위·아래 치아를 살짝 맞닿아 보면, 어떤 날은 앞니가 먼저 맞닿고(이건 좀 물었다는 뜻이다) 어떤 날은 한쪽 어금니가 먼저 맞닿고 어떤 날은 편하게 양쪽 다 맞닿는다. 매일 아침 바뀐다. 적절한 범위 내에서 자유롭게 움직이기에 전혀 개의치 않는다. 늘 치아가 맞닿아 있지 않아서 확인할 일도 없다.

- '아침에 일어나자마자'가 리테이너(나이트 가드) 청소가 가장 쉬울 때이다. 치약, 칫솔, 물로 구석구석 닦고 찬물로 씻고 물기를 털고는 공기 중에 마르도록 놔둔다. 뜨거운 물은 피한다.
- 칫솔 사용은 일어나서 바로 그리고 자기 전 – 하루 2번 한다.
- 식후에 치실이나 소프트픽 등으로 매우 조심스럽게 관리한다. '매번 식후마다'는 아니지만 낀 것은 꼭 제거한다. 아니면 치아와 잇몸 새가 벌어진다.
- 저녁 칫솔 사용 후 턱근육 체크, 누르기, 마사지, 스트레칭을 하는 시간으로 정해서 잊어버리지 않고 한다. 잊어버리는 것이 습관 형성에 가장 큰 걸림돌이다.
- 하루 종일 물을 조금씩 자주 마신다.
- 음식, 스낵, 음료수 등의 섭취는 되도록 가끔 한다. 횟수 조절에 신경을 쓴다.
- 위·아래 치아는 전혀 맞닿지 않게 턱 힘을 빼고, 입술은 살짝 다물고(M 발음), 혀는 사연스럽게 입천장에 닿는다(N 발음).
- 항상 최소주의를 훈련한다. 어딘가 불편하다면 관리나 사용을 줄인다.

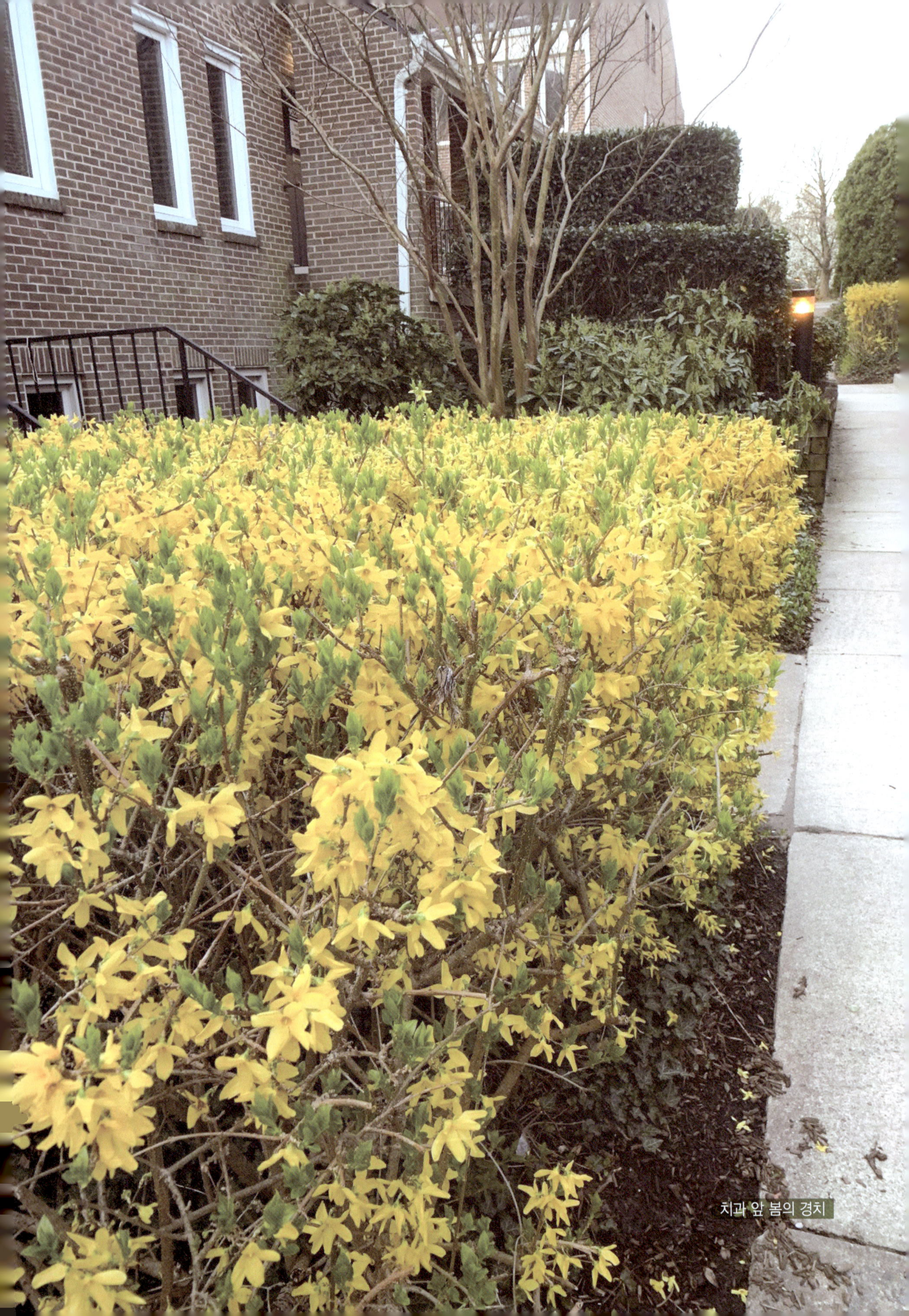

치과 앞 봄의 경치